Kohlhammer

Matthias Hoben
Marion Bär
Hans-Werner Wahl (Hrsg.)

Implementierungswissenschaft für Pflege und Gerontologie

Grundlagen, Forschung und Anwendung – Ein Handbuch

Verlag W. Kohlhammer

1. Auflage 2016

Gesamtherstellung: W. Kohlhammer GmbH, Stuttgart

Print:
ISBN 978-3-17-022612-8

E-Book-Formate:
pdf: ISBN 978-3-17-028469-2
epub: ISBN 978-3-17-028470-8
mobi: ISBN 978-3-17-028471-5

Inhalt

Einführung

Matthias Hoben, Marion Bär und Hans-Werner Wahl

Zwischen Pflege und Gerontologie bestehen wichtige Schnittstellen (Brandenburg, 2003): Auf der inhaltlichen Ebene sind dies Fragen bzgl. der a) bedürfnisgerechten Gestaltung von Pflege- und Versorgungsangeboten für ältere Menschen, b) professionellen Interaktion mit älteren Menschen sowie c) Aushandlungsprozesse zwischen verschiedenen, in die Versorgung alter Menschen involvierten professionellen, ehrenamtlichen und informellen Akteuren. Eine gemeinsame sozialwissenschaftliche Tradition bildet ein wichtiges Bindeglied zwischen Disziplinen auf der theoretischen Ebene (Brandenburg, 2003). Während jeder der Disziplinen spezifische Fragestellungen, Perspektiven, Theorien und Methoden zu eigen sind, die sie von der jeweils anderen unterscheiden, ist eine Verschränkung der Perspektiven in den Überschneidungsbereichen in Zeiten demografischer, sozialer und gesundheitlicher Wandlungsprozesse von besonderer Bedeutung (Höhmann, 2003). Vor diesem Hintergrund hat auch das vorliegende Buch – mit seinem Fokus der Implementierungswissenschaft – die engen Bezüge zwischen Pflege und Gerontologie im Blick, ohne die Eigenständigkeit beider Bereiche zu vernachlässigen.

Forschung in Pflege und Gerontologie ist zu weiten Teilen kein reiner Selbstzweck. Beide Disziplinen sind bestrebt, mit Hilfe der gewonnenen Erkenntnisse die Situation der Adressaten zu verbessern. Aus Sicht der Gerontologie handelt es sich bei diesen Adressaten um ältere und hochaltrige Menschen, darunter auch, aber nicht nur, alte Menschen, *die der Pflege bedürfen*. Adressaten der Pflege sind pflegebedürftige Menschen im Allgemeinen, also auch, aber nicht nur, *alte Menschen*, die der Pflege bedürfen. Auch wenn es in der Gerontologie in starkem Maße um das normale Altern geht, so zielt doch Forschung in beiden Disziplinen in bedeutsamer Weise auf Handlungsfelder, in denen Menschen mit spezifischen Bedürfnissen unterstützt werden – sei es durch professionelle Experten[1], ehrenamtliche Helfer, Bezugspersonen aus dem sozialen Umfeld oder durch Befähigung zur Selbsthilfe bzw. Bewusstseinsbildung. Grundsätzlich geht es auch in beiden Felder darum, Menschen in unterschiedlichen Lebenssituationen, auch hoch fragilen, zum Erhalt bzw. zur Verbesserung von Lebensqualität zu befähigen (vgl. dazu auch die »Interventionsorientierung« in der Gerontologie; Wahl et al., 2012). Dies verweist auf eine handlungswissenschaftliche Dimension von Pflege und Gerontologie, die über rein grundlagenwissenschaftliche Erwägungen (etwa Theorien über das Handlungsfeld bzw. das Handeln der Adressaten) hinausweist (Brandenburg & Dorschner, 2008; Behrens, 2010; Birgmeier, 2010). Wissen soll nicht nur generiert, es soll in Praxis überführt, es soll angewendet, es soll zum Wohl der Zielpersonen genutzt werden.

Die Menge des dafür potenziell verfügbaren Wissens ist zwischenzeitlich in Pflege und

1 Für den besseren Lesefluss wird im gesamten Werk auf die geschlechtsspezifische Nennung verzichtet, wobei jedoch beide Geschlechter gleichermaßen gemeint sind.

Gerontologie beträchtlich – und sie steigt kontinuierlich und zunehmend schneller (Pousti et al., 2011; Wahl & Heyl, 2015). Auch die Zahl der Synthesen dieser Wissensbestände in Form systematischer Übersichtsarbeiten, Metaanalysen oder klinischer Leitlinien und Standards nimmt stetig zu. Das Handeln der beruflichen Akteure in den Praxisfeldern der Pflege und Gerontologie, so scheint es, mag damit nicht immer Schritt zu halten: Disziplin-, setting- und länderübergreifend werden immer wieder Diskrepanzen zwischen *Best Practice* aus Sicht der Wissenschaft und der tatsächlich stattfindenden Praxis bemängelt (Boström et al., 2012; Grimshaw et al., 2012; Gitlin, 2013). Die gewählten Vorgehensweisen sind teilweise nicht die mit der besten Wirksamkeit, bisweilen sind sie sogar unwirksam und schlimmstenfalls schädigend. Dies wiederum hat gravierende wirtschaftliche, aber vor allem gesundheitliche und lebensqualitätsbezogene Folgen (Grimshaw et al., 2012).

Aus unterschiedlichen Gründen verbreitet sich publiziertes Wissen (Evidenz) nur sehr begrenzt von selbst; aktive und systematische Verbreitungsstrategien (Dissemination) sowie gezielte, breit angelegte Implementierungsaktivitäten sind eher erfolgreich (Fixsen et al., 2005; Greenhalgh et al., 2005; Sudsawad, 2007). Doch auch letztere werden regelmäßig als große Herausforderung beschrieben – selbst scheinbar kleine, einfache Veränderungen erweisen sich schnell als höchst komplex (Greif et al., 2004; Greenhalgh et al., 2005; Kitson, 2009). Ein anschauliches Beispiel ist das der Handhygiene. Obwohl es weder zeitaufwendig noch besonders schwierig ist, sich regelmäßig die Hände zu waschen und/oder zu desinfizieren, tun dies Akteure des Gesundheitswesens (und dies betrifft Ärzte ebenso wie Pflegende, Therapeuten u. a. m.) oft nicht in der vorgesehenen Weise (Erasmus et al., 2010). In der Alternsforschung ist einer der robustesten Befunde jener des Zusammenhangs zwischen körperlicher Aktivität und positiven Endpunkten wie höhere kardio-vaskuläre Fitness, geistige Leistung, Wohlbefinden sowie geringere Depressivität (Erickson et al., 2012). Dennoch scheint es überaus schwierig zu sein, dieses prinzipiell kostenlose und erhebliche Gesundheitskosten einsparende Verhalten bei älteren Menschen nachhaltig zu implementieren. An Versuchen, diese bislang nur bedingt bewältigten Anforderungen mit mehr oder weniger ausgeklügelten Implementierungsstrategien zu ändern, mangelt es nicht – das Thema ist quasi ein »Dauerbrenner« der Implementierungswissenschaft (Grol & Wensing, 2013). Effektiv sind, dies zeigen Übersichtsarbeiten und Metaanalysen (Gould et al., 2010; Vindigni et al., 2011; Huis et al., 2012), eher komplexe als einfache Strategien – also solche, die auf mehreren Ebenen ansetzen (z. B. Wissen, Bewusstsein, Kontrolle, Unterstützung etc.) und die nicht nur eine, sondern ein Bündel verschiedener Maßnahmen beinhalten und unterschiedliche Akteursgruppen im Sinne einer konzertierten Anstrengung umfassen (sogenannte *multi-facetted interventions*). Allerdings ist, selbst was komplexe Strategien angeht, die Studienlage heterogen – und nachhaltige Veränderungen wurden bislang in Forschungsdesigns mit langen Beobachtungszeiträumen kaum erzielt. Insbesondere soziale Prozesse scheinen hier eine bedeutsame Rolle zu spielen (Huis et al., 2012). Wenn schon solch greifbare und eher einfache Veränderungen auf Schwierigkeiten stoßen, wie viel größer mögen dann die Herausforderungen sein, die bei der Implementierung komplexer Konzepte oder Interventionsprogramme zu erwarten sind? Vielfältige Einflussfaktoren und insbesondere heterogene, z. T. widersprüchliche Interessenlagen zahlreicher Akteure machen die Implementierung evidenzbasierter Neuerungen zu einem vielschichtigen Prozess, der sehr schwer zu steuern ist (Greif et al., 2004; Greenhalgh et al., 2005; Kitson, 2009). So kommt es, dass Implementierungen scheitern oder unerwünschte Folgen mit sich bringen, wie z. B. Enttäuschung,

Überforderung, Unzufriedenheit, Demotivation, Burnout, Teamkonflikte oder Verschlechterung anstatt Verbesserung der Qualität (Fläckman et al., 2009; Jones, 2009; Höhmann et al., 2010).

Trotz dieser Herausforderungen und Risiken sind Institutionen wie auch Einzelakteure in Pflege und Gerontologie auf vielfältige Weise und aus unterschiedlichsten Gründen stetig damit befasst, bisherige Routinen und Vorgehensweisen zu verändern und Neuerungen einzuführen – sei es freiwillig oder weil sie z. B. durch regulatorische Vorgaben dazu verpflichtet sind. Pflege und Gerontologie agieren in einem Umfeld, das sich kontinuierlich wandelt: Demografischer Wandel sowie Veränderung von kohortenbezogenen *Lifestyle*-Faktoren und Lebenslagen erfordern eine ständige Anpassung der Angebotsstruktur an die Bedürfnisse und Erwartungen der Zielpersonen. Etwas überspitzt könnte man sagen: Kaum ist es ansatzweise gelungen, eine hilfreiche Strategie bei Zielpersonen zu implementieren, treten neue Kohorten mit anderen Erwartungen, Kompetenzen und Werthaltungen auf die Bühne, die wiederum andere Implementierungsdynamiken notwendig machen. Die ökonomische Situation (z. B. Konkurrenz, Wettbewerbsdruck und eigene finanzielle Ausstattung) zwingt zur Effizienz, Qualität und Innovativität, und politische Entscheidungen (wie z. B. neue Gesetze, Kontrollmechanismen oder Anreize bzw. Sanktionen) erfordern vielfältige Adaptationen (Kirby & Kennedy, 1999; Martin, 2003). Der stetig wachsende Fundus pflegerischer und gerontologischer Forschungsbefunde ist eben nur eine von vielen Quellen potenzieller Veränderungen. Für dieses Buch ist dieser Umstand aus drei Gründen zentral:

1. Die skizzierten Rahmenbedingungen sind wesentlich dafür verantwortlich, dass Implementierungsprozesse eine komplexe Herausforderung darstellen. Viele der Widerstände in der Praxis sind bedingt durch ein Gefühl der Überforderung – dem Eindruck, den in rascher Folge und kontinuierlich auftretenden Veränderungen nicht gerecht werden zu können (Johnson et al., 2009; Giæver & Hellesø, 2010; Solomons & Spross, 2011). Um evidenzbasierte Neuerungen nutzbringend und erfolgreich zu implementieren, ist es unabdingbar, die Situation in den Praxissettings der Pflege und Gerontologie zu reflektieren und systematisch zu berücksichtigen.
2. Es werden nicht nur nachgewiesenermaßen wirksame und nichtschädigende Neuerungen implementiert. Im Gegenteil: Während die Implementierung dieser eben genannten Interventionen oft einen enormen Kraftakt darstellt, verbreiten sich ineffektive oder gar schädigende Vorgehensweisen oft erschreckend einfach und nachhaltig (Abrahamson, 1991; Prasad & Ioannidis, 2014, ▸ **Kap. 9**). Mit ausgefeilten Methoden ließen sich, so lässt sich schließen, auch suboptimale Interventionen implementieren – etwa weil sie für eine Organisation finanziell attraktiver sind als wirksamere Alternativen. Dies ist aus unserer Sicht hochproblematisch, und wir gehen ausdrücklich davon aus, dass vor der Implementierung sichergestellt ist, dass eine Neuerung unschädlich und wirksam ist.
3. Gleichwohl ist wissenschaftliche Evidenz keineswegs die einzige (wenngleich eine sehr bedeutsame) Wissensquelle für die Praxis. Zum einen liegt für viele Fragen gar keine ausreichende (bzw. ausreichend eindeutige) wissenschaftliche Evidenz vor (z. B. Meyer & Köpke, 2012). Zum anderen ist die vorhandene Evidenz – und sei sie noch so eindeutig – von den professionellen Akteuren stets vor dem Hintergrund der Präferenzen und Bedürfnisse der Zielpersonen (pflegedürftige oder alte Menschen und deren Angehörige), der professionellen Erfahrung, der konkreten Situation und der gegebenen Rahmenbe-

dingungen zu interpretieren (Bucknall & Rycroft-Malone, 2010; Straus et al., 2011; Howlett et al., 2013). Diesem Verständnis von evidenzbasierter Praxis (EBP) folgen wir in diesem Buch.

Um zu verstehen, warum es so schwierig ist, neue Erkenntnisse effektiv zu implementieren, und um Wege zu finden, Implementierungsprozesse erfolgreich zu beeinflussen, befassen sich verschiedene Disziplinen seit einigen Jahren wissenschaftlich mit diesen Prozessen. Gegenstand dieser in diesem Buch *Implementierungswissenschaft* genannten Bestrebungen ist es nicht so sehr, Implementierung zu betreiben – also die Praxis der Implementierung –, sondern vielmehr, sich mit diesen Prozessen theoretisch und empirisch auseinanderzusetzen, sie in einen umfassenden Theorie- und Methodenkanon einzubetten, und sie mit wissenschaftlichen Methoden empirisch zu erforschen (Peters et al., 2013). International steht inzwischen ein beachtlicher Fundus an Publikationen der Implementierungswissenschaft zur Verfügung, zu dem zunehmend auch Pflege und Gerontologie beitragen, und der vermehrt von Akteuren in Pflege und Gerontologie genutzt wird, um Implementierungsprozesse zu optimieren (z. B. Scott et al., 2010; Prohaska et al., 2012). Auch in der deutschsprachigen Pflege und Gerontologie sind die Implementierung neuer Erkenntnisse wie auch die damit verbundenen Schwierigkeiten viel diskutierte Themen (vgl. dazu auch die Stellungnahmen von wissenschaftlichen Gesellschaften zu Fragen der Implementierung ▸ **Kap. 21** und **22**). Die internationalen implementierungswissenschaftlichen Wissensbestände fanden dabei jedoch bislang bemerkenswert wenig Beachtung, und die wenigen im deutschen Sprachraum entstandenen Arbeiten scheinen methodisch heterogen und nur bedingt bestimmten Vorgehensstandards verpflichtet zu sein (im Detail: ▸ **Kap. 1, 2** und **Teil III**). Zwar findet auch hierzulande ein aktiver Diskurs zur EBP statt (Meyer et al., 2013), doch mit der effektiven Implementierung implementierungswürdiger Erkenntnisse hat sich die EBP jedoch selbst bislang eher reduktionistisch befasst (vgl. zum Folgenden z. B. Nutley et al., 2007; Rycroft-Malone & Bucknall, 2010): So konzentrierten sich die EBP-Diskussionen stark auf technische Aspekte (z. B. Schritte des EBP-Prozesses oder Kriterien und Verfahren zur Herstellung bzw. Evaluation robuster Evidenz), auf die Vermittlung der EBP-Schritte an Praktiker sowie auf Disseminationsstrategien (z. B. Publikationen, Präsentationen, Schulungen). Implementierungsprozesse sind jedoch viel komplexer. Für die erfolgreiche Umsetzung neuer Erkenntnisse reichen Disseminationsstrategien nicht aus und auch die Konzentration auf individuelle Praktiker greift zu kurz (Nutley et al., 2007; Rycroft-Malone & Bucknall, 2010). Diese aus Sicht der EBP bislang eher dunklen Flecken beleuchtet die Implementierungswissenschaft. Insofern gilt es, diese beiden Perspektiven zu verschränken und synergetisch zu nutzen – ein wichtiges Grundanliegen des ersten Teils dieses Buchs.

Ziele dieses Buchs

Ein erstes Ziel dieses Buchs ist es, vor diesem Hintergrund die Implementierungswissenschaft im Kontext der deutschen Pflege und Gerontologie zu positionieren, zu verankern und entsprechende Diskurse anzustoßen. Dies ist aus zwei Gründen bedeutsam: Zum einen gilt es, die umfangreichen internationalen Wissensbestände zu theoretischen, empirischen und methodischen Fragen der Implementierungswissenschaft zur Kenntnis zu nehmen und, wo möglich, systematisch zu nutzen. Erkenntnisse aus anderen Kulturkreisen und Systemstrukturen sind jedoch nur bedingt auf die hiesigen Verhältnisse übertragbar (z. B. unterschiedliche Gesundheitssysteme, gesetzliche Regelungen etc.). Dies ist ein Grund für die Notwendigkeit und Bedeutsamkeit von Aktivitäten der Implementierungswissenschaft im deutschsprachigen Raum. Internationale Erkenntnisse müssen auf ihre Übertragbarkeit überprüft und ggf. adaptiert oder verworfen werden. Zum anderen existieren trotz des größer werdenden Wissensbestandes auch international zahlreiche Forschungslücken. Diese zu schließen heißt, wesentlich zum Verständnis und damit zur Optimierung von Implementierungsprozessen beizutragen. Auch aus diesem Grund muss die deutsche Implementierungswissenschaft Anschluss an den internationalen Stand finden und mittelfristig diesen Diskurs selbst mitbestimmen. Dieses Buch leistet hierfür eine wichtige Vorarbeit, indem es den internationalen Diskussionsstand zusammenfassend aufbereitet, reflektiert und Anknüpfungspunkte für die Diskussion in Deutschland aufzeigt. Pflegewissenschaftlern und Gerontologen im deutschsprachigen Raum soll nicht nur eine Wissensbasis vermittelt, sondern auch bewusst gemacht werden, welche Bedeutung die Implementierungswissenschaft für ihre Disziplin und für ihre Tätigkeit hat. Das Buch will Alterns- und Pflegewissenschaftler somit auch dazu anregen, vermehrt implementierungsbezogene Fragestellungen als Teil ihrer Forschungstätigkeit zu verstehen bzw. zu bearbeiten, und ihnen dabei Hilfestellung anbieten. Zugleich sollen Mitglieder von Review-Boards wissenschaftlicher Zeitschriften für die Bedeutsamkeit dieser bislang als eher unkonventionell angesehenen Fragestellungen sensibilisiert werden. Nicht zuletzt soll potenziellen Drittmittelgebern aufgezeigt werden, wie wichtig die Förderung implementierungswissenschaftlicher Projekte ist.

Ein zweites Ziel dieses Buchs besteht darin, Akteure in Pflege und Gerontologie dabei zu unterstützen, Implementierungsprozesse effektiv zu gestalten. Bedingt durch die gesellschaftlichen und technologischen Wandlungsprozesse unterliegen auch Pflege und Gerontologie steten und raschen Veränderungen. Praktiker dieser Disziplinen (insbesondere solche in Führungspositionen) sind gefordert, sich und ihre Institutionen entsprechend zu positionieren. Die Einführung neuer Konzepte, Routinen, Instrumente etc. ist dabei unumgänglich. Das Buch richtet sich hier an all jene Institutionen, deren Aufgabe es auch oder ausschließlich ist, die Situation der eingangs genannten Adressaten zu verbessern. Dazu zählen u. a. Institutionen aus dem Gesundheitssektor (z. B. Krankenhäuser), Leistungserbringer im Bereich des SGB XI (z. B. Pflegeheime, ambulante Pflegedienste bzw. deren Träger), Kommunen, Verbände und weitere Körperschaften der Daseinsvorsorge und der öffentlichen Wohlfahrt. Die effektive Gestaltung von Implementierungsprozessen ist auch im Rahmen der Interventionsforschung von entscheidender Bedeutung. Um die Wirksamkeit einer Intervention (z. B. eines Hüftprotektors oder einer präventiven Bewegungs intervention) zu untersuchen, muss diese zunächst von den Zielpersonen umgesetzt werden – und zwar möglichst vollumfänglich und auf die vorgesehene Weise. Wissenschaftler müssen also sicherstellen, dass die Intervention implementiert ist. Professionelle und Wissenschaftler der Pflege und Gerontologie, die in ihrer Praxis Implementierungsprozesse planen, initiieren und steuern, bekommen mit diesem Buch Wissen an die Hand, das dazu beitragen soll, diese Prozesse effektiver und effizienter zu gestalten.

Das dritte Ziel dieses Buchs ist es, die notwendige Integration implementierungswissenschaftlicher Inhalte in Hochschulcurricula zu befördern. Studierende der Pflege[2] und der Gerontologie werden in ihrer beruflichen Laufbahn mit hoher Wahrscheinlichkeit mit Implementierungsprozessen konfrontiert werden und befasst sein, ja, sie

2 Pflegewissenschaft, Pflegemanagement, Pflegepädagogik oder grundständige Pflegestudiengänge.

werden wahrscheinlich in vielen Fällen zu zentralen »Implementierungsagenten«. Dies gilt unabhängig davon, ob das Studium auf eine Tätigkeit in der Praxis oder auf eine wissenschaftliche Laufbahn vorbereitet. Bislang werden Aspekte der Implementierungswissenschaft innerhalb des Hochschulstudiums nur mäßig und eher unsystematisch diskutiert. Allenfalls kommen Fragen des Theorie-Praxis-Transfers vor, jedoch selten mit Bezug zur internationalen Implementierungswissenschaft. Eine frühzeitige Auseinandersetzung mit dem internationalen Stand der Implementierungswissenschaft befähigt Studierende der Pflege und Gerontologie, Implementierungsprozesse möglichst optimal zu gestalten bzw. selbst implementierungsbezogene Fragestellungen zu bearbeiten.

Das Buch möchte deshalb die Chance nutzen, über eine früh einsetzende Sensibilisierung und Qualifizierung zukünftiger Akteure und Forschender, auf einer breiten Basis zu einer Professionalisierung von Implementierungs-prozessen beizutragen. Dabei richtet es sich zum einen an die Studierenden selbst. Es ermöglichst ihnen einen umfassenden Einblick in dieses Themenfeld und führt sie heran an die wissenschaftliche Auseinandersetzung mit dem Thema »Theorie-Praxis-Transfer«.

Zugleich werden Vertreter von Hochschulen und Hochschulinstituten angesprochen und ermutigt, diese Wissensbestände systematisch in Hochschulcurricula pflegerischer oder gerontologischer Studiengänge zu integrieren.

Einige grundsätzliche Anmerkungen zur Handhabung dieses Buchs

Um das weite und unübersichtliche Feld der Implementierungswissenschaft in eine übersichtliche Form zu bringen, haben wir das Buch in fünf Teile mit je unterschiedlichem Schwerpunkt gegliedert:

- Teil I Grundlagen der Implementierungswissenschaft im Kontext der Pflege und Gerontologie
- Teil II Stand der Implementierungsforschung in Pflege und Gerontologie
- Teil III Methodische Aspekte der Implementierungswissenschaft im Kontext der Pflege und Gerontologie
- Teil IV Handlungsfelder der pflegerischen und gerontologischen Implementierungswissenschaft und -praxis: Zugänge, Erfahrungen, Beispiele
- Teil V Sektionsstatements

Wir haben uns bewusst für das Format eines Herausgeberbandes entschieden. Wenngleich die Implementierungswissenschaft hierzulande in Pflegewissenschaft und Gerontologie noch nicht sehr weit verbreitet ist, so finden sich doch zwischenzeitlich im deutschen Sprachraum genügend ausgewiesene Experten, die sich mit entsprechenden Aspekten befasst haben. Wir waren bestrebt, so viele dieser Experten wie möglich mit ins Boot zu holen, was uns – mit Blick auf die in diesem Buch enthaltenen Beiträge – durchaus gelungen ist.

Das Format eines Herausgeberbandes bringt es jedoch mit sich, dass die Beitragsformate – stärker als bei einer Monografie – eine gewisse Heterogenität aufweisen. Um diese in Grenzen zu halten, haben wir zentrale Begriffe und Inhalte definiert (▸ **Kap. 1**) und Beitragsformate, -gliederung und Inhalte auf Basis einheitlicher Vorgaben mit den Beitragenden abgestimmt. Beim Gesamtaufbau des Buchs haben wir Wert darauf gelegt, dass die einzelnen Kapitel jeweils separat gelesen werden können, ohne dass vorhergehende Kapitel als Voraussetzung dafür rezipiert werden müssen. Gleichwohl haben wir die einzelnen Kapitel so in einen Gesamtzusammenhang eingebettet, dass diese dramaturgisch und logisch aufeinander aufbauen. Trotz all dieser Bemühungen ist es unvermeidlich (und auch gewollt), dass einzelne Autoren Begriffe evtl. anders definieren bzw. andere Begriffe verwenden als die Herausgeber. Dies gilt es beim Lesen der Beiträge zu beachten.

Auch das Abstraktionsniveau der Beiträge variiert z. T. merklich. Eine Auseinandersetzung mit den theoretischen Grundlagen der Implementierungswissenschaft oder mit implementierungswissenschaftlichen Instrumenten ist naturgemäß auf einem höheren Abstraktionsniveau angesiedelt als die Beschreibung eines konkreten Praxisprojekts. Wir bitten die Leser, sich von diesem Umstand nicht irritieren zu lassen und sich die Beiträge auszusuchen, die ihren jeweiligen Bedürfnissen und Ansprüchen gerecht werden.

Schließlich haben alle Autoren auch einen bestimmten disziplinären Hintergrund. Dieser spiegelt sich natürlich auch in den jeweiligen Beiträgen und ihren Schwerpunkten wider. Auch dies ist bei einem interdisziplinären Themenfeld wie dem der Implementierungswissenschaft die Regel und unvermeidlich – insbesondere wenn dieses dann auch noch in den Kontext zweier Disziplinen wie der Pflege und der Gerontologie (vor allem letztere selbst ein heterogenes und interdisziplinäres Feld) gestellt wird.

Wir wünschen allen Lesern eine bereichernde Lektüre, hilfreiche Einsichten in das Feld der Implementierungswissenschaft im Kontext von Pflege und Gerontologie und viel Freude bei der Rezeption dieses Buchs. Uns Herausgebern bleibt zu hoffen, dass das vorliegende Werk den implementierungswissenschaftlichen Diskurs hierzulande anregen und zu einer verstärkten Popularität der Implementierungswissenschaft führen wird.

Ein herzlicher Dank geht an das Netzwerk Alternsforschung (Network Aging Research, NAR) der Universität Heidelberg, das die Publikation dieses Buches finanziell unterstützt hat.

Literatur

Abrahamson, E. (1991). Managerial fads and fashions: the diffusion and rejection of innovations. *Acad Manage Rev, 16*(3), 586–612.

Behrens, J. (2010). EbM ist die aktuelle Selbstreflexion der individualisierten Medizin als Handlungswissenschaft: (Zum wissenschaftstheoretischen Verstandnis von EbM). *Z Evid Fortbild Qual Gesundhwes, 104*(8–9), 617–624.

Birgmeier, B. R. (2010). Was sind Handlungswissenschaften? *Sozialmagazin, 35*(10), 46–52.

Boström, A.-M., Slaughter, S. E., Chojecki, D. & Estabrooks, C. A. (2012). What do we know about knowledge translation in the care of older adults? A scoping review. *J Am Med Dir Assoc, 13*(3), 210–219.

Brandenburg, H. (2003). Gemeinsamkeiten und Unterschiede im Forschungsgegenstand und den theoretischen Perspektiven zwischen Pflegewissenschaft und Gerontologie. In Klie, T. & Brandenburg, H. (Hrsg.), *Gerontologie und Pflege* (S. 28–59). Hannover: Vincentz.

Brandenburg, H. & Dorschner, S. (Hrsg.) (2008). *Pflegewissenschaft 1: Lehr- und Arbeitsbuch zur Einführung in das wissenschaftliche Denken in der Pflege*. 2. Aufl. Bern: Huber.

Bucknall, T. & Rycroft-Malone, J. (2010). Evidence-based practice: doing the right things for patients. In: Rycroft-Malone, J. & Bucknall, T. (eds.), *Models and frameworks for implementing evidence-based practice: Linking evidence to action* (pp. 1–22). Chichester: Wiley-Blackwell.

Erasmus, V., Daha, T. J., Brug, H., Richardus, J. H., Behrendt, M. D., Vos, M. C. & van Beeck, E. F. (2010). Systematic review of studies on compliance with hand hygiene guidelines in hospital care. *Infect Control Hosp Epidemiol, 31*(3), 283–294.

Erickson, K. I., Miller, D. L. & Weinstein, A. M. (2012). Verbesserung der Gehirnfunktion und der kognitiven Leistungsfähigkeit durch körperliche Aktivität. In: Wahl, H.-W., Tesch-

Römer, C. & Ziegelmann, J. (Hrsg.), *Angewandte Gerontologie: Interventionen für ein gutes Altern in 100 Schlüsselbegriffen* (S. 254–260). 2. Aufl. Stuttgart: Kohlhammer.

Fixsen, D. L., Naoom, S. F., Blase, K. A., Friedman, R. M. & Wallace, F. (2005). *Implementation research: a synthesis of the literature*. Tampa: University of South Florida, Louis de la Parte Florida Mental Health Institute, The National Implementation Research Network.

Fläckman, B., Hansebo, G. & Kihlgren, A. (2009). Struggling to adapt: caring for older persons while under threat of organizational change and termination notice. *Nurs Inq, 16*(1), 82–91.

Giæver, F. & Hellesø, R. (2010). Negative experiences of organizational change from an emotions perspective: A qualitative study of the Norwegian nursing sector. *Nord Psychol, 62*(1), 37–52. -2276/a000004.

Gitlin, L. N. (2013). Introducing a new intervention: an overview of research phases and common challenges. *Am J Occup Ther, 67*(2), 177–184.

Gould, D. J., Moralejo, D., Drey, N. & Chudleigh, J. H. (2010). Interventions to improve hand hygiene compliance in patient care. *Cochrane Database Syst Rev*(9), Art. No. Cd005186.

Greenhalgh, T., Glenn, R., Bate, P., Macfarlane, F. & Kyriakidou, O. (2005). *Diffusion of innovations in health service organisations: a systematic literature review*. Massachusetts: Blackwell.

Greif, S., Runde, B. & Seeberg, I. (2004). *Erfolge und Misserfolge beim Change Management*. Göttingen: Hogrefe.

Grimshaw, J. M., Eccles, M. P., Lavis, J. N., Hill, S. J. & Squires, J. E. (2012). Knowledge translation of research findings. *Implement Sci, 7*(1), 50.

Grol, R. & Wensing, M. (2013). Implementation of change in healthcare: a complex problem. In: Grol, R., Wensing, M., Eccles, M. & Davis, D. (eds.), *Improving patient care: the implementation of change in clinical practice* (pp. 3–17). 2. ed. Chinchester: Wiley-Blackwell.

Höhmann, U. (2003). Gerontologie und Pflege. In Klie, T. & Brandenburg, H. (Hrsg.), *Gerontologie und Pflege* (S. 10–26). Hannover: Vincentz.

Höhmann, U., Schilder, M., Metzenrath, A. & Roloff, M. (2010). Problemlösung oder Problemverschiebung? Nichtintendierte Effekte eines Gesundheitsförderungsprojektes für Pflegende in der Klinik: Ergebnisausschnitte einer Evaluation. *Pflege & Gesellschaft, 15*(2), 108–124.

Howlett, B., Rogo, E. J. & Shelton, T. G. (2013). *Evidence-based practice for health professionals: an interprofessional approach*. Burlington: Jones & Bartlett Learning.

Huis, A., van Achterberg, T., de Bruin, M., Grol, R., Schoonhoven, L. & Hulscher, M. (2012). A systematic review of hand hygiene improvement strategies: a behavioural approach. *Implement Sci, 7*(1), 92.

Johnson, S., Ostaszkiewicz, J. & O'Connell, B. (2009). Moving beyond resistance to restraint minimization: a case study of change management in aged care. *Worldviews Evid Based Nurs, 6*(4), 210–218.

Jones, M. (2009). The side effects of evidence-based training. *J Psychiatr Ment Health Nurs, 16*(7), 593–598.

Kirby, E. G. & Kennedy, S. D. (1999). The evolution of health care delivery systems. In: Lancaster, J. (ed.), *Nursing issues in leading and managing change* (pp. 3–24). St. Louis: Mosby.

Kitson, A. L. (2009). The need for systems change: reflections on knowledge translation and organizational change. *J Adv Nurs, 65*(1), 217–228.

Martin, V. (2003). *Leading change in health and social care*. London, New York: Routledge.

Meyer, G., Balzer, K. & Köpke, S. (2013). Evidenzbasierte Pflegepraxis: Diskussionsbeitrag zum Status quo. *Z Evid Fortbild Qual Gesundhwes, 107*(1), 30–35.

Meyer, G. & Köpke, S. (2012). Wie kann der beste pflegewissenschaftliche Kenntnisstand in die Pflegepraxis gelangen? *Pflege & Gesellschaft, 17*(1), 36–44.

Nutley, S. M., Walter, I. & Davies, H. T. O. (2007). *Using evidence: how research can inform public services*. Bristol: Policy Press.

Peters, D. H., Adam, T., Alonge, O., Agyepong, I. A. & Tran, N. (2013). Implementation research: what it is and how to do it. *BMJ, 347*, f6753.

Pousti, H., Linger, H. & Burstein, F. (2011). From evidence-based to knowledge-based healthcare: a task-based knowledge management approach. In: Pokorny, J., Repa, V., Richta, K., Wojtkowski, W., Linger, H., Barry, C. & Lang, M. (eds.), *Information systems development: business systems and services: modeling and development* (pp. 587–595). New York: Springer.

Prasad, V. & Ioannidis, J. P. (2014). Evidence-based de-implementation for contradicted, unproven, and aspiring healthcare practices. *Implement Sci, 9*(1), 1.

Prohaska, T. R., Smith-Ray, R. & Glasgow, R. E. (2012). Translation: dissemination and implementation issues. In: Prohaska, T. R., Anderson, L. A. & Binstock, R. H. (eds.), *Public health for an aging society*. Baltimore, MD: Johns Hopkins University Press.

Rycroft-Malone, J. & Bucknall, T. (2010). Preface. In: Rycroft-Malone, J. & Bucknall, T. (eds.), *Models and frameworks for implementing evidence-based practice: linking evidence to action* (p. xvii). Chichester: Wiley-Blackwell.

Scott, S. D., Profetto-McGrath, J., Estabrooks, C. A., Winther, C., Wallin, L. & Lavis, J. N. (2010). Mapping the knowledge utilization field in nursing from 1945 to 2004: a bibliometric analysis. *Worldviews Evid Based Nurs*, 7(4), 226–237.

Solomons, N. M. & Spross, J. A. (2011). Evidence-based practice barriers and facilitators from a continuous quality improvement perspective: An integrative review. *J Nurs Manag*, *19*(1), 109–120.

Straus, S. E., Richardson, W. S., Glasziou, P. & Haynes, R. B. (2011). *Evidence-based medicine: how to practice and teach it*. 4. ed., reprinted. Edinburgh: Churchill Livingstone–Elsevier.

Sudsawad, P. (2007). *Knowledge translation: introduction to models, strategies, and measures*. Austin: Southwest Educational Development Laboratory (SEDL), National Center for the Dissemination of Disability Research (NCDDR). http://www.ncddr.org/kt/products/ktintro/ktintro.pdf [letzter Zugriff: 08.12. 2014].

Vindigni, S. M., Riley, P. L. & Jhung, M. (2011). Systematic review: handwashing behaviour in low- to middle-income countries: outcome measures and behaviour maintenance. *Trop Med Int Health*, *16*(4), 466–477.

Wahl, H.-W. & Heyl, V. (2015). *Gerontologie: Geschichte und Einführung*. 2. Aufl. Stuttgart: Kohlhammer.

Wahl, H.-W., Tesch-Römer, C. & Ziegelmann, J. P. (2012). Bewährte Interventionen und neue Entwicklungen: Zur zweiten Auflage der »Angewandten Gerontologie«. In: Wahl, H.-W., Tesch-Römer, C. & Ziegelmann, J. P. (Hrsg.), *Angewandte Gerontologie: Interventionen für ein gutes Altern in 100 Schlüsselbegriffen* (S. 12–18). 2. Aufl. Stuttgart: Kohlhammer.

I Grundlagen der Implementierungswissenschaft im Kontext der Pflege und Gerontologie

1 Begriffe, Gegenstandsbereich, Akteure und Zielgruppen der Implementierungswissenschaft in Pflege und Gerontologie

Matthias Hoben, Marion Bär und Hans-Werner Wahl

Einführung

Implementierungswissenschaft und -praxis sowie evidenzbasierte Neuerungen: erste grundsätzliche Klärungen

Wenn wir in diesem Buch von *Implementierung* sprechen, dann meinen wir mit Greenhalgh et al. (2005), Bucknall und Rycroft-Malone (2010) sowie Rabin und Brownson (2012) einen aktiven und systematischen Prozess, in dem *Neuerungen* in ein bestimmtes pflegerisches oder gerontologisches Setting integriert werden. Dieser Prozess umfasst die Identifikation von förderlichen und hinderlichen Faktoren sowie die Auswahl und Anwendung effektiver Strategien zur Überwindung von Barrieren und zur erfolgreichen Steuerung des Implementierungsprozesses.

Wichtig ist uns, zwischen dem Vorgang der Implementierung (quasi der *Implementierungspraxis*) und der wissenschaftlichen Untersuchung von Implementierungsprozessen – der *Implementierungsforschung bzw. -wissenschaft* – zu unterscheiden. Wenn Pflegewissenschaftler oder Gerontologen in ihren Studien etwas implementieren (und dies kommt häufig vor, etwa wenn ein Konzept zur Betreuung von Menschen mit Demenz eingeführt wird, um zu untersuchen, ob dessen Anwendung das Wohlbefinden der Betroffenen verbessert), dann ist dies – entgegen eines verbreiteten Missverständnisses – noch nicht per se Implementierungsforschung/-wissenschaft (z. B. Fixsen et al., 2005). Auch wenn hier Implementierung im Rahmen einer wissenschaftlichen Studie betrieben wird, kann erst von Implementierungswissenschaft die Rede sein, wenn der Implementierungsprozess selbst zum Forschungsgegenstand wird (wenn z. B. untersucht wird, welche Bedingungen den Erfolg dieses Prozesses fördern oder hemmen, wie dieser erfolgreich beeinflusst werden kann oder wie gut das eingeführte Konzept von den Betreuungspersonen umgesetzt wird) (Rabin & Brownson, 2012). Wird implementiert, ohne den Implementierungsprozess selbst zu erforschen, handelt es sich um Implementierungspraxis – auch wenn sie von Wissenschaftlern betrieben wird.

Streng genommen handelt es sich bei der *Implementierungswissenschaft* eigentlich nicht um eine voll entwickelte *Wissenschaft*. Das Themenfeld ist gerade erst im Begriff zu entstehen, verschiedene Disziplinen und »Schulen« tragen äußerst heterogene Perspektiven bei und rein implementierungswissenschaftliche Studiengänge oder Lehrstühle sind noch selten (Dearing & Kee, 2012). Dennoch werden wir im Rahmen dieses Buchs von *Implementierungswissenschaft* sprechen – einerseits weil es einer griffigen Bezeichnung bedarf, um den hier thematisierten Gegenstandsbereich in Worte zu fassen und andererseits weil es – bei aller Begriffsvielfalt und Heterogenität – durchaus einen gemeinsamen Kern gibt: die wissenschaftliche Auseinandersetzung damit, wie Implementierungsprozesse funktionieren und effektiv beeinflusst werden können (Estabrooks et al., 2008)

Das, was in Implementierungsprozessen eingeführt wird (also den Gegenstand der Implementierung), bezeichnen wir als *Neuerung* (oder auch *Innovation*). Mit Rogers (2003) und Greenhalgh et al. (2005) verstehen wir *Neuerungen* in einem breiten und umfassenden Sinne. Einfache Instrumente, wie z. B. eine Skala zur Einschätzung der Schmerzintensität, fallen darunter ebenso, wie etwa eine neue Pflegedokumentationssoftware, ein komplexes Assessmentinstrument, Präventionsmaßnahmen wie beispielsweise Bewegungsprogramme für ältere Menschen, ein Konzept zum Umgang mit Menschen mit Demenz, gesundheitsfördernde Aktivitäten etc. – bis hin zu umfangreichen Programmen mit multiplen Komponenten (sogenannte komplexe Interventionen). Eine *Neuerung* kann also sowohl materielle, greifbare Bestandteile enthalten (z. B. ein technisches Gerät oder schriftliche Anweisungen) als auch immaterielle Komponenten (z. B. veränderte Prozesse oder neue Denkweisen) (May, 2013). Entscheidend ist, dass das, was eingeführt wird,

a) zumindest von einem Teil der involvierten Akteure als neu empfunden wird,
b) von bisherigen Vorgehensweisen abweicht und
c) auf die Verbesserung der Situation pflegebedürftiger oder alter Menschen zielt.

Evidenzbasierte Praxis und deren Bedeutung für Implementierungswissenschaft und -praxis

Wie aber können wir sicherstellen, dass eine Neuerung nützlich ist und keinen Schaden anrichtet? Eine besondere Bedeutung kommt hier den *evidenzbasierten Neuerungen* zu. Evidenzbasiert sind Neuerungen dann, wenn sie sich im Rahmen wissenschaftlicher Untersuchungen (oder wie Behrens und Langer (2010a, 25) es ausdrücken: entsprechend der »derzeit besten wissenschaftlich belegten Erfahrungen Dritter«) als wirksam und nicht schädigend erwiesen haben. Natürlich kann man eine neue Vorgehensweise, Technologie oder Therapiemethode auch einfach ausprobieren. Forschungsergebnisse zur Wirksamkeit, Unwirksamkeit und zu unerwarteten (ggf. sogar schädigenden) Auswirkungen einer Neuerung haben gegenüber der subjektiven, erfahrungsbasierten Einschätzung der Anwender jedoch zwei entscheidende Vorteile: Sie wurden mit systematischen Methoden generiert, um verschiedenen »Verzerrungs- bzw. Selbsttäuschungsgefahren« (Behrens & Langer, 2010a) vorzubeugen. Außerdem geht dieses Wissen über Einzelerfahrungen professioneller Akteure hinaus.

Ein gutes Beispiel, um diese Überlegungen zu illustrieren, ist die Diskussion um körperliche freiheitseinschränkende Maßnahmen. Wie Meyer et al. (2009) zeigten, sind diese Maßnahmen in deutschen Pflegeheimen weit verbreitet. 26,2 % der von ihnen untersuchten Bewohner (620 von insgesamt 2.367 Bewohnern) erhielten im Studienzeitraum mindestens eine körperliche freiheiteinschränkende Maßnahme. Pflegende sehen die Anwendung dieser Maßnahmen durchaus als angemessen an (Hamers et al., 2009). Sie benennen u. a. patientenorientierte Gründe (z. B. Schutz vor Stürzen oder Verletzungen) (Köpke et al., 2009). Die subjektive Einschätzung der Pflegenden widerspricht hier den international verfügbaren Forschungsergebnissen. Inzwischen ist gut belegt, dass körperlich freiheitseinschränkende Maßnahmen wenig wirksam sind, um Stürze und Verletzungen zu vermeiden, stattdessen aber multiple Gefahren für das Wohlbefinden der Pflegebedürftigen bergen (z. B. Angst, Frustration, soziale Isolation, Depression, erhöhte Sturz- und Verletzungsneigung, Verschlechterung der Kognition, verringerte körperliche Funktionsfähigkeit und damit erhöhte Pflegeabhängigkeit u. v. m.) (z. B.

Köpke et al., 2009). Erst jüngst konnten Köpke et al. (2012) eindrucksvoll zeigen, dass die Implementierung der Neuerung »Reduktion körperlich freiheitseinschränkender Maßnahmen« keineswegs zu einer Erhöhung der Sturz- und Frakturrate führt. Insofern handelt es sich hier um eine *evidenzbasierte Neuerung*, die nachweislich »wirksam« und »nicht schädigend« ist.

Forschungsergebnisse sind also eine zentrale Informationsquelle, wenn es um die Implementierung von Neuerungen in die Praxis geht. Sie sind aber, vor allem mit Blick auf das konkrete Praxishandeln, die konkrete Interaktion zwischen Professionellen (Pflegenden oder Gerontologen) und Zielpersonen (pflegebedürftige oder alte Menschen), nicht der alleinige Orientierungspunkt. Dies ist ein zentrales Argument neuerer Diskussionen um eine *evidenzbasierte Praxis (EBP)*, das inzwischen international und disziplinübergreifend anerkannt ist (vgl. z. B. Thomas und Pring (2004) für den Bildungsbereich, Brownson, Fielding und Maylahn (2009) für den Bereich der *Public Health*, Gray et al. (2009) für die soziale Arbeit, Bucknall und Rycroft-Malone (2010) für die Pflege, Straus et al. (2011) für die Medizin und Howlett et al. (2013) für Gesundheitsprofessionen im Allgemeinen). Behrens und Langer (2010a) haben dieses Argument ausführlich im Kontext der deutschsprachigen Pflege diskutiert und allgemein auf Handlungswissenschaften übertragen. Demzufolge ist es logisch unmöglich, von Ergebnissen einer Population (Häufigkeitsverteilungen und Wahrscheinlichkeiten) auf den konkreten Einzelfall zu schließen. Dass eine Intervention bei der deutlichen Mehrheit der untersuchten Probanden gewirkt hat (z. B. eine Bewegungsintervention, die Stürze verhindern soll), gibt mir keine Auskunft darüber, ob die von mir beratene oder umsorgte Person zu dieser Mehrheit gehört – ob die Intervention also auch bei ihr wirkt. Vor allem aber sagt mir die Studie nichts darüber, ob die Intervention auch wirklich den Wünschen und Präferenzen der Zielperson entspricht oder ob sie mit Bewegung vielleicht schon seit jeher nichts anfangen konnte und wollte. Genau dies gilt es aber im Rahmen der *EBP* zu berücksichtigen. *EBP* bedeutet, professionelle Entscheidungen gemeinsam mit den hilfe- und pflegebedürftigen Menschen sowie ggf. ihren Angehörigen zu treffen (*shared decision making*). Forschungsergebnisse sind dabei eine zentrale Informationsquelle. Sie müssen aber interpretiert werden vor dem Hintergrund der Erfahrungen, Sichtweisen und Präferenzen der pflegebedürftigen oder alten Menschen wie auch ihrer Angehörigen. Diese sind der Maßstab, nach dem sich professionelles Handeln richten muss. Dabei sind neben Forschungsergebnissen auch die eigene professionelle Erfahrung und Expertise sowie die strukturellen Anreize und Rahmenbedingungen zu berücksichtigen (Behrens & Langer, 2010a). Eine *evidenzbasierte Neuerung*, verstanden als Innovation, die gut beforscht ist und sich in diesen Studien bewährt hat, grenzen wir somit ab vom Konzept der *EBP*, verstanden als Methode, diese Forschungsergebnisse in der konkreten Praxissituation zu interpretieren, zu adaptieren und – neben weiteren Informationsquellen – für professionelle Entscheidungen und Handlungen zu nutzen.

Im Kontext der Implementierung evidenzbasierter Neuerungen kommt der *EBP a*us unserer Sicht daher in vierfacher Hinsicht Bedeutung zu:

1. **EBP als zu implementierende Neuerung:** Die Prinzipien und Schritte der EBP sind oft selbst Gegenstand der Implementierung. Ziel ist dabei, Praktiker in die Lage zu versetzen, a) eine konkrete, für die jeweilige Situation relevante Fragestellung zu formulieren, b) nach dem besten verfügbaren Wissensstand zu dieser Frage zu recherchieren, c) die gefundenen Studien methodenkritisch zu evaluieren, d) die Ergebnisse vor dem Hintergrund der

konkreten Situation (insbesondere den Bedürfnissen und Präferenzen ihrer Klienten) zu interpretieren, e) angemessene Vorgehensweisen daraus abzuleiten und f) die Auswirkungen dieser Vorgehensweisen zu evaluieren (Behrens & Langer, 2010a). In diesem Sinne handelt es sich bei EBP um eine komplexe, höchst anspruchsvolle Neuerung.

2. **EBP als Entscheidungsgrundlage für die Auswahl zu implementierender Neuerungen:** Institutionen, die eine evidenzbasierte Neuerung einführen möchten, aber auch Forscher, die beabsichtigen, eine von ihnen entwickelte Intervention flächendeckend zu verbreiten (z. B. eine Leitlinie zur Reduktion körperlicher freiheitseinschränkender Maßnahmen), haben mit der EBP ein Instrument an der Hand, das ihnen hilft, einzuschätzen, ob sich die Innovation als nützlich und nichtschädigend erwiesen hat. Leider ist es nämlich nicht nur so, dass effektive Interventionen bisweilen nur schwer Eingang in die Praxis finden – gravierender noch ist, dass sich ineffektive oder gar schädigende Vorgehensweisen manchmal durchaus effektiv implementieren und nur schwer wieder rückgängig machen lassen (Abrahamson, 1991; Prasad & Ioannidis, 2014).
3. **Anwendung der zu implementierenden Neuerung im Sinne der EBP:** Bei der Anwendung einer eingeführten Neuerung (z. B. die Leitlinie zur Reduktion freiheitseinschränkender Maßnahmen) müssen deren Prinzipien im Sinne der EBP auf Basis des konkreten Einzelfalls interpretiert werden. Die professionellen Akteure müssen im Dialog mit den ihnen anvertrauten Personen und deren Angehörigen herausarbeiten, welche der vielen vorgeschlagenen Alternativen zur Freiheitseinschränkung am ehesten in Frage kommen, ihr Handeln evaluieren und ggf. nachjustieren (Behrens & Langer, 2010a).
4. **EBP-Prinzipien als Grundlage für die Konzeption und Gestaltung des Implementierungsprozesses:** Durch die gegenstandsspezifische Forschung in Pflege und Gerontologie erfahren wir, wie wirksam (oder unwirksam) eine fragliche Neuerung ist bzw. welche nichtintendierten Auswirkungen sie bereithält. Mit dem internationalen Fundus implementierungswissenschaftlicher Studien liegt hingegen ein evidenzbasierter Wissensbestand vor, mit dem sich die Einführung dieser erstgenannten und nachweislich effektiven Neuerungen optimieren lässt. Wenngleich dieser implementierungswissenschaftliche Wissensfundus durchaus Forschungslücken aufweist, beinhaltet er doch beachtenswerte Evidenz z. B. zu potenziell förderlichen und hinderlichen Bedingungen in Implementierungsprozessen, zu validen Instrumenten zur Erfassung dieser Einflussfaktoren wie auch anderer implementierungsrelevanter Outcomes (z. B. zum Zweck der Prozessevaluation), effektiven und weniger effektiven Strategien zur Steuerung von Implementierungsprozessen, Theorien und Modellen zur Gestaltung und Evaluation dieser Prozesse etc. Das Potenzial dieser Forschungserkenntnisse wird unserer Meinung nach bisher noch zu wenig zur Gestaltung von Implementierungsprozessen genutzt. Dies gilt sowohl für Praktiker, die in pflegerischen oder gerontologischen Settings Implementierungsprozesse planen und gestalten als auch für Wissenschaftler, die im Rahmen ihrer Forschungsprojekte Implementierung betreiben. Auch die implementierungswissenschaftliche Evidenz ist vor dem Hintergrund der jeweils konkreten Implementierungssituation zu interpretieren und zu adaptieren. Sie ist gleichwohl zu beachten – aus denselben Gründen wie Evidenz zu pflegerischen und gerontologischen Interventionen: Um Fehler zu vermeiden, Implementierungsprozesse ressourceneffizient zu optimieren und die Wahrscheinlichkeit zu maximieren, dass die gewünschten Effekte eintreten und

keine Nebenwirkungen (z. B. Überlastung der involvierten Akteure). *EBP erfordert evidenzbasierte Implementierung!* (Grol & Grimshaw, 1999; van Achterberg et al., 2008)

Wenn wir im Folgenden also von der Implementierung evidenzbasierter Neuerungen sprechen, setzen wir voraus, dass a) ausreichend wissenschaftliche Evidenz vorliegt, die eine Implementierung dieser Neuerungen rechtfertigt, b) die Nutzung dieser evidenzbasierten Neuerung entsprechend der oben ausgeführten Prinzipien der EBP erfolgt und c) auch der Implementierungsprozess evidenzbasiert geplant und durchgeführt wird.

Anlass zur wissenschaftlichen Auseinandersetzung mit der Implementierung evidenzbasierter Neuerungen

Weltweit, so machen z. B. Colditz (2012) oder Grimshaw et al. (2012) deutlich, werden jährlich Billionen von Dollar investiert für klinische Forschung, gesundheitssystem- bzw. -organisationenbezogene Forschung, Ausbildung, Training, Fort- und Weiterbildung von Akteuren des Gesundheits- und Sozialwesens, Qualitätssicherung und -entwicklung, Patientensicherheit, Risikomanagement etc. In Deutschland wurden für 2013 allein vom Bundesministerium für Bildung und Forschung (BMBF) für den Bereich Gesundheitsforschung und Medizintechnik Ausgaben in Höhe von 1,35 Milliarden Euro veranschlagt (BMBF, 2013). Auch in Pflege (z. B. Bolton et al., 2007; Behrens & Langer, 2010b) und Gerontologie (z. B. Wahl et al., 2012b) sind mehr und mehr Studien sowie Synthesen des aktuellen Forschungswissens (z. B. Metaanalysen, systematische Reviews, Praxisleitlinien) zu wirksamen Interventionen verfügbar. Zugleich verweisen Studien seit Jahren darauf, dass das Handeln professioneller Akteure verschiedener Settings und Fachgebiete in bedeutsamem Ausmaß nicht den professionellen Standards ihrer Disziplin entspricht: Schuster et al. (1998) fanden z. B., dass 30–50 % der Patienten in den USA nicht die als optimal angesehenen Interventionen erhielten, 20–30 % der Patienten empfingen gar unnötige oder potenziell schädigende Therapien. Laut Grol (2001) folgten niederländische Ärzte bei durchschnittlich 33 % ihrer Entscheidungen nicht den Empfehlungen von *Best-Practice*-Leitlinien und auch McGlynn et al. (2003) zeigten, dass professionelle Akteure des Gesundheitswesens in den USA durchschnittlich nur 55 % der empfohlenen Maßnahmen umsetzten. Bereits 1978 äußerten Horsley et al. den Verdacht, dass auch in der Pflege das vorhandene Wissen nicht in ausreichendem Maße genutzt werde, und 1985 sprachen Nelson und Mullins die gleichen Bedenken für die Gerontologie aus. Auch hierzulande liegen aktuelle Befunde vor, die deutliche Qualitätsdefizite aufgrund von Theorie-Praxis-Diskrepanzen in pflegerischen und gerontologischen Settings aufzeigen – wie die Auswahl der nachfolgenden Studien beispielhaft verdeutlicht:

- Kuske et al. (2009): fehlende Nachhaltigkeit einer effektiven Schulung zur Interaktion mit Menschen mit Demenz
- Meyer et al. (2009): Anwendung körperlicher freiheitsentziehender Maßnahmen
- Raeder et al. (2010): Unzureichende Nutzung von Praxisleitlinien zur Sturzprävention im Krankenhaus

Effektive Interventionen bleiben häufig weit hinter ihrem Potenzial zurück, suboptimale, wirkungslose oder schädigende Interventionen erhöhen dafür die öffentlichen Gesundheitskosten, verringern die Rentabilität öffentlicher Forschungsausgaben und beeinträchtigen v. a. das Wohl der Betroffenen, ja kosten ggf. sogar Leben (Eccles et al., 2009; Grimshaw et al., 2012; Peters et al., 2013).

Auf der anderen Seite – und dies ist inzwischen umfangreich dokumentiert (Rahman et al., 2012; Gitlin, 2013) – erweisen sich Bestrebungen, evidenzbasierte Neuerungen aktiv in die Praxis einzuführen, regelmäßig als Herausforderung – auch in Pflege und Gerontologie (Berta et al., 2010; Sterns et al., 2010; Gitlin, 2013). Unzählige Einflussfaktoren interagieren auf den verschiedensten Ebenen:

a) individuelle Akteure (sowohl Zielpersonen, also ältere, pflegebedürftige oder kranke Menschen, als auch professionelle und nicht professionelle Akteure) und deren Einstellungen, Kompetenzen, Motivation, Belastungssituation etc.,
b) einzuführende Innovation (z. B. Komplexität, Nützlichkeit, Kompatibilität, ...),
c) sozialer und organisationaler Kontext (z. B. Organisationskultur, soziale Interaktionsprozesse, Führungssituation, verfügbare Ressourcen, ...) sowie
d) externe Rahmenbedingungen (z. B. wirtschaftliche, gesetzliche oder politische Situation, Konkurrenz, Anreize, ...) (Chaudoir et al., 2013; Quasdorf et al., 2013).

Implementierungsprozesse sind damit hochkomplex, langwierig, ressourcenaufwendig und nur bedingt zu planen und zu steuern (Greif et al., 2004; Greenhalgh et al., 2005; Kitson, 2009). Dies erklärt, weshalb die Verbreitung von Neuerungen nicht selten Jahrzehnte in Anspruch nimmt und warum nur ein Bruchteil der wissenschaftlichen Erkenntnisse je Eingang in reale Praxissettings findet (Rogers, 2003; Gitlin, 2013).

Fragen danach, wie neues Wissen effektiv in die Praxis implementiert werden kann und welche Faktoren dabei wirken und interagieren, mittels welcher Strategien diese Prozesse effektiv beeinflusst und optimiert werden können u. ä., werden daher international zunehmend auch mit wissenschaftlichen Methoden untersucht. Subsummiert werden diese Arbeiten unter unterschiedlichsten Begriffen, wie z. B. *translational research*, *research utilization*, *knowledge translation*, *innovation diffusion*, *implementation research* u. v. m. (Graham et al., 2006; Green et al., 2009; McKibbon et al., 2010). Für diese Begriffe existieren unzählige Definitionen, die teils deutliche Unterschiede für ein und denselben Begriff, z. T. wiederum weitgehende Überschneidungen unterschiedlicher Begriffe, implizieren (Graham et al., 2006; Green et al., 2009; McKibbon et al., 2010). Diese Begriffs- und Definitionsvielfalt spiegelt die heterogenen Perspektiven der vielen verschiedenen Disziplinen bzw. »Denkschulen« wider, die zu diesem Feld beitragen (Estabrooks et al., 2008). Wir werden daher im Folgenden wichtige Begriffe definieren und den Gegenstandsbereich der Implementierungswissenschaft herausarbeiten. Diese Betrachtungen sind grundlegend für alle weiteren Kapitel dieses Buchs.

1.1 Definition wichtiger Begriffe und Zusammenhänge

Wer sich mit dem internationalen Diskurs zur Überführung wissenschaftlicher Erkenntnisse in Praxisanwendungen auseinandersetzt, wird oft auf den Begriff der *Translation* (= Übersetzung) stoßen (z. B. Sung et al., 2003; Sussman et al., 2006; Woolf, 2008). Inzwischen herrscht Einigkeit darüber, dass wissenschaftliches Wissen nicht einfach unmodifiziert und direkt in die Praxis »*transferiert*« werden kann. Es unterscheidet sich von berufspraktischem Alltagswissen sehr grundsätzlich hinsichtlich Struktur, inhärenter Logik und Relevanzsetzung, ist daher mit diesem nur bedingt vereinbar und muss heruntergebrochen, modifiziert und übersetzt werden (Dewe, 2006; Schaeffer, 2006, sowie Brandenburg ▶ **Kap. 2**). Die kanadische Regierung hat z. B. eine Forschungsagenda etabliert, die eigens die Übersetzung wissenschaftlichen Wissens in die Praxis zum Gegenstand hat (Newton & Scott-Findlay, 2007). *Knowledge translation* (Wissenstranslation) wird in diesem Kontext definiert als:

> »(...) a dynamic and iterative process that includes synthesis, dissemination, exchange and ethically-sound application of knowledge to improve the health of Canadians, provide more effective health services and products and strengthen the health care system« (CIHR, 2013).

Vor allem im biomedizinischen Diskurs etablierte sich daher der Begriff der *Translationsforschung* (Sung et al., 2003; Sussman et al., 2006; Woolf, 2008). Lange wurde mit diesem Begriff vor allem die Übersetzung von Erkenntnissen sogenannter Grundlagenwissenschaften (Biologie, Chemie, Physik etc.) in konkrete klinische Anwendungen bezeichnet (Translation 1). Diese klinischen Interventionen werden dann in klinischen Studien getestet, was eine Übersetzung der Interventionen in reale klinische Settings erfordert (Translation 2). Die Verbreitung und Verstetigung erwiesenermaßen wirksamer Interventionen auf einer breiten Basis wird als Translation 3 bezeichnet, die Nutzung dieser Interventionen in ganzen Populationen bzw. nationenweit ist dann schließlich Translation 4 (Colditz, 2012).

Während diese Systematik zumindest in den Blick nimmt, dass Forschungserkenntnisse aktiv und in verschiedenen Phasen in die Praxis überführt werden müssen und dass dazu eine Übersetzung oder gar Transformation dieser Wissensbestände nötig ist, so unterschlägt sie aus Sicht der Autoren doch zwei wichtige Unterscheidungen (bzw. macht diese nicht immer explizit): a) den Unterschied zwischen der praktischen Tätigkeit des Übersetzens und Überführens in die Praxis und der wissenschaftlichen Untersuchung dieser Prozesse und b) den Unterschied zwischen Forschung zur Wirksamkeit der eingeführten Interventionen und der wissenschaftlichen Untersuchung der Einführungsprozesse selbst. Diese Unterscheidung ist jedoch sehr bedeutsam, will man Implementierungsprozesse verstehen, evaluieren und effektiv beeinflussen (Fixsen et al., 2005; Graham et al., 2010). Die Autoren werden hier später noch einmal ausführlich darauf zurückkommen.

Die Vielfalt der Begriffe, die für die Bezeichnung des hier diskutierten Gegenstandsbereichs vorgeschlagen werden, ist inzwischen kaum mehr zu überblicken – und nahezu jeder davon wurde mindestens einmal als die jeweils beste Alternative gewählt und verteidigt (Graham et al., 2006; Green et al., 2009; McKibbon et al., 2010). Die Begriffe variieren zum einen bzgl. der Bezeichnung des einzuführenden Gegenstands (z. B. *research*, *technology*, *guidelines*, *information*, *knowledge*, *innovation*, ...). Auch die Bezeichnung des Überführungsprozesses, der dann stattfindet, ist sehr unterschiedlich (z. B. *transfer*, *translation*, *transformation*, *diffusion*, *dissemination*, *implementation*, *mobilization*, *circulation*, *exchange*, ...). Bisweilen beinhalten die gewählten Formulierungen auch die Bezeichnung dessen, was abschließend erreicht werden soll (z. B. *use*, *utilization*, *application*, *uptake*, *adoption*, *sustainability*, ...). Verwendet werden alle nur denkbaren Kombinationen dieser verschiedenen Varianten (z. B. *knowledge translation*, *research utilization*, *guideline implementation*, *adoption of evidence*, *diffusion of innovations*, ...). Die Autoren haben sich entschieden, als Überschrift für das hier zu behandelnde Themenfeld den Begriff der »Implementierungswissenschaft« zu verwenden – und dies aus folgenden Gründen: a) Wie weiter unten ausgeführt wird, bezeichnet Implementierung einen aktiven, systematischen und geplanten Prozess, in dem zahlreiche verschiedene Aktivitäten stattfinden, um eine Neuerung in die Praxis zu »überführen«. Implementierung ist somit die aktivste Form der »Überführung« und schließt alle anderen Prozessbezeichnungen ein (z. B. Diffusion oder Dissemination). b) Die Bezeichnung »Wissenschaft« macht deutlich, dass es nicht darum geht, Implementierung zu betreiben, sondern diese Prozesse zum Forschungsgegenstand zu machen. c) Im Gegensatz zu vielen anderen Konstrukten ist die Bezeichnung »Implementierungswissenschaft« kurz und prägnant. Außerdem beginnt sich diese Bezeichnung im deutschen Diskurs zunehmen durchzusetzen – wenngleich auch oft in der längeren Variante »Disseminations- und Implementierungswissenschaft« (DGP, 2013; Roes et al., 2013), die sich auch im US-amerikanischen Diskurs etabliert (Green et al., 2009; NIH, 2013).

Ausgehend vom Oberbegriff der Implementierungswissenschaft haben die Autoren auf Basis der internationalen Literatur die zentralen Begriffe definiert und die wesentlichen Zusammenhänge verdeutlicht (▸ **Abb. 1.1**), um Ordnung in die Vielfalt der Begriffe zu bringen und dem Leser die Orientierung in diesem heterogenen Themenfeld zu erleichtern.

① Grundlagenforschung

Unter Grundlagenforschung wird häufig die Forschung sogenannter Grundlagenwissenschaften (Biologie, Chemie, Physik etc.) verstanden bzw. Forschung, die z. B. im Labor stattfindet – etwa die Erforschung von Zellkulturen, Genen oder Tiermodellen (Sung et al., 2003; Sussman et al., 2006; Woolf, 2008). Das Verständnis von Grundlagenforschung der Autoren geht darüber hinaus. Mit Whittemore und Grey (2002), Bartholomeyczik (2011) sowie Wahl et al. (2012a) verstehen die Autoren Grundlagenforschung in Pflege und Gerontologie im weitesten Sinne als alle wissenschaftlichen Aktivitäten, die zunächst keinen direkten Anwendungsbezug haben. Diese Erkenntnisse können eine wichtige Grundlage für spätere Interventionen sein, sie müssen es aber nicht.

② Wissenschaftliches Wissen

Als wissenschaftliches Wissen wird solches bezeichnet, das mittels anerkannter wissenschaftlicher Methoden zustande gekommen ist (Whittemore & Grey, 2002; DiCenso et al., 2005; Behrens & Langer, 2010a). Grundlagenforschung ist eine wichtige Quelle des verfügbaren wissenschaftlichen Wissens, doch auch empirische Erkenntnisse zu verfügbaren Interventionen und deren Wirksamkeit (→ *Interventions-/Wirksamkeitsforschung*) fließen in diesen Wissenspool ein. Außerdem umfasst es Theorien und Modelle, methodologische Erkenntnisse, verfügbare Verfahren und Instrumente etc. Der Pool des verfügbaren wissenschaftlichen Wissens ist wiederum eine wichtige Quelle für die Entwicklung → *evidenzbasierter Interventionen.*

③ Nichtwissenschaftliches Wissen

In die Entwicklung von Interventionen sollten zudem auch Wissensbestände einfließen, die nicht wissenschaftlicher Natur sind. Nicht zu allen Fragen liegen empirische Befunde vor. Forschende benötigen daher eine intime Kenntnis der Bedingungen des pflegerischen oder gerontologischen Praxissettings. Darunter fallen z. B. Wissen über die bisherigen Vorgehensweisen und Standards, Rahmenbedingungen, Trends, Schwierigkeiten,

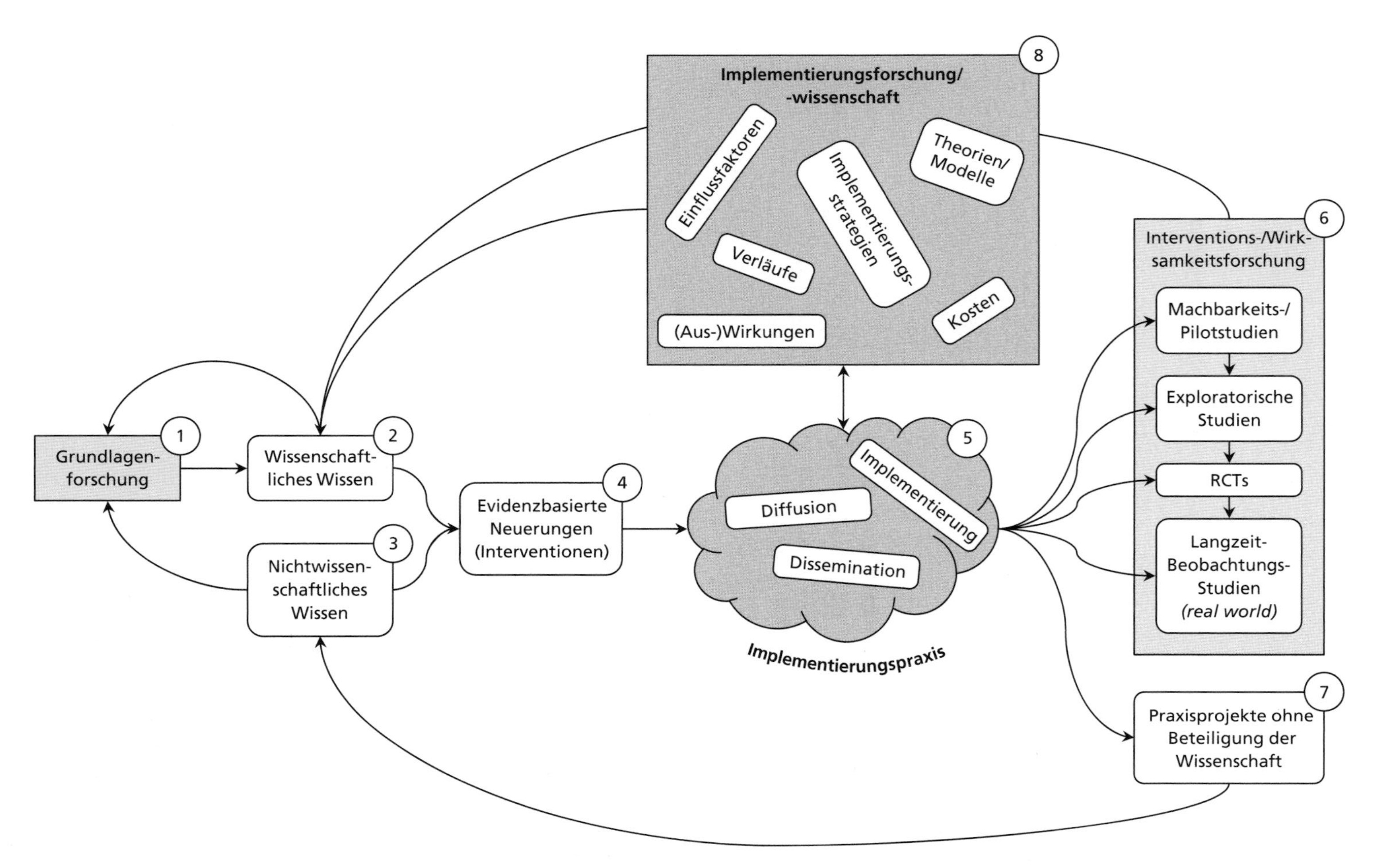

Abb. 1.1: Zentrale Begriffe und Zusammenhänge der Implementierungswissenschaft

potenzielle Handlungsbedarfe, Qualitätsprobleme, Ansatzmöglichkeiten etc. (Whittemore & Grey, 2002; DiCenso et al., 2005; Bucknall & Rycroft-Malone, 2010). Auch die Bedürfnisse, Präferenzen, Bedenken, Erfahrungen, Kompetenzen, Expertise etc. der professionellen und informellen Akteure sowie der Zielpersonen pflegerischer oder gerontologischer Interventionen (z. B. Pflegebedürftige und deren Angehörige, ältere und hochaltrige Menschen, Familien etc.) sind bedeutsam (Whittemore & Grey, 2002; DiCenso et al., 2005; Bucknall & Rycroft-Malone, 2010).

④ Evidenzbasierte Neuerungen (Interventionen)

Basierend auf → *wissenschaftlichem Wissen* wie auch auf → *nichtwissenschaftlichem Wissen* werden Interventionen entwickelt. Unter Interventionen wird im weitesten Sinne alles verstanden, was Pflegende oder Gerontologen nutzen können, um die Situation der Empfänger von Pflege und Gerontologie (z. B. Pflegebedürftige und deren Angehörige, ältere und hochaltrige Menschen, Familien etc.) zu verbessern. Darunter fallen z. B. Technologien, Equipment, Konzepte, Vorgaben, Leitlinien, Programme, Verfahren, Instrumente etc. (Rogers, 2003; Greenhalgh et al., 2005). In Pflege und Gerontologie kommen häufig komplexe Interventionen zur Anwendung (z. B. Interventionen, die sich auf ein größeres System wie eine Kommune beziehen oder Interventionsprogramme mit vielen Komponenten). Bei solchen komplexen Interventionen umfasst die Darstellung zentraler Interventionskomponenten eine Vielzahl von Settings, Zielgruppen und Zugängen (Whittemore & Grey, 2002; Rabin & Brownson, 2012). Evidenzbasierte Interventionen sind solche, die sich im Rahmen der → *Interventions-/Wirksamkeitsforschung* als wirksam und nicht schädigend bewähren konnten (Whittemore & Grey, 2002; Behrens & Langer, 2010a; Rabin & Brownson, 2012).

⑤ Implementierungspraxis

Als Implementierungspraxis wird jede Form der »Überführung« einer Neuerung in die konkrete praktische Anwendung bezeichnet. Dabei werden drei Formen der »Überführung« unterschieden: → *Diffusion*, → *Dissemination* und → *Implementierung*. Implementierungspraxis betreiben sowohl Wissenschaftler, wenn sie im Rahmen einer Studie eine Neuerung in Praxissettings einführen, als auch Praktiker, die – z. B. auf Basis neuer Informationen auf einem Kongress oder der Fachliteratur – ihr eigenes Handeln verändern, Kollegen beeinflussen oder gar Routinen in der gesamten Institution modifizieren.

Unter *Diffusion* wird die passive, nicht zielgerichtete, nicht geplante und nicht kontrollierte Ausbreitung von Neuerungen bzw. neuen Wissens verstanden (Greenhalgh et al., 2005; Bucknall & Rycroft-Malone, 2010; Rabin & Brownson, 2012). Diffusion ist Teil des Diffusions-Disseminations-Implementierungskontinuums, wobei es sich um den am wenigsten fokussierten und intensiven Ansatz handelt (Rabin & Brownson, 2012).

Im Gegensatz dazu bezeichnet *Dissemination* ein aktives und geplantes Vorgehen, um einer Zielgruppe Informationen zu vermitteln. Dabei kommen festgelegte Verbreitungswege und geplante Strategien wie z. B. Plakate, Internetplattformen, Broschüren und Informationsveranstaltungen zum Einsatz (Greenhalgh et al., 2005; Bucknall & Rycroft-Malone, 2010; Rabin & Brownson, 2012).

Implementierung schließlich ist die aktivste Form der »Überführung«. Die Autoren verstehen darunter einen aktiven und systematischen Prozess, Interventionen in ein bestimmtes pflegerisches oder gerontologisches Setting zu integrieren. Dieser Prozess umfasst die Identifikation von förderlichen und hinderlichen Faktoren sowie die Auswahl und Anwendung effektiver Strategien zur Überwindung von Barrieren und zur erfolgreichen Steuerung des Implementierungsprozesses. Dabei werden vielfältige edukative und administrative Techniken eingesetzt (Greenhalgh et al., 2005; Bucknall & Rycroft-Malone, 2010; Rabin & Brownson, 2012). Implementierung ist der aktivste und umfassendste der drei Ansätze.

⑥ Interventions-/Wirksamkeitsforschung

Um sicherzustellen, dass eine neu entwickelte Intervention die gewünschten Wirkungen bei den Zielpersonen erzielt, dass sie ggf. sogar besser wirkt bzw. nebenwirkungsärmer ist als vergleichbare Interventionen und dass sie niemanden schädigt, ist Interventions-/Wirksamkeitsforschung erforderlich. Diese sollte in verschiedenen Phasen erfolgen (Craig et al., 2008): Zunächst gilt es herauszufinden, ob die Intervention überhaupt umsetzbar und grundsätzlich unschädlich ist. Dafür werden Pilot- und Machbarkeitsstudien in kleinen Stichproben durchgeführt und die Intervention ggf. modifiziert. Größere und aufwendigere Studien, die auf Basis der zuvor gewonnenen Erkenntnisse geplant werden, folgen. Dabei sind, wie Craig et al. (2008) betonen, randomisierte kontrollierte Studien (RCT) ein wichtiger Schritt. Weder sollten diese jedoch per se als alleiniger Goldstandard angesehen noch rundweg abgelehnt werden (vgl. dazu auch Bartholomeyczik (2012) sowie Brandenburg ▸ **Kap. 2**).

Gleich ob es sich um eine erste Pilot- oder Machbarkeitsstudie handelt, eine RCT oder eine groß angelegte Langzeitstudie unter realen Praxisbedingungen und gleich ob qualitative, quantitative oder gemischte Methoden zum Einsatz kommen: Um den Verlauf und die Auswirkungen einer Intervention zu untersuchen, muss diese zunächst angewendet werden – sie muss implementiert sein (Fixsen et al., 2005). Und um die Ergebnisse dieser Wirksamkeitsevaluation angemessen interpretieren zu können, muss evaluiert werden, ob und inwieweit die Intervention implementiert war. Nur so kann – bei ausbleibenden Effekten – die Frage beantwortet werden, ob die Intervention nicht wirkte oder ob sie schlicht nicht umgesetzt wurde (Fixsen et al., 2005). Und nur so können eingetretene Effekte – insbesondere in komplexen Settings, deren Rahmenbedingungen nur begrenzt »kontrollierbar« sind – definitiv der Intervention zugeschrieben werden (Bartholomeyczik, 2012). Interventions-/Wirksamkeitsforschung muss also eigentlich zwingend einhergehen mit einer Evaluation der Implementierungsprozesse – mit → *Implementierungsforschung* (Fixsen et al., 2005; Craig et al., 2008). Nicht immer ist das jedoch der Fall (Fixsen et al., 2005).

⑦ Praxisprojekte ohne Beteiligung der Wissenschaft

Implementierung in Pflege und Gerontologie findet nicht nur im Rahmen wissenschaftlicher Studien statt. Im Gegenteil: Die meisten Neuerungen werden vermutlich in Praxisprojekten ohne jegliche wissenschaftliche Beteiligung eingeführt – neue Pflegedokumentationssysteme, Erhebungsinstrumente, Expertenstandards, Hilfsmittel, Konzepte u. v. m. Da diese Projekte jedoch kaum publiziert werden, erfahren sie weit weniger Aufmerksamkeit als die Implementierung unter Studienbedingungen. Daher, so die Vermutung der Autoren (gestützt auf den Erfahrungen Autoren mit der pflegerischen und gerontologischen Praxis), liegt in den beiden Praxisfeldern ein wertvoller Erfahrungsschatz verborgen, resultierend aus dem tagtäglichen Umgang mit Implementierungsprozessen.

⑧ Implementierungsforschung/ -wissenschaft

Unter *Implementierungsforschung* wird schließlich die empirische Untersuchung von Implementierungsprozessen mit anerkannten wissenschaftlichen Methoden verstanden. Die Implementierungsforschung ist bestrebt, die Prozesse und Faktoren zu verstehen, die eine erfolgreiche Integration einer → *evidenzbasierten Neuerung* in die Praxis der Pflege oder Gerontologie bedingen. Sie untersucht, ob die Kernkomponenten einer Intervention wie vorgesehen in die pflegerische oder gerontologische Praxis überführt wurden (also die Implementierungstreue oder -güte) und inwieweit dabei eine Adaptation erfolgte.

Implementierungswissenschaft geht über → *Implementierungsforschung* hinaus. Sie umfasst die Gesamtheit der empirischen Implementierungsforschungsbefunde und schließt zudem die Weitergabe dieser Erkenntnisse in Form von Lehre sowie Klärung der theoretischen und begrifflichen Grundlagen, gegenstandsbezogene Theoriebildung und erkenntnistheoretische bzw. methodologische Diskurse ein (dieses Verständnis ist angelehnt an das von Brandenburg und Dorschner (2008) vertretene Verständnis von Pflegewissenschaft, das zu diesem Zweck an den Gegenstand der Implementierungswissenschaft adaptiert wurde).

1.2 Themenbereiche

Betrachtet man internationale Agenden der Implementierungsforschung (Dagenais et al., 2009; Eccles et al., 2009; Titler et al., 2009; Proctor et al., 2011) und Übersichtsarbeiten bzw. Lehrbücher zum Thema Implementierungswissenschaft (Fixsen et al., 2005; Greenhalgh et al., 2005; Brownson et al., 2012; Grol et al., 2013b; Straus et al., 2013), fällt auf, dass diese regelmäßig auf sechs breite Themenbereiche der Implementierungswissenschaft verweisen (► **Abb. 1.2**). Diese werden nachfolgend kurz erläutert.

Einflussfaktoren in Implementierungsprozessen

In Implementierungsprozessen wirken und interagieren vielfältige Faktoren auf verschiedenen Ebenen. Diese können den Erfolg eines Implementierungsprozesses hemmen oder fördern. Ein wichtiges Anliegen der Implementierungsforschung ist es, herauszufinden, welche Faktoren dies sind und auf welche Weise sie wirken, interagieren und den Implementierungsprozess beeinflussen (Chaudoir et al., 2013; Quasdorf et al., 2013). Tabelle 1.1 bietet einen Überblick über die verschiedenen Ebenen, auf denen die Faktoren angesiedelt sein können, sowie Beispiele für die jeweiligen Einflussfaktoren (► **Kap. 7**).

Entwicklung und Evaluation von Implementierungsstrategien

So zahlreich wie die Einflussfaktoren, so vielfältig sind auch die Strategien, mittels derer Implementierungsprozesse erfolgreich beeinflusst und gesteuert werden sollen. Die Cochrane Effective Practice and Organisation of Care Review Group (EPOC, 2010) listet z. B. über 50 verschiedene dieser Strategien auf, subsummiert unter vier Kategorien:

a) Strategien, die auf professionelle Akteure zielen (z. B. Schulungen, Informationsmaterialien, gezielter Einsatz von Schlüsselpersonen, Partizipation an Entscheidungsprozessen, ...), b) Strategien, die sich an die gesamte Organisation richten (Anpassung von Prozessen, Strukturen und Rollen, Zertifizierung oder Akkreditierung, ...), c) finanzielle Strategien (z. B. Anreize oder Sanktionen für bestimmte Leistungen, Budgets für Qualitätsentwicklungsprogramme oder Modellprojekte, leistungs- oder erfolgsorientierte Bezahlung, ...) und d) regulative Strategien (z. B. Gesetze, Kontrollmechanismen, behördliche Vorgaben, ...). Oft werden diese Strategien kombiniert zu sogenannten *multifacetted* oder *tailored interventions* (Cheater et al., 2005; Grimshaw et al., 2006). Sowohl die Untersuchung der Wirksamkeit dieser Strategien – also deren Potenzial, Implementierungsprozesse erfolgreich zu beeinflussen – als auch die Entwicklung neuer Strategien sind wichtige Themenbereiche der Implementierungswissenschaft. Über den diesbezüglichen Forschungsstand berichtet Breimeier (▶ **Kap. 8**) ausführlich in diesem Buch.

Evaluation von Implementierungsprozessen

Der Erfolg bzw. Misserfolg und die Auswirkungen von Implementierungsprozessen können auf vielen verschiedenen Ebenen evaluiert werden. Klassische Ergebnismaße, um die Wirksamkeit einer adäquat implementierten

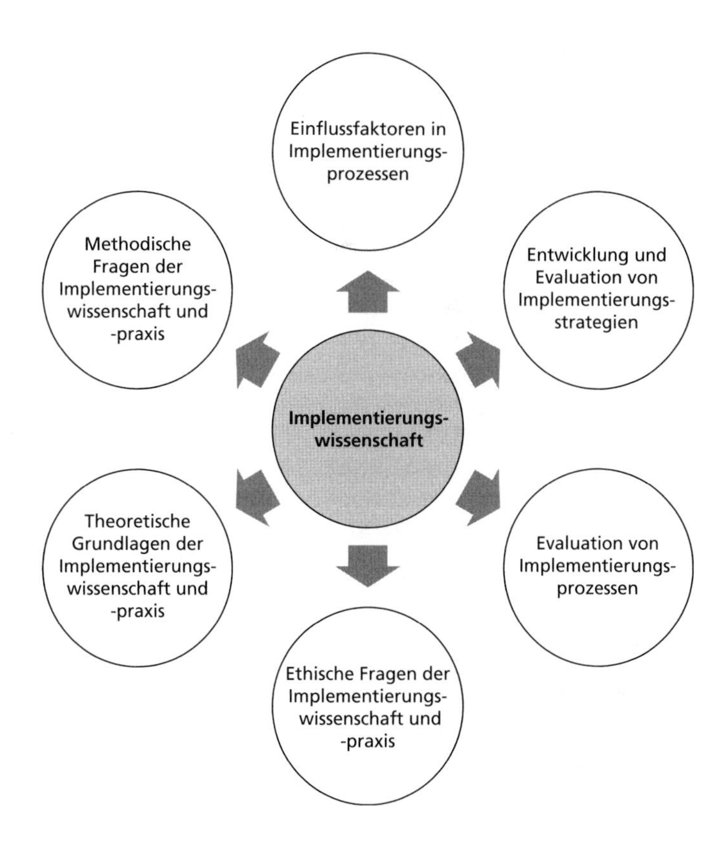

Abb. 1.2: Themenbereiche der Implementierungswissenschaft

Tab. 1.1: Ebenen, auf denen Einflussfaktoren in Implementierungsprozessen angesiedelt sein können und Beispiele für Einflussfaktoren (erstellt auf Basis von Chaudoir et al., 2013; Quasdorf et al., 2013)

Ebene	Beispiele für Faktoren
Merkmale der Individuen, an die sich die Innovation richtet	• Persönlichkeitseigenschaften (z. B. Risikobereitschaft oder Ambiguitätstoleranz) • Vorwissen, Erfahrungen, Überzeugungen, Einstellungen, Empfindungen • Motivation, Präferenzen, Ziele • Kulturelle Gewohnheiten und Werte • Kompetenzen, Fertigkeiten • Persönlicher Lernstil
Merkmale pflegebedürftiger Personen	• Gesundheitsbezogene Bildung • Wissen bzgl. der eigenen Situation • Einstellungen und Überzeugungen • Selbstbewusstsein
Merkmale der Innovation	• Relativer Nutzen/Vorteil • Kompatibilität • Komplexität • Testbarkeit • Wahrnehmbarkeit der Auswirkungen • Adaptierbarkeit
Soziale Interaktion	• Soziale Netzwerke (Zusammensetzung, formale und informelle Kommunikation, Größe, ...) • Schlüsselpersonen (*opinion leaders, champions, advocates, boundary spanners, change agents*, ...) • Eigenschaften dieser Schlüsselpersonen (Einsatz/Engagement, Empathie, Glaubwürdigkeit, Expertise, Charisma, ...)
Merkmale der Organisation	• Führung • Größe und Komplexität der Organisation • Klima/Kultur • Entscheidungsstrukturen • Ressourcen (Personal, Zeit, Räumlichkeiten, Ausstattung, ...) • Miteinander im Team • Formale und informelle Kommunikation • Feedback • Unterstützung
Merkmale der Umwelt	• Netzwerke zwischen Organisationen • Massenmedien • Gesetzgebung • Politik • Gesellschaftliche Gegebenheiten und Sichtweisen • Behörden • Ökonomische Situation

Intervention zu erfassen, sind Outcomes auf Ebene der Zielpersonen (z. B. bessere Lebensqualität, Schmerzreduktion, besserer Ernährungszustand, ...) oder Systemoutcomes (z. B. Kostenreduktion, verringerte Wartezeiten, reibungslosere Prozesse, ...) (Proctor & Brownson, 2012). Diese Parameter lassen jedoch nur sehr begrenzt Aussagen darüber zu, ob die zu untersuchende Neuerung von allen Personen angewendet wurde, die sie anwenden sollten, bei allen Personen, die zur Zielgruppe gehören (und nur bei diesen) und auf die vorgesehene Weise (Häufigkeit, Anlass/Zeitpunkt, Dauer, Vollständigkeit, Korrektheit, ...) etc. (Carroll et al., 2007). Ergebnismaße, die diese Aspekte besser berücksichtigen, sind z. B. Nutzung von Evidenz im Allgemeinen (*research use*), Akzeptanz der Neuerung durch die Zielpersonen, *Fidelity* (Grad, in dem die Neuerung wie vorgesehen umgesetzt wird) oder Nachhaltigkeit (dauerhafte Nutzung) (Proctor & Brownson, 2012). Auch auf Ebene professioneller Akteure können die Auswirkungen von Implementierungsprozessen erfasst werden. Arbeitszufriedenheit, Kompetenzzuwachs, Belastung, Stress, Burnout u. ä. sind exemplarische Outcomes (Graham et al., 2010).

Ethische Fragen der Implementierungswissenschaft und -praxis

Implementierungsprozesse beinhalten zahlreiche ethische Implikationen. Sie können sich z. B. trotz der besten Absichten negativ auswirken (z. B. Enttäuschung, Überforderung, Unzufriedenheit, Demotivation, Burnout oder Teamkonflikte seitens des Personals oder Verschlechterung anstatt Verbesserung der Qualität) (Fläckman et al., 2009; Jones, 2009; Höhmann et al., 2010). Dieser Themenbereich der Implementierungswissenschaft befasst sich also mit der Frage, wie Implementierungsprozesse zu gestalten sind, damit sie möglichst wenig negative Auswirkungen mit sich bringen und möglichst viel Nutzen, welche Voraussetzungen dafür erfüllt sein müssen und an welchen normativen Maßstäben sich dies messen lassen muss (► **Kap. 9**).

Theoretische Grundlagen der Implementierungswissenschaft und -praxis

Ein wichtiger Bestandteil einer jeden Wissenschaft sind ihre theoretischen Grundlagen. Implementierungswissenschaftliche Theorien dienen dazu, Implementierungsprozesse zu beschreiben, zu erklären und vorherzusagen (Rycroft-Malone & Bucknall, 2010b). Es existieren unzählige dieser Theorien – oft sind sie jedoch empirisch bisher wenig untersucht (Graham & Tetroe, 2007; Rycroft-Malone & Bucknall, 2010a; Grol et al., 2013a). Sie können dazu verwendet werden, Einflussfaktoren zu erfassen, die Entwicklung von Implementierungsstrategien zu leiten, Outcomes und Variablen zur Evaluation von Implementierungsprozessen auszuwählen bzw. zu entwickeln, Lücken der Implementierungsforschung aufzudecken, Implementierungsprojekte zu konzipieren oder um Ergebnisse der Implementierungsforschung zu interpretieren (Rycroft-Malone & Bucknall, 2010b). Theorien zu entwickeln, empirisch zu überprüfen und ggf. weiterzuentwickeln ist eine wichtige Aufgabe der Implementierungswissenschaft. Der Beitrag von Hoben (► **Kap. 4**) widmet sich ausführlich diesem Themenbereich.

Methodische Fragen der Implementierungswissenschaft und -praxis

Wie oben angesprochen, können Implementierungsprozesse auf den verschiedensten Ebenen und anhand der verschiedensten Variablen untersucht werden. Diese Fragen und den Stand der Diskussion werden ausführlich in Teil IV dieses Buchs behandelt.

1.3 Akteure und Zielgruppen

In Pflege und Gerontologie sind zahlreiche unterschiedliche Akteure tätig, denen aus Sicht der Autoren unterschiedliche Aufgaben im Kontext der Implementierungswissenschaft in diesen beiden Disziplinen zukommen (► **Tab. 1.2**). Diese werden nachfolgend jeweils erläutert.

Tab. 1.2: Akteure in Pflege und Gerontologie und ihre Aufgaben im Kontext der Implementierungswissenschaft

		Rolle in Pflege oder Gerontologie								
		Wissenschaftler	**Studierende**	**Politiker**	**Freiberufliche Berater/Dozenten**	**Führungspersonen/ Projektverantwortliche**	**Akteure der beruflichen Fort- und Weiterbildung**	**Berufliche Erbringer pfleg. oder gerontolog. Leistungen**	**Informelle Erbringer pfleg. oder gerontolog. Leistungen**	**Zielpersonen pfleg. oder gerontolog. Leistungen**
Aufgabe im Kontext der IW	Aneignung implementierungswissenschaftlichen Wissens	✓	✓	✓	✓	✓	✓	—	—	—
	Produktion/Weiterentwicklung implementierungswissenschaftlichen Wissens (Beforschung von Implementierungsprozessen)	✓	(✓)	—	—	—	—	—	—	—
	Weitervermittlung implementierungswissenschaftlichen Wissens	✓	(✓)	—	✓	(✓)	✓	—	—	—
	Nutzung implementierungswissenschaftlichen Wissens (Konzeption und Gestaltung von Implementierungsprozessen)	✓	(✓)	✓	✓	✓	(✓)	(✓)	(✓)	(✓)
	Umsetzung der zu implementierenden Neuerung	(✓)	(✓)	✓	✓	✓	✓	✓	✓	✓
	Umgehen mit den Folgen einer implementierten Neuerung	(✓)	(✓)	—	(✓)	(✓)	(✓)	(✓)	✓	✓

Legende: ✓ ja, (✓) unter Umständen, — nein

Wissenschaftler

Als Vertreter einer Handlungswissenschaft, für die Forschung kein reiner Selbstzweck ist, müssen sich Pflegewissenschaftler und Interventionsgerontologen mit Fragen der Implementierung neuer Erkenntnisse in die jeweiligen Praxisfelder auseinandersetzen. Die

Evaluation der Wirksamkeit einer neuen Intervention erfordert zunächst ihre Implementierung sowie die Evaluation ihrer Umsetzung. Sowohl bei der Konzeption und Gestaltung des Implementierungsprozesses als auch bei der Evaluation dieses Prozesses gilt es, den hierfür verfügbaren internationalen Wissensstand zu berücksichtigen. Insofern sollten sich Pflegewissenschaftler und Gerontologen mit dem verfügbaren Wissen der internationalen Implementierungswissenschaft auseinandersetzen und es sich zunehmend aneignen. Dies ist Voraussetzung dafür, selbst Implementierungsforschung zu betreiben und den entsprechenden Wissensstand weiterzuentwickeln – eine weitere zentrale Aufgabe zukünftiger Forschung in Pflege und Gerontologie. Die Aneignung dieses internationalen Wissensbestands ist zudem Voraussetzung für eine weitere wichtige Aufgabe: die Weitervermittlung dieses Wissens im Rahmen der Lehre. Bisher haben diese Wissensbestände leider noch nicht systematisch und eher in geringem Umfang Eingang in Hochschulcurricula pflegerischer und gerontologischer Studiengänge gefunden.

Studierende

Wie bereits angesprochen, steht bei Studierenden die Aneignung der implementierungswissenschaftlichen Wissensbestände im Vordergrund. Je nach beruflicher Perspektive und Ausrichtung des jeweiligen Studiengangs (z. B. eher wissenschaftlich oder eher praktisch orientiert) sollten die Schwerpunkte dabei variieren. Sicher ist jedoch, dass Studierende dieser beiden Disziplinen auf jeden Fall in irgendeiner Weise mit Implementierungsprozessen befasst sein werden.

Politiker

Wie auch die Praktiker in Pflege und Gerontologie werden Politiker regelmäßig dafür kritisiert, dass sie bei ihren Entscheidungen, die diesen beiden Disziplinen betreffen, wissenschaftliche Erkenntnisse nicht berücksichtigen oder gar Entscheidungen treffen, die der verfügbaren Evidenz widersprechen (z. B. Nutley et al., 2007). In dieser Hinsicht sind Politiker also Zielpersonen der Verbreitung evidenzbasierter Erkenntnisse der Pflege und Gerontologie. Andererseits sind sie aber auch Initiatoren und Gestalter von Verbreitungs- und Implementierungsprozessen. Mit den beschlossenen Gesetzen schaffen sie Rahmenbedingungen, Anreize oder Barrieren für bestimmte Verhaltensweisen – z. B. gesundheitsbezogene bei Individuen oder qualitätsbezogene bei Pflegeinstitutionen. Daher sollten auch sie sich implementierungswissenschaftliches Wissen aneignen bzw. sich diese Expertise einholen, um diese Rahmenbedingungen evidenzbasiert und möglichst effektiv zu gestalten.

Freiberufliche Berater oder Dozenten

Freiberufliche Berater und Dozenten in Pflege und Gerontologie sind vielfach mit der Implementierung evidenzbasierter Neuerungen und evidenzbasierten Wissens befasst – sei es, indem sie individuelle Klienten, professionelle Akteure oder Organisationen beraten und schulen. Die Aneignung und Nutzung implementierungswissenschaftlicher Wissensbestände ist also auch für diese Akteursgruppe von hoher Relevanz. Insbesondere gilt dies dann, wenn sie Institutionen nicht nur fachinhaltlich beraten, sondern ihrerseits bei der Konzeption und Gestaltung großangelegte Implementierungsprozesse unterstützen oder wenn sie selbst implementierungswissenschaftliche Inhalte weitervermitteln (z. B. im Rahmen von Fort- und Weiterbildungen, in denen Führungspersonen oder Projektverantwortliche qualifiziert werden, Implementierungsprozesse effektiver zu gestalten).

Führungspersonen und Projektverantwortliche

Wie bereits angesprochen, sind dies die Personen, die in Praxissettings hauptsächlich Implementierungsprozesse planen und steuern. Um diese möglichst effektiv, ressourcenschonend und nebenwirkungsarm zu gestalten, ist es unabdingbar, den implementierungswissenschaftlichen Kenntnisstand zu beachten, sich entsprechendes Wissen anzueignen und für die Gestaltung der Implementierungsprozesse zu nutzen.

Akteure der beruflichen Fort- und Weiterbildung

Implementierungswissenschaftliche Erkenntnisse können diesen Akteuren helfen, ihre Methoden zu optimieren, mit denen sie neues Fachwissen vermitteln. Da Schulungen in Implementierungsprozessen eine wichtige Rolle spielen, kommt diesen Akteuren hier eine bedeutsame Rolle zu. Gegebenenfalls vermitteln sie sogar selbst implementierungswissenschaftliche Inhalte, um Führungspersonen und Projektverantwortliche besser in die Lage zu versetzen, Neuerungen zu implementieren. Auch diese Personen müssen sich daher mit dem verfügbaren implementierungswissenschaftlichen Wissen auseinandersetzen und sich dieses aneignen.

Berufliche Erbringer pflegerischer oder gerontologischer Leistungen

Pflegende oder Gerontologen, die beruflich Dienstleistungen für pflegebedürftige, alte oder hochaltrige Menschen erbringen, setzen evidenzbasierte Neuerungen eher um oder sind von ihnen betroffen, als dass sie selbst Implementierungsprozesse planen und gestalten. Sie können aber solche Neuerungsprozesse anstoßen, indem sie z. B. selbst Neuerungen umsetzen, von denen sie erfahren haben (z. B. neue Lagerungstechniken oder neue Möglichkeiten der Wohnraumanpassung für alte Menschen), indem sie Kollegen anregen, diese Neuerung ebenfalls umzusetzen, oder indem sie sogar ihre Vorgesetzten vom Nutzen dieser Neuerung überzeugen. Oft werden Implementierungsprozesse jedoch eher *top-down* als *bottom-up* initiiert und durchgeführt. Das heißt, Führungspersonen geben den Impuls, eine Neuerung zu implementieren und gestalten den Implementierungsprozess – idealerweise partizipativ, indem die beruflichen Akteure in Entscheidungs- und Planungsprozesse involviert werden, oft aber auch eher direktiv.

Informelle Erbringer pflegerischer oder gerontologischer Leistungen

Zu diesen Personen werden zum einen ehrenamtlich engagierte Personen (z. B. Besuchsdienste in Pflegeheimen oder Personen, die Freizeitaktivitäten für Senioren gestalten) gezählt. Auch diese Akteursgruppe ist in Implementierungsprozesse eher involviert und von den umzusetzenden Neuerungen betroffen, als dass sie selbst Implementierungsprozesse auslösen. Wie bei den professionellen Akteuren kommt dies aber durchaus vor (vgl. z. B. Karl, ▸**Kap. 19**). Zum anderen werden zu diesem Personenkreis auch Angehörige gezählt, die pflegerische oder gerontologische Leistungen für die ihnen nahestehenden Personen erbringen.

Zielpersonen pflegerischer oder gerontologischer Leistungen

Dies ist die Personengruppe, derentwegen pflegerische und gerontologische Forschung betrieben wird und derentwegen die gewonnenen Erkenntnisse in die Praxis implementiert werden sollen – um ihre Situation zu optimieren und ihre Lebensqualität und Wohlbefinden zu maximieren. Neuerungen, die von den beruflichen und informellen Akteuren umgesetzt werden (oder auch nicht), wirken sich schlussendlich auf die Situation dieser Zielpersonen aus – positiv oder negativ. Die Situation dieser Personen ist der Maßstab, anhand dessen die Implementierung einer Neuerung gerechtfertigt werden muss und anhand dessen ihr Erfolg zu bemessen ist. Doch diese Personen sind nicht nur passive Empfänger implementierter Neuerungen, sie sind auch selbst Zielgruppe von Neuerungen. So versuchen Gerontologen z. B. alte Menschen dazu zu motivieren, körperlich aktiv zu sein, um etwa Stürze zu vermeiden (z. B. ▸ **Kap. 10**) und Pflegende beraten z. B. Menschen, wie sie sich verhalten können, um Pflegebedürftigkeit zu vermeiden.

1.4 Fazit und Ausblick

Die Implementierungswissenschaft ist ein Themenfeld, das gerade erst im Begriff ist, zu entstehen. Zahlreiche Disziplinen und »Schulen« tragen äußerst heterogene Perspektiven bei, was sich nicht nur (aber dort am deutlichsten sichtbar) anhand der vielfältigen Begrifflichkeiten zeigt, die zur Benennung dieses Themenfelds vorgeschlagen wurden. Um Ordnung in diese Begriffsvielfalt zu bringen, um Neueinsteigern den Einstieg in das Themenfeld zu erleichtern und um eine systematische Diskussionsgrundlage für den deutschsprachigen Diskurs zu schaffen, wurden hier anhand der internationalen Literatur zentrale Begriffe definiert und bedeutsame Zusammenhänge illustriert. Sechs breite Themenbereiche der Implementierungswissenschaft wurden herausgearbeitet und jeweils kurz illustriert und zentrale Akteure und Zielgruppen der Implementierungswissenschaft sowie deren jeweiligen Aufgaben und Rollen wurden diskutiert. Das vorliegende Kapitel bietet damit eine systematische Einführung in das Themenfeld der Implementierungswissenschaft im Kontext der Pflege und Gerontologie. Wir hoffen, dass unsere Überlegungen eine Grundlage für die deutschsprachige implementierungswissenschaftliche Diskussion sein werden und dass wir diese Überlegungen künftig im interaktiven Austausch weiterentwickeln können.

Literatur

Abrahamson, E. (1991). Managerial fads and fashions: the diffusion and rejection of innovations. *Acad Manage Rev, 16*(3), 586–612.

van Achterberg, T., Schoonhoven, L. & Grol, R. (2008). Nursing implementation science: how evidence-based nursing requires evidence-based implementation. *J Nurs Scholarsh, 40*(4), 302–310.

Bartholomeyczik, S. (2011). Pflegeforschung: Entwicklung, Themenstellungen und Perspektiven. In: Schaeffer, D. & Wingenfeld, K. (Hrsg.), *Handbuch Pflegewissenschaft* (S.

67–94). Neuausgabe. Weinheim, München: Juventa.

Bartholomeyczik, S. (2012). Nutzenbewertung in der Pflegeforschung: Beispiele und offene Fragen. *Z Evid Fortbild Qual Gesundhwes, 107*(3), 242–247.

Behrens, J. & Langer, G. (2010a). *Evidence-based Nursing and Caring: Methoden und Ethik der Pflegepraxis und Versorgungsforschung.* 3. Aufl. Bern: Huber.

Behrens, J. & Langer, G. (Hrsg.) (2010b). *Handbuch Evidence-based Nursing: Externe Evidence für die Pflegepraxis.* Bern: Huber.

Berta, W., Teare, G. F., Gilbart, E., Ginsburg, L. S., Lemieux-Charles, L., Davis, D. & Rappolt, S. (2010). Spanning the know-do gap: understanding knowledge application and capacity in long-term care homes. *Soc Sci Med, 70*(9), 1326–1334.

BMBF – Bundesministerium für Bildung und Forschung (2013). *Bildung und Forschung in Zahlen 2013: Ausgewählte Fakten aus dem Daten-Portal des BMBF,* www.datenportal.bmbf.de. Berlin: BMBF.

Bolton, L. B., Donaldson, N. E., Rutledge, D. N., Bennett, C. & Brown, D. S. (2007). The impact of nursing interventions: overview of effective interventions, outcomes, measures, and priorities for future research. *Med Care Res Rev, 64*(Suppl. 2), 123S–143S.

Brandenburg, H. & Dorschner, S. (2008). *Pflegewissenschaft 1: Lehr- und Arbeitsbuch zur Einführung in die Pflegewissenschaft.* 2. Aufl. Bern: Huber.

Brownson, R. C., Colditz, G. A. & Proctor, E. K. (eds.) (2012). *Dissemination and implementation research in health: translating science to practice.* Oxford: Oxford University Press.

Brownson, R. C., Fielding, J. E. & Maylahn, C. M. (2009). Evidence-based public health: a fundamental concept for public health practice. *Annu Rev Public Health, 30*, 175–201.

Bucknall, T. & Rycroft-Malone, J. (2010). Evidence-based practice: doing the right things for patients. In: Rycroft-Malone, J. & Bucknall, T. (eds.), *Models and frameworks for implementing evidence-based practice: linking evidence to action* (pp. 1–22). Chichester: Wiley-Blackwell.

Carroll, C., Patterson, M., Wood, S., Booth, A., Rick, J. & Balain, S. (2007). A conceptual framework for implementation fidelity. *Implement Sci, 2*(1), 40.

Chaudoir, S. R., Dugan, A. G. & Barr, C. H. (2013). Measuring factors affecting implementation of health innovations: A systematic review of structural, organizational, provider, patient, and innovation level measures. *Implement Sci, 8*(1), 22.

Cheater, F., Baker, R., Gillies, C., Hearnshaw, H., Flottorp, S., Robertson, N., Shaw, E. J. & Oxman, A. D. (2005). Tailored interventions to overcome identified barriers to change: effects on professional practice and health care outcomes. *Cochrane Database Syst Rev, 2005* (3), Art. No.: CD005470.

CIHR – Canadian Institutes of Health Research (2013). *More About Knowledge Translation at CIHR.* http://www.cihr-irsc.gc.ca/e/39033.html#Ethically-sound [letzter Zugriff: 30.01.2014].

Colditz, G. A. (2012). The promise and challenges of dissemination and implementation research. In: Brownson, R. C., Colditz, G. A. & Proctor, E. K. (eds.), *Dissemination and implementation research in health: translating science to practice* (pp. 3–22). Oxford: Oxford University Press.

Craig, P., Dieppe, P., Macintyre, S., Michie, S., Nazareth, I. & Petticrew, M. (2008). *Developing and evaluating complex interventions: new guidance.* Medical Research Council (MRC).

Dagenais, C., Ridde, V., Laurendeau, M. C. & Souffez, K. (2009). Knowledge translation research in population health: establishing a collaborative research agenda. *Health Res Policy Syst, 7*(28).

Dearing, J. W. & Kee, K. F. (2012). Historical roots of dissemination and implementation science. In: Brownson, R. C., Colditz, G. A. & Proctor, E. K. (eds.), *Dissemination and implementation research in health: translating science to practice* (pp. 55–71). Oxford: Oxford University Press.

Dewe, B. (2006). Transfer, Transformation oder Relationierung von Wissen: Theoretische Überlegungen zur berufsbezogenen Wissensforschung. In: Schaeffer, D. (Hrsg.), *Wissenstransfer in der Pflege: Ergebnisse eines Expertenworkshops* (S. 15–27). Universität Bielefeld: Institut für Pflegewissenschaft (IPW).

DGP – Deutsche Gesellschaft für Pflegewissenschaft e. V. (2013). *Sektion Dissemination und Implementierung – SDI.* http://www.dg-pflegewissenschaft.de/2011DGP/sektionen/pflege-und-gesellschaft/disseminations-und-implementierungswissenschaft-diw [letzter Zugriff: 16. 11.2013].

DiCenso, A., Guyatt, G. H. & Ciliska, D. (2005). *Evidence-based nursing: a guide to clinical practice.* St. Louis: Mosby.

Eccles, M. P., Armstrong, D., Baker, R., Cleary, K., Davies, H., Davies, S., Glasziou, P., Ilott, I., Kinmonth, A.-L., Leng, G., Logan, S., Marteau, T., Michie, S., Rogers, H., Rycroft-Malone, J. &

Sibbald, B. (2009). An implementation research agenda. *Implement Sci, 4*(1), 18.
EPOC – Cochrane Effective Practice and Organisation of Care Review Group (2010). *Data collection checklist.* EPOC, Institute of Population Health, University of Ottawa.
Estabrooks, C. A., Derksen, L., Winther, C., Lavis, J. N., Scott, S. D., Wallin, L. & Profetto-McGrath, J. (2008). The intellectual structure and substance of the knowledge utilization field: a longitudinal author co-citation analysis, 1945 to 2004. *Implement Sci, 3*(1), 49.
Fixsen, D. L., Naoom, S. F., Blase, K. A., Friedman, R. M. & Wallace, F. (2005). *Implementation research: a synthesis of the literature.* Tampa: University of South Florida, Louis de la Parte Florida Mental Health Institute, The National Implementation Research Network.
Fläckman, B., Hansebo, G. & Kihlgren, A. (2009). Struggling to adapt: caring for older persons while under threat of organizational change and termination notice. *Nurs Inq, 16*(1), 82–91.
Gitlin, L. N. (2013). Introducing a new intervention: an overview of research phases and common challenges. *Am J Occup Ther, 67*(2), 177–184. doi: 10.5014/ajot.2013.006742.
Graham, I. D., Bick, D., Tetroe, J., Straus, S. E. & Harrison, M. B. (2010). Measuring outcomes of evidence-based practice: distinguishing between knowledge use and its impact. In: Bick, D. & Graham, I. D. (eds.), *Evaluating the Impact of Implementing Evidence Based Practice* (pp. 18–37). Chichester: Wiley-Blackwell.
Graham, I. D. & Tetroe, J. (2007). Some theoretical underpinnings of knowledge translation. *Acad Emerg Med, 14*(11), 936–941.
Graham, I. D., Logan, J., Harrison, M. B., Straus, S. E., Tetroe, J., Caswell, W. & Robinson, N. (2006). Lost in knowledge translation: Time for a map? *J Contin Educ Health Prof, 26*(1), 13–24.
Gray, M., Plath, D. & Webb, S. A. (2009). *Evidence-based social work: a critical stance.* London: Routledge.
Green, L. W., Ottoson, J. M., García, C. & Hiatt, R. A. (2009). Diffusion theory and knowledge dissemination, utilization, and integration in public health. *Annu Rev Public Health, 30*, 151–174.
Greenhalgh, T., Glenn, R., Bate, P., Macfarlane, F. & Kyriakidou, O. (2005). *Diffusion of innovations in health service organisations: a systematic literature review.* Massachusetts: Blackwell.
Greif, S., Runde, B. & Seeberg, I. (2004). *Erfolge und Misserfolge beim Change Management.* Göttingen: Hogrefe.
Grimshaw, J. M., Eccles, M. P., Lavis, J. N., Hill, S. J. & Squires, J. E. (2012). Knowledge translation of research findings. *Implement Sci, 7*(1), 50.
Grimshaw, J. M., Eccles, M. P., Thomas, R., MacLennan, G., Ramsay, C., Fraser, C. & Vale, L. (2006). Toward evidence-based quality improvement: evidence (and its limitations) of the effectiveness of guideline dissemination and implementation strategies 1966–1998. *J Gen Intern Med, 21*(Suppl. 2), S14–S20.
Grol, R. (2001). Successes and failures in the implementation of evidence-based guidelines for clinical practice. *Med Care, 39*(8 Suppl. 2), II46–II54.
Grol, R., Wensing, M., Bosch, M., Hulscher, M. & Eccles, M. (2013a). Theories on implementation of change in healthcare. In: Grol, R., Wensing, M., Eccles, M. & Davis, D. (eds.), *Improving patient care: the implementation of change in clinical practice* (pp. 18–39). 2. ed. Chinchester: Wiley-Blackwell.
Grol, R., Wensing, M., Eccles, M. & Davis, D. (eds.) (2013b). *Improving patient care: the implementation of change in clinical practice.* 2. ed. Chinchester: Wiley-Blackwell.
Grol, R. & Grimshaw, J. (1999). Evidence-based implementation of evidence-based medicine. *Jt Comm J Qual Patient Saf, 25*(10), 503–513.
Hamers, J. P., Meyer, G., Köpke, S., Lindenmann, R., Groven, R. & Huizing, A. R. (2009). Attitudes of Dutch, German and Swiss nursing staff towards physical restraint use in nursing home residents, a cross-sectional study. *Int J Nurs Stud, 46*(2), 248–255.
Höhmann, U., Schilder, M., Metzenrath, A. & Roloff, M. (2010). Problemlösung oder Problemverschiebung? Nichtintendierte Effekte eines Gesundheitsförderungsprojektes für Pflegende in der Klinik: Ergebnisausschnitte einer Evaluation. *Pflege & Gesellschaft, 15*(2), 108–124.
Horsley, J. A., Crane, J. & Bingle, J. (1978). Research utilization as an organizational process. *J Nurs Adm, 8*(7), 4–6.
Howlett, B., Rogo, E. J. & Shelton, T. G. (2013). *Evidence-based practice for health professionals: an interprofessional approach.* Burlington: Jones & Bartlett.
Jones, M. (2009). The side effects of evidence-based training. *J Psychiatr Ment Health Nurs, 16*(7), 593–598.
Kitson, A. L. (2009). The need for systems change: Reflections on knowledge translation and organizational change. *J Adv Nurs, 65*(1), 217–228.
Köpke, S., Mühlhauser, I., Gerlach, A., Haut, A., Haastert, B., Möhler, R. & Meyer, G. (2012). Effect of a guideline-based multicomponent

intervention on use of physical restraints in nursing homes: a randomized controlled trial. *JAMA, 307*(20), 2177–2184.

Köpke, S., Gerlach, A., Möhler, R., Haut, A. & Meyer, G. (2009). *Leitlinie FEM – Evidenzbasierte Praxisleitlinie: Vermeidung von freiheitseinschränkenden Maßnahmen in der beruflichen Altenpflege*. Universität Hamburg & Universität Witten/Herdecke. http://www.leitlinie-fem.de/download/LeitlinieFEM.pdf [letzter Zugriff: 18.01.2014].

Kuske, B., Luck, T., Hanns, S., Matschinger, H., Angermeyer, M. C., Behrens, J. & Riedel-Heller, S. G. (2009). Training in dementia care: a cluster-randomized controlled trial of a training program for nursing home staff in Germany. *Int Psychogeriatr, 21*(2), 295–308.

May, C. (2013). Towards a general theory of implementation. *Implement Sci, 8*(1), 18.

McGlynn, E. A., Asch, S. M., Adams, J., Keesey, J., Hicks, J., DeCristofaro, A. & Kerr, E. A. (2003). The quality of health care delivered to adults in the United States. *N Engl J Med, 348* (26), 2635–2645.

McKibbon, K. A., Lokker, C., Wilczynski, N. L., Ciliska, D., Dobbins, M., Davis, D. A., Haynes, R. B. & Straus, S. E. (2010). A cross-sectional study of the number and frequency of terms used to refer to knowledge translation in a body of health literature in 2006: A Tower of Babel? *Implement Sci, 5*(1), 16.

Meyer, G., Köpke, S., Haastert, B. & Mülhauser, I. (2009). Restraint use among nursing home residents: cross-sectional study and prospective cohort study. *J Clin Nurs, 18*(7), 981–990.

Nelson, C. E. & Mullins, L. C. (1985). Knowledge utilization in gerontology: the example of long-term care. *Gerontol Geriatr Educ, 5*(4), 17–27.

Newton, M. S. & Scott-Findlay, S. (2007). Taking stock of current societal, political and academic stakeholders in the Canadian healthcare knowledge translation agenda. *Implement Sci, 2*(1), 32.

NIH – National Institutes of Health, Office of Behavioral and Social Sciences Research (2013). *Dissemination and Implementation*. http://obssr.od.nih.gov/scientific_areas/translation/dissemination_and_implementation/index.aspx [letzter Zugriff: 16.11.2013].

Nutley, S. M., Walter, I. & Davies, H. T. O. (2007). *Using evidence: how research can inform public services*. Bristol: Policy Press.

Peters, D. H., Tran, N. T. & Adam, T. (2013). *Implementation research in health: a practical guide*. Genf: World Health Organization (WHO).

Prasad, V. & Ioannidis, J. P. (2014). Evidence-based de-implementation for contradicted, unproven, and aspiring healthcare practices. *Implement Sci, 9*(1).

Proctor, E., Silmere, H., Raghavan, R., Hovmand, P., Aarons, G., Bunger, A., Griffey, R. & Hensley, M. (2011). Outcomes for implementation research: conceptual distinctions, measurement challenges, and research agenda. *Adm Policy Ment Health, 37*(1), 65–76.

Quasdorf, T., Hoben, M., Riesner, C., Dichter, M. N. & Halek, M. (2013). Einflussfaktoren in Disseminations- und Implementierungsprozessen. *Pflege & Gesellschaft, 18*(3), 235–252.

Rabin, B. A. & Brownson, R. C. (2012). Developing the terminology for dissemination and implementation research. In: Brownson, R. C., Colditz, G. A. & Proctor, E. K. (eds.), *Dissemination and implementation research in health: translating science to practice* (pp. 23–51). Oxford: Oxford University Press.

Raeder, K., Siegmund, U., Grittner, U., Dassen, T. & Heinze, C. (2010). The use of fall prevention guidelines in German hospitals: a multilevel analysis. *J Eval Clin Pract, 16*(3), 464–469.

Rahman, A. N., Applebaum, R. A., Schnelle, J. F. & Simmons, S. F. (2012). Translating research into practice in nursing homes: can we close the gap? *Gerontologist, 52*(5), 597–606.

Roes, M., De Jong, A. & Wulff, I. (2013). Implementierungs- und Disseminationsforschung: ein notwendiger Diskurs. *Pflege & Gesellschaft, 18*(3), 197–213.

Rogers, E. M. (2003). *Diffusion of innovations*. 5. ed. New York: Free Press.

Rycroft-Malone, J. & Bucknall, T. (eds.) (2010a). *Models and frameworks for implementing evidence-based practice: linking evidence to action*. Chichester: Wiley-Blackwell.

Rycroft-Malone, J. & Bucknall, T. (2010b). Theory, frameworks, and models: laying down the groundwork. In: Rycroft-Malone, J. & Bucknall, T. (eds.), *Models and frameworks for implementing evidence-based practice: linking evidence to action* (pp. 23–50). Chichester: Wiley-Blackwell.

Schaeffer, D. (2006). Wissenstransfer in der Pflege – ein Problemaufriss. In: Schaeffer, D. (Hrsg.), *Wissenstransfer in der Pflege: Ergebnisse eines Expertenworkshops* (S. 1–14). Bielefeld: Universität Bielefeld, Institut für Pflegewissenschaft (IPW).

Schuster, M. A., McGlynn, E. A. & Brook, R. H. (1998). How good is the quality of health care in the United States? *Milbank Q, 76*(4), 517–563.

Sterns, S., Miller, S. C. & Allen, S. (2010). The complexity of implementing culture change practices in nursing homes. *J Am Med Dir Assoc, 11*(7), 511–518.

Straus, S., Tetroe, J. & Graham, I. D. (eds.) (2013). *Knowledge translation in health care: moving from evidence to practice*. 2. ed. Chinchester: Wiley-Blackwell.

Straus, S. E., Richardson, W. S., Glasziou, P. & Haynes, R. B. (2011). *Evidence-based medicine: how to practice and teach it*. 4. ed., reprinted. Edinburgh: Churchill Livingstone–Elsevier.

Sung, N. S., Crowley, W. F., Jr., Genel, M., Salber, P., Sandy, L., Sherwood, L. M., Johnson, S. B., Catanese, V., Tilson, H., Getz, K., Larson, E. L., Scheinberg, D., Reece, E. A., Slavkin, H., Dobs, A., Grebb, J., Martinez, R. A., Korn, A. & Rimoin, D. (2003). Central challenges facing the national clinical research enterprise. *JAMA, 289*(10), 1278–1287.

Sussman, S., Valente, T. W., Rohrbach, L. A., Skara, S. & Pentz, M. A. (2006). Translation in the health professions: converting science into action. *Eval Health Prof, 29*(1), 7–32.

Thomas, G. & Pring, R. (eds.) (2004). *Evidence-based practice in education*. Maidenhead: Open University Press.

Titler, M. G., Cullen, L. & Buckwalter, K. C. (2009). Setting the future research agenda for translation science. *NNPN J Evid Based Pract, 1*(1), 1–14.

Wahl, H.-W., Tesch-Römer, C. & Ziegelmann, J. P. (2012a). Bewährte Interventionen und neue Entwicklungen: Zur zweiten Auflage der »Angewandten Gerontologie«. In: Wahl, H.-W., Tesch-Römer, C. & Ziegelmann, J. P. (Hrsg.), *Angewandte Gerontologie: Interventionen für ein gutes Altern in 100 Schlüsselbegriffen* (S. 12–18). 2. Aufl. Stuttgart: Kohlhammer.

Wahl, H.-W., Tesch-Römer, C. & Ziegelmann, J. P. (Hrsg.) (2012b). *Angewandte Gerontologie: Interventionen für ein gutes Altern in 100 Schlüsselbegriffen*. 2. Aufl. Stuttgart: Kohlhammer.

Whittemore, R. & Grey, M. (2002). The systematic development of nursing interventions. *J Nurs Scholarsh, 34*(2), 115–120.

Woolf, S. H. (2008). The meaning of translational research and why it matters. *JAMA, 299*(2), 211–213.

2 Das Verhältnis von Theorie und Praxis in Pflege und Gerontologie

Hermann Brandenburg

Einführung

Kernanliegen der Implementierungswissenschaft (IW)[1], deren Gegenstand eben nicht (allein) der Transfer bzw. die Umsetzung von wissenschaftlichen Befunden ist, ist die Untersuchung der Wirksamkeit von Einflussfaktoren, Verläufen und Strategien des Umsetzungserfolgs selbst. Diese Prozesse müssen in ihrer Komplexität verstanden werden, denn dies ist eine wichtige Voraussetzung dafür, die Praxis tatsächlich und nachhaltig beeinflussen zu können. Dabei liegt der Fokus der IW weniger auf der direkten Umsetzung von Forschungsbefunden selbst (dies ist ein grundlegendes Anliegen der Diskussionen um evidenzbasierte Praxis [EBP[2]]), sondern eher auf einer Metaperspektive, die danach fragt: Von welchem Verständnis (und impliziten Voraussetzungen) im Hinblick auf den Theorie-Praxis-Transfer wird überhaupt ausgegangen? Sind die Ziele von EBP überhaupt erreichbar? Gibt es ein Bewusstsein für die Fallstricke einer naiven Umsetzungslogik, etwa bezogen auf den Widerstand in Organisationen? Die Problematisierung des »Transfer-Gedankens« steht damit im Vordergrund dieses Kapitels. In diesem Sinne geht es um die Grenzen der *Implementierung*. Mit dieser Reflexion wird ein Beitrag zur IW geleistet, die sich kritisch mit den Annahmen, Techniken und Ergebnissen des Transfers auseinandersetzen muss.

---

1 Ich folge der Terminologie von Hoben, Bär und Wahl (► **Kap. 1**). Unter IW werden Theorie und Forschung zu Diffusions-, Disseminations- und Implementierungsprozessen verstanden. Diese drei Phänomene werden aber im vorliegenden Beitrag unter *einem* Label subsumiert.

2 Ziel der EBP ist es, die gesundheitlichen Risiken (in einem breiten Sinne verstanden) für Patienten bzw. Bewohner zu reduzieren und ihre Selbstständigkeit in der alltäglichen Lebensführung zu unterstützen. Der Schwerpunkt liegt auf klinischen Themen, z. B. Dekubitus, Sturz oder Schmerzen. Gegenstand können einzelne Interventionen, auch komplexere Ablaufprozesse (z. B. in Form von *guidelines*) sein.

2.1 Theorie und Praxis

Die Notwendigkeit einer Differenzierung verschiedener Wissensformen

Von den Griechen kann man lernen, dass mit Theorie und Praxis verschiedene Bereiche und Wissensformen verbunden sind.[3] Theorie galt als kontemplative Erkenntnisform um ihrer selbst willen, das damit zu erreichende Wissen wurde als Weisheit (*Sophia*) bezeichnet. Unter Praxis wurde ein auf das gelingende Leben bezogenes Handeln verstanden, insbesondere in den Bereichen der Ethik und der Politik. Die Wissensform, die dazu nötig war, wurde als vernünftige Einsicht bzw. Klugheit in Alltags- und Lebensfragen (*Phronesis*) beschrieben. Hiervon getrennt wurde ein dritter Bereich genannt, nämlich die Poiesis. Hierbei handelte es sich um eine Tätigkeit, die ihre Ziele und Zwecke außerhalb ihrer selbst hat. Man kann sich dies am Beispiel des Handwerks klarmachen. Hier kommt es auf die Produktion bestimmter Dinge an (z. B. ein Möbelstück), weniger die Tätigkeit an sich. Die hiermit assoziierte Wissensform wurde als Kompetenz und/oder Kunstfertigkeit (*Techne*) charakterisiert.

Die antike Differenzierung der drei Wissensformen[4] hat Konsequenzen für das Verhältnis von Theorie und Praxis, vor allem für unsere moderne Vorstellung einer *applied theory*. Denn hier wird unterstellt, dass man durch Wissenschaft und Forschung generierte empirische Befunde in die Praxis »umsetzen« kann. Dies würden die Griechen für wenig sinnvoll erachtet haben. Theoretisches Wissen – so ihre Position – mag zwar für die anderen beiden Aktivitäten (Praxis und Poiesis) in mancher Hinsicht nützlich sein, entscheidend für diese Bereiche sind jedoch Erfahrung, Kompetenz und Lebensklugheit. Man kann sich dies an einem Beispiel verdeutlichen. Ein guter Klavierspieler wird man nicht dadurch, indem man Bücher liest oder sich in die Musiktheorie einarbeitet. Dazu gehören Übung, Kunstfertigkeit – und vieles mehr. Wenn man ein Auto fahren möchte, dann muss man nicht die Funktionsweise des Motors kennen (d. h. über theoretisch-wissenschaftliche Erkenntnisse verfügen). Aber man muss verstehen, wozu das Fahrzeug dient und wie es bedient werden kann. Und bezogen auf die Pflege und die Gerontologie reicht es nicht aus, sich in der Fachliteratur auszukennen, um eine gute Arbeit in der Praxis leisten zu können. Erfahrung ist notwendig, Einsicht in die Problemlagen, ebenfalls die Fähigkeit, flexibel auf die Bedürf-

3 Die Begriffe Theorie und Praxis müssen differenziert betrachtet werden. Es gibt nicht *die* Theorie oder *die* Praxis. Beispielsweise lassen sich innerhalb einer Disziplin verschiedene theoretische Orientierungen unterscheiden. Das Spektrum reicht in allen sozialwissenschaftlichen Disziplinen (und dazu können die Pflegewissenschaft und die Gerontologie im weitesten Sinne auch gerechnet werden) von empirisch-analytischen Zugängen klassisch »positivistischer« Natur bis hin zu poststrukturalistischen Positionen. Auch die Praxis sollte in mehrere Bereiche unterschieden werden, z. B. Verbände, Träger, Institutionen vor Ort. Die Mitarbeiter »an der Basis« stellen also nur einen Teil der Praxis dar. Um die Komplexität in diesem Beitrag nicht unnötig zu erhöhen, werden die genannten Differenzierungen vernachlässigt. Ein klassischer Text für das griechische Verständnis ist die »Nikomachische Ethik« von Aristoteles.

4 Natürlich kann man das antike Verständnis als nicht zeitgemäß zurückweisen. An dieser Stelle interessiert aber, was wir daraus lernen können.

nisse der Betroffenen eingehen können. Es gibt also eine ganze Reihe von Aspekten, die auf eine *strukturelle Differenz von Theorie und Praxis* verweisen. Sandelands (1990) hat einige Punkte genannt: Erstens entwickelt sich die Praxis häufig *ohne* Theorie (als Beispiel kann man den Spracherwerb von Kindern anführen oder die Entwicklung des moralischen Urteilsvermögens). Zweitens ist – und das haben wir in den o. g. Beispielen gesehen – Theorie nur schwerlich ein *Garant* für eine gute Praxis. Drittens wissen wir, dass für die Praxis (denken wir an das Beispiel des Autofahrens) ein *Verständnis* erforderlich ist, weniger ein *Wissen* (im Sinne einer theoretischen Erklärung). Viertens dürfte wenig hinterfragbar sein, dass Erklärungen *gegeben* werden können (in der Regel durch Unterweisung, Lernen etc.), ein Verstehen muss jedoch *entwickelt* werden (in der Praxis). Fünftens schließlich ist die theoretische Sprache (zumindest dem Anspruch nach) *klar und eindeutig*, unsere Alltagssprache *diffus und unpräzise*. Das ist auch nicht weiter schlimm, denn für den Alltag reicht es aus, wenn wir eine ungefähre Vorstellung davon haben, was ein »weiter Weg«, ein »großes Auto« oder eine »schwierige Aufgabe« ist. Wenn wir diese Beschreibungen aber klären möchten, dann befinden wir uns sehr schnell in wissenschaftstheoretischen Debatten. Wir reflektieren dann theoretisch über Reichweite, Inhalt etc. der entsprechenden Aussagen – und diese Präzision brauchen wir in unserem Alltag eben nicht.

Kurz und gut – Theorie und Praxis bezeichnen *unterschiedliche Wissensformen*. Das ist der Aspekt, den der Autor an dieser Stelle betonten wollte. Dies hindert nicht an der Einsicht, dass sich – unabhängig von der genannten Differenz – *Verbindungen zwischen Theorie und Praxis* aufzeigen lassen. Kommen wir noch einmal kurz auf das o. g. Beispiel des Autofahrens zurück. Auch für diese Praxis ist ein theoretisches Vor-Verständnis notwendig. Erstens muss ich Hintergrundwissen über den Startvorgang, die Funktionsweise der Pedale, die Technik des Autofahrens haben, damit ich überhaupt praktische Erfahrungen machen kann. Auch sind – zweitens – die Kenntnis gewisser Verkehrsregeln (und der Reaktion anderer Autofahrer) eine Voraussetzung dafür, dass ich mich halbwegs ungefährdet im Straßenverkehr bewegen kann. Dritten kann ich meine Fahrkünste durch theoretisches Wissen optimieren. So können wissenschaftliche Befunde über eine spritsparende Fahrweise oder einen effizienteren Fahrstil durchaus hilfreich für meine Fahrpraxis sein. Und viertens – losgelöst von dem konkreten Beispiel – müssen wir feststellen, dass kein Praktiker ohne »subjektive« Theorien das Alltagsgeschäft bewältigen kann (das gilt natürlich auch für die Pflegearbeit). Insofern reflektieren Praktiker[5] das, was sie tun, konstruieren Begründungen und Erklärungen für das, *wie und warum* sie bestimmte Aktivitäten durchführen – oder eben nicht. Konsequenz: Theoretische Erkenntnisse können uns in praktischen Feldern (und dazu gehören Pflege und Gerontologie) nützen. Aber es wäre falsch, davon auszugehen, dass (allein) die Übertragung einer bestimmten Wissensform (nämlich die seitens der Theorie) zu Veränderungen oder Verbesserungen in der Praxis führen würde. Dazu ist mehr erforderlich. Beispielsweise muss es einem gelingen, das Vor-Verständnis der Praxis (ihre Denkstile, Handlungslogiken, Routinen) zu irritieren, etwa durch bestimmte (konstruktivistische) pädagogische (z. B. Gerstenmeier & Mandl, 1999) oder organisationsbezogene (z. B. Willke, 2005) Interventionen. Es ist also notwendig, sich im *Vorfeld* bereits grundlegende Gedanken zu machen,

---

5 Der Begriff »*reflective practitioner*« ist in diesem Sinne wenig haltbar, denn er unterstellt, dass erst theoretisch-wissenschaftliches Wissen eine Reflexion der Praxis bewirken könnte.

in welcher Art und Weise die Implementierung gelingen kann. Und erst wenn man den (notwendigen) Widerstand der Praxis ernst nimmt, ist es möglich, neue Perspektiven generieren, Einsichten zu provozieren, letztlich die bisherige Praxis zu verändern.

Forschungsbasiertes Wissen und professionelle Entscheidung

In der Soziologie, der Psychologie und der Medizin wird häufig ein bestimmter Forschungsansatz favorisiert, der auf einer verallgemeinerbaren Datengrundlage beruht. Es wird damit argumentiert, dass nur Ergebnisse von sorgfältig und zufällig generierten Stichproben auf eine Grundgesamtheit verallgemeinert werden können. Entscheidend dabei sei die Entwicklung und Testung einer Theorie, die dann wiederum auf die Einzelfälle und praktischen Situationen bezogen oder angewandt werden kann. Damit sind zwei logische Prozesse involviert. Zum einen geht es um eine Induktion, nämlich den Schluss von den Einzelfällen auf eine allgemeine Theorie. Dieser folgt dann eine Deduktion, d. h. der Rückbezug der Theorie auf die Individuen, etwa wenn wir die Theorie auf die konkrete praktische Situation übertragen. Soweit – so gut. Das damit verbundene logische Problem ist jedoch unhintergehbar: Egal, wie optimal wir das statistische Modell gestalten, es kann niemals Befunde generieren, die wir für den Einzelfall direkt nutzen können. Warum ist das so? Sehen wir uns ein Beispiel an, auf das Rolfe (1998, 674)[6] hingewiesen hat:

»A researcher wishes to test the effectiveness of a new model of counselling for depressed people, and like a good scientist, she decides on a randomized controlled trial, the so-called ›gold-standard‹ for nursing research. She therefore recruits two hundred people suffering with depression, and randomly assigns them to either a control group which receives the standard counselling method, or an experimental group which receives the new method. And sure enough, after six weeks, the experimental group shows a statistically significant improvement over the control group ... However; let us consider what the findings from this randomized controlled trial are telling us. When a social or medical researcher discovers, that method X is a better treatment for depression than method Y, she rarely finds that *all* (kursiv im Original – H. B.) the patients in the experimental group did better than *all* (kursiv im Original – H. B.) the patients in the control group, but that, *on average* (kursiv im Original – H. B.), the experimental group did better. There will inevitably be some patients in the experimental group who did worse than some patients in the control group, and possibly some whose condition deteriorated over the course of the treatment.«

Was bedeutet dies? Antwort: Die Erkenntnis, die wir aufgrund dieses Forschungszugangs erhalten, kann uns zwar darüber informieren, wie eine Methode (Intervention) bei der Mehrheit wirkt – oder eben nicht. Aber diese Information nützt uns nur bedingt für den Einzelfall. Für eine professionelle Entscheidung (in Pflege und Gerontologie) benötigen wir zwingend Wissen über die Person (Biografie) und ihren sozialen Hintergrund (Kontext). Wir müssen auch unsere Erfahrungen (im Hinblick auf ähnliche Personen und Situationen) mit der konkreten Fallsituation abgleichen. Erst vor *diesem* Hintergrund können wir entscheiden, ob wir der Empfehlung aus den statistisch generierten Forschungsbefunden folgen oder nicht. Es ist also immer die *Synthese* von personenbezogenem, erfahrungsorientiertem und wissenschaftlichem Wissen, auf die ein erfahrener Pflegender oder Gerontologe (selbstverständlich müssen auch andere Berufsgruppen mit einbezogen werden) bei seiner bzw. ihrer

6 Grypdonck (2004) hat die Kritik weitergeführt und kommt zu folgender Aussage: Nur wenn genau die gleichen Umstände gegeben sind bzw. die Vorgehensweise identisch ist, können vergleichbare Ergebnisse erzielt werden (vgl. auch Schnepp, 2009 und Schaeffer & Moers, 2011).

Entscheidung rekurriert. Ohne nun an dieser Stelle den Wert und die Bedeutung von RCT-Studien bzw. statistisch generierten Erkenntnissen zu verkennen – professionelle Entscheidungen, die immer am Wohl des Einzelnen orientiert sein müssen, durch diese Art von forschungsbasierter Wissenschaft zu ersetzen, wäre jedoch fatal. Dazu möchte der Autor auf eine ethisch relevante Dimension verweisen, auf die Stenhouse (1979) bereits früh aufmerksam gemacht hat. Er wies auf den Ursprung des RCT-Modells hin, das nicht aus der Medizin, sondern aus der Landwirtschaft stammt. Es wurde von dem Statistiker R. A. Fisher entwickelt, um die unterschiedlichen Wachstumsbedingungen bei identischen Feldern zu analysieren. Es ging darum – auf der Grundlage eines kontrollierten Vergleichs der Felder – die Auswirkungen von verschiedenen Schädlingsbekämpfungsmitteln zu erforschen. Dies geschah vor dem Hintergrund, dass es in der Landwirtschaft akzeptiert ist, dass bei einer standardisierten Methode letztlich der Zufall entscheidet: Einige Pflanzen werden von der Schädlingsbekämpfung profitieren, andere nicht. Entscheidend ist das Ziel, nämlich die Maximierung der Ertragslage auf den Feldern insgesamt. Damit wird der Durchschnitt über den Einzelfall gestellt. Aber ist eine solche utilitaristische Zielperspektive in der Pflege und der Gerontologie akzeptabel? Der Autor meint: Nein! Im klinischen Bereich können wir die o. g. Idee nicht favorisieren, denn – im Gegensatz zu dem Landwirt, der nicht jede Pflanze als Individuum betrachten kann - *müssen* wir die pflegerische oder gerontologische Intervention vor dem Hintergrund des Einzelfalls entscheiden. Ein Pflegender (oder Gerontologe) kann eher mit der Arbeit eines Gärtners verglichen werden, der unterschiedlichen Pflanzen die ihnen zukommende individuelle Fürsorge angedeihen lässt. Seinem professionellen Ethos folgend muss er zuerst den individuellen Fall diagnostizieren, »before he prescribes and varies the prescription. The agricultural model assumes the same prescriptions for all« (Stenhouse, 1979, 73).

Fazit – ein bestimmter Forschungsansatz (als Gold-Standard diente hier das RCT-Modell) ist nur *eine* Grundlage für professionelle Entscheidungen in Pflege und Gerontologie. Die Bevorzugung dieses Modells ist aus den genannten Gründen abzulehnen (vgl. auch Rycroft-Malone et al., 2004). Vielmehr muss stärker darauf geachtet werden – und dies wird insbesondere von britischen IW-Forschern empfohlen, *wie* verallgemeinerte theoretische Erkenntnisse in die individuelle Praxis transformiert werden können. Dazu gehören u. a. die Fragen, ob und wie Praktiker die entsprechenden Ergebnisse wahrnehmen und ob sie diese tatsächlich (und in welcher Art und Weise) in ihre Handlungsroutinen integrieren (vgl. hierzu Kitson et al., 1998). Hinzu kommt die Notwendigkeit, die rein standardisierte Perspektive durch nicht standardisierte, aber mit der Situation des Einzelfalls stärker kompatible Forschungsansätze, zu erweitern. Der Autor denkt hier an Fallanalysen, ethnografische Studien, biografische Explorationen und vieles mehr. Insgesamt ist es sinnvoll, den Begriff »Theorie-Praxis-Transfer« durch »Transformation« zu ersetzen, und zwar auf beiden Seiten (Theorie und Praxis). Damit würde stärker die Prozess- und Veränderungsperspektive betont. Dieser Punkt kann – ähnlich wie die angedeutete Perspektive im ersten Teil – an dieser Stelle nicht weiter ausführt werden. Der Autor kommt am Ende dieses Beitrags noch einmal darauf zurück.

Blinde Flecken in der Wissenschaft und der Praxis

Ohne Zweifel gibt es eine Reihe von blinden Flecken – und zwar auf Seiten der Wissenschaft wie auch seitens der Praxis. Wenn man Forschung betreibt, dann sind bestimmte Kriterien zu erfüllen. Und das gilt generell, nicht nur für das o. g. bereits kritisierte RCT-Modell. Es geht um methodische Erfordernisse, zeitliche und organisatorische Herausforderungen bei der Realisierung des Designs, auch um die Beachtung ethischer Frage- und Problemstellungen. Diese Notwendigkeiten stehen außer Frage. Problematisch wird es dann, wenn damit eine Überhöhung des wissenschaftlichen Wissens (und eine Geringschätzung des Praxiswissens) verbunden werden. Letztlich gelten nur die aufgrund einer empirisch-wissenschaftlichen Zugangsweise generierten Befunde und Erkenntnisse als wirklich bedeutsam. Der Wissensgenerierung der Subjekte aufgrund ihrer persönlichen Erfahrungen, Auseinandersetzung und Bewältigung mit den Herausforderungen des Lebens wird ein anderer, d. h. geringerer, Status zuerkannt. Diese Einschätzungen münden in einer Haltung, die bereits Schön (1983) vor über 30 Jahren als *technical rationality* beschrieben hat. Konsequent ist es dann, wenn der Wissenschaftler sich als (überlegener) Experte wahrnimmt, dem es darum zu tun ist, den Transfer seiner wissenschaftlichen Befunde in die Praxis zu bewerkstelligen. Er wird durch Ergebnisse einer klinischen Pflegeforschung bestärkt, die ihm signalisieren, dass eine in althergebrachten Praktiken oder Routinen verharrende Praxis nicht in der Lage ist, dem Patienten (oder Bewohner) die bestmögliche Pflege zu kommen zu lassen. Es gibt aber nicht nur einen blinden Fleck seitens der Wissenschaft, sondern auch seitens der Praxis. Die Praxis hat in der Regel wenig oder gar keinen Zugang zu wissenschaftlichen Diskussionen (und Diskursen). Häufig wird ein »einheitswissenschaftliches« Verständnis von *der* Wissenschaft vertreten, bei dem die verschiedenen Forschungsparadigmen (innerhalb und zwischen den wissenschaftlichen Disziplinen) wenig wahrgenommen werden. Und nicht selten lässt sich bereits im Vorfeld eine mehr oder weniger latente Wissenschaftsskepsis oder sogar Wissenschaftsfeindlichkeit beobachten. Diese mehr oder weniger unreflektierten Vorannahmen münden häufig in einer Haltung, die man als *instrumentell* charakterisieren kann. Wissenschaftliche Erkenntnisse – so diese Position – sollen unmittelbar verwertbar, anwendbar sein und (im Sinne einer Optimierung der gegenwärtigen Bedingungen) genutzt werden können. Ansonsten wird ihre Relevanz grundlegend in Frage gestellt.

Konsequenz: Um Konflikte zu vermeiden, müssen sich beide Seiten über ihre jeweils blinden Flecken im Klaren sein. Letztlich geht es um einen *Lernprozess*, von dem beide profitieren können. Aber der gelingt nur dann, wenn sich beide Seiten der *Bedingtheit und Relativität* ihrer jeweiligen Positionen bewusst werden und sich auf eine »faire Kooperation« (Rawls, 2003) einlassen: Beide Seiten müssen von Anfang an bestimmte Regeln und Verfahrensweisen festlegen, wie sie miteinander kommunizieren, und inhaltlich darum ringen, was vernünftigerweise für alle Beteiligten vorteilhaft oder gut ist. Dann werden sie erkennen, dass die affirmative Bestätigung dessen, was in der Praxis geschieht, nur die eine Seite der Medaille ist, die durch grundlegende Reflexion, Kritik und Weiterentwicklung ergänzt werden muss.

2.2 Ein Modell zur Umsetzung von forschungsbasiertem Wissen in der Pflege

Die Universität Iowa (*College of Nursing*) gehört zu den weltweit wichtigsten Zentren in der Forschung an der Schnittstelle von Pflegewissenschaft und Gerontologie. Der Schwerpunkt liegt – wie üblicherweise bei nordamerikanischen Forschern – auf klinischen Fragen der Pflege, hier der Pflege alter Menschen (vgl. Maas et al., 2001). Für unser Thema sind vor allem drei Diskussionsbeiträge interessant. Der Text von Glick und Tripp-Reimer (1996) legt die Grundlagen für das *Iowa Conceptual Model of Gerontological Nursing*. Wesentlich ist die Identifikation einer eigenen *nursing sphere*, die gezielt auf die Situation des alten Menschen Einfluss nimmt. Es geht hier um Pflegediagnosen, Pflegeinterventionen und Pflegeergebnisse, zu denen in Iowa seit vielen Jahren Forschung betrieben und eigene Instrumente und Verfahren entwickelt wurden. Das Ziel wird von den Autorinnen wie folgt skizziert:

> »In general, the desired effect of interventions is successful management of late-life-transitions and meaningful living. Indicators of successful management include but are not limited to emotional well-being, mastery of new skills and roles, meaningful relationships, functional ability, and personal transformation« (Glick & Tripp-Reimer, 1996, 44).

Neben diesem konzeptionellen (Rahmen-) Modell ist wenige Jahre später das *Iowa Model of Evidence-Based Practice to Promote Quality Care* veröffentlicht worden (vgl. Titler et al., 2001; Titler, 2005; 2008). Inhaltlich geht es um die Übertragung von Forschungsbefunden in die klinische Praxis. Hierzu wurde ein konkretes Ablaufschema vorgestellt, das hier nur in gekürzter Form wiedergegeben werden kann. Im ersten Schritt werden problem- und wissensbasierte Trigger (Katalysatoren) identifiziert, die zur kritischen Reflexion von Effektivität und Effizienz pflegerischer Maßnahmen anregen. Es geht dabei um Rahmenbedingungen, welche die Nutzung von neuem Wissen erforderlich machen. Beispielsweise wird auf den verschärften Wettbewerb zwischen den Krankenhäusern verwiesen, der dazu führt, dass wirtschaftliche Aspekte immer bedeutsamer werden. Ein ähnlicher Mechanismus gilt für internes oder externes Benchmarking. Hierfür werden Daten benötigt, welche die Einrichtungen im Hinblick auf Qualitätsindikatoren vergleichbar machen. Die analysierten Trigger führen im zweiten Schritt zu der Fragestellung, ob einem bestimmten klinischen Thema und der damit verbundenen Intervention tatsächlich eine hohe Priorität in der Einrichtung zugeschrieben wird. Wenn dies der Fall ist, wird in einem dritten Schritt eine interdisziplinäre Teamentwicklung zur Vorbereitung, Implementierung und Evaluation einer evidenzbasierten Praxisinnovation empfohlen. Die Zusammenstellung des Teams ist von der Thematik abhängig. Wenn es etwa um Schmerzmanagement geht, dann sollte das Team idealerweise aus Mitarbeitern der folgenden Professionen bzw. Fachrichtungen bestehen: Pharmakologie, Pflege, Medizin, Psychologie. In den weiteren Schritten werden – analog des Forschungsprozesses – die Datengrundlage systematisch erhoben, ggf. eine eigene Untersuchung im klinischen Feld initiiert (Pilotstudie) und die entsprechenden Ergebnisse systematisch dokumentiert. Bevor die evidenzbasierte Innovation im Krankenhaus oder Pflegeheim verbindlich für alle Mitarbeiter zum Einsatz kommt, muss die Frage beantwortet werden, ob die zu Beginn bereits festgelegten Ergebnisindikatoren (Outcomes) tatsächlich erreicht wurden. Wenn das nicht gegeben ist, dann macht es keinen Sinn, eine u. U. aufwendige Innovation für die gesamte Einrichtung einzuleiten. In diesem Fall sind die Anstrengungen auf die weitere Überwachung und Kontrolle der Pflegequalität zu richten und neuere Befunde (soweit vorhanden) zu berücksichtigen. Die erneute Einschätzung kann in einer Neuaufnahme des gesamten Verfahrens resultieren. Von daher ist das vorgestellte Modell ein offenes Kreislauf-System, welches einen Innovationsprozess in Gang setzen kann, der streng genommen nie abgeschlossen ist. Wenn allerdings die Ergebnisse auf der Pilotstation positiv ausfallen, dann besteht der abschließende Schritt in der Integration der Innovation in die klinische Praxis. Um Aussagen zur Nachhaltigkeit des Modells zu erhalten, ist eine weitere Datensammlung erforderlich. Es geht dabei u. a. um mögliche Verbesserungen für den Patienten (weniger Schmerzen), die Pflegenden (höhere Berufszufriedenheit) oder finanzielle Auswirkungen (weniger Kosten).

Gegenstand dieses Transferprozesses können z. B. forschungsbasierte Leitlinien (*evidence-based practice guidelines* [EBP-G]) sein, die direkt über das 1994 gegründete *Gerontological Nursing Intervention Research Center* (GNIRC) zu beziehen sind. Sie beschreiben, in welcher Art und Weise Forschungswissen in spezifischen klinischen Problemfeldern genutzt werden kann. Es handelt sich um allgemeine Leitlinien, die individualisiert auf die Situation des Patienten/Bewohners abgestimmt werden müssen. Mittlerweile (Stand: Juni 2014) liegen über 30 EBP-G vor, die z. T. bereits mehrfach überarbeitet worden sind, u. a. zu den Themen: Kontinenzförderung, Schmerzmanagement, Umgang mit herausforderndem Verhalten oder Qualitätsentwicklung in Pflegeheimen. Wie ist nun dieses Modell zur Umsetzung von forschungsbasiertem Wissen in der Pflege, inklusive der damit verbundenen EBP-G einzuschätzen, vor allem vor dem Hintergrund unserer Überlegungen im ersten Teil dieses Beitrags? Aus Sicht des Autors sind vor allem folgende Punkte relevant: Erstens folgt das Modell implizit der Hypothese, dass der Transferprozess letztlich in eine Richtung läuft, nämlich von der Forschung in die Praxis. Es wird zwar angeführt, dass – vor Beginn der Intervention – eine hohe Priorität des Themas vor Ort gegeben sein muss. Wie jedoch diese Einschätzung konkret erfolgt und ob ggf. die Nutzung bestimmter EBP-G indirekt die Problemdefinition bestimmen, muss zunächst offen bleiben. Ein zweiter Punkt betrifft die Forderung nach einem interdisziplinären Team. Diese Forderung ist berechtigt, vor allem wenn man die Nachhaltigkeit von Interventionen im Blick hat. Insbesondere für die deutsche Situation (das gilt für die Heime noch stärker als für die Krankenhäuser) ist interdisziplinäres Arbeiten (vor allem Fallkonferenzen) eher die Ausnahme, bestenfalls in der Geriatrie und der Rehabilitation ansatzweise realisiert. Drittens liegt der Fokus bei klinischen Interventionen im Feld der Altenpflege. Das ist nicht problematisch, aber das vorausgesetzte Pflegeverständnis ist letztlich medikal orientiert. Insbesondere für die Langzeitpflege ist ein solcher Pflegebegriff problematisch, denn er unterstützt den *medical turn* in der Altenpflege und ignoriert sozialpflegerische Profilelemente (Twenhöfel, 2011). Viertens werden die Aspekte des Widerstands, Scheiterns und der Risiken in dem Modell zu wenig beachtet. Es wird mehr oder weniger davon ausgegangen, dass der gesamte Prozess linear[7] und stetig verläuft – selbst wenn Reflexionsschleifen eingebaut wurden. Diese technische Anwendungslogik kann die Komplexität von Organisationen nur bedingt reflektieren (vgl. umfassend hierzu: Schaeffer, 2006). Schließlich wird die o. g. bereits angesprochene Haltungsfrage (sowohl seitens der Wissenschaft wie auch der Praxis) überhaupt nicht reflektiert, es geht allein um Sachfragen. Aspekte von Macht, Konkurrenz und Widerstand werden konsequent ausgeblendet. Insgesamt gesehen haben wir es nicht mit einem Implementierungsmodell zu tun, bestenfalls mit einem Algorithmus, der die Vorbedingungen zusammenstellt.

7 Seitens der Befürworter des Modells wird dies anders gesehen, und es wird betont, dass »making an evidence-based change in practice involves a series of action steps and a complex, nonlinear process« (Titler, 2008, 122).

2.3 Einige Anforderungen an die Implementierungswissenschaft – das Beispiel der Pflegeheime

Die internationale Debatte um die Reform der Heime füllt ganze Bücherregale. Auch in Deutschland sind in den letzten Jahren innovative Projekte in der Langzeitpflege initialisiert und gefördert worden. Beispielhaft sei das Modellprogramm »Altenhilfestrukturen der Zukunft« genannt, welches 2004 abgeschlossen wurde (BMFSFJ, 2004). Bei anderen Initiativen ist man noch einen Schritt weitergegangen und hat durch Neu- und Umbau ein z. T. völlig neues institutionelles Gefüge geschaffen. Dies gilt insbesondere für die Projekte des Netzwerks »Soziales neu gestalten« (SONG), die – genau wie das zuerst genannte Programm – wissenschaftlich begleitet wurden (Netzwerk: Soziales neu gestalten, 2008, 2009). Im Unterschied zu den 1970er und 1980er Jahren ist der Erkenntnisstand zu innovativen Projekten in der Langzeitpflege fortgeschritten. Eine De-Institutionalisierung des Heimalltags durch stärkere Betonung von Wahlfreiheit und Autonomie der Bewohner, systematisch und konzeptionell gestützter Einbezug von Angehörigen und Ehrenamtlichen sowie die »Öffnung« der Heime ins Quartier – all dies kann heute als »Standard« für eine gute Versorgung gelten. Trotz all dieser Bemühungen – die Debatte um Pflegemängel reißt nicht ab – der Pflegenotstand (aufgrund von zu wenig Personal) führt zum Import von ausländischen Pflegekräften, strukturelle Mängel (insbesondere in der Führung der Heime) werden seit langem kritisiert. Im Hinblick auf die US-Heime wird geschätzt, dass von 23.000 Einrichtungen mit 1,5 Millionen Bewohnern etwa die Hälfte unterhalb der geforderten Standards bleibt (Maraldo, 1991). Sicher wäre vieles notwendig, aber ohne Zweifel kann die IW-Forschung einen Beitrag zur Verbesserung der Verhältnisse leisten. Auf einige Aspekte möchte der Autor zu sprechen kommen und dabei die Notwendigkeit der Akzentverschiebung von Forschungsprioritäten in der IW für die stationäre Altenhilfe betonen (vgl. umfassend zum Bereich der Langzeitpflege: Brandenburg et al., 2014).

1. *Der Fokus der IW liegt beim Krankenhaus, viel zu wenig bei der Langzeitpflege.* Es gibt zwar einen weltweit wachsenden Fundus an Erkenntnissen, der Schwerpunkt der Forschung liegt allerdings eindeutig im Bereich der akutstationären Versorgung, weniger (oder fast gar nicht) im Bereich der Langzeitpflege. Einen Hinweis dazu gibt eine umfangreiche Analyse der Literatur zur *knowledge translation (KT)*, die Boström et al. (2012) durchgeführt haben. Ergebnis: Von 53 systematischen Reviews bezogen sich nur zwei auf die Pflege von alten Menschen. Davon untersuchte ein Review den Einfluss von Qualitätssystemen auf den Pflegeprozess und Ergebnisse für Pflegeheimbewohner. Ein anderes Review thematisierte die Effektivität eines bestimmten Lernprogramms auf das Verhalten von Ärzten. 61 der 1.709 Forschungsbeiträge (3,6 %) beschäftigten sich mit Transferprozessen bei der Pflege alter Menschen, davon 30 in Pflegeheimen, 26 in Tageskliniken, zwei in Krankenhäusern und drei in multiprofessionellen Settings. Insgesamt identifizierten die Forscher einen »gap in KT research pertaining to the care of older adults« (Boström et al., 2012, 210). Rahman et al. (2012) weisen darauf hin, dass in der Langzeitpflege das Wissen zu zwei

entscheidenden Themenfeldern der IW insuffizient ist, nämlich zum Disseminationsprozess selbst sowie zur Arbeit der change agents, d. h. der Disseminatoren. Es ist daher auch kein Wunder, »that their strategies inconsistently reflect lessons learned from the broader dissemination literature« (Rahman et al., 2012, 597).

2. *Der Fokus der IW liegt auf der Situation der Professionellen, weniger auf der Organisation.* In komplexen Modellen der IW (z. B. Chaudoir et al., 2013) wird zwischen verschiedenen Ebenen von Einflussfaktoren unterschieden (Pflegende, Pflegebedürftige, Innovation, Organisation, Rahmenbedingungen). Die überwiegende Mehrheit der Studien in der Langzeitpflege konzentriert sich allerdings auf die Ebene der Professionellen, vor allem Ärzte und Pflegende, und nur ansatzweise auf die Organisation oder finanzielle bzw. rechtliche Kontexte (Boström et al., 2012). Der Grund ist darin zu sehen, dass viele IW-Studien einzelne klinische Leitlinien und Standards im Blick haben, insbesondere die Medikamentenverschreibung (DiCenso et al., 2005; Greenhalgh et al., 2005). Bekannt ist jedoch, dass organisatorische Faktoren besonders wichtig sind, denn sie lassen sich gut beeinflussen und sie beeinflussen umgekehrt Einstellungen, Arbeitssituation sowie das konkrete Handeln der Akteure (vgl. hierzu den Überblicksbeitrag von Quasdorf et al. (2013) sowie vertiefend dazu: Hoben (2013)).
3. *Der Fokus der Forschung liegt bei Forschungsansätzen, denen ein eingeschränktes Evidenzverständnis zugrunde liegt, weniger auf der Aktionsforschung.* Der Blick in die Literatur zur IW zeigt eindeutig, dass es einen Bias in Richtung evidenzbasierter Forschungsansätze gibt (vgl. auch den Literaturüberblick von Masso und McCarthy (2009)). Dabei ist häufig – nicht immer – ein eingeschränktes Verständnis von Evidenzbasierung erkennbar, dass sich primär auf die wissenschaftliche Evidenz konzentriert und bei letzterer die RCTs als Goldstandard betrachtet. Evidenzbasierung muss jedoch in einem umfassenden Sinne verstanden werden (so wie es auch in diesem Buch vertreten wird). Dabei wird ein breites Verständnis von Forschungswissen zugrunde gelegt, darüber hinaus werden die Anliegen, Interessen und Präferenzen der Patienten und Bewohner berücksichtigt. Ebenfalls Beachtung finden die Erfahrung und Expertise der Professionellen als eine entscheidende Evidenzquelle. Ausgehend von diesem Zugang lassen sich auch aktionsforschungsorientierte Ansätze favorisieren, die sehr gut geeignet sind, den innovativen Charakter der IW ernst zu nehmen: Die Forscher sind in das Feld involviert, befähigen die Betroffenen, stoßen Entwicklungen an. Damit gelingt es eher die Komplexität der Einflussfaktoren zu berücksichtigen und ein Verständnis für die Gesamtsituation zu erreichen.
4. *Der Fokus der Forschung liegt auf »clinical care«, weniger auf einer kritischen Einschätzung der Situation in der Langzeitpflege insgesamt.* Es ist bereits früh darauf hingewiesen worden, dass die Verbesserung der Pflegequalität ein entscheidendes Movens der Pflegeforschung ist. Wir wissen heute auch, dass sich evidenzbasierte Interventionen positiv auf einzelne klinische Phänomene in der Langzeitpflege auswirken (vgl. hierzu auch Titler, 2008). Aber diese Akzentuierung klinischer Fragen ist häufig mit einer mehr oder weniger affirmativen Bestätigung der bestehenden Verhältnisse verbunden. Fragen nach Anerkennung, Gerechtigkeit und Verteilung von knappen Ressourcen werden systematisch ignoriert (Friesacher, 2014). Ebenso wird die gesellschaftliche Problematik einer institutionellen »Entsorgung« alter Menschen (Bauer & Gröning, 2008; Gronemeyer, 2013) ausgeblendet. Auch ethische Grenzen eines

medizinischen Zugriffs auf das Alter (vgl. die Debatte um die Anti-Aging-Medizin, z. B. Maio (2012) oder Schicktanz und Schweda (2012)) – scheinen kein Thema für die internationale (auch nicht für die deutsche) IW zu sein. Man muss sicher nicht an jeder Stelle Grundsatzfragen aufwerfen, aber die unkritische Hinnahme (und damit Bestätigung) von fachlich, ethisch und sozial hochgradig problematischen Bedingungen und Zuständen widerspricht im Kern dem Anliegen der IW selbst, nämlich der Verbesserung der Verhältnisse.

2.4 Fazit und Ausblick

In diesem Kapitel wurde folgendes Argument entfaltet: Die IW kann einen Beitrag zur Verbesserung der Situation alter Menschen leisten, wenn sie erstens das Verhältnis von Theorie und Praxis kritisch reflektiert, zweitens die Engführungen eines technisch orientierten Transferprozesses überwindet und drittens den Mut hat, nicht nur den Blick auf einzelne klinische Aspekte zu lenken, sondern die Gesamtsituation der Betroffenen (und damit die organisations- und kontextbezogenen Faktoren) stärker zu beachten. In der Konsequenz wurde deutlich, dass ein dialektisches Verhältnis von Theorie und Praxis angenommen werden muss, eine Beseitigung des Gegensatzes von Theorie und Praxis ist unsinnig, sogar gefährlich. Denn dies würde nur dazu führen, dass die Logik einer Seite (Theorie oder Praxis) dominant wird. Als Fazit ergibt sich die Notwendigkeit für die deutsche IW aus den Erfahrungen – aber auch Engführungen – der internationalen Debatten zu lernen. Dabei wurde in diesem Beitrag eine (sozial-)kritische Perspektive angemahnt, die nicht nur der Verbesserung von *clinical care* folgt, sondern fachliche, professionelle und ethische Aspekte gleichermaßen würdigt. Das multi- und interdisziplinäre Profil der IW bietet hierzu eine Chance – sie sollte sie nutzen!

Literatur

Bauer, A. & Gröning, K. (2008). *Gerechtigkeit, Geschlecht und demografischer Wandel.* Frankfurt a. M.: Mabuse.

BMFSFJ – Bundesministerium für Familie, Senioren, Frauen und Jugend (2004). *Modellprogramm »Altenhilfestrukturen der Zukunft«: Einblicke, Ergebnisse, Empfehlungen.* Berlin: BMFSFJ.

Boström, A.-M., Slaughter, S. E., Chojecki, D. & Estabrooks, C. A. (2012). What do we know about knowledge translation in the care of older adults? A scoping review. *J Am Med Dir Assoc, 13*(3), 210–219.

Brandenburg, H., Bode, I. & Werner, B. (2014). *Soziales Management in der stationären Altenhilfe: Kontexte und Gestaltungsspielräume.* Bern: Huber.

Chaudoir, S. R., Dugan, A. G. & Barr, C. H. (2013). Measuring factors affecting implementation of health innovations: A systematic review of structural, organizational, provider, patient, and innovation level measures. *Implement Sci, 8*(1), 22. doi: 10.1186/1748-5908-8-22.

DiCenso, A., Guyatt, G. H. & Ciliska, D. (2005). *Evidence-based nursing: a guide to clinical practice.* St. Louis: Mosby.

Friesacher, H. (2015). Pflegewissenschaft. In: Brandenburg, H. & Güther, H. (Hrsg.), *Gerontologische Pflege: Grundlegung und Perspektiven.* Bern: Huber (im Druck).

Gerstenmeier, J. & Mandl, H. (1999). Konstruktivistische Erwachsenenbildung und Weiterbildung. In: Tippelt, R. (Hrsg.), *Handbuch Erwachsenenbildung/Weiterbildung* (S. 144–192). Opladen: Leske + Budrich.

Glick, O. J. & Tripp-Reimer, T. (1996). The Iowa conceptual model of gerontological nursing. In: Swanson, E. & Tripp-Reimer, T. (eds.), *Advances in gerontological nursing, vol. 1: issues for the 21st century* (pp. 11–56). New York: Springer.

Greenhalgh, T., Glenn, R., Bate, P., Macfarlane, F. & Kyriakidou, O. (2005). *Diffusion of innovations in health service organisations: a systematic literature review.* Massachusetts: Blackwell.

Gronemeyer, R. (2013). *Das 4. Lebensalter: Demenz ist keine Krankheit.* München: Pattloch.

Grypdonck, M. (2004). Eine kritische Bewertung von Forschungsmethoden zur Herstellung von Evidenz in der Pflege. *Pflege & Gesellschaft, 19*(2), 35–41.

Hoben, M. (2013). *Multiple Einflüsse in Disseminations- und Implementierungsprozessen: Barrieren, Erfolgsfaktoren und die Bedeutung des Organisationskontexts.* Präsentation im Rahmen der 2. Fachtagung der DGP »Pflegewissenschaftliche Auseinandersetzung mit Disseminations- und Implementierungsprozessen: Gegenstandsbereich, Relevanz und Perspektiven für Deutschland«, 22.02.2013, Katholische Hochschule Mainz. http://www.dg-pflegewissenschaft.de/2011DGP/wp-content/uploads/2012/02/Praesentation_M.Hoben_Einflussfaktoren.pdf [letzter Zugriff: 05.01.2014].

Kitson, A., Harvey, G. & McCormack, B. (1998). Enabling the implementation of evidence based practice: A conceptual framework. *Qual Health Care, 7*(3), 149–158.

Maas, M., Buckwalter, K. C., Hardy, M. D., Tripp-Reimer, T., Titler, M. G. & Specht, J. (eds.) (2001). *Nursing care of older adults: diagnoses, outcomes & interventions.* St. Louis: Mosby.

Maio, G. (2012). *Altwerden ohne alt zu sein: Ethische Grenzen der Anti-Aging-Medizin.* München: Alber.

Maraldo, P. J. (1991). Quality in long term care. In: Graubard, A. (ed.) *Mechanisms of quality in long-term care* (pp. 1–11). New York: National League for Nursing Press.

Masso, M. & McCarthy, G. (2009). Literature review to identify factors that support implementation of evidence-based practice in residential aged care. *Int J Evid Based Healthc, 7*(2), 145–156.

Netzwerk: Soziales neu gestalten (Hrsg.) (2009). *Zukunft Quartier – Lebensräume zum Älterwerden, Band 2: Eine neue Architektur des Sozialen – Sechs Fallstudien zum Welfare Mix.* Gütersloh: Bertelsmann.

Netzwerk: Soziales neu gestalten (Hrsg.) (2008). *Zukunft Quartier – Lebensräume zum Älterwerden, Band 1: Eine Potenzialanalyse ausgewählter Wohnprojekte.* Gütersloh: Bertelsmann.

Quasdorf, T., Hoben, M., Riesner, C., Dichter, M. N. & Halek, M. (2013). Einflussfaktoren in Disseminations- und Implementierungsprozessen. *Pflege & Gesellschaft, 18*(3), 235–252.

Rahman, A. N., Applebaum, R. A., Schnelle, J. F. & Simmons, S. F. (2012). Translating research into practice in nursing homes: Can we close the gap? *Gerontologist, 52*(5), 597–606.

Rawls, J. (2003). *Politischer Liberalismus.* Frankfurt a. M.: Suhrkamp.

Rolfe, G. (1998). The theory-practice gap in nursing: from research-based practice to practitioner-based research. *J Adv Nurs, 28*(3), 672–679.

Rycroft-Malone, J., Harvey, G., Seers, K., Kitson, A., McCormack, B. & Titchen, A. (2004). An exploration of the factors that influence the implementation of evidence into practice. *J Clin Nurs, 13*(8), 913–924.

Sandelands, L. E. (1990). What is so practical about theory? Lewin revisited. *J Theor Soc Behav, 20*(3), 235–262.

Schaeffer, D. (Hrsg.) (2006). *Wissenstransfer in der Pflege: Ergebnisse eines Expertenworkshops.* Bielefeld: Universität Bielefeld, Institut für Pflegewissenschaft (IPW).

Schaeffer, D. & Moers, M. (2011). Too busy to think? Essay über die spärliche Theoriebildung der deutschen Pflegewissenschaft. *Pflege, 24*(6), 349–360.

Schicktanz, S. & Schweda, M. (Hrsg.) (2012). *Pro-Age oder Anti-Aging? Altern im Fokus der modernen Medizin.* Frankfurt: Campus.

Schnepp, W. (2009). Pflegeforschung in Zeiten von Evidence based Healthcare: das Ende methodologischer Argumente? In: Mayer, H. (Hrsg.), *Pflegewissenschaft: von der Ausnahme zur Normalität. Ein Beitrag zur inhaltlichen und methodischen Standortbestimmung* (S. 72–88). Wien: Facultas.

Schön, D. (1983). *The reflective practitioner: how professionals think in action.* London: Temple Smith.

Stenhouse, L. (1979). Using research means doing research. In: Dahl, H., Lysne, A. & Rand, P.

(Hrsg.), *Spotlight on educational problems* (S. 72–76). Oslo: Oslo University Press.

Titler, M. G. (2008). The evidence for evidence-based practice implementation. In: Hughes, R. G. (Hrsg.), *Patient safety and quality: an evidence-based handbook for nurses*. Rockville: Agency for Healthcare Research and Quality (AHQR). http://www.ahrq.gov/qual/nurseshdbk/nurseshdbk.pdf [letzter Zugriff: 05.01.2014].

Titler, M. (2005). Forschungsanwendung in der Praxis. In: Lobiondo-Wood, G., Haber, J. & Nohl, A. (Hrsg.), *Pflegeforschung: Methoden, Bewertung, Anwendung* (S. 653–706). 2. Aufl. München, Jena: Elsevier.

Titler, M. G., Kleiber, C., Steelman, V. J., Rakel, B. A., Budreau, G., Everett, L. Q., Buckwalter, K. C., Tripp-Reimer, T. & Goode, C. J. (2001). The Iowa Model of Evidence-Based Practice to promote quality care. *Crit Care Nurs Clin North Am, 13*(4), 497–509.

Twenhöfel, R. (2011). *Die Altenpflege in Deutschland am Scheideweg: Medizinalisierung oder Neuordnung der Pflegeberufe?* Baden-Baden: Nomos.

Willke, H. (2005). *Systemtheorie II: Interventionstheorie – Grundzüge einer Theorie der Intervention in komplexe Systeme*. 4. Aufl. Stuttgart: Lucius & Lucius.

3 »Wir haben eine Lösung und suchen ein passendes Problem«: Historisch individuierte Einrichtungen, interne Evidence und Implementierungsforschung[1]

Johann Behrens und Gero Langer

Einführung

Implementierungswissenschaft untersucht unter anderem eine Gruppe von Interventionen, nämlich Dissemination und Implementierung. Interventionen sind eingreifende Handlungen mit Absicht. Im Anschluss an Husserls »Um-zu-Motive« lassen sich Interventionen als »Um-zu-Handlungen« fassen (Behrens, 1980): Ich tue etwas, um etwas zu erreichen. Implementierungsforschung ist auch eine spezielle Interventionsforschung. Sie richtet sich auf externe Evidence für die Wirkung von Implementierungs- und Disseminationsstrategien und auf die Praxis des Aufbaus interner Evidence für Implementierungsentscheidungen, die Einrichtungen zu treffen haben. Implementierungsforschung wird, auch in Deutschland, bereits seit Jahrzehnten betrieben, zum Beispiel in den Managementwissenschaften mit Zuarbeiten aus der Betriebswirtschaftslehre (BWL), aus Soziologie, Psychologie, nicht aber systematisch und explizit in der Alternsforschung oder Pflegeforschung selbst.

Selbstverständlich verstehe ich eine Handlung noch nicht, wenn ich die »Um-zu-Motive« anderer Akteure kenne. Das gilt für alle Menschen, daher auch für Implementierungsforscher. Begründet wurde das von Husserl (ausführlicher Behrens, 1980). Denn am Zustandekommen einer intervenierenden Handlung sind offenbar mehr Faktoren ursächlich beteiligt als nur die Absicht, also das Um-zu-Motiv der Handelnden. Es ist eine alltägliche Erfahrung, dass Handlungen nicht genauso ausfallen, wie bewusst beabsichtigt. In die Handlung gehen Beweggründe ein, die mir nicht bewusst sind, und auch Versehen und Versprecher sind uns im Alltag vertraut. Auch für ein Verständnis von Implementationen als Interventionen gilt also: Es käme zu diesen Implementationsversuchen gar nicht ohne ein Um-zu-Motiv, wenn auch die Absicht die folgende Handlung nur teilweise antizipiert.

Die Verfasser folgen in diesem Beitrag den Herausgebern und betrachten Implementierung und Dissemination als zielgerichtete Handlungen, die erfolgreich ablaufen oder aber auch scheitern können. Unser Beitrag beschäftigt sich mit einem grundlegenden Faktor, woran Implementierungs-, Disseminations- sowie Erleichterungsstrategien für Diffusion scheitern können. Dieser Faktor

1 Aufgrund des Reviewverfahrens mussten wir einige uns bedeutsame Passagen kürzen. Dies betrifft ein von uns entwickeltes evidenceorientiertes Modell der Implementierungsentscheidungen neuer wissenschaftlicher Erkenntnisse in historisch individuierte Einrichtungen und das an Haines und Jones orientierte ältere Modell der Implementierung von Forschungsergebnissen in die Praxis ebenso wie ein Modell der unterschiedlichen Verantwortungsverteilung als Implementierungshindernis oder Implementierungserleichterung. Wer etwas zu den Implementierungsmodellen, wie dem von Haines und Jones 1994, erfahren möchte, der kann unsere Arbeit Behrens & Langer (2010a) zu Rate ziehen.

liegt wesentlich in unserem Irrtum, die Einrichtungen hätten auf unser Wissen, wie Pflege und Altenarbeit zu optimieren sind, nur gewartet. Dem entspricht eine Implementierungsstrategie, die GRADE (= *Grading of Recommendations, Assessment, Development and Evaluation*) verfolgt (die Verfasser legen ihre Mitgliedschaft in GRADE hiermit pflichtgemäß offen). Die Strategie besteht in der möglichst klaren und eindeutigen Zusammenfassung von Wissen aus Studienergebnissen über Behandlungen. Diese Strategie setzt offensichtlich voraus, dass es – erstens – in den Fachgesellschaften Leitlinienautoren gibt, die nur auf Wissenszusammenfassungen nach der GRADE-Methodik warten, und – zweitens – hinter ihnen Einrichtungen stehen, die neues Wissen in Leitlinien nachfragen. Das könnte jedoch ein Irrtum sein. Vielleicht warten die Einrichtungen gar nicht so sehnsüchtig auf Verbesserungen, wozu sie qua Gesetz und eigenem Leitbild verpflichtet sind? Dies wird nahegelegt durch ein Verständnis der Einrichtungen als »Organisationen«. Organisationen sind nach verbreitetem Verständnis selber Interventionen: Gründungen zur Erfüllung eines personenübergreifenden Zwecks, die bei erreichter oder mangelnder Zweckerfüllung wieder aufgelöst werden. Womöglich sind Einrichtungen aber gar keine *Organisationen*, sondern eher *historisch individuierte Institutionen* ähnlich *Ehen*? Der Unterschied zwischen zweckgerichteten Organisationen und historisch individuierten Institutionen wird daher im Kapitel 3.1 erörtert, um zu klären, was die Adressaten von Implementierungen eigentlich sind. Um das Ergebnis unserer Analyse vorwegzunehmen: Für Implementierungsstrategien und für die Implementierungswissenschaft ist es klug, die »Zieleinrichtungen« wahrzunehmen als ziemlich eheähnliche Institutionen, die in ihren Satzungen und Leitbildern vorgeben und sich bemühen, Organisationen zu sein.

Auch lohnt sich in diesem Zusammenhang etwas Distanz zu der Vorstellung des Managementzyklus und des Pflegeprozesses zu halten. Beiden Modellen ist die Vorstellung inhärent, Einrichtungen würden von den Problemen Hilfsbedürftiger ausgehen, mit ihnen über alles reden und dann gemeinsam nach einer neuen Lösung für ihre Probleme suchen. Realistischer ist die umgekehrte Reihenfolge: Einrichtungen haben bereits Lösungen und sind auf der Suche nach passenden Problemen, auf die sie ihre Lösungen ertragreich anwenden können. Das ist ihnen auch nicht vorzuwerfen. Wenn ein Hilfebedürftiger mit einem diffusen Problem kommt, wird daher darüber nachgedacht, wie das Problem passend für die eigenen vorrätigen Lösungen interpretiert werden kann. Bei anderen Problemen hört die historisch ausdifferenzierte Einrichtung nicht mehr so gut, ist für sie in Jahrzehnten der Ausdifferenzierung nahezu taub geworden (wobei natürlich die Personen, die in der Einrichtung arbeiten, auch diese anderen Probleme hören können, aber nicht qua Zuständigkeit, sondern als Menschen, sozusagen privat). Wenn das schlüssig ist, ergibt sich daraus für die Implementierungswissenschaft und -praxis, dass ich interne Evidence mit der beratenen Einrichtung aufbauen muss, bevor ich mich ihr verständlich ausdrücken kann. Wie die externe Evidence für eine Behandlung noch nicht darauf schließen lässt, was für meinen individuellen Klienten mit seinen Teilhabezielen, Wahrnehmungen und Ressourcen angemessen ist, so kann ich aus der externen Evidence für Implementierungsstrategien bei anderen noch nicht ableiten, was meine »Zieleinrichtung« will. Das ist die These dieses Beitrags.

Es lohnt sich also für Implementierende, nicht immer schon davon auszugehen, sie wüssten, was die Einrichtungen wollten, nur weil sie wissen, was sie wollen sollten. Implementierung ist keine Einbahnstraße. Sie setzt den gemeinsamen Aufbau interner Evidence voraus, um überhaupt Fragen an die externe Evidence zu haben.

3.1 Adressat der Implementierung: Zweckabhängige »Organisationen« versus historisch individuierte »Institutionen«?

Ein großer Teil der Implementierungen richtet sich auf Einrichtungen. Aber was sind *Einrichtungen*? Die Antwort darauf ist für die Implementierungsforschung sehr bedeutsam.

Um besser zu wissen, in welcher Weise etwas zu implementieren ist, schlugen die Autoren vor 34 Jahren die Unterscheidung zwischen zweckabhängigen personenübergreifenden *Organisationen, die unmittelbar auf jeden externen Hinweis für bessere Zweckerfüllung reagieren,* und (historisch individuierten) *Institutionen* vor. Der Unterschied zwischen beiden wird unmittelbar klar in folgendem Falsifikationstest im Sinne Poppers. Dazu werden Sie um einen schnellen empirischen Selbsttest der hierfür zentralen empirischen Hypothese gebeten. Stellen Sie sich vor, Marlene Musterfrau schickte Ihnen folgende Einladung: »*Liebe Verwandte, liebe Freundinnen und Freunde, herzlich lade ich Euch zur Feier der Goldenen Hochzeit ein. 50 Jahre lebe ich jetzt glücklich im Stande der Ehe. Eine so lange Ehedauer war nicht immer leicht und, wie Ihr wisst, nur möglich, weil ich dreimal erfolgreich das Personal austauschen konnte. Erst war Johann mein Ehemann, dann Peter und dann Detlev…*«. Wenn Ihnen diese Einladung als ganz normal und üblich vorkommt, haben wird die spätere Argumentation schwer. Nun stellen Sie sich vor, Sie bekommen eine Einladung zum Goldenen Firmenjubiläum von Frau Musterfrau, Chefin der Musterfirma: »*Zum 50-jährigen Firmenjubiläum unserer Musterfirma darf ich Sie mit Dankbarkeit und auch Stolz einladen. Die Gründer und ersten Angestellten unserer Musterfirma, von denen niemand mehr in der Firma arbeitet, hätten sich damals nicht vorstellen können, wie gut unsere Firma heute dasteht…*«.

Im Unterschied zur ersten Einladung kommt uns diese zweite ganz normal und üblich vor. Dass das Personal völlig gewechselt hat, spricht für uns nicht gegen ein Firmenjubiläum. Im Gegenteil, wir gründen Firmen geradezu mit der Absicht, ihre Existenz und ihre innere Arbeitsteilung von konkreten Personen unabhängig zu machen. Die *juristische* Person kann leben, Kredite aufnehmen und Verträge erfüllen, wenn die in ihr ursprünglich beschäftigten *natürlichen* Personen schon längst gestorben sind. Denn Arbeitsplatzbeschreibungen führen zu definierten Arbeitsrollen, die unabhängig von der Person, die sie gerade ausfüllt, gelten. Dadurch erst kommt es zur bekannten Unterscheidung von Person und Rolle. Ich kann als Angestellter einer Firma eine Position vertreten, die ich als Person bedauerlich finde. Und wenn ich einer Arbeitsplatzbeschreibung gerichtlich überprüfbar nicht mehr entsprechen kann, kann ich gekündigt werden.

In einer Ehe ist das ganz anders. Zwar wird eine Ehe genauso wie eine Firma durch einen expliziten, freiwillig eingegangen Vertrag gegründet. Die Gründer müssen einwilligungsfähig sein und sehr ähnliche Mindestbedingungen erfüllen (Volljährigkeit usw.). Der Vertrag muss amtsgerichtlich korrekt zustande gekommen und die Firma muss wie die Ehe in ein Register eingetragen sein, sonst existiert sie gar nicht.

Aber, und das ist der erste Unterschied, innerhalb der Ehe gibt es gar keine gerichtlich einklagbaren Arbeitsplatzbeschreibungen und Rollenverpflichtungen mehr, wie sie für jede Firma typisch sind. Damit gibt es offensichtlich auch keine Frauen- und keine Männerrollen mehr. Eine Ehefrau, die um 19 Uhr kein warmes Essen auf den Tisch stellt, kann ebenso wenig der *Verletzung ehelicher Pflichten schuldig* geschieden werden wie ein Ehemann, der um 22:30 Uhr nicht zum ehelichen Verkehr bereit ist. Eine Frau, die einen jungen blonden Mann geheiratet hat, kann ihn von Gesetzes wegen nicht kündigen mit der Begründung, er sei weiß und alt geworden und entspräche ihrer seinerzeitigen Beschreibung für die Partneragentur nicht mehr. Das beweist eindeutig: Eine Ehe sehen wir rechtlich als eine Einrichtung an, in der die beiden Beteiligten kontinuierlich untereinander aushandeln, was sie voneinander erwarten wollen und können. Jederzeit dürfen sie das ändern, solange sie nicht die Menschenrechte verletzen. Eine Ehe wird wie eine Firma absichtsvoll eingegangen, aber wenn das Ziel (zum Beispiel die Geburt und die Erziehung von Kindern) erfüllt ist oder sich als unerfüllbar erwiesen hat, erlischt die Ehe nicht, sondern die Vertragspartner können das Ziel jederzeit völlig ändern. Eine Ehe entwickelt sich mit ihrer Geschichte. Eine Ehe sehen wir in unserer Rechtsgemeinschaft seit den siebziger Jahren des vorigen Jahrhunderts folglich als eine *historisch sich individuierende Institution.* Vor dem neuen Ehe- inklusive Scheidungsrecht war das noch anders.

Jedem, der einmal von einer Ehe oder einer Firma gehört hat, ist damit der Unterschied zwischen einer Organisation und einer historisch individuierten Institution völlig vertraut. Auf den ersten Blick erscheint es auch selbstverständlich, dass Implementierungsforschung in gerontologischen und Pflegeeinrichtungen sich mit Implementierung in Organisationen beschäftigt, die einen eindeutig fixierten Zweck haben und daher auf Nachrichten einer möglichen besseren Zweckerfüllung reagieren. Organisationen sind eingerichtet zur Erfüllung eines Zwecks, also »Interventionen«. Auf den zweiten Blick kann es sich für die Implementierungswissenschaft als lohnend erweisen, Einrichtungen, in die etwas implementiert wird, nicht als zweckgerichtete Organisationen zu sehen, sondern als eheähnlich individuierte Institutionen: Sie können ihre Zwecke ändern und sind nicht auf die jeweils beste Lösung eines Klientenproblems ausgerichtet, sondern auf den Absatz ihrer Lösungen. Welche der beiden Interpretationen der Zieleinrichtungen von Implementierungen eher zutrifft, soll in den folgenden Abschnitten an Einrichtungen und besonders an der Geltung des Managementzyklus (Pflegeprozesses) geklärt werden.

Organisationen sind Interventionen

Eine Organisation ist eine begründungsbedürftige und nur durch ihre nachweisbaren zweckentsprechenden Wirkungen begründbare Intervention, wie das Schleiermacher zuerst für die Einrichtung »Schule« rigoros dargelegt hat (vgl. im Anschluss an Brumlik & Behrens, 2002). Damit wurde Schleiermacher vor mehr als 200 Jahren der Begründer einer Forderung, die wir heute als typisch für evidence-basierte Praxis ansehen. Nicht nur die einzelne Unterrichtsmaßnahme *in* einer Schule, sondern die Schule überhaupt bis hin zur Schulpflicht ist Schleiermacher zufolge eine begründungsbedürftige (rechtfertigungsbedürftige) Intervention. Im selben Sinne sind ganze Gesundheitssysteme Interventionen, die nur durch ihre hinreichend häufige zweckentsprechende Wirkung zu rechtfertigen sind. So ist das Gesundheits-Schutz-System eines Landes mit allen »Arbeitsschutz«-Einrichtungen, angefangen von Gesetzen und Vorschriften bis hin zu Organisationen, eine Intervention, wie sie sich seit Schleiermacher nur rechtfertigen kann mit ihren hinreichend häufig eingetretenen Wirkungen. In diesem Argument liegt keine übertrieben rosige Ansicht von Organisationen: Innerhalb von Organisationen können die Mitglieder zwar alle möglichen Ziele und vom Organisationszweck abweichenden Bedürfnisse verfolgen, aber eine

Organisation ist in ihrer Existenz nicht mehr legitimierbar, sobald sie den Organisationszweck erkennbar verletzt. So verliert eine Klinik, in der die Patienten durch Klinikepidemien dauerhaft kränker werden, an Existenzberechtigung, es mag in dieser Klinik noch so gemütlich sein – denn die durchaus gesundheitsförderliche »Gemütlichkeit« ist weder für das Personal noch für die Patienten der hinreichend legitimierende Hauptzweck der Organisation »Klinik«.

Eine solche Einrichtung müsste und könnte zwar ihren Zweck wechseln (in zum Beispiel Freizeitklub), um ihren Betrieb aufrecht halten zu können; als Klinik ist sie aber nicht aufrecht zu erhalten. Die Mitglieder und die Hierarchie der neuen Organisation »Freizeitklub« könnten durchaus dieselben bleiben wie die der alten Klinik, der Zweck und damit die Organisation müssen sich erneuern. Solche Organisationszweckwechsel einer Einrichtung und damit ihre *Neugründung als Organisation* kennen wir viele. So ist bekanntlich die Organisation »Klinik« häufig entstanden aus einer Organisation, deren Zweck es war, Vagabunden und Herumlungerer, Tobsüchtige und Querulanten, ansteckend Kranke und Mittellose, Prostituierte, arme Alte und hilflose Verwirrte, Waisen und Witwen, Diebe und Kleptomanen wegzusperren und mit eigener Arbeit zu versorgen. Mit diesen Zucht- und Schutzhäusern würde heute niemand eine Klinik in eins setzen, selbst wenn die Gebäude und die Wärter (»Krankenwärter«) noch die gleichen wären. Die Klinik hat einen anderen Zweck als das Zuchthaus, also ist sie eine andere Organisation.

Unhaltbares Zwischenfazit für die Implementierungswissenschaft

Für die Implementierungsforschung, die Einrichtungen, in die etwas implementiert wird, als Organisationen sieht, könnte hier ein erstes probeweises Zwischenfazit zusammengefasst werden:

a) Implementierungsforschung adressiert Einrichtungen häufig als zweckgerichtete Organisationen.
b) Organisationen sind Interventionen.
c) Eine Intervention (das heißt auch jede Organisation) ist nur dadurch zu rechtfertigen, dass sie das jeweilige Ziel tatsächlich mit hoher Wahrscheinlichkeit – und darüber hinaus besser als jede Alternative – erreicht.
d) Um eine Verbesserung zu implementieren, schien es zu reichen, dass ich die jeweils beste Alternative der Zielerreichung aufzeige *(denn ethisch an Schleiermacher geschulte Pädagogen, Therapeuten und Manager werden suboptimale Organisationen sofort einstellen und durch evidence-basiert wirksamere und sparsamere ersetzen – oder aber zu einem solchen Ersatz durch die informierte Nachfrage am Markt bzw. durch die staatliche Aufsicht gezwungen werden).*
e) Die beste Erleichterung von Implementierungsprozessen gelingt daher durch weltweite Informationsverarbeitungen, wie sie auch die Autoren dieses Artikels im internationalen Zusammenschluss GRADE (und DECIDE, einem EU-Projekt zur GRADE-Methodik) betreiben: Die massenhaften Erfahrungsberichte zu Problemlösungen zu sichten und übersichtlich zusammenzustellen.

Dieses Zwischenfazit, Sie ahnen es bereits, wird nicht lange halten. Der Grund ist nicht nur, dass empirische Betriebe oft ein Zwischending zwischen Organisation und historisch individuierten Institutionen sind, also mit einem Wort: oft ziemlich eheähnlich. Das wird durch den Markt selber gefördert, wie die ökonomische Theorie der Firma erklären konnte (Behrens, 1982). Darauf wird noch zurückzukommen sein. Der Grund ist vor allem der, dass der weit verbreitete Managementzyklus, den der Pflegeprozess konkretisierte, eher ein schöner Traum ist als ein Modell der Wirklichkeit. Und das nicht, weil die Menschen schlecht sind, sondern aus systemisch zu erwartenden Gründen. Das ist nun zu belegen.

Was ist surreal am Managementzyklus und am Pflegeprozess?

Der berühmte Managementzyklus und seine Übersetzung in den Pflegeprozess beginnen bekanntlich mit einem Problem, zu dem die geeignete Lösung gesucht wird, diese dann implementiert und in ihrer Wirkung evaluiert wird (Behrens & Langer, 2010a). Bei fachlich spezialisierten Einrichtungen sind die ersten beiden Schritte eher umgekehrt. Trotz der Namen »Managementzyklus« und »Pflegeprozess«, die auf eine fachlich spezialisierte Organisation verweisen, gilt der Managementzyklus gerade nicht für fachlich spezialisiertes Handeln, sondern im Gegenteil gerade für nicht fachliches, privates Handeln. Für fachlich spezialisiertes Handeln gilt dagegen: »Ich habe eine Lösung und suche ein passendes Problem.« Das belegt jedes Kind, das nicht gern still sitzt, woran sich manche stören. Eine Fülle von Umgangsweisen ist damit möglich, die die Eltern und das Kind sich durch den Kopf gehen lassen können. Wenden sie sich aber an fachlich spezialisierte Einrichtungen, sind diese jeweils auf eine Lösung spezialisiert und sehen zu, ob sich das Phänomen dergestalt als ein Problem formulieren lässt, dass ihre Lösung passt. Eine Kinderärztin wird die Organisation der Schule oder des Kindergartens nicht ändern, eine Lehrerin nicht Pillen verteilen. Während die Eltern und das Kind noch wie im Managementzyklus unter allen Umgangsweisen und Problemformulierungen wählen können, sind die professionellen Einrichtungen im Gegenteil auf bestimmte Lösungen spezialisiert und können nur tätig werden, wenn es ihnen gelingt, ein Phänomen in der Sprache eines Problems zu beschreiben, für das sie eine Lösung anbieten. Sie haben eine Lösung mit den entsprechenden Problemformulierungen (z. B. Diagnostiken) und sind wirtschaftlich darauf angewiesen, dass sich hinreichend viele Phänomene unter diese Problemformulierung subsumieren lassen. Für ärztliches Handeln wird dieser Prozess von der Lösung zur Problemformulierung inzwischen nahezu umgangssprachlich als Medikalisierung bezeichnet. Aber der Prozess ist keineswegs auf ärztliche Lösungsanbieter beschränkt. Mit dem gleichen Recht ließe sich von Pädagogisierung und Sozialpädagogisierung, von Verrechtlichung und Psychologisierung sprechen.

In einem Experiment des Max-Planck-Institutes für Ökonomie in Jena zum Überweisungsverhalten zeigte sich, dass die untersuchten Teilnehmer in der Tat mit Überweisungen zögerten, wenn ihre wirtschaftlichen Interessen betroffen waren (Behrens et al., 2006).

Ich habe eine Lösung und suche ein passendes Problem

Jede dieser Professionen ist fachlich für eine Lösung zuständig und hat zu prüfen, ob diese ihre Lösung dem Problem ihres Auftraggebers entspricht, also bei ihm indiziert ist oder ob sie ihn an andere Fachleute zuständigkeitshalber weiterüberweisen müssen. Auch Professionen sind bekanntlich von Mietzahlungen nicht befreit. Auch Professionsangehörige müssen essen. Das schafft einen gewissen Anreiz, genau zu prüfen, ob die eigene Lösung wirklich nicht hilfreich (»indiziert«) sein könnte, bevor man überweist. Nicht jede, aber fast jede Überweisung bedeutet den Verzicht auf Honorar (Behrens et al., 2006). Trotzdem geht das Modell des Managementzyklus davon aus: Professionsangehörige widerstehen diesem Anreiz und prüfen den Bedarf nach ihren Lösungen völlig uneigennützig. Sie prüfen die Indikation auch völlig unvoreingenommen. Unvoreingenommen heißt hier: Sie kennen alle anderen Professionsangebote und schätzen ihr eigenes Lösungsangebot nicht mehr als alle anderen Professionsangebote.

Diese Modellannahme der Uneigennützigkeit und Unvoreingenommenheit erscheint Ihnen vielleicht als idealistisch. Sie entspricht aber dem gesetzlichen Verständnis freier Berufe, besonders den Professionen. Diese sind – im Unterschied zu Gebrauchtwagenhändlern – von der Gewerbesteuer bekanntlich befreit, weil sie gegen ihre wirtschaftlichen Interessen uneigennützig und unvoreingenommen ihre fachlichen Lösungen keinesfalls anbieten, auch selbst wenn ein Klient sie wünscht und ihnen bezahlen will – sobald sie erkennen, dass ihre Lösungen ihren Auftraggebern weniger nützen als die anderer Professionen oder Privater (von einem Autohändler erwartet dagegen niemand, dass er sich weigert, Ihnen einen Porsche zu verkaufen, nur weil sie mit einem Kleinwagen vielleicht besser einen Parkplatz fänden).

Eins bestreitet auch dieses idealistische Modell des Gesetzgebers nicht: Professionen und ihre Einrichtungen gehen nicht von Problemen aus, zu denen sie Lösungen suchen. Sondern sie haben fachliche Lösungen, zu denen sie passende Probleme suchen. Insofern geben der Managementzyklus und der Pflegeprozess trotz des Namens keine professionelle, sondern eine privat-nichtfachliche Lösungsstrategie wieder. Das beweisen jeden Tag Handwerker und Dienstleister, die außerfachlich helfen. Selbstverständlich kommt es nicht selten vor, dass Fachleute aus dem Kompetenzbereich ihres Faches fallen und außerfachlich helfen. Ein Klempner erklärt sich bereit, eine Lampe aufzuhängen, obwohl er nach der Ordnung der Gewerke dafür nicht zuständig ist und das nicht darf. Aber er tut es als Privatmann, nicht als Fachmann. Privat darf ein Klempner zweifellos Lampen aufhängen und tut es, wie sich auch privat jeder selbst behandeln (»verarzten«) darf. Als Privatleute sind uns Zuständigkeitsgrenzen ziemlich egal und gelten auch zum großen Teil gar nicht. Als Fachleute sind Zuständigkeiten für uns verbindlich. Auch das belegt: Privatleute handeln nach dem Muster »Ich habe ein Problem und suche eine Lösung«. Fachleute handeln nach dem Muster »Ich habe eine Lösung und suche das passende Problem«. Wenn der Klempner bei seinem Kunden eine Lampe aufhängt, nutzt er eine Kompetenz, für die er nicht durch seine Berufsausbildung zertifiziert ist, sondern die er sich in der eigenen Wohnung und in der Wohnung von Freunden aneignete. Klempner, die auch Lampen aufhängen, sind bei der Kundschaft besonders beliebt.

Je funktional spezialisierter Berufe, Professionen und ihre Einrichtungen sind, umso mehr wächst der Ruf nach Professionen und Einrichtungen, die Probleme breit aufnehmen und als Lotsen an fachlich zuständige Besitzer von Lösungen verweisen können. Oft wird diese Lotsenfunktion als Zusatzfunktion zu einer fachlich spezialisierten Funktion ausgeübt. Als solche Lotsen wurden Familienhebammen (Ayerle et al., 2010), Gemeindeschwestern und andere Pflegeberufe identifiziert. Sie nehmen Probleme nicht völlig ganzheitlich, aber doch ganzheitlicher wahr (Behrens et al., 2012).

Diese Befunde sind in einem zweiten Zwischenfazit zusammenzufassen und dann auf die (soziologische und biologische) Systemtheorie zu beziehen.

Zwischenfazit 2 für die Implementierungswissenschaft

Implementierungswissenschaft braucht ein Verständnis der Einrichtungen und ihrer Professionen, in die etwas implementiert wird oder implementiert werden soll. Es wurde vorgeschlagen, diese Einrichtungen weniger ausschließlich als zweckgerichtete »Organisationen« zu sehen und vielmehr als historisch individuierte Institutionen, ähnlich Ehen. Worin besteht der Unterschied? Organisationen sind nach verbreitetem Verständnis selber Interventionen: Gründungen zur Erfüllung eines personenübergreifenden Zwecks, die bei erreichter oder mangelnder Zweckerfüllung wieder aufgelöst werden. Viel sprach aber dafür, dass Einrichtungen gar keine Organisationen sind, sondern eher historisch individuierte Institutionen ähnlich Ehen, die ihre Zwecke anpassen. Der Unterschied zwischen zweckgerichteten Organisationen und historisch individuierten Institutionen wurde im Kapitel 3.1 erörtert, um zu klären, was die Adressaten von Implementierungen eigentlich sind. Als Zwischenergebnis lässt sich für einen Moment festhalten: Für Implementierungsstrategien und für die Implementierungswissenschaft ist es klug, die »Zieleinrichtungen« wahrzunehmen als ziemlich eheähnliche Institutionen, die in ihren Satzungen und Leitbildern vorgeben und sich bemühen, Organisationen zu sein. Daher lohnt sich etwas Distanz zu der Vorstellung des Managementzyklus und des Pflegeprozesses, Einrichtungen würden von den Problemen Hilfsbedürftiger ausgehen, mit ihnen über alles reden und dann gemeinsam nach einer neuen Lösung für ihre Probleme suchen und umsetzen. Realistischer ist die umgekehrte Reihenfolge. Diese oben beschriebene Auffassung hat sowohl mit der biologischen Systemtheorie (bereits Uexkülls 1921) als auch mit der soziologischen Systemtheorie Luhmanns (1994) gemeinsam, dass Systeme ihre Umwelt nur über ihre ausdifferenzierten Relevanzkriterien zur Kenntnis nehmen können. Wie Uexkülls Schnecke die Welt nur unter ihren schneckenhaften Relevanzkriterien wahrnimmt und dadurch erst zu ihrer Umwelt macht, so können auch bei Luhmann im Wirtschaftssystem, im Medizinsystem, im Wissenschaftssystem und im Rechtssystem nur mit den je spezifischen Codes die Umwelt wahrgenommen und Reaktionen ausgelöst werden (weniger/mehr Geld, krank/nicht krank, pflegerischer Gesundheitsförderung bedürftig/nicht bedürftig, rechtens/nicht rechtens, wahr/unwahr). Das ist systemtheoretisches Gemeingut.

Auf dieser gemeinsamen Grundlage unterscheiden sich Luhmanns ausdifferenzierte Funktionssysteme von historisch ausdifferenzierten individuierten Institutionen (Einrichtungen), für die eine individuelle Ehe den Verfassern das augenfälligste Beispiel darstellt, erheblich. Luhmanns Funktionssysteme bestehen bekanntlich nicht aus Personen, Personen gehören zu ihrer Umwelt. Auch Einrichtungen wie zum Beispiel eine Pflegeeinrichtung gehören nicht zu einem einzigen Funktionssystem, sie folgen mehreren. Eine Pflegeeinrichtung mustert ihre Umwelt nicht nur daraufhin, wo sich Bedarf an pflegerischer Gesundheitsförderung diagnostizieren lässt, sondern sieht auch auf ihre Erträge, die Gesetze und den Stand der Wissenschaft. Im Unterschied zu Funktionssystemen ist es bei historisch individuierten Institutionen gerade die Interaktion der persönlichen Mitglieder, die die Einrichtung individuieren. Die individuierte Einrichtung lässt sich nicht auf die individuellen psychologischen Eigenschaften ihrer Mitglieder reduzieren. Es ist die Interaktion, die die Struktur individuiert, es sind nicht die psychischen Eigenschaften der Personen, die in der Einrichtung zusammenkommen. Das ist das Eheähnliche solcher Einrichtungen. Ehen sind ja auch mehr als die Eigenschaften der Personen, die sie einmal bildeten. Deswegen unterscheiden sich Pflegeeinrichtungen voneinander, selbst wenn ihre gesetzlichen Bedingungen dieselben sind. Sie nehmen Implementierungsansinnen unterschiedlich wahr und reagieren auf sie gemäß ihren individuierten Relevanzstrukturen.

Individuierten eheähnlichen Institutionen und den Funktionssystemen Luhmanns gemeinsam ist nur die Verengung des Blicks auf die Welt als Ergebnis einer Ausdifferenzierung. Der Prozess und das Ergebnis der

Ausdifferenzierung sind in beiden Konzepten andere. Nur deshalb reicht es für Implementierende nicht, eine einzelne Pflegeeinrichtung zu kennen, um alle zu kennen. Ich muss die interne Evidence (▶ **Einführung**; Behrens et al., 2012) mit der individuierten einzelnen Einrichtung aufbauen können, um überhaupt Fragen zu haben, mit denen sie die externe Evidence der weltweiten Pflegelösungen durchmustern und Neues aufnehmen kann. Dass ich die Funktionssysteme kenne, reicht bei individuierten Einrichtungen noch nicht einmal für eine Prognose.

Um neues Wissen, neue Problemlösungen und Problemdefinitionen in solche individuierten Einrichtungen zu implementieren, sind zwei Implementierungsstrategien seit Jahrhunderten versucht und implementierungswissenschaftlich (*avant la lettre*, bevor es die Bezeichnung Implementierungswissenschaft gab) breit erörtert worden: die Implementierung über geplant eingesetzte Märkte und die Implementierung über betriebliche und staatliche (einschließlich kommunale) Verbote und Gebote (Bürokratien). Als »marktliche Implementierungsstrategie« bezeichnen wir ausschließlich die geplante Einführung von Marktelementen, um wissenschaftliche und andere Zecke durchzusetzen (s. o. Abschnitt 1 zu Husserls Um-zu-Motiven). Wie der Zauberlehrling können solche Strategen Folgen zeitigen, die sie weder vorhergesehen noch gewollt haben. Aber ohne Um-zu-Motiv würden wir gar nicht von einer marktlichen Strategie sprechen. Die bloße Existenz von Märkten ist noch keineswegs hinreichend, um von marktlichen Strategien zu sprechen. Vom Absolutismus an über die ursprüngliche Akkumulation und alle Freihandelsdebatten bis zu den heutigen marktlichen Reformen sind Märkte in den Zentren der Gemeinwesen nie von selbst entstanden, sondern immer mit Absicht, wenn auch ohne Kenntnis der Folgen eingeführt worden. Auf diese Strategien ist jetzt kurz einzugehen.

3.2 Markt- und staatsgetriebene Implementierungen

Marktliche Implementierungsstrategien

Kann man überhaupt bei der Einführung von Marktfreiheiten und Marktregulierungen von Implementierungsstrategien sprechen, wodurch zum Beispiel der schottische Moralphilosoph Adam Smith als ein früher empirisch arbeitender Implementierungswissenschaftler gelten kann. Die Frage ist eindeutig zu bejahen, nicht nur historisch, sondern gerade auch aktuell. Aus Platzgründen kann das hier nur angedeutet werden. Ob es der Arzt Quesnay gegenüber dem absolutistischen Königen, ob es die preußischen Vertreter der Staatslehre, ob es die deutschen Enzyklopädisten Rotteck und Welcker waren, überall wurde die Einführung von Marktfreiheiten und Marktregulierungen damit begründet, dass neues Wissen und neue Problemlösungen über Marktmechanismen am schnellsten und sichersten von relativ autonomen Einrichtungen übernommen würden. Der schottische Moralphilosoph versprach sich sogar von solchen Implementierungsstrategien den Wohlstand der Nationen, wie sein berühmtes Buch heißt.

Wenn heute die Benotungen von Pflegeeinrichtungen durch den MDK veröffentlicht werden, dann wegen des Vertrauens in die marktliche Implementierungsstrategie: Die Implementationsakteure gehen offenbar davon aus, dass die von den Noten beeinflussten Wahlentscheidungen der Pflegebedürftigen und ihrer Angehörigen die Einrichtungen mehr zu Qualitätsverbesserungen veranlassen als es die unveröffentlichten Prüfberichte und Vorschriften allein bewirken könnten. Auch die Einrichtungen messen diesem marktlichen Mechanismus große Bedeutung bei: Sonst machten sie nicht ihren Einfluss dafür geltend, dass das Begutachtungsverfahren eine möglichst gute Benotung erlaubte. Marktliche Implementationsstrategien erscheinen auf dem ersten Blick für die Tatsache individuierter relativ autonomer Institutionen als durchaus geeignet: Die relativ autonomen Einrichtungen, die das Angesagte nicht implementieren, verschwinden vom Markt, ob sie das Angesagte nun verstanden und verinnerlicht haben oder ablehnen. Auf den zweiten Blick ergeben sich aber erhebliche Zweifel, ob marktliche Implementierungsstrategien genügend feinsteuern können und nicht intrinsische Motivation zerstören. Bevor diese Zweifel begründet werden, ist festzuhalten: Die Einführung von Markt und Wettbewerb im Gesundheitswesen wird spätestens in den Achtziger Jahren des vergangenen Jahrhunderts zum Hoffnungsträger (Behrens et al., 1996). Dass im Gesundheitswesen die schlechtere Leistung genauso vergütet wie die bessere, dass es also überhaupt keinen Zusammenhang zwischen Qualität und Vergütung gäbe, wird gerade von Staats wegen als Problem gesehen. Alle Regierungsparteien arbeiten an Lösungen, wie zum Beispiel in der Vergütung von Krankenhäusern bessere Behandlung sich – wie immer sie auch gemessen werden mag – in einer höheren Vergütung auswirken kann. Selbst bei Professoren ist das staatliche Vertrauen in die intrinsische Arbeitsmotivation dieser Berufsgruppe soweit gesunken, dass die W-Besoldungen lieber zusätzlich auf Leistungszulagen vertrauen. Die marktliche Implementierungsstrategie ist also diejenige Implementierungsstrategie, die – gerade auch von Seiten des Staates – das breiteste Vertrauen genießt.

Unbestritten ist auch: Dass es in der Welt für ein Problem eine alternative bessere Lösung gibt, ist noch lange kein zwingender Grund für eine Einrichtung, diese unverzüglich zu erkennen und anzubieten. Vielmehr müssen die neue Lösung und die neue Anforderung sich so präsentieren, dass sie von einer historisch ausdifferenzierten Einrichtung überhaupt wahrgenommen werden müssen. Das ist nach der biologischen und soziologischen Systemtheorie nur zu erwarten, wenn die neue Lösung oder die neue Anforderung sich im Relevanzcode unabweisbar bemerkbar macht. Für Wirtschaftsunternehmen ist das das Merkmal des drohenden Ruins. Ist es für Einrichtungen, die gesetzlich auf den neuesten Stand der Wissenschaft verpflichtet sind, der unbestimmte Rechtsbegriff des »Standes der Wissenschaft«? Dafür vertraut, wie wir sahen, der Sozialstaat nicht auf die bloße Existenz übersichtlicher wissenschaftlicher Erkenntnisse, sondern er nimmt marktliche und haftungsrechtliche Implementierungsstellen zu Hilfe. Über sie soll sich der Stand der Wissenschaft im Relevanzcode der Einrichtungen unabweisbar bemerkbar machen. Als marktliche Implementierungsstrategie hatte schon der oben eingeführte Implementierungs- und Disseminationstheoretiker Adam Smith das Implementations- bzw. Disseminationsmodell der Konkurrenz vieler ähnlicher Einrichtungen um Gewinn entwickelt: Einrichtungen konkurrieren um den höchsten Gewinn, in dem jede einzelne Einrichtung besser als die anderen die Bedürfnisse der Nachfrager erfassen und ressourcenschonender zu befriedigenden sucht. Die das am besten können, bleiben übrig.

Diese marktliche Implementierungsstrategie stößt deutlich an Grenzen. In unserem Zusammenhang wichtige Kritiken sind:

- Nur die kaufkräftige Nachfrage – im Gesundheitswesen also in der Regel versicherte Nachfrage – macht sich bemerkbar. Bedürfnisse ohne Kaufkraft werden nicht bemerkt.

- Die Nachfrager können ihr Wissen über die ihre Bedürfnisse am besten befriedigenden Angebote nur so zeitaufwendig und teuer erwerben, dass selbst die kaufkräftigen Nachfrager nicht zeitig genug das bedürfnisgerechte Angebot erkennen – zumal die Anbieter ein wirtschaftliches Interesse daran haben, nur ihr eigenes Angebot werbend und keineswegs die Angebote aller Konkurrenten transparent darzustellen. Genau hier setzen zwar Einrichtungen an, die die publizierte *externe Evidence* aus den Erfahrungen Dritter bewertend zusammenstellen. Da aber bekanntlich der Schluss von einem durchschnittlichen Verlauf bei anderen auf meinen Einzelfall statistisch nicht möglich ist, muss ich als Nutzer diese externe Evidence vor dem Hintergrund meiner Ressourcen, Kontexte und Teilhabebedürfnisse in *interne Evidence* umarbeiten und mich dazu mit einem fachkundigen Professionsangehörigen zusammensetzen (Behrens & Langer, 2010a). Mit anderen Worten: Ich bleibe auch nach optimaler Zusammenstellung der *externen Evidence* abhängig davon, dass professionelle Anbieter diese externe Evidence mit mir interpretieren und in interne Evidence umarbeiten. Ich muss mich entscheiden, die externe Evidence entscheidet nicht für mich.
- Meistens sind Anpassungsprozesse an veränderte Nachfragen (und Angebote) so zeit- und investitionsaufwendig, dass sich die Nachfragen (und Angebote) schon wieder geändert haben, wenn die Anpassung erfolgt ist. Nur in Ausnahmemärkten können Anpassungen schnell erfolgen, eine solche Ausnahme ist die Börse.
- Die Gewinnaussichten sind sonst meist so wenig klar prognostizierbar, dass Einrichtungen faktisch nicht nach dem höchstmöglichen Gewinn jagen, den sie ja im Vorhinein gar nicht kennen. Auch Wirtschaftseinrichtungen streben daher nicht nach dem höchstmöglichen Gewinn, der ja im Vorhinein in der Regel gar nicht bekannt ist. Als individuierte (und darin eheähnliche) Institutionen brüten sie individuelle Vorstellungen über lohnende Betätigungsfelder aus, wie es auch Kliniken und Praxen tun. Diese können sich als sehr falsch erweisen. Erst der drohende Ruin lässt sie reagieren (Behrens, 1994). Nicht auf dem Gewinn-Ohr hören Einrichtungen gut, sondern auf dem Ruin-Ohr, auf die Gefahr drohender Schließung, auf wirtschaftliche Verluste durch einen durch MDK- und andere Tester geschädigten Ruf.

Die genannten Beobachtungen und Argumente zusammenfassend erkennt man, dass marktliche Implementierungsstrategien schwerlich so präzise Implementationsbedarfe erkennen und implementieren können, wie es der Implementierungstheoretiker Adam Smith erhoffte und wie es die sozialstaatliche Hoffnung des beginnenden 21. Jahrhunderts auf Markt und Wettbewerb im Gesundheitswesen erwartete. Bereits die Such-, Anpassungs- und Transaktionskosten sprechen gegen die Präzision der marktlichen Implementierungsstrategien.

Betriebliche und staatliche Implementierungsstrategien

Wenn der Markt in erheblichem Ausmaß versagt, ruft man nach dem Staat – auch wenn es der Staat war, der gerade zu marktlichen Implementierungsstrategien Zuflucht nahm. Der Staat kann Informationen als öffentliche Güter bereitstellen und Vorschriften erlassen, was marktliche Such- und Anpassungskosten im Prinzip verkürzt. Der Gesetzgeber hat es in der Tat an allgemeinen unbestimmten Rechtsbegriffen nicht fehlen lassen: Alle auf Wissenschaft basierenden Einrichtungen – und das sind die Einrichtungen der Krankenversorgung und der Gesundheitsförderung seit ihrem erfolgreichem Kampf für das Verbot der *Quacksalberei* im 19. Jahrhundert zweifellos – müssen von Gesetzes wegen unmittelbar auf neue wissenschaftliche Erkenntnisse reagieren. Der einschlägige unbestimmte Rechtsbegriff in Gesetz und allen einschlägigen Verträgen lautet »Stand der Wissenschaft«, auf dem alle diese Einrichtungen zu arbeiten haben. Das klingt der Forderung nach Evidence-Basierung bereits sehr ähnlich.

Aber ist eine Vorschrift schon ein Mechanismus ihrer Implementierung? Das bezweifelten die Verfasser gerade im vorigen Abschnitt und belegten, dass die Autoren dieser Rechtsbegriffe ihre Zuflucht zu ergänzenden marktlichen Implementationsstrategien nahmen. Sind Gerichte und Aufsichtsbehörden präzise und effektiv bei der Implementierung der wissenschaftlichen Evidence? Haftungsrecht steuert nicht präzise und veranlasst eher eine ausufernde »Dokumentation« zur vorsorglichen Entlastung im Haftungsfall. Mit Verboten und Geboten, mit Haftungsregeln und Marktzugangsregelungen setzt der Staat lediglich Kontextbedingungen, unter denen individuierte Institutionen als Marktakteure handeln.

3.3 Aufbau interner Evidence mit historisch individuierten Einrichtungen

Direkterer Zugang zu historisch individuierten Einrichtungen als über marktliche und staatliche Implementierungsstrategien?

Wenn marktliche und staatliche Implementierungsstrategien eher als flankierende Implementierungsstrategien in Frage kommen denn als treffsichere, fragt sich, ob nicht direktere Anknüpfungen bei den Relevanzstrukturen der historisch individuierten Einrichtungen möglich sind. Evidence-orientierte Implementierungsforschung und -praxis haben dann die Anreizstrukturen und Reaktionsregeln der ausdifferenzierten Institutionen zu berücksichtigen. Sie müssen die Relevanz der externen Evidence aus der Perspektive der einzelnen Einrichtung weiterentwickeln. Insofern sind historisch ausdifferenzierte Einrichtungen genauso zu behandeln wie individuelle Patienten und Klienten. Denn die externe Evidence wird für sie erst nutzbar, wenn die interne Evidence mit ihnen und für sie erarbeitet ist (Behrens & Langer, 2010a; Behrens et al., 2012). Adaptation ist in der Physiologie die Veränderungsanpassung eines Systems an ein anderes. Ein Teil der Welt wird damit für das System zur Umwelt, mit der es umgehen kann.

Sind Pflegeeinrichtungen historisch ausdifferenzierte Systeme, die sich an die bisher genannten EBN-Verfahren erst adaptieren müssen, um sie einsetzen (»applizieren«) zu können? Oder sind sie bereits hinlänglich an *evidence-based Nursing* (EBN) angepasst, um es nutzen zu können?

Um diese Frage beantworten zu können, müssen wir uns zwei elementare Tatsachen in Erinnerung rufen:

1. Um die richtige pflegerische Entscheidung mit einem Pflegebedürftigen oder Patienten zu erarbeiten, reicht es nicht, einfach das zu tun, was im Durchschnitt anderer Fälle geholfen hat (externe Evidence). Vielmehr müssen die Teilhabewünsche, die Ressourcen, die Kontexte der jeweils

einzigartigen Person mit ihr geklärt werden (Aufbau interner Evidence), um die externe Evidence überhaupt für die Entscheidung einer Indikation nutzen zu können (Behrens, 2002; Behrens & Langer, 2010a). Von der internen Evidence hängen bekanntlich durchaus weitreichende Entscheidungen ab, wie die vorbeugende Entfernung der Gebärmutter, wie Gelenkersatz versus Schmerzmedikation bei Hüft- und Kniearthritis, wie Operation versus ASS bei Stenose der Carotis und viele andere, auch die Pflege bei Schizophrenie (Schulz et al., 2013).
2. Fachpflege findet ebenso wenig wie Medizin in einer Zweierbeziehung statt (im sprichwörtlichen »Arzt-Patienten-Verhältnis«), sondern systemisch im multiprofessionellen Team, das mit einem Netzwerk von Familienangehörigen, Freunden und Helfern verkehrt.

Diese beiden Tatsachen begrenzen die Möglichkeit, mit Anweisungen und der Bereitstellung von Ressourcen allein zu implementieren. Es muss weit mehr als bei anderen Berufen eine sehr weitgehende Übernahme von Verantwortung durch die einzelnen vor Ort Handelnden hinzukommen. Diese beiden Tatsachen sind nun zu belegen, zunächst die erste:

Kein Schluss von externer auf interne Evidence möglich

Dass kein Schluss von der externen auf die interne Evidence möglich ist, gilt ebenso für die einzelne Pflegehandlung (Behrens & Langer, 2010a) wie für die Implementierung evidence-basierter Praxis (EBP) in Pflegeeinrichtungen. Wären Pflegeeinrichtungen zweckdefinierte Organisationen, genügte externe Evidence, und sie würden sich im Sinne der externen Evidence sofort ändern. Sind sie aber historisch individuierte Institutionen, muss in der Begegnung mit ihnen ihre interne Evidence aufgebaut werden, damit sie überhaupt externe Evidence nutzen können.

Die Unterscheidung zwischen externer und interner Evidence ist dabei eine sehr einfache. *Externe Evidence* bezeichnet alles mehr oder weniger »gesicherte« Wissen, das wir überhaupt aus der Erfahrung anderer Einrichtungen ziehen können. Dabei interessieren wir uns als Implementierungswissenschaftler ebenso wie als Patienten und Therapeuten nicht nur für Verläufe (Kohortenstudien, Fallberichte), in denen sich überraschende Zusammenhänge entdecken lassen. Als Implementierungswissenschaftler wie als Patienten und Therapeuten interessieren wir uns besonders für kausal zuschreibbare Wirkungen von bestimmten Implementierungsinterventionen und deren Übertragbarkeit. Die kausale Zuschreibbarkeit ist außer in ganz offensichtlichen Fällen so voraussetzungsvoll, dass sie nicht mit einer einzelnen Methode (zum Beispiel einer randomisierten kontrollierten Studie, RCT), sondern in ihrer Validität nur mit einem Mix aus unterschiedlichen »qualitativen« und »quantitativen« Methoden, zu sichern sind (Kelle & Kluge, 2001).

Interne Evidence dagegen bezeichnet alles Wissen über die historisch individuierte Einrichtungen selbst, das oft nur in der Begegnung zwischen je einzigartigen Einrichtungen und Beratern geklärt werden kann. Nur in dieser Begegnung lässt sich die Validität, die Übertragbarkeit von Studienergebnissen anderer Einrichtungen für unsere individuierte Einrichtung erkennen. Denn externe Evidence, also Erfahrungen Dritter, liegen uns typischer Weise bestenfalls als Folgen von Implementierungen innerhalb von beobachteten Gruppen vor, also in gruppenspezifischen Häufigkeiten. Die Ergebnisse unterrichten uns darüber, zu welchen Folgen ein Implementierungsversuch bei anderen Einrichtungen geführt hat. Solche Häufigkeiten als Wahrscheinlichkeit in unserem Einzelfall interpretieren zu können, gibt, wie im ersten

Teil dieses Beitrags gezeigt, die Statistik bekanntlich als Ableitung nicht her. Externe Evidence informiert uns bestenfalls (!) darüber, was bei anderen wie gewirkt hat. Nicht aus externer Evidence ableitbar ist hingegen, was meine individuierte Einrichtung will und wessen sie bedarf, ja nicht einmal, wie es ihr mit sogenannten »Best-Practice-Beispielen« anderer Einrichtungen gehen wird. Welche Aspekte der Übernahme wissenschaftlicher Innovationen für meine historisch individuierte Einrichtung relevant sind, kann nur in Gesprächen mit deren Mitgliedern selbst erarbeitet werden. Deswegen kann zum Beispiel eine Erhebung von sogenannten Best-Practice-Beispielen prinzipiell nicht die Erhebung dieser Relevanz im einzigartigen Fall meiner individuierten Einrichtung ersetzen.

Obwohl diese Entscheidungssituation bei der Implementierung neuer Problemlösungen in historisch individuierte Einrichtungen logisch nicht bezweifelt wird und womöglich auch logisch gar nicht bezweifelbar ist, gilt evidence-basierte Implementierungspraxis ebenso wie evidence-basierte Behandlungspraxis, ob als EBN oder als *evidence-based Medicine* (EBM), als etwas noch zu Implementierendes.

Daher stellt sich die Frage: Sind individuierte pflegerische Einrichtungen gut an EBN adaptiert, bemerken sie EBN in ihren Relevanzstrukturen und können sie es daher implementieren? Es spricht einiges für die Antwort: »Ja, pflegerische Einrichtungen in der Schweiz, Österreich und Deutschland sind an EBN adaptiert und könnten EBN applizieren.« Es spricht aber auch einiges für die Antwort: »Nein, die Adaptation pflegerischer Einrichtungen zur Applikation von EBN ist auch hierzulande schwierig.«

Lassen Sie uns abwägen. Für die gelungene Adaptation sprechen auf den ersten Blick gesetzliche Regelungen. Pflegerische Maßnahmen müssen dem wissenschaftlichen Wissen entsprechen, sonst sind sie Körperverletzung. Beruflich Pflegende, die entgegen wissenschaftlichem Wissen noch Maßnahmen anwenden, zum Beispiel Fönen und Eisen bei Dekubitus, begehen Körperverletzung und machen sich strafbar. Weder religiöse Traditionen noch der Auftrag des Klienten, er möchte gern gefönt und geeist werden, entlasten den beruflich Pflegenden, der so etwas tut, vom Vorwurf der Körperverletzung.

Es gibt für die Pflege auch im deutschsprachigen Raum nur zwei akzeptierte Begründungssysteme: Das eine ist die Wissenschaft und das andere ist der selbstbestimmte Teilhabe-Wunsch des Pflegebedürftigen oder des Patienten, wie er im Sozialgesetzbuch IX gesetzlich respektiert ist. Das entspricht EBN.

In exakt diesem Sinne ist der wissenschaftliche Wirkungsnachweis als Entscheidungsgrundlage inzwischen weithin – auch in Gesetzgebung und Rechtsprechung – unbestritten. Jede pflegerische Arbeitsorganisationen und alle EBN-Arbeitsgruppen, wie wir sie vielfach durchführten, können an dieses Selbstverständnis und die Gesetzeslage anknüpfen. Dennoch ist EBP noch nicht in allen historisch individuierten Pflegeeinrichtungen implementiert. Wären Pflegeeinrichtungen zweckdefinierte Organisationen, wäre das nicht erklärbar. Sind sie historisch individuierte Einrichtungen, ist das nicht überraschend.

Professionelles Handeln findet überwiegend in *organisatorischen Hierarchien* statt, und viele Berater, Therapeuten und Fachpflegende fühlen sich zwischen externer und interner Evidence einerseits, den Anweisungen ihrer Vorgesetzten andererseits hin- und hergerissen. So sehr es hier täglich knirscht, »prinzipiell«, also gesetzlich und in der Rechtsprechung, ist dieser vermeintliche Widerspruch in den Organisationen des Gesundheitswesens und der auf Wissenschaft beruhenden Dienstleistungen – ganz im Unterschied zu anderen Produktions- und Dienstleistungsbereichen, wie zum Beispiel dem Kfz-Handel – eindeutig geklärt: Da alle Berufe und Organisationen im Gesundheitswesen und in der Sozialpolitik sich auf Wissenschaft (externe Evidence) und Klientenselbstbestimmung (interne Evidence) berufen, verpflichten sich Vorgesetzte darauf, externer und interner Evidence zu folgen – auch wenn es eine Untergebene ist, die wegen ihres Kontakts zur Klientin und ihres Zugangs zur externe Evidence interne und externe Evidence schneller feststellt als ihr Chef selber[2].

Aus der unaufhebbaren Differenz von externer und interner Evidence folgt, dass *Evidence-Basierung immer von den Bedürfnissen, Problemstellungen und Fragen des individuellen Klienten her erarbeitet* wird, sonst hat man gar keine Frage an die externe Evidence. Klienten in diesem Sinne können ebenso historisch individuierte Einrichtungen wie Patienten oder Pflegebedürftige sein.

Für die EBN-Praxis haben sich in den letzten Jahren die folgenden Schritte herausgebildet von der internen Evidence zur Frage an die externe und zurück zur Integration in die Interne. Diese Schritte sind überall nötig, wenn von der Generalisierung 1 (externe Evidence) zur Generalisierung 2 (interne Evidence) fortgeschritten werden soll. Wir können hier von einer hermeneutischen Spirale der Implementierungsforschung und Implementierungspraxis sprechen. Die Ziele und Wahrnehmungen der individuierten Einrichtungen sind nicht ein für alle Male gegeben. Sie hängen selber davon ab, was im Lichte kontrollierter Erfahrungen Dritter als mögliche Option erwogen werden könnte.

Wie in Abbildung 3.1 zu sehen, ist der erste Schritt dieses Prozesses – auch diesen Schritt hat übrigens die Pflege zuerst in die Evidence-Basierung eingeführt – die Auftragsklärung, der Aufbau interner Evidence in der Begegnung mit der historisch individuierten Einrichtung. Diese Auftragsklärung klärt offenbar auch »prinzipiell« die Ansprüche an die Arbeitsteilung innerhalb einer historisch individuierten Einrichtung. Im zweiten Schritt wird die Fragestellung, das Ziel der Implementierung erarbeitet, die nun als dritten Schritt die Literaturrecherche nach externer Evidence aus der Implementierungsforschung (also der Generalisierungsstufe 1) leitet. Der vierte Schritt der Bewertung der Studienqualität (*critical appraisal*) ist der einzige, der zur Hälfte unabhängig vom konkreten Fall erfolgen könnte, also gewissermaßen aus den sechs Schritten der evidence-basierten Implementierung herausgelöst und Experten für externe Evidence der Implementierungswissenschaft überantwortet werden könnte.

Im Schritt 4 der hermeneutischen Spirale, der Studienbeurteilung, haben wir es genau genommen mit zwei Teilschritten zu tun. Die Beurteilung der Güte der externen Evidence ist nur ein Teil der Studienbeurteilung, weil ja eine vollständige Studienbeurteilung immer die Frage beinhaltet: Welche Aussagekraft hat eine Metaanalyse für meine historisch individuierte Einrichtung? Ohne Kenntnis der historisch individuierten Einrichtung, ohne Aufbau der internen Evidence kann ich daher genau genommen die Aussagekraft einer Studie für mein Problem gar nicht beurteilen. Es gibt zwar zahlreiche Situationen wie zum Beispiel gesetzliche Regelungen, Zulassung von Einrichtungen, in denen die Studienbewertung nicht für einen konkreten, sondern für einen gedachten, für eine typisierte »Durchschnitts-Einrichtung« erfolgt. Allerdings wird nicht nur in diesem Beitrag, sondern auch in anderen Beiträgen dieses Buches bezweifelt, ob unbestimmte Rechtsbegriffe wie »Stand der Wissenschaft« ausreichen, um historisch individuierte Einrichtungen zur Übernahme der neuesten evidence-basierten Lösungen zu veranlassen (Behrens & Langer, 2006).

Solche Abstraktion vom konkreten Fall bei der Beurteilung externer Evidence (Generalisierung 1) ist in unserem Verständnis von

2 Diese Lösungskonstellation findet sich auch im Arbeits- und Haftungsrecht, worauf hier schon aus Platzgründen nicht näher eingegangen werden kann.

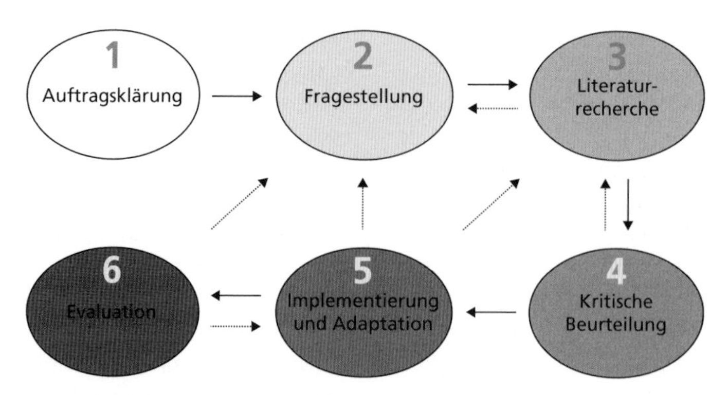

Abb. 3.1: Hermeneutische Spirale der sechs Schritte von der externen Evidence der Implementierungsforschung zur internen Evidence im Arbeitsbündnis mit der historisch individuierten Einrichtung als Klienten

Evidence-Basierung weniger kritisch: Da ohnehin nie aus der externen Evidence die konkrete Handlung im Einzelfall abgeleitet werden kann und immer erst interne Evidence aufgebaut werden muss, ist die Beurteilung allzu typisierter Patienten in Studien zur externen Evidence lediglich ein Teil des Aufbaus interner Evidence, die ohnehin in jedem Fall aufgebaut werden muss.

Die Veränderung der Implementierungs- sowie der therapeutischen und Pflegepraxis und die Evaluation von Wirkungsketten (Qualitätsmanagement in EBM und EBN) sind die abschließenden Schritte auf der hermeneutischen Spirale von der internen Evidence zur externen und zurück.

Aber sobald es konkret und praktisch wird, stellt sich ein etwas anderer Eindruck ein. Was heißt Anerkennung der Wissenschaft? Stellen Sie sich vor, Sie hätten sich durch die ersten vier in Abbildung 3.1 aufgeführten EBN-Schritte Klarheit darüber verschafft, dass eine bestimmte pflegerische Handlungsweise ab sofort zu ändern sei und teilen Ihren Vorgesetzten, Ihrer Kammer, der Krankenversicherung usw. dies ultimativ mit. Wohlgemerkt teilen Sie keineswegs nur mit, dass Sie Ihre Indikationsfreiheit, sofern Sie legal oder gewohnheitsmäßig eine solche Freiheit in Anspruch nehmen können, in Zukunft anders nutzen werden. Konsequent verlangen Sie auch von allen anderen, ihre Praxis Ihren Studienergebnissen anzupassen. Schon wenn Sie diese Vorstellung gedankenexperimentell prüfen, erkennen Sie, dass es so nicht ohne weiteres geht. Eine Reihe von Zwischenschritten ist zu unternehmen, um eine Einrichtung verbindlich an externe Evidence zu adaptieren. Darüber hinaus setzt eine gelungene Adaptation voraus, dass die für Ihre Arbeiten relevanten möglichen Studien überhaupt durchgeführt wurden. Auch das verlangt, wie wir sahen, eine Reihe von Regelungen, die sich keineswegs von selbst ergeben.

Implementierung von EBN, die Verantwortungsübernahme und Verantwortungsteilung im multiprofessionellen Team historisch individuierter Einrichtungen

Warum sollen sich Fachpflegende auf die Suche nach der besten externen Evidence und auf die Suche nach der angemessensten internen Evidence für ihre Behandlungen machen, wenn sie für die Auswahl ihrer Behandlungen gar nicht zuständig sind, sondern allein Vorgesetzte und verschreibungsberechtigte Ärzte? Wer auf diese Frage keine Antwort weiß, hat eine entscheidende Barriere für die Implementierung evidence-basierten Wissens in historisch individuierte Pflegeeinrichtungen bereits benannt. Wenn die täglichen Entscheidungen über die richtige Pflege oder Therapie gar nicht in die Zuständigkeit der einzelnen Fachpflegenden oder Therapeutin fallen, grenzt es an ein Wunder, dass in Deutschland die Professionsethik des *evidence-based Nursing and Caring* überhaupt Fuß gefasst hat – was sie tat (Behrens & Langer, 2010a). Noch unwahrscheinlicher wird dieses Wunder, wenn Pflegebedürftige und ihre Familienangehörigen die ihnen von den Einrichtungen zugesicherte Sicherheit und Qualität der Pflege nach dem »Stand der Wissenschaft« gar nicht mit *evidence-based Nursing and Caring* zusammenbringen können und diese einfordern.

Daher kommt der Verantwortungsübernahme und Verantwortungsteilung im multiprofessionellen Team die entscheidende Bedeutung zu. Im Gesundheitswesen werden zwar Arbeitsbündnisse und Begegnungen mit Patienten und Pflegebedürftigen gern als Zweierbeziehungen gesehen und bedacht. Ein feststehender Lehrgegenstand heißt »Arzt-Patient-Verhältnis« und nicht: Ärzte-Patient-Verhältnis. Das hat auch seinen guten Sinn. Als Pflegebedürftige wollen wir es mit einzelnen Mitgliedern der Pflegeprofession zu tun haben, die zugleich betroffen und sachlich mit uns zusammen interne Evidence aufbauen. Wir suchen ein Professionsmitglied, das persönlich die Verantwortung übernimmt. Wir fürchten uns vor Bürokratien organisierter Unverantwortlichkeit, in denen eine Fachpflegende die Verantwortung an die andere abschiebt und am Ende niemand verantwortlich ist.

Aber wir wissen: Die Zweierbeziehung ist für Pflegebegegnungen ganz und gar nicht typisch. Gerade weil Pflege Tag und Nacht und an allen Tagen im Jahr nötig ist, kann Fachpflege viel weniger als zum Beispiel Psychotherapie von einer einzigen Person geleistet werden. Fachpflege findet häufig im Team statt. Das ist oft unvermeidlich. Das Team besteht nicht nur aus Fachpflegenden. Jede Fachpflegende hat es außer mit der Pflegebedürftigen erfreulicherweise meist zusätzlich

- mit deren Familie,
- mit bezahlten Helfern,
- mit anderen Fachpflegenden,
- zunehmend mit Ehrenamtlichen bzw. bürgerschaftlich Engagierten und
- nahezu immer mit anderen kurativen und therapeutischen Professionen zu tun, die dieselbe pflegebedürftige Person betreuen.

Die ersten vier Gruppen – die Familie, die bezahlten Helfer, die Fachkollegen und die Ehrenamtlichen – erfordern von der Fachpflegenden, die ja den Aufbau interner Evidence zu unterstützen hat, Kompetenzen in systemisch orientierter Kommunikation (Bergmann, 1991; Welter-Enderlin & Hildenbrand, 2004; Behrens, 2005; Watzlawick et al., 2007), wie sie von Hebammen schon seit Jahrhunderten erwartet werden. Die fünfte Gruppe, das multiprofessionelle therapeutische Team – multimorbide Pflegebedürftige brauchen ein solches Team – produziert besondere Koordinationsbedarfe (Strauss & Corbin, 2004). Diese müssen in Zukunft sehr viel stärker beachtet werden.

3.4 Fazit und Ausblick

In einer historisch individuierten Einrichtung, die personale Professionsleistungen erbringt, macht erst die unbeschränkte Verantwortung der handelnden Person für ihre Handlungen diese Professionsmitglieder offensichtlich verantwortlich dafür, mit ihren Klienten die interne Evidence für ihre Handlungen zu erarbeiten und die externe Evidence aus Studien dafür eigenverantwortlich heranzuziehen. Es genügt dann nicht mehr, lediglich Standards und Anweisungen gehorsam zu folgen, statt selber die interne Evidence unter Nutzung externer Evidence zu klären. Die auch formale Erweiterung eigenständiger Verantwortung für die Gesundheitsberufe ist eine notwendige, wenn auch allein nicht hinreichende Strategie für die Implementierung von evidence-basierter Praxis. Denn warum soll sich jemand die Mühe machen, selber interne Evidence aufzubauen und nach externer Evidence zu suchen, wenn schon die Befolgung von Standards und Anweisungen als wissenschaftliche Basierung des eigenen Handelns gilt? Vertikale Koordination wird dann zum Implementierungshindernis.

Erst Verantwortung lässt externe und interne Evidence in die Relevanzstrukturen geraten, unter denen Fachpflegende täglich – systemtheoretisch gesprochen – ihre Umwelt auf wissenschaftliche Erkenntnisse mustern. Sonst liegen wissenschaftliche Ergebnisse unbeachtet neben den individuierten Einrichtungen, und niemand guckt nach ihnen.

Für Implementierungsstrategien und für die Implementierungswissenschaft ist es klug, die »Zieleinrichtungen« wahrzunehmen als ziemlich eheähnliche Institutionen, die in ihren Satzungen und Leitbildern vorgeben und sich bemühen, Organisationen zu sein. Wir haben die Lehre vom Managementzyklus (Pflegeprozess) und die Lehre von Betrieben als »Organisationen« als Idealisierungen bezeichnet. Denn wenn diese beiden Lehren auch nicht als empirische Beschreibungen von Einrichtungen gelten können, haben diese beiden Lehren doch ihre Stärke als »regulative Ideen«, auf die sich Einrichtungen in ihren Leitbildern und vor allem Professionsangehörige in diesen Einrichtungen immer wieder berufen können. Irreführend und womöglich gefährlich werden diese Konzepte erst, wenn sie vergessen lassen, dass Einrichtungen historisch ausdifferenzierte individuierte Institutionen sind, deren Wahrnehmungsfähigkeit der Umwelt – systemtheoretisch verständlich – systematisch enorm reduziert ist. Die Wahrnehmungsfähigkeit der Einrichtung ist in der Regel sogar reduzierter als die der Personen, die in ihr als Einrichtungsmitglieder tätig sind. Sprichwörtlich sind Formulierungen wie »Als Mensch sehe ich das durchaus, aber für die Einrichtung ist das leider nicht relevant«. Natürlich sollte sich, wer das sagt, einmal das Leitbild seiner Einrichtung durchlesen (Behrens & Langer, 2010a, Kapitel »Auftragsklärung«, S. 99 ff.). Aber unstrittig ist: Regulative Ideen erfassen noch nicht Wirkmechanismen (Behrens et al., 2012).

Auch aus einem zweiten Grund lohnt sich etwas Distanz zu der Vorstellung des Managementzyklus und des Pflegeprozesses, Einrichtungen würden von den Problemen Hilfsbedürftiger ausgehen, mit ihnen über alles reden und dann gemeinsam nach einer neuen Lösung für ihre Probleme suchen. Realistischer ist die umgekehrte Reihenfolge: Einrichtungen haben bereits Lösungen und sind auf der Suche nach passenden Problemen, auf die sie ihre Lösungen ertragreich anwenden können. Das ist ihnen auch nicht vorzuwerfen. Wenn ein Hilfebedürftiger mit einem diffusen Problem kommt, wird daher darüber nachgedacht, wie das Problem passend für die eigenen vorrätigen Lösungen interpretiert werden kann. Bei anderen Problemen hört die historisch ausdifferenzierte Einrichtung nicht mehr so gut, ist für sie in Jahrzehnten der Ausdifferenzierung nahezu taub geworden. Wenn das schlüssig ist, ergibt sich daraus für die Implementationswissenschaft und die Implementationspraxis: dass ich interne Evidence mit der beratenen Einrichtung aufbauen muss, bevor ich mich ihr verständlich ausdrücken kann. Wie die externe Evidence für eine Behandlung noch nicht darauf schließen lässt, was für meinen individuellen Klienten mit seinen Teilhabezielen, Wahrnehmungen und Ressourcen angemessen ist, so kann ich aus der externen Evidence für Implementierungsstrategien bei anderen noch nicht ableiten, was meine »Zieleinrichtung« will. Das war die These dieses Beitrags. Es lohnt sich also für Implementierende, nicht immer schon davon auszugehen, sie wüssten, was die Einrichtungen wollten, nur weil sie wissen, was sie wollen sollten. Implementierung ist keine Einbahnstraße. Sie setzt den gemeinsamen Aufbau interner Evidence voraus, um überhaupt Fragen an die externe Evidence zu haben.

Wir haben in diesem Beitrag die Implementierungsstrategie des Aufbaus interner Evidence mit marktlichen und mit bürokratischen Implementierungsstrategien verglichen. Auch marktliche Implementierungsstrategien gehen auf die Tatsache ein, dass Einrichtungen historisch eheähnlich individuierte Institutionen sind. Marktliche Implementierungsstrategien, die das berücksichtigen, versuchen entweder Anreize zu setzen oder sich populationsökologisch an der Evolution durch Mutation und Selektion zu orientieren. Wie in der Mutation individuieren sich Einrichtungen eigendynamisch und eigensinnig. Dann setzt die Selektion durch den Markt ein und einige der individuierten Einrichtungen verschwinden vom Markt – zum Teil ohne dass ihre Verantwortlichen überhaupt begreifen müssen, was an ihnen zu wenig marktgängig war. Gegen diesen Prozess von Mutation und Selektion sprach in unseren Augen der Zeitbedarf des Prozesses, der die Ergebnisse ungenau macht (Marktversagen), und das Leid, das mit diesen quälend langwierigen Prozessen verbunden ist – auch für Pflegebedürftige. Gegen bürokratische – sowohl staats- als auch betriebsbürokratische – Maßnahmen sprachen die hohen Kosten von Anweisungen und Kontrollen, die Oktroyierungen machen. Anstatt von außen etwas hineinzuprüfen, ist es sparsamer, an die Ziele, Selbstverständnisse, Bewährungsvorstellungen, Bewältigungsroutinen und Ressourcenentscheidungen anschließen zu können, die sich in einer Einrichtung in langen Jahren herausgebildet haben. Jede individuierte Einrichtung ist relativ autonom gegenüber Märkten und Gesetzen (Behrens, 1983). Und kein Markt ist soweit im Voraus bekannt, kein Gesetz so eindeutig, dass aus der Zukunft die einzig richtige Entscheidung für eine individuierte Einrichtung abzuleiten wäre. Es ist eine Entscheidung zu treffen, die nicht abgeleitet werden kann. Das zeigen auch einige Fallstudien und Beispiele zu Implementierungsstrategien evidence-basierter Praxis in Pflegeeinrichtungen in diesem Buch und in weiteren Publikationen (Behrens & Langer, 2010b; Behrens et al., 2012).

Literatur

Ayerle, G. M., Luderer, C. & Behrens, J. (2010). Modellprojekt FrühStart – Evaluation der Familienhebammen in Sachsen-Anhalt: Vernetzung, Sichtweise der Klientinnen und Verankerung im Netzwerk Früher Hilfen. *Bundesgesundheitsblatt Gesundheitsforschung Gesundheitsschutz, 53*(11), 1158–1165.

Behrens, J. (2005). Soziologie der Pflege und Soziologie der Pflege als Profession: Die Unterscheidung von interner und externer Evidence. In: Schroeter, K. R. & Rosenthal, T. (Hrsg.), *Soziologie der Pflege* (S. 51–70). Weinheim: Juventa.

Behrens, J. (2002). Inklusion durch Anerkennung. Chronische Krankheit, das Veralten der Indikatoren sozialer Ungleichheit und die Herausforderungen an die Pflege und anderer Gesundheitsberufe. *OZS Osterr Z Soziol, 27*(4), 23–41.

Behrens, J. (1994). *Anvertraute Unversehrtheit: Eine sozialökonomische Analyse zu Public*

Health als Beruf. DFG-Sonderforschungbereich 186.

Behrens, J. (1983). Bedürfnisse und Zufriedenheiten als Statussysmbole und Anrechte: Lehren aus einem Panel für Bedürfnistheorie und Planung. In: Hondrich, K. O. & Vollmer, R. (Hrsg.), *Bedürfnisse im Wandel: Theorie, Zeitdiagnose, Forschungsergebnisse* (S. 193–244). Opladen: Westdeutscher.

Behrens, J. (1982). Die Ausdifferenzierung der Arbeit. In: Hondrich, K. O. (Hrsg.), *Soziale Differenzierung* (S. 129–209). Frankfurt/Main: Campus.

Behrens, J. (1980). Nicht nur Katzen haben viele Leben: Arbeitsmarktstruktur, Habitus und biographische Thematisierung. In: Schulte, W. (Hrsg.), *Soziologie in der Gesellschaft: Aus den Veranstaltungen der Sektionen der Deutschen Gesellschaft für Soziologie beim 20. Deutschen Soziologentag in Bremen 1980* (S. 640–644).

Behrens, J., Weber, A. & Schubert, M. (Hrsg.) (2012). *Von der fürsorglichen Bevormundung über die organisierte Unverantwortlichkeit zur professionsgestützten selbstbestimmten Teilhabe? Beiträge zur Transformation des Gesundheits- und Sozialsystems nach 1989*. Opladen u. a.: Budrich.

Behrens, J. & Langer, G. (2010a). *Evidence-based Nursing and Caring: Methoden und Ethik der Pflegepraxis und Versorgungsforschung*. 3. Aufl. Bern u. a.: Huber.

Behrens, J. & Langer, G. (Hrsg.) (2010b). *Handbuch Evidence-based Nursing: Externe Evidence für die Pflegepraxis*. Bern: Huber.

Behrens, J., Güth, W., Kliemt, H. & Levati, M. V. (2006). *Games that doctors play: two-layered agency problems in a medical system*. http://ideas.repec.org/p/esi/discus/2006-02.html [letzter Zugriff: 27.07.2014].

Behrens, J. & Langer, G. (2006). Das Wichtigste sind Verantwortungsübernahme und Respekt. *Die Schwester Der Pfleger, 45*(3), 1–4.

Behrens, J., Braun, B., Morone, J. & Stone, D. (1996). Die Hoffnung auf Wettbewerb im Gesundheitswesen. In: Behrens, J., Braun, B., Morone, J. & Stone, D. (Hrsg.), *Gesundheitssystementwicklung in den USA und Deutschland: Wettbewerb und Markt als Ordnungselemente im Gesundheitswesen auf dem Prüfstand des Systemvergleichs* (S. 11–20). Baden-Baden: Nomos.

Bergmann, J. R. (1991). Studies of Work: Ethnomethodologie. In: Flick, U., von Kardorff, E., Keupp, H., von Rosenstiel, L. & Wolff, S. (Hrsg.), *Handbuch qualitative Sozialforschung* (S. 269–272). Weinheim: Beltz.

Haines, A., & Jones, R. (1994). Implementing findings of research. *BMJ, 308*(6942), 1488–1492.

Kelle, U. & Kluge, S. (2001). Validitätskonzepte und Validierungsstrategien bei der Integration qualitativer und quantitativer Forschungsmethoden. In: Kluge, S. & Kelle, U. (Hrsg.), *Methodeninnovation in der Lebenslaufforschung* (S. 135–166). Weinheim: Juventa.

Schulz, M., Gray, R., Spiekermann, A., Abderhalden, C., Behrens, J. & Driessen, M. (2013). Adherence therapy following an acute episode of schizophrenia: a multi-centre randomised controlled trial. *Schizophr Res, 146*(1–3), 59–63.

Strauss, A. & Corbin, J. (2004). *Weiterleben lernen: Verlauf und Bewältigung chronischer Krankheit*. Bern u. a.: Huber.

Watzlawick, P., Beavin, J. H. & Jackson, D. D. (2007). *Menschliche Kommunikation: Formen, Störungen, Paradoxien*. Bern u. a.: Huber.

Welter-Enderlin, R. & Hildenbrand, B. (2004). *Systemische Therapie als Begegnung*. Stuttgart: Klett-Cotta.

4 Implementierungswissenschaftliche Theorien im Kontext der Pflege und Gerontologie

Matthias Hoben

Einführung

Theorien sind ein zentrales Element einer jeden Wissenschaft: Es sind theoretische Erwägungen, die ein Phänomen als problematisch, als verstehenswert, als relevanten Gegenstand wissenschaftlicher Forschung aufscheinen lassen – und es sind Theorien, die uns das Phänomen schlussendlich verstehen lassen, indem sie es beschreiben und erklären (Chalmers, 2007). Durch theoretisches Nachdenken über Phänomene entwickeln wir Ideen, »that allow us to understand and explain empirical observations« (Bengtson et al., 2009a, 4). Insofern sind Theorien sowohl Ausgangspunkt als auch Ziel und Ergebnis wissenschaftlichen Fortschritts (Meleis, 2012). Für ein Themenfeld, das gerade erst im Begriff ist, zu entstehen und sich zu entwickeln – ein Themenfeld, das hier, auch wenn es sich noch nicht um eine voll entwickelte Wissenschaft handelt, als *Implementierungswissenschaft* bezeichnet werden soll (Dearing & Kee, 2012) –, für ein solches Themenfeld also ist daher Theoriebildung und die kritische Auseinandersetzung mit den eigenen theoretischen Grundlagen von besonderer Bedeutung (May, 2013b).

Was diese theoretischen Grundlagen angeht, herrscht im Bereich der Implementierungswissenschaft allerdings Ambivalenz. Auf der einen Seite existiert eine Fülle implementierungswissenschaftlich relevanter Theorien, Modelle, *Frameworks* u. ä., die so vielschichtig und facettenreich sind, wie die Themen und Disziplinen der Implementierungswissenschaft selbst (Graham & Tetroe, 2007; Grol et al., 2013). Auf der anderen Seite werden zwei Dinge beklagt: 1. Obwohl reichhaltige theoretische Grundlagen verfügbar sind, so die eine Sicht, werden diese viel zu wenig genutzt, um Implementierungsforschung und -praxis zu fundieren und zu gestalten (z. B. Eccles et al., 2005a; ICEBeRG, 2006; Davies et al., 2010). Dem halten Gegner dieser Sichtweise entgegen: 2. So reichhaltig dieser Fundus möglicherweise sei, so wenig wirklich spezifische und nützliche Theorien beinhalte er, so wenig sei erwiesen, dass die Nutzung dieser Theorien tatsächlich Vorteile mit sich bringe und so wenig sei vor allem geklärt, nach welchen Kriterien aus der Fülle der Theorien ausgewählt werden solle (z. B. Oxman et al., 2005; Bhattacharyya et al., 2006; Rycroft-Malone, 2007).

In der Tat ist es so, dass sich die implementierungswissenschaftlich relevanten Theorien in Abstraktionsgrad, Gegenstandsbereich, Detailliertheit, Anspruch, Zielsetzung, und ungezählten weiteren Merkmalen gravierend unterscheiden (Rycroft-Malone & Bucknall, 2010). Hinzu kommt, dass auch in diesen Diskussionen mit einer Vielfalt verschiedener Begriffe operiert wird (z. B. Theorie, Modell, theoretischer Bezugsrahmen, ...), die teilweise synonym verwendet, teilweise voneinander abgegrenzt und oft sehr unterschiedlich definiert werden (Meleis, 2012). Dies und die oben umrissenen Kontroversen erschweren es Neueinsteigern, einen Überblick zu gewinnen. Dieses Kapitel möchte dabei Hilfestellung geben. Es werden zunächst wichtige Begriffe geklärt, Einsatzbereiche implementierungswissenschaftlicher Theorien aufgezeigt und eine Einteilung dieser Theorien vorgenommen. Anschließend werden drei ausgewählte implementierungswissenschaftliche Theorien vorgestellt. Das Kapitel schließt mit einer Diskussion wichtiger Kontroversen darüber, wie und zu welchem Zweck implementierungs wissenschaftliche Theorien eingesetzt werden sollen sowie einem Positionierungsvorschlag.

4.1 Grundsätzliche Klärungen

Begriffsklärung

In den allgemeinen Theoriediskursen in Pflege und Gerontologie (z. B. Bengtson et al., 2009b; Meleis, 2012) wie in den implementierungswissenschaftlichen Diskussionen (vgl. z. B. Rycroft-Malone & Bucknall, 2010 für einen Überblick) findet man bisweilen unterschiedliche Begrifflichkeiten: Theorie, theoretischer Bezugsrahmen (*theoretical* bzw. *conceptual framework*) und Modell. Ein Konsens darüber, ob und wie diese Begriffe zu unterscheiden sind und wie die genauen Definitionen lauten, steht bis heute aus (Meleis, 2012). Im Kontext der Implementierungswissenschaft differenzieren manche Autoren zwischen diesen Begriffen (z. B. Sales et al., 2006; Kitson et al., 2008; Rycroft-Malone & Bucknall, 2010): Theorien befassen sich demnach mit spezifischen Fragen, sind dichte und kohärente Gebilde und sind bestrebt, Erklärungen zu liefern. Theoretische Bezugsrahmen (*frameworks*) resultieren aus einer oder mehreren Theorien, unterscheiden sich von Theorien durch den höheren Abstraktionsgrad und weniger konkrete Aussagen bzgl. des Zusammenhangs der enthaltenen Konzepte und dienen als Orientierungshilfe für die Forschung. Modelle leiten sich aus Theorien ab und sind konkreter und spezifischer als Theorien. Da diese Umschreibungen aber weder trennscharf noch unumstritten sind, argumentieren andere Autoren der Implementierungswissenschaft dafür, den Theoriebegriff übergreifend für alle Arten theoretischer Gebilde zu verwenden (z. B. Graham & Tetroe, 2007; Grol et al., 2007). Rycroft-Malone und Bucknall (2010) verdeutlichen die entscheidende Gemeinsamkeit, die alle diese theoretischen Gebilde eint – ihr Nutzen für die Implementierungswissenschaft und -praxis: Alle haben das Potenzial,

- die Entwicklung von Forschungs- und Qualitätsentwicklungsfragen zu informieren,
- die Auswahl und Entwicklung von Implementierungsinterventionen zu leiten,
- die Auswahl angemessener Hilfsmittel, Messinstrumente und Ergebnisparameter zu unterstützen,
- die Anwender bzgl. angemessener Implementierungsmethodologie und -methoden anzuleiten,
- die Entwicklung neuen Wissens, neuer Einsichten und neuer Theorien zu unterstützen.

Daher soll auch hier im Folgenden einheitlich von Theorien die Rede sein. Unter implementierungswissenschaftlichen Theorien sind somit – in Einklang dem auch von Grol et al. (2013) in ähnlicher Form vertretenen Verständnis – alle theoretischen Gebilde zu verstehen, die Phänomene im Zusammenhang mit Implementierungsprozessen beschreiben, erklären oder vorhersagen. In Anlehnung an die vielfältigen Themenbereichen der Implementierungswissenschaft (▸ **Kap. 1**) sind dies z. B. theoretische Gebilde, die postulieren, welche Einflussfaktoren den Erfolg oder Misserfolg von Implementierungsprozessen beeinflussen, unter welchen Bedingungen bestimmte Einflussfaktoren relevant bzw. weniger bedeutsam sind und wie sie interagieren. Auch welche Arten von Implementierungsprozessen existieren, wie sich diese unterscheiden, wie bzw. mittels welcher Interventionen man Implementierungsprozesse erfolgreich gestalten und beeinflussen kann, wie und auf welchen Ebenen sie sich auswirken, welche Akteure bedeutsam sind oder welche Rollen ihnen zukommen, sind Beispiele für theoretische Erwägungen.

Funktionen implementierungswissenschaftlicher Theorien

Implementierungswissenschaftliche Theorien erfüllen fünf wichtige Funktionen (Bengtson et al., 2009a; Rycroft-Malone & Bucknall, 2010; Fawcett, 2012):

a) theoriebasierte Entwicklung von Interventionen,
b) Identifikation und Definition wichtiger Ergebnisparameter in Implementierungsprozessen,
c) theoriegeleitete Konzeption, Gestaltung und Evaluation von Implementierungsprozessen,
d) Theorien als Ausgangspunkt für Forschungsfragen und -hypothesen und
e) Theorien als Hilfsmittel, um Forschungsergebnisse einzuordnen, zu interpretieren und zu verstehen.

Entwicklung von Interventionen

Sowohl für die Entwicklung von Implementierungsstrategien als auch von pflegerischen und gerontologischen Interventionen sind implementierungswissenschaftliche Theorien eine wichtige Grundlage. Implementierungsstrategien sind Maßnahmen, die dazu dienen, Implementierungsprozesse erfolgreich zu beeinflussen (z. B. eine Kombination aus Schulung, Motivation, Monitoring, Anleitung und begleitender Unterstützung der Zielpersonen) (Rabin & Brownson, 2012). Pflegerische oder gerontologische Interventionen sind Maßnahmen, die Pflegende oder Gerontologen einleiten, um die Situation der ihnen anvertrauten Personen zu verbessern (z. B. eine bestimmte Kommunikationstechnik oder ein bestimmtes Vorgehen bei der Mobilisation) (▸ **Kap. 1**). In beiden Fällen handelt es sich meist um eine komplexe Intervention. Komplexe Interventionen sind dadurch gekennzeichnet, dass sie zahlreiche interagierende Komponenten beinhalten und hohe Anforderungen an diejenigen stellen, die sie erbringen (Craig et al., 2008). Die Entwicklung komplexer Interventionen – also die Zusammenstellung der Interventionskomponenten und die Reflexion der vermuteten Wirkzusammenhänge –, so machen Craig et al. (2008) deutlich, sollte stets auf Basis der besten verfügbaren Evidenz sowie geeigneter Theorien erfolgen. Geschieht dies nicht, verringert sich die Chance auf eine wirksame Intervention. Eccles et al. (2005a, 108) sprechen treffend von einer »expensive version of trial-and-error«.

Zunächst zur Rolle implementierungswissenschaftlicher Theorien für die Entwicklung von Implementierungsstrategien. Ein sehr schönes, weil in diesem Zusammenhang relativ ausführlich diskutiertes Beispiel sind *Audit-und-Feedback-Interventionen* (im Folgenden kurz: AF). Ivers et al. (2014) zeigen an diesem Beispiel anschaulich auf, wie problematisch eine fehlende Theoriebasis bei komplexen Implementierungsstrategien ist. AF bezeichnet Strategien, bei denen die Praxis bestimmter Akteure anhand bestimmter Indikatoren erfasst wird (*Audit*) und anschließend an die Akteure zurückgemeldet wird (*Feedback*) – mit dem Ziel, die Versorgungsqualität zu verbessern (Ivers et al., 2014). Ein Beispiel ist die regelmäßige Erfassung und Rückmeldung bestimmter bewohnerbezogener Qualitätsindikatoren in einem Pflegeheim (z. B. Sturzrate oder Zahl der Bewohner mit erheblichen Schmerzen im letzten Monat) (Fraser et al., 2013). Aber auch das konkrete Handeln der Akteure (z. B. die *Compliance* Pflegender mit Praxisleitlinien) kann Gegenstand von AF sein (z. B. Cheater et al., 2006). Die Vielfalt der verschiedenen AF-Interventionen ist riesig. Sie variieren bzgl. der erfassten Indikatoren (z. B. Bewohner-/Patientenoutcomes vs. Handeln der Akteure), der Zielpersonen (Ärzte, Therapeuten, Pflegefachkräfte, Pflegehilfskräfte, ...), der Art und Frequenz der Rückmeldung (z. B. mündlich vs. schriftlich, monatlich vs. wöchentlich), der rückmeldenden Person (z. B. Forscher vs. Führungspersonen) u. v. m. (Ivers et al., 2012). In den wenigsten Studien wird die Auswahl und konkrete Gestaltung der AF-Intervention theoriebasiert durchgeführt (Ivers et al., 2014). Welche der vielen AF-Interventionen in welchem Fall und weshalb wirkt und was die Schlüsselkomponenten von AF sind, ist daher bisher weitgehend unklar (Colquhoun et al., 2013). Die Befunde zur Wirksamkeit von AF sind äußerst heterogen – sie reichen von einer Verbesserung der angestrebten *Compliance* der Zielpersonen um 70 % bis zu einer Verschlechterung um 9 % (Ivers et al., 2012). Zwei Arbeiten, die eine Reanalyse von AF-Studien auf Basis implementierungswissenschaftlicher Theorien vornahmen (Hysong, 2009; Gardner et al., 2010), brachten entscheidende neue Erkenntnisse, wie Ivers et al. (2014) zusammenfassen: »feedback is more effective when accompanied by both explicit goals and an action plan. This provides, for the first time, clear advice as to key components that should be incorporated.«

Auch für die Entwicklung pflegerischer oder gerontologischer Interventionen sind implementierungswissenschaftliche Theorien in vielerlei Hinsicht relevant. Interventionsforschung (und dazu gehört bereits die Entwicklung der Intervention) sollte, wie die Autoren in Kapitel 1 in diesem Buch ausführlich dargelegt haben, immer mit einem Implementierungsfokus einhergehen. Als Beispiel soll hier das Projekt *FallDem* (Fallbesprechungen bei Demenz) dienen (Halek et al., 2013). Fallbesprechungen sind zielorientierte und systematische Zusammenkünfte von Teammitgliedern, mit dem Zweck des professionellen und lösungsorientierten Austauschs über ein bestimmtes Versorgungsproblem (Reuther et al., 2012). Wie eine systematische Übersichtsarbeit zeigte, ist auch die Studienlage zur Effektivität dieser Intervention (gemessen an der Reduktion herausfordernder Verhaltensweisen von Menschen mit Demenz) äußerst heterogen – wieder bedingt durch eine unzureichende Beschreibung der Interventionskomponenten und insbesondere durch fehlende Evidenz- und Theoriebasierung (Reuther et al., 2012). Daher wurden zwei Fallbesprechungskonzepte, die bereits im Rahmen der BMG Leuchtturmprojekte Demenz zum Einsatz kamen (Buscher et al., 2010; Hardenacke et al., 2011) zunächst auf Basis von Literaturanalysen und Experteninterviews konzeptionell präzisiert, um dann in einem zweiten (noch ausstehenden) Schritt deren Effektivität zu überprüfen. Buscher et al. (2012b) arbeiteten drei Dimensionen von Fallbesprechungen heraus, die sie theoretisch fundierten: a) die subjekttheoretische Dimension (individuelle Pflegende und ihre Selbstwirksamkeitsüberzeugungen), b) die gruppentheoretische Dimension (gruppendynamische Interaktions- und Entwicklungsprozesse) sowie c) die organisationstheoretische Dimension (lernende Organisation und Diffusionstheorie). Außerdem zogen sie verschiedene lerntheoretische Positionen heran, um die Komponente des Wissenstransfers in den Blick zu nehmen. Konkrete Implementierungsfragen – etwa, wie die Intervention gestaltet sein muss, damit sie von den Zielpersonen akzeptiert wird, und welche Faktoren diese Prozesse beeinflussen – adressierten Buscher et al. (2012a) mittels der Diffusionstheorie von Rogers (2003), dem darauf aufbauenden Modell von Greenhalgh et al. (2005) sowie dem *Consolidated Framework For Implementation Research (CFIR)* von Damschroder et al. (2009). Letzteres beschreibt verschiedene Ebenen von Einflussfaktoren in Implementierungsprozessen und wird ausführlich in Kapitel 7 dieses Buchs vorgestellt.

Konzeption, Gestaltung und Evaluation von Implementierungsprozessen

Es gibt zahlreiche Modelle[1], die für die Gestaltung von Implementierungsprozessen genutzt werden können. Insbesondere sogenannte Prozessmodelle (Graham & Tetroe, 2007) sind hierfür gut geeignet. Ein sehr populäres und dezidiert ausgearbeitetes Prozessmodell ist das *Implementation of Change Model* (Grol & Wensing, 2013). Das Modell beinhaltet folgende sieben Schritte, die von den Autoren jeweils dezidiert ausgearbeitet und mit Beispielen erläutert wurden: 1. Entwickeln eines Veränderungsplans, 2. Analyse der aktuellen Praxis und Rahmenbedingungen, Entwicklung der Veränderungsziele, 3. Problemanalyse mit Blick auf die Zielgruppe und das Zielsetting, 4. Entwicklung bzw. Auswahl der Maßnahmen und Ergebnisparameter für die Veränderung, 5. Entwicklung, Test und Durchführung eines Implementierungsplans, 6. Integration der Veränderung in die Alltagsroutine und 7. kontinuierliche Evaluation und Nachjustierung. Was dieses Modell von anderen unterscheidet, ist die systematische Integration von Evaluations- und Justierungsschleifen zwischen den verschiedenen Schritten. Das Modell geht davon aus, dass Implementierungs prozesse Phasen überspringen, zwischen diesen hin und herspringen oder gar zusätzliche Phasen enthalten können. Ziele, Strategien, Ergebnisparameter etc. sollen daher kontinuierlich unter Berücksichtigung dieser Dynamik überwacht und ggf. angepasst werden.

1 Da die in diesem Abschnitt zitierten Autoren einheitlich den Begriff »Modell« verwenden, wird diese Konvention hier beibehalten.

Identifikation und Definition wichtiger Ergebnisparameter in Implementierungsprozessen

Wichtige Ergebnisparameter in Implementierungsprozessen sind zum einen unabhängige Variablen – also solche, die den Erfolg von Implementierungsprozessen beeinflussen (für einen Überblick vgl. z. B. Chaudoir et al., 2013) – und zum anderen abhängige Variablen – also solche, an denen sich der Implementierungserfolg bemessen lässt (siehe dazu z. B. Proctor et al., 2011). Welche der Variablen auf welchen Ebenen und auf welche Weise im konkreten Implementierungsprozess relevant sind, ist höchst individuell. Implementierungswissenschaftliche Modelle können dabei helfen, relevante Parameter zu identifizieren, irrelevante Aspekte zu erkennen und so den Fokus effektiv zu lenken.

Beispiele für die theorie- und evidenzbasierte Identifikation und Modellierung quantitativer Implementierungsvariablen sind die beiden Arbeiten von Cummings et al. (2007) sowie Estabrooks et al. (2007). Beide Arbeiten legten das *Promoting Action on Research Implementation in Health Sciences (PARiHS) framework* (Kitson et al., 1998; Rycroft-Malone, 2004) zugrunde. Bei letzterem handelt es sich um ein im internationalen Kontext sehr populäres Implementierungsmodell, das u. a. Merkmale des Institutionskontexts als wichtige Einflussfaktoren in Implementierungsprozessen postuliert. Kontext wird dabei unterteilt in die Dimensionen Kultur, Führung und Evaluation, die im Modell weiter operationalisiert werden. Estabrooks et al. (2007) bezogen zusätzlich eine theoriegenerierende Reanalyse qualitativer Studien (Dopson & Fitzgerald, 2005) sowie die oben bereits erwähnten Arbeiten von Rogers (2003) und Greenhalgh et al. (2005) ein. Die theoretischen Grundlagen dienten in beiden Fällen dazu, relevante Einflussgrößen des Institutionskontexts auf die Anwendung von Forschungswissen (*research use*, RU) Pflegender zu identifizieren und zu operationalisieren. Bei beiden Arbeiten handelt es sich um eine Sekundäranalyse des eigentlich zu anderen Zwecken durchgeführten *Alberta Registered Nurse (ARN) survey* von 1998. Cummings et al. (2007) schätzten Strukturgleichungsmodelle auf Basis der Antworten 6.526 Pflegender und kamen zu dem Schluss, dass die drei vom PARiHS-Modell als relevant postulierten Kontextdimensionen RU signifikant beeinflussten. Estabrooks et al. (2007) schätzten lineare Mehrebenenmodelle (Ebene 1: individuelle Pflegende, Ebene 2: Abteilung/Arbeitsbereich, Ebene 3: Einrichtung) auf Basis der Antworten 4.421 Pflegender. In diesem Modell erklärten individuelle Variablen Pflegender den größten Anteil der RU-Varianz. Auf Einrichtungsebene war nur der Faktor Einrichtungsgröße ein signifikanter Prädiktor. *Facilitation* sowie die drei PARiHS-Kontextvariablen waren signifikante RU-Prädiktoren der Abteilungs- bzw. Arbeitsbereichsebene.

Generierung implementierungswissenschaftlicher Forschungsfragen und -hypothesen

Seit Everett Rogers (1962) berühmter Literaturübersicht zum Phänomen der Diffusion von Innovationen ist seine daraus abgeleitete Diffusionstheorie vermutlich die am intensivsten rezipierte im Bereich der Implementierungswissenschaft. Sie kann also als anschauliches Beispiel dafür dienen, wie sich Forschungsfragen und -hypothesen aus implementierungswissenschaftlichen Theorien ableiten lassen bzw. weiterentwickeln. Dearing (2008) zeichnet in einem Übersichtsartikel die Evolution der Diffusions- und Disseminationstheorie sehr schön nach. Mit dem ursprünglichen Fokus auf die Diffusion, also die passive Verbreitung von Innovationen, richtete sich die Aufmerksamkeit vorwiegend auf die Innovativität von Individuen, auf deren Annahme oder Ignoranz/Ablehnung einer Innovation und auf Kommunikationskanäle, über die sich Innovationen verbreiten. Als die passiven Verbreitungswege von Innovationen und die entsprechenden Wirkmechanismen immer besser verstanden wurden, versuchten Forscher zunehmend, die Verbreitung mittels gezielter Interventionen (z. B. Einsatz von Massenmedien) zu beeinflussen und die Effektivität dieser Interventionen zu untersuchen. Diese Interventionen basierten oft auf Konzepten oder Annahmen der Diffusionstheorie. Auch wurden zunehmend soziale Gruppen oder Organisationen als Einheit, die die Innovation nutzen soll, definiert und nicht mehr isolierte Individuen. Eine weitere Ausdifferenzierung, nun aufgrund verschiedener Erkenntnisse bzw. Annahmen der Disseminationstheorie, erfuhr das Themenfeld, indem nun nicht mehr nur informationsbasierte Disseminationsinterventionen entwickelt wurden, sondern zunehmend gezielte Implementierungsstrategien, wie z. B. die umfangreiche Unterstützung und Motivation der Zielpersonen. Mit dem organisationalen Fokus hielten zunehmend auch system- und komplexitätstheoretische Überlegungen Einzug in die Implementierungsforschung, aus denen sich wiederum ganz eigene Forschungsfragen und -perspektiven ergaben.

Interpretation und Einordnung implementierungswissenschaftlicher Forschungsergebnisse

Die *Normalization Process Theory (NPT)* (May & Finch, 2009; May et al., 2009; May, 2013a) ist ein Paradebeispiel für eine implementierungswissenschaftliche Theorie, die vielfach genutzt wurde, um implementierungswissenschaftliche Befunde zu interpretieren und einzuordnen. Ziel der Theorie ist, zu erklären, wie die Integration komplexer Innovationen (verstanden als Ensemble neuer, interaktiver Praktiken) vonstattengeht und was dabei hinderlich oder hilfreich ist. Die NPT (bzw. ihre Erweiterung, die *extended* NPT) wird weiter unten im Text ausführlicher vorgestellt. Mair et al. (2012) nutzen die NPT im Rahmen einer systematischen Meta-Übersichtsarbeit zu förderlichen und hinderlichen Faktoren für die Implementierung von *e-health*-Technologien (z. B. Informationssysteme, Telemedizintechnologie o. ä.). Sie schlossen sowohl klassische systematische Übersichtsarbeiten als auch narrative Reviews, qualitative Metasynthesen und meta-ethnografische Arbeiten ein. Um diese verschiedenen Evidenzformen zu synthetisieren, entwickelten die Autoren ein Kodierschema auf Basis der NPT. Dieses Schema war äußerst hilfreich, da es vor allem Aspekte aufzeigte, die in den eingeschlossenen Arbeiten bislang noch wenig Aufmerksamkeit erfuhren: a) Bestrebungen der potenziellen Nutzer, *e-health*-Technologien zu verstehen und ihnen Sinn zuzuschreiben, b) Faktoren, die die Identifikation mit der Neuerung und die Partizipation bei der Gestaltung des Implementierungsprozesses beeinflussen, c) Relevanz sozialer Rollen und Verantwortlichkeiten, d) Umgang mit Risiken der Neuerung und ihrer Implementierung und e) Möglichkeiten, das Wissen und Erkenntnisse der Nutzer bei der Gestaltung von Implementierungsprozessen zu berücksichtigen.

Einteilung implementierungswissenschaftlicher Theorien

Die Vielfalt implementierungswissenschaftlicher Theorien ist groß. Zahlreiche Disziplinen, so zeigen Grol et al. (2013) auf, entwickeln entsprechende Theorien bzw. tragen mit ihrer jeweiligen Perspektive zu multi- oder interdisziplinär geprägten Theorien bei. Dies sind z. B. Sozialwissenschaften, Psychologie, Erziehungswissenschaft, Gesundheitswissenschaften, Organisations- und Managementwissenschaften, Ökonomie, Ingenieurswissenschaften, Marketing, Politikwissenschaft etc. Diese Theorien lassen sich grob unterteilen in

1. Theorien mit eher »passivem«, deskriptiv-erklärendem Charakter: Diese analysieren, wie und warum Veränderung eintritt, ohne dabei selbst explizit Veränderungsprozesse anstoßen zu wollen und werden von Graham und Tetroe (2007) als klassische bzw. deskriptive oder normative Theorien bezeichnet und
2. solche, die stärker darauf abzielen, »aktiv« Veränderungen zu initiieren und zu steuern (Graham & Tetroe, 2007; Grol et al., 2013).

Wie Abbildung 4.1 zeigt, lassen sich die Theorien der ersten Kategorie (solche mit passiv-analytischem Charakter) weiter einteilen in grundlegende Theorien der Implementierungswissenschaft sowie in implementierungsspezifische Theorien. Zu den ersteren gehören Theorien aus den unterschiedlichsten Disziplinen, die außerordentlich wertvoll sind, um verschiedene Aspekte in Implementierungs- oder Veränderungsprozessen zu verstehen, die aber nicht explizit für diesen Zweck entwickelt wurden und deren Einsatzbereich sich keineswegs auf implementierungswissenschaftliche Fragestellungen beschränkt. Hierzu gehören z. B. Lerntheorien, Theorien sozialer Interaktion, System- und

Komplexitätstheorien, politische Theorien u. v. m. Tabelle 4.1 vermittelt – angelehnt an die Darstellungen von Bartholomew et al. (2011) sowie Grol et al. (2013) – eine Übersicht über die Vielfalt dieser Art implementierungswissenschaftlich relevanter Theorien.

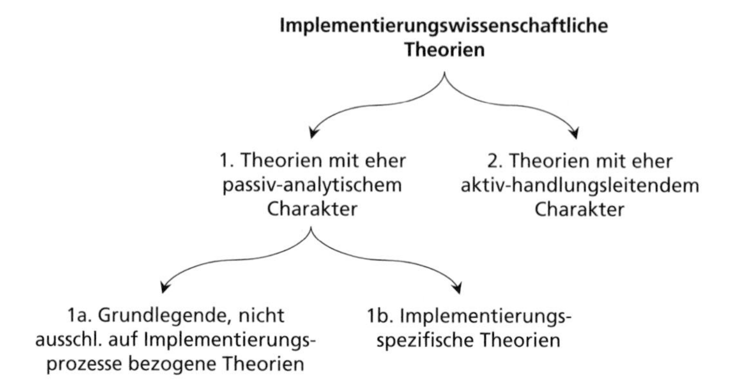

Abb. 4.1: Einteilung implementierungswissenschaftlicher Theorien

Implementierungsspezifische Theorien sind solche, die explizit auf implementierungswissenschaftliche Fragestellungen ausgerichtet sind. Ein Beispiel ist die NPT (May & Finch, 2009; May et al., 2009; May, 2013a), deren aktuellste Entwicklungsstufe – die *extended* NPT (May, 2013b) darstellt. Sie wird im Beispielteil dieses Kapitels ausführlich vorgestellt. Auch Theorien der Diffusion und Dissemination von Innovationen oder der organisationalen Veränderung (Organisationsentwicklung, *Change-Management*, *Prozess Re-Engineering*, innovative Organisationen, ...) zählen zu dieser Kategorie. Oft sind Theorien der erstgenannten Kategorie (grundlegende Theorien der Implementierungswissenschaft) eine wichtige Basis für implementierungsspezifische Denkkonstrukte. So beruht etwa die von Greif et al. (2004) entwickelte *Change-Explorer*-Theorie – eine Theorie zur Erklärung, Vorhersage und Beeinflussung von Erfolgs- und Misserfolgsfaktoren organisationaler Veränderungen – auf komplexitäts- und problemlösungstheoretischen, konstruktivistischen sowie system- und mehrebenensystemtheoretischen Elementen.

Die Theorien der zweiten Kategorie (▶ **Abb. 4.1**) werden als Theorien geplanter Veränderung (*planned change theories*) (Graham & Tetroe, 2007) bzw. als Prozesstheorien (Grol et al., 2013) oder Phasenmodelle (*stages models*) (Greif et al., 2004; Kitson, 2009) benannt. Diese Theorien werden in diesem Kapitel als Theorien mit aktiv-handlungsleitendem Charakter bezeichnet. Während erste theoretische Auseinandersetzungen mit geplanter Organisationsveränderung bereits Ende des 19. Jahrhunderts dokumentiert sind, gelten die in den 1940er Jahren entstandenen Theorien der Organisationsentwicklung als die eigentlichen historischen Wurzeln der Theorien geplanter Veränderung (French & Bell, 1994; Greif et al., 2004). Insbesondere Kurt Lewin wird hier eine Pionierrolle zugeschrieben. Neuere Beispiele für solche Phasenmodelle sind: das *Iowa Model of Evidence-based Practice* (Titler et al., 2001), das von Brandenburg (▶ **Kap. 2**) beschrieben wird, oder das weiter unten beschriebene *Knowledge-to-Action Framework* (Graham & Tetroe, 2007; Straus et al., 2013).

Tab. 4.1: Grundlegende Theorien der Implementierungswissenschaft (in Anlehnung an die Darstellungen von Bartholomew et al. (2011) und Grol et al. (2013); eigene Übersetzung und Adaptation)

Analyseebene	Theorien
Individuum	• Lerntheorien/bildungswissenschaftliche Theorien • Kognitionstheorien • Einstellungstheorien • Motivationstheorien • Theorien der Informationsverarbeitung • Modell gesundheitlicher Überzeugungen (*Health Belief Model*) • Theorien rationalen bzw. geplanten Entscheidens und Handelns/Verhaltenstheorien • Zuschreibungstheorien (*Attribution Theories*) • Selbstregulationstheorien
Soziale Interaktionsprozesse	• Soziale bzw. sozialkognitive Lerntheorien • Theorien sozialer Beeinflussung • Kommunikationstheorien • Theorien sozialer Netzwerke • Theorien sozialer Unterstützung • Theorien der Teamarbeit, Teamentwicklung, Teamkommunikation • Professionalisierungstheorien • Führungstheorien
Organisation	• Führungstheorien • Qualitätsmanagement-/-entwicklungstheorien • Theorien organisationalen Lernens/Wissensmanagementtheorien • Theorien der Organisationskultur/des Organisationsklimas • *Stakeholder*-Theorien
Soziale Gemeinschaften	• Soziale Koalitionstheorien • Theorien des sozialen Kapitals • Theorien sozialer Normen • Theorien der sozialen Bewusstseinsbildung • Theorien der Organisation sozialer Gemeinschaften
Gesellschaft bzw. Regierung	• Ökonomische Theorien • Theorien der *Public Policy* und der politischen Entscheidungsfindung • Theorien zur medialen und politischen Themensetzung (*agenda-setting* bzw. *agenda building*)
Mehrebenentheorien	• Systemtheorien • Komplexitätstheorien • Machttheorien • *Empowerment*-Theorien

Natürlich lassen sich implementierungswissenschaftliche Theorien auch anhand anderer Kategorien einteilen (vgl. z. B. Mitchell et al., 2010).

Die weiteren Betrachtungen werden sich an der vorgestellten Systematik orientieren. Für jede der Kategorien – a) grundlegende, nicht implementierungsspezifische Theorien, b) implementierungsspezifische Theorien und c) aktiv-handlungsleitende Prozesstheorien wird eine ausgewählte implementierungswissenschaftliche Theorie vorgestellt und erläutert.

4.2 Ausgewählte implementierungswissenschaftliche Theorien

In der Kategorie der grundlegenden Theorien der Implementierungswissenschaft werden hier die system- und komplexitätstheoretischen Ansätze insgesamt beleuchtet, da sie im Kontext der Implementierungswissenschaft mehr und mehr Aufmerksamkeit erfahren (Lanham et al., 2013). Als Beispiel für eine implementierungsspezifische deskriptiv-analytische Theorie wird eine erweiterte Form der bereits mehrfach angesprochenen *Normalization Process Theory (NPT)* (May & Finch, 2009; May et al., 2009; May, 2013a) vorgestellt – die *extended NPT* (May, 2013b). Sie verkörpert, so der Anspruch, eine allgemeine Implementierungstheorie. Für die Prozesstheorien wird das *Knowledge-to-Action (KTA) Framework* vorgestellt, das Graham und Tetroe (2007) auf Basis ihrer systematischen Übersichtsarbeit aus den gefundenen Modellen synthetisierten.

Beispiel für grundlegende Theorien der Implementierungswissenschaft: system- und komplexitätstheoretische Ansätze

Mechanistische Denkrahmen und ihre Folgen für Implementierungsprozesse

Organisationale Veränderungen sind extrem komplex – dies gilt unabhängig davon, ob es sich um ein Krankenhaus, ein Pflegeheim, eine Kommune oder ein Wirtschaftsunternehmen handelt, in dem ältere Mitarbeiter gefördert werden sollen. Bedingt durch die Vielzahl der involvierten Akteure, ihre heterogenen und z. T. widersprüchlichen Einstellungen und Interessenlagen, die zu bewältigenden Aufgaben und Prozesse, die unzähligen Einflussfaktoren und – insbesondere – die Interaktion und damit Wechselwirkung all dieser Aspekte entwickeln sich selbst scheinbar einfache Veränderungen rasch zu einer erheblichen Herausforderung. Veränderungsprozesse sind in erster Linie soziale Prozesse. Sie werden initiiert, geformt, aufrechterhalten, ausgeweitet, gedrosselt oder beendet durch soziale Interaktion. Ein zentrales Merkmal solch komplexer sozialer Prozesse ist Ungewissheit – die Tatsache, dass ihr Verlauf, die Konsequenzen von Steuerungsversuchen sowie die Folgen bzw. der Ausgang des Prozesses insgesamt unvorhersehbar sind. In der Folge verlaufen Veränderungsprozesse nicht linear und sind nur begrenzt berechen-, plan- und steuerbar (van de Ven et al., 1999; Greif et al., 2004; Kitson, 2009). Im Gegensatz zu dieser komplexen Konzeption von Veränderungsprozessen ist jedoch eine eher lineare, mechanistische Vorstellung (wenn auch meist nur implizit, so doch existent und folgenreich) weit verbreitet (Plsek & Greenhalgh, 2001; Plsek & Wilson, 2001; Kitson, 2009). Wie bei einer »*well oiled machine*« (Plsek & Wilson, 2001, 746), so diese Vorstellungen, wird das System durch festgelegte Stimuli so beeinflusst, dass am Ende das intendierte Ergebnis steht. Die Idee jedoch, Veränderungsprozesse verliefen in bestimmten, klar abgrenzbaren Phasen, die sequenziell, linear und vorhersehbar aufeinander folgen, erwies sich als Illusion. Verschiedene Individuen und Organisationseinheiten befinden sich meist in jeweils unterschiedlichen Entwicklungsstadien; Steuerungsbemühungen bringen neben intendierten Auswirkungen immer auch nicht vorhersehbare, evtl. unerwünschte Folgen mit sich und selten verlaufen solche Prozesse wie geplant (Greif et al., 2004; Fixsen et al., 2005; Kitson, 2009).

Die Erfahrung, dass Veränderungsprozesse trotz intensivster Bemühungen regelmäßig scheitern, provozierte bisweilen den radikal gegenteiligen Schluss, diese Prozesse verliefen komplett chaotisch, entzögen sich jeglicher gezielten Beeinflussbarkeit und seien vollständig dem Zufall überlassen (van de Ven et al., 1999; Greif et al., 2004; Greenhalgh et al., 2005). Auch dieses Extrem ist auf den mechanistischen Denkrahmen zurückzuführen, der nur zwei Möglichkeiten zulässt: Entweder Prozesse sind plan- und kontrollierbar (und werden geplant und kontrolliert) oder es herrscht das Chaos (Plsek, 2001). System- und komplexitätstheoretische Ansätze stellen einen alternativen Denkrahmen zur Verfügung, der es erlaubt, zwischen diesen beiden Extremen zu vermitteln und sich eine dritte Möglichkeit vorzustellen: einen Bereich der Komplexität und Ungewissheit, der zwar nicht in einem deterministischen Sinne vollständig vorhersag- und steuerbar ist, der jedoch durchaus in einem gewissen Grad beeinflusst werden kann (van de Ven et al., 1999; Plsek & Greenhalgh, 2001; Greif et al., 2004). Die für Implementierungsprozesse wesentlichen Annahmen dieses Denkrahmens werden nachfolgend kurz vorgestellt. Im Anschluss daran wird aufgezeigt, welche Prinzipien sich für die Steuerung von Implementierungsprozessen daraus ableiten lassen.

Zentrale Annahmen system- und komplexitätstheoretischer Ansätze

Die Literatur zu system- und komplexitätstheoretischen Ansätzen ist umfangreich. Sie reicht von den viel zitierten Klassikern (z. B. Norbert Wiener (1948), Ludwig von Bertalanffy (1950), Talcott Parsons (1971), Niklas Luhmann (1984)) über einen unüberschaubaren Fundus an Sekundärliteratur (Willke, 2001, 2005, 2006; Simon, 2011; Amstutz, 2013) bis hin zu den modernen komplexitätstheoretischen Ansätzen (Dooley, 2004; Gros, 2013).

Im Gegensatz zu mechanistischen Zugängen erlauben systemtheoretische Ansätze, Zusammenhänge nicht mehr nur unidirektional zu denken (A beeinflusst B; etwa: die Einstellung eines Mitarbeiters beeinflusst seine Bereitschaft, eine Neuerung zu akzeptieren), sondern bidirektional und wechselhaft-kontinuierlich (A beeinflusst B, B beeinflusst A usw.; etwa: die positive Einstellung eines Mitarbeiters erhöht seine Bereitschaft, sich auf die Neuerung einzulassen, die positive Erfahrung mit der Neuerung bestärkt die Einstellung weiter usw.) (Dooley, 2004). Solche Zusammenhänge werden als Feedbackschleifen bezeichnet und können sich selbst verstärkende Formen annehmen (*reinforcing feedback loop* = Positiv- oder Negativspirale) oder ausbalanciert sein (*balancing feedback loops* = Gleichgewichtszustand) (Dooley, 2004). Zwischen all den unzähligen Variablen in komplexen Systemen bestehen unendlich viele dieser Feedbackschleifen, so dass weniger isolierte Zusammenhänge als vielmehr aggregierte Interaktionen im Fokus stehen (Dooley, 2004). Es waren die Arbeiten von William Deming (1982) und vor allem Peter Senge (1990), die systemtheoretische Denkweisen in die Organisationslehre einführten (Dooley, 2004). Komplexitätstheorien gingen aus den Systemtheorien hervor und zielten darauf ab, letztere so zu erweitern, dass vor allem lebende Systeme (gleich ob Zellen, biologische Einheiten – etwa Organsysteme oder soziale Systeme) besser modelliert und verstanden werden konnten – insbesondere durch die verstärkte Berücksichtigung der Nichtlinearität der Zusammenhänge sowie der zeitlichen Dimension (die Veränderungsprozessen per definitionem inhärent sind) (Dooley, 2004). Diese Ansätze sind sowohl geeignet als Grundlage qualitativer wie auch statistisch-hypothesentestender Forschungsdesigns, und sie erlauben (ja stimulieren und forcieren) die Verbindung dieser beiden Methodentraditionen und der zugrundeliegenden epistemologischen Denkrahmen (Dooley, 2004; Stacey, 2011). Sie sind deshalb besonders attraktiv als implementierungswissenschaftliche Denkansätze im Kontext der Pflege und Gerontologie.

Plsek (2001) sowie Plsek und Greenhalgh (2001) haben jedoch die zentralen Merkmale von Ansätzen komplexer, adaptiver Systeme prägnant zusammengefasst und diese auf Systeme des Gesundheitswesens zugespitzt. Die nachfolgenden Betrachtungen werden sich daher auf diese Zusammenfassung beziehen und die verschiedenen Charakteristika kurz darstellen und erläutern.

Unter einem komplexen, adaptiven System ist demnach eine »Ansammlung von Individuen« zu verstehen, »die die Freiheit haben, so zu agieren, dass ihr Verhalten nicht immer vorherzusehen ist, und deren Aktivitäten miteinander vernetzt sind, so dass die Aktionen eines Individuums die Rahmenbedingungen für die anderen Individuen verändern« (Plsek, 2001, 312–313, eigene Übersetzung). Folgende Merkmale kennzeichnen solche komplexen, adaptiven Systeme (vgl. zum Folgenden Plsek, 2001; Plsek & Greenhalgh, 2001):

Unscharfe und veränderliche Systemgrenzen

Während die Grenzen in mechanischen Systemen eindeutig identifizierbar und gleichbleibend sind (man denke z. B. an ein Auto, ein Flugzeug oder ein Pflegebett, für die recht eindeutig zu bestimmen ist, was dazu gehört und was nicht), trifft dies auf komplexe, adaptive Systeme definitiv nicht zu. Akteure können in ein System ein- oder austreten (z. B. Personal, das neu eingestellt wird oder kündigt oder Pflegebedürftige, die neu in ein Pflegeheim einziehen oder die Einrichtung wechseln), zugleich Mitglied in mehreren Systemen sein (Arbeitsteam, Familie, Verein, ...) und nicht immer besteht Einigkeit über die Grenzen eines solchen Systems (wer z. B. zum Freundes- oder Bekanntenkreis gehört, ist zu weiten Teilen Definitionssache).

Handeln der Akteure folgt internalisierten Regeln

In menschlichen Systemen können diese internalisierten Regeln als *instincts*, *constructs* oder *mental models* (Plsek & Greenhalgh, 2001) angesehen werden. Sie bestimmen, wie die Akteure auf Umgebungsbedingungen reagieren. Eine solche Regel könnte z. B. lauten: »Zeit für den Bewohner ist wichtiger als Dokumentation.« Diese Regeln werden meist nicht expliziert, Mitglieder des Systems folgen z. T. unterschiedlichen Regeln und aus Sicht der einen Person kann die Regel einer anderen irrational erscheinen. Solange diese Regeln und Widersprüche nicht erkannt werden, lässt sich die Ursache der Implementierungsschwierigkeiten weder aufdecken noch effektiv beeinflussen. Sehr komplexe Verhaltensweisen und Situationen entstehen oft aus einigen wenigen, einfachen Regeln.

Das System wie auch die zugehörigen Akteure verändern sich, passen sich an und das System organisiert sich selbst

Internalisierte Regeln sind nicht statisch. Sie verändern sich und können beeinflusst werden. Menschen machen Erfahrungen, lernen und tauschen sich aus. Und da sich die Akteure fortwährend verändern, verändert sich auch das System immerzu. Je nach Perspektive mag eine solche Veränderung als positiv angesehen werden, während sie aus Sicht eines anderen Akteurs als negativ empfunden wird. Diese Veränderung muss nicht von außen initiiert werden, sie geschieht aus dem System heraus – und das System organisiert sich selbst. Fortschritt,

Ordnung und Innovation können also aus dem System heraus von selbst entstehen.

Systeme sind in andere Systeme eingebettet und beeinflussen sich gegenseitig

Jeder Akteur eines sozialen Systems kann als eigenes kleines Subsystem angesehen werden und verschiedene Akteure bilden gemeinsam Subsysteme höherer Ebenen. Diese Subsysteme können formaler Art (z. B. die Pflegeteams verschiedener Wohnbereiche, ein Verwaltungsteam, das Führungsteam, eine Projektgruppe, verschiedene Berufsgruppen in einer Pflegeeinrichtung, ...) aber auch informeller Natur (z. B. mehrere Personen verschiedener Teams und Berufsgruppen, die sich regelmäßig in der Cafeteria zum Mittagessen treffen) sein. Teilweise bestehen Subsysteme nur für begrenzte Zeit (z. B. der informelle Austausch zweier Pflegender oder eine Pflegesituation), teilweise sind sie beständig (wie das Pflegeteam). Die Pflegeeinrichtung selbst wiederum ist Subsystem der näheren Umgebung, in die es eingebettet ist, des Trägers, des gesamten regionalen und nationalen Pflegesystems, des Gesundheitssystems insgesamt etc. Außerdem wird sie beeinflusst von Parallelsystemen, wie etwa den Familien der Pflegebedürftigen oder anderen Pflegeinstitutionen, mit denen sie im Wettbewerb steht.

Spannungen und Paradoxien sind Phänomene, die komplexen Systemen inhärent sind und die sich bisweilen auch nicht auflösen lassen

Diese Spannungen und Paradoxien sind ein Resultat der komplexen Interaktionen innerhalb des Systems wie auch des Systems mit anderen Systemen. Plsek und Greenhalgh (2001) weisen hier z. B. darauf hin, dass in diesen Systemen oft Kooperation und Wettbewerb zugleich herrschen und auf positive Weise zusammenwirken. Das Bestreben von Systemen, diese Spannungen zu überwinden und in einen Gleichgewichtszustand zu gelangen, führt zu der Dynamik, die komplexe Systeme kennzeichnet.

Soziale Interaktion führt zu ständig neuen Konstellationen und Verhaltensweisen des Systems

Die wesentliche Ursache dafür, dass Systeme ständig in Bewegung sind, ist – wie bereits mehrfach angesprochen – die Interaktion der Akteure. Sie ist es, die die Systeme dynamisch und unberechenbar macht und ständig für Überraschungen sorgt.

Inhärente Nichtlinearität

Nichtlinearität ist charakteristisch für alle komplexen Systeme. Scheinbar kleine Impulse und Veränderungen bewirken drastische Reaktionen, wirken sich exponentiell aus oder schlagen völlig unerwartete Richtungen ein. Das von Plsek und Greenhalgh (2001) angeführte Beispiel verweist auf Wettersysteme, die nur sehr begrenzt vorhersagbar sind.

Inhärente Unberechenbarkeit/Nichtvorhersagbarkeit

All die bisher angeführten Merkmale sorgen dafür, dass die Dynamik in komplexen Systemen – wenn überhaupt – nur für sehr kurze Zeiträume und mit hoher Irrtumswahrscheinlichkeit vorhergesagt werden kann. Der einzige Weg, herauszufinden, wie sich ein komplexes System verhalten wird, so machen Plsek und Greenhalgh (2001) deutlich, ist, das System aufmerksam zu beobachten.

Inhärentes Muster

Wenngleich komplexe Systeme nicht exakt berechenbar sind, so hat doch jedes dieser Systeme ein eigenes, charakteristisches Muster. Diese Muster sind erkennbar und sie lassen zumindest ungefähre Schlüsse über die Entwicklungen im System zu.

Prinzipien für die Steuerung von Implementierungsprozessen aus Sicht system- und komplexitätstheoretischer Ansätze

Die oben ausgeführten Merkmale komplexer, adaptiver Systeme – und mit solchen hat man es in Veränderungsprozessen stets zu tun – implizieren verschiedene Prinzipien für das Management von Veränderungsprozessen. Dies beginnt bereits bei der Art und Weise, solche Prozesse zu planen. Das einzige, was in Veränderungsprozessen sicher zu sein scheint, ist, dass sie gewiss nicht nach Plan verlaufen und dass auf jeden Fall nicht vorhergesehene Schwierigkeiten auftreten werden – gleich wie intensiv man im Vorfeld plant und welche kreative *Worst-Case-Szenarien* man auch konstruiert hat (Greif et al., 2004). Die weitverbreitete Praxis, dieser Komplexität zu begegnen, ist, immer noch detailliertere und ausgefeiltere Pläne zu erstellen.

Doch nicht darin, Pläne komplett abzuschaffen, liegt die Lösung. Sie besteht vielmehr darin, so Plsek und Wilson (2001), sich darauf zu besinnen, was die grobe Stoßrichtung ist und nur ein Minimum an zentralen Richtungsvorgaben (*minimum specifications*) zu definieren. Um die Kreativität und innovatives Verhalten der involvierten Akteure zu stimulieren, sind Festlegungen in vier Bereichen erforderlich: 1. die Richtung, in die es gehen soll (*direction pointing*), 2. Grenzen, die es einzuhalten gilt (*boundaries*), 3. verfügbare Ressourcen (*resources*) und 4. Befugnisse (*permissions*) (Plsek & Wilson, 2001). Nicht kleinteilig operationalisierte Ziele, sondern ein übergreifendes, gemeinsames Endziel wird festgelegt.

Es gilt, das Potenzial von Individuen und Gruppen zu nutzen, sich in komplexen Systemen (und bei der Lösung komplexer Aufgaben und Probleme) effizient und kreativ selbst zu organisieren (Plsek & Wilson, 2001; Greif et al., 2004). Nicht weniger, sondern mehr Autonomie ist entscheidend. Greif et al. (2004) verweisen darauf, dass kleine, autonome Gruppen durch ihre Nähe zur Praxis die unvorhersehbaren Schwierigkeiten in Veränderungsprozessen oft sehr viel frühzeitiger erkennen werden als das zentrale Management, und dass sie sehr viel flexibler und einfallsreicher darauf reagieren können. Ein wichtiges Prinzip bei der Steuerung dieser Prozesse ist, diese in sehr kleinen Zyklen und auf den verschiedensten Ebenen zu analysieren, zu reflektieren und nachzujustieren (*Rapid-Cycle Feedback* und *Double Loop Learning*) (Greif et al., 2004; Greenhalgh et al., 2005). Dies steht im Gegensatz zur traditionellen Regelkreislogik, die eher den Prozess insgesamt als die zahlreichen Unterprozesse/-ebenen als Zyklus konzipiert und die von eher langen Zyklusintervallen ausgeht (Greif et al., 2004).

All die genannten Prinzipien sind natürlich kein Garant für das Gelingen einer Veränderung, und mit Sicherheit wird eine solche gleichwohl Widerstände hervorrufen. Ein interessanter Perspektivwechsel, den system- und komplexitätstheoretische Ansätze anbieten, ist, den Fokus weniger darauf zu richten, Widerstände zu bekämpfen, als vielmehr darauf, wie die Veränderungen attraktiv gemacht werden und wie Opponenten für eine Mitwirkung gewonnen werden können. Plsek und Wilson (2001) diskutieren dies unter dem Aspekt der *attractor patterns* komplexer adaptiver Systeme – der Tendenz also, auf einen bestimmten Zustand, ein bestimmtes Muster zuzustreben. Diese zu erkennen und einzubeziehen, darin bestehe die Kunst (Plsek & Wilson, 2001). Gleichwohl, dies machen Plsek und Wilson (2001) jedoch ebenfalls deutlich, wird in vielen Fällen keine Veränderung erfolgen, wenn nicht eine weitere Voraussetzung erfüllt ist: ein gewisser Veränderungsdruck bzw. das Gefühl, Veränderung sei erforderlich (*ten-*

sion for change). Dies kann häufig sehr effektiv durch eine gezielte Ansprache von Attraktoren stimuliert werden (Plsek & Wilson, 2001).

Bei all den genannten Prinzipien, die das Handhaben von Veränderungsprozessen sicher verbessern können, sollte nicht vergessen werden, dass in komplexen Systemen ein gewisses Maß an Variation, Spannung und Paradoxie immer erhalten bleibt. Dies ist möglicherweise das wichtigste Prinzip im Umgang mit komplexen Veränderungen: das Bewusstsein für die Unabwendbarkeit dieser Tatsache und das Erkennen der positiven Dimension, der Chance, die darin liegt (Plsek & Wilson, 2001).

> »[...] innovation is, by definition, variation outside the norm. A strict call to eliminate all variation is simply an appeal to the machine metaphor, and it will have the byproduct of stifling innovation« (Plsek & Wilson, 2001, 748).

Beispiel für eine implementierungsspezifische Theorie mit eher passiv-analytischem Charakter: die *extended Normalization Process Theory*

Hintergrund und Fokus der Theorie

Startpunkt für die Entwicklung der *extended Normalization Process Theory (NPT)* war das *Normalization Process Model (NPM)* (May, 2006; May et al., 2007). Das NPM ist das Ergebnis einer Reanalyse von 23 interview- und ethnografiebasierter qualitativer Studien. Diese Studien schlossen Ärzte, Pflegende und Angehörige anderer Gesundheitsberufe sowie Patienten verschiedener Gesundheitssettings ein und untersuchten vier Themenbereiche: a) die soziale Organisation der Beziehungen zwischen Professionellen und Patienten beim Management chronischer Erkrankungen, b) Entwicklung und Implementierung neuer Versorgungskonzepte (z. B. Telemedizin), c) die soziale Konstruktion und Produktion von Evidenz und d) Veränderungen der Organisation klinischer Arbeit beim Management chronischer Erkrankungen. Die Reanalyse und das daraus resultierende Modell waren geleitet von folgender Frage:

> »How can those factors that promote or inhibit the normalization of complex interventions be identified, conceptualized, and evaluated?« (May, 2006)

Der wesentliche Fokus des NPM (und auch der nachfolgenden Weiterentwicklungen, der NPT (May & Finch, 2009; May et al., 2009; May, 2013a) und der *extended* NPT (May, 2013b)) sind also Normalisierungsprozesse (im Deutschen auch als Institutionalisierung, Routinisierung, Verstetigung oder nachhaltige Anwendung bezeichnet) – genauer: die Frage danach, »how and why things become, or don't become, routine and normal components of everyday work?« (May & Finch, 2009, 535). Normalisierung definiert May (2006) als »the embedding of a technique, technology or organizational change as a routine and taken-for-granted element of clinical practice«. Das, was implementiert und normalisiert wird, sind grundsätzlich komplexe Interventionen – verstanden als »a complex bundle – or better, an ›ensemble‹ – of material and cognitive practices« (May, 2013b). Darunter fallen Technologien, Techniken/Vorgehensweisen, Arbeitsroutinen, organisationale Interventionen, ... (May, 2006; May et al., 2007), kurz: »new way[s] of thinking, acting, or organizing« (May, 2013b). Komplex sind diese Interventionen aufgrund multipler technischer, verhaltensbezogener oder organisationaler Komponenten, die jeweils sowohl unabhängig voneinander *agieren* können als auch auf komplexe Weise miteinander, mit den Akteuren und dem sozialen Umfeld *interagieren* können (May et al., 2007; May, 2013b).

Die *extended* NPT (May, 2013b) repräsentiert das aktuelle Stadium der theoretischen Auseinandersetzung mit Normalisierungsprozessen von May und Kollegen. Der Autor versteht die Theorie als einen Beitrag, als einen Schritt hin zu einer allgemeinen Theorie der Implementierung. Der Beitrag dieser Theorie zur implementierungswissenschaftlichen Theorienbildung, so May (2013b), besteht darin, die bereits gut ausgearbeitete NPT (May & Finch, 2009; May et al., 2009; May, 2013a) mit Konstrukten allgemeiner soziologischer Theorien (insbesondere Theorien sozialer Systeme) und soziokognitiver Theorien der Psychologie zu verlinken. Ziel ist, durch die Integration dieser Elemente, eine noch umfassendere Erklärung der wesentlichen Komponenten von Implementierungsprozessen zu liefern.

Die *extended* NPT wurde ausdrücklich für den Einsatz in Forschungsprojekten konzipiert. Sie soll dazu dienen, Implementierungsprozesse im Rahmen wissenschaftlicher Studien zu konzipieren, zu evaluieren und zu verstehen. Dies ist beim Lesen der folgenden Abschnitte zu beachten. Die Aussagen der *extended* NPT sind sehr wahrscheinlich zu abstrakt bzw. komplex formuliert, um sie – ohne weitere Konkretisierung – für Implementierungsprozesse in Praxiskontexten anzuwenden.

Vorstellung der Theorie

Die nachfolgenden Betrachtungen beziehen sich durchgehend auf den Beitrag von May (2013b). Die *extended* NPT geht von vier zentralen Konstrukten aus: Kapazität (*capacity*), Möglichkeit (*capability*), Potenzial (*potential*) und Mitwirkung (*contribution*). Abbildung 4.2 zeigt, wie diese vier Konstrukte definiert sind und wie sie sich aufeinander beziehen.

Kapazität bezeichnet dabei soziale und strukturelle Ressourcen des sozialen Systems (z. B. soziale Normen und Werte, Wissensbestände, aber auch materielle Ressourcen). *Potenzial* bezieht sich auf kognitive Ressourcen der Individuen des sozialen Systems (z. B. individuelle Intentionen oder kollektive Einstellungen und Überzeugungen). *Möglichkeit* beschreibt die Möglichkeiten und Grenzen der zu implementierenden komplexen Intervention – d. h. die Praktikabilität/Umsetzbarkeit sowie ihre Integrierbarkeit in die Gegebenheiten des sozialen Systems. Diese drei Konstrukte beeinflussen die *Mitwirkung*, also das, was die Zielpersonen *tun*, um eine komplexe Intervention zu implementieren. Jedes der Konstrukte ist weiter operationalisiert in verschiedene Dimensionen, wie Abbildung 4.3 zeigt. Für jedes der vier Konstrukte und die jeweils zugehörigen Dimensionen formuliert May (2013b) eine theoretische Aussage. Diese Aussagen werden nachfolgend vorgestellt. May (2013b) veranschaulicht diese allgemeinen Propositionen im zweiten Teil seines Artikels weiter, indem er diese für einen spezifischen Anwendungsfall konkretisiert – den der Implementierung einer klinischen Leitlinie für Pflegende. Die verschiedenen Propositionen werden nachfolgend vorgestellt und erläutert. Die entsprechende anwendungsfallbezogene Proposition wird dabei jeweils den allgemeinen Propositionen nachgestellt und anhand eines (eigenen) Beispiels – dem der Implementierung eines pflegerischen Expertenstandards – weiter konkretisiert. Die Propositionen wurden dabei vom Autor dieses Kapitels selbst ins Deutsche übersetzt.

Möglichkeit (*capability*) (vgl. May, 2013b)
Aussage 1: Inwieweit Akteure eine komplexe Intervention umsetzen können (*capability*), hängt ab von der Praktikabilität der Intervention (*workability*) sowie von ihrer Integration in ein soziales System (*integration*).

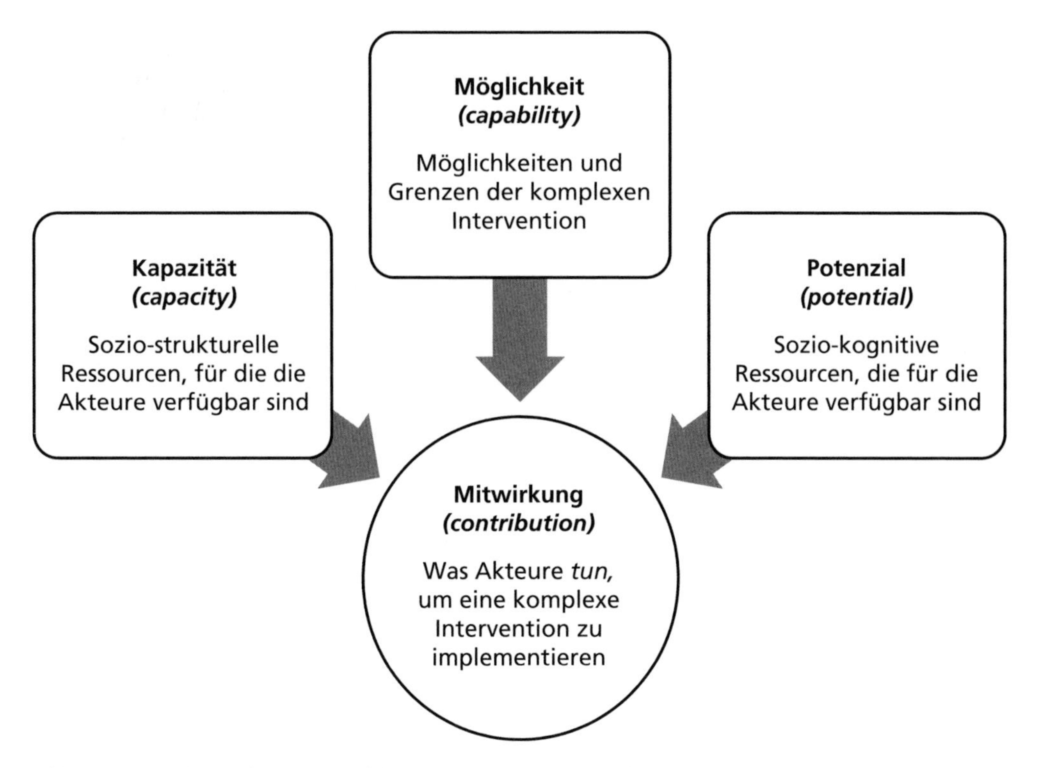

Abb. 4.2: Beziehung der vier zentralen Konstrukte der *extended* NPT zueinander (May, 2013b, eigene Übersetzung)

Aussage 1.1: Praktikabilität bezeichnet die sozialen Handlungen, die Praktiker durchführen, um eine komplexe Intervention in einem sozialen System umzusetzen, um sie praktikabel zu machen – also die Interaktionen zwischen Nutzern und den Komponenten einer komplexen Intervention.

Aussage 1.2: Integration bezeichnet die Verbindungen, die Akteure herstellen zwischen den sozialen Handlungen im Rahmen einer komplexen Intervention und den Elementen des sozialen Systems, in dem dies stattfindet – also Interaktionen zwischen dem Nutzungskontext und den Komponenten einer komplexen Intervention.

Anwendungsbezug der ersten Proposition: Inwieweit Pflegende in der Lage sind, eine klinische Leitlinie zu implementieren und in ihren Praxisalltag einzubetten (*capability*), hängt ab von der Praktikabilität (*workability*) dieser Leitlinie in konkreten Pflegesituationen und von ihrer Integration (*integration*) in die Arbeitsabläufe der Pflegenden.

Eigene Konkretisierung: Bezieht man diese Propositionen auf einen pflegerischen Expertenstandard, z. B. den Expertenstandard »Schmerzmanagement in der Pflege bei akuten und tumorbedingten chronischen Schmerzen« (DNQP, 2005), könnte dies Folgendes bedeuten: Der Standard beinhaltet u. a. die Forderungen, Pflegende sollen zu Beginn des pflegerischen Auftrags und in regelmäßigen Abständen die Schmerzsituation der Pflegebedürftigen erheben, bei vorhandenen Schmerzen die Schmerzintensität und -qualität mittels geeigneter standardisierter Instrumente erfassen und ggf. die geltenden Verfahrensregeln umsetzen oder eine ärztliche Anordnung einholen, um die Schmerzbehandlung einzuleiten. Schon an

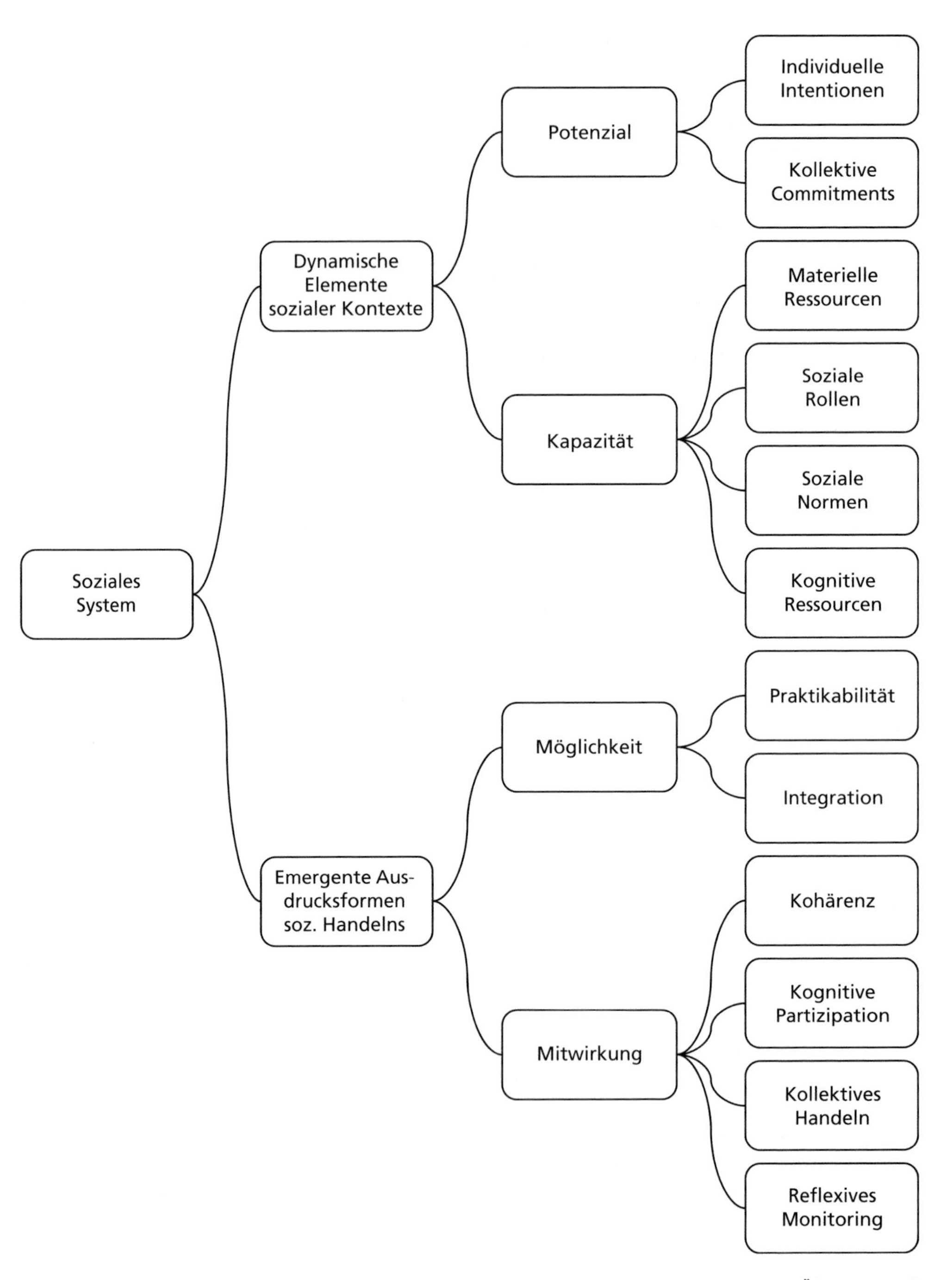

Abb. 4.3: Konzepte, Konstrukte und Dimensionen der *extended* NPT (May, 2013b, eigene Übersetzung)

diesem kleinen Ausschnitt des Standards wird erkennbar, an wie vielen Stellen die Praktikabilität des Standards – dessen Umsetzbarkeit – aus Sicht von Pflegenden gefährdet sein kann. So sehen Pflegende dieses oben beschriebene Vorgehen bei allen Bewohnern in ihrem Alltag möglicherweise nicht als realistisch an. Vielleicht fühlen sie sich auch nur bedingt in der Lage, mit den standardisierten Instrumenten, die ihre Einrichtung anbietet, umzugehen und fühlen sich nicht ausreichend darauf vorbereitet. Das Gleiche gilt für die Integration in die Arbeitsabläufe: Hier ist es z. B. hifreich, wenn der Standard kompatibel mit der Pflegedokumentation ist und das Schmerzassessment im Rahmen der regulären Dokumentation erfolgen kann. Sind zusätzliche Formulare/Arbeitsschritte erforderlich, ist die Integrierbarkeit schlechter. Hifreich ist auch, wenn z. B. geregelt ist, wer für die Schmerzeinschätzung bei welchen Patienten verantwortlich ist. Schließlich wird die Intergration sicher auch gefördert, wenn die Anwendung des Standards von den Führungspersonen nachdrücklich eingefordert, unterstützt und mit Ressourcen und Prozessanpassungen gefördert wird. All diese Aspekte und unzählige mehr bedingen die Möglichkeiten und Grenzen einer komplexen Intervention – beeinflussen damit maßgeblich ihren Implementierungs- und Normalisierungserfolg.

Kapazität (*capacity*) (vgl. May, 2013b)
Aussage 2: Die Implementierung einer komplexen Intervention in ein soziales System hängt davon ab, inwieweit Akteure in der Lage sind (*capacity*), zu kooperieren und ihre Handlungen zu koordinieren.
Aussage 2.1: Soziale Normen bezeichnen institutionell anerkannten Regeln, die Sinnstrukturen und Beziehungen in einem sozialen System strukturieren, und die die Mitgliedschaft, Verhaltensweisen und Anerkennung der Akteure dieses Systems bestimmen. Regeln der Mitgliedschaft und Partizipation im Rahmen einer komplexen Intervention werden von diesen sozialen Normen geprägt.
Aussage 2.2: Soziale Rollen sind sozial strukturierte Identitäten, die von Akteuren eines sozialen Systems vorausgesetzt werden und die soziale Interaktionen und Verhaltensweisen rahmen. Sie bestimmen die Erwartungen der Akteure im Rahmen einer komplexen Intervention.
Aussage 2.3: Materielle Ressourcen sind definiert als symbolische und reale Währungen, Gegenstände, Werkzeuge, physische Systeme und Umgebungsbedingungen sozialer Systeme, die institutionell festgelegt sind, und die auf Basis institutioneller Regeln an die Akteure verteilt bzw. ihnen zugeteilt werden. Diese Regeln bestimmen den Zugriff der Akteure auf materielle Ressourcen, die für die Umsetzung einer komplexen Intervention erforderlich sind.
Aussage 2.4: Kognitive Ressourcen umfassen individuelle und kollektive Empfindungen und Wissensbestände, Informationen und Evidenz sowie reale und virtuelle Objekte in sozialen Systemen, die institutionell festgelegt sind, und die auf Basis institutioneller Regeln an die Akteure verteilt bzw. ihnen zugeteilt werden. Diese Regeln bestimmen den Zugriff der Akteure auf Wissensbestände und Informationen, die für die Umsetzung einer komplexen Intervention erforderlich sind.
Anwendungsbezug der zweiten Proposition: Die Implementierung einer klinischen Leitlinie in die pflegerische Praxis hängt davon ab, inwieweit Pflegende in der Lage sind (*capacity*), zu kooperieren, um sich auf veränderte Normen und Rollen einzustellen, und inwieweit sie in der Lage sind, die veränderten Bedarfe an materiellen und kognitiven Ressourcen untereinander abzustimmen.
Eigene Konkretisierung: Bezogen auf das Beispiel des Expertenstandards Schmerzmanagement könnte dies bedeuten, dass Pflegende ab sofort systematischer und gezielter darauf achten als bisher, ob Pflegebedürftige

Schmerzen haben (veränderte Normen). Statt wie bisher darauf zu warten, dass Pflegebedürftige ihre Schmerzen schon äußern werden, mag es nun darum gehen, aktiv nachzufragen. Veränderte Rollen könnten z. B. Pflegende mit spezieller Expertise in Sachen Schmerzeinschätzung und -management sein oder Pflegehilfskräfte könnten gezielt mit eingebunden werden, etwa in dem ihre häufigen und engen Kontakte mit Pflegebedürftigen und ihre Beobachtungskompetenz genutzt würden. Erforderliche Ressourcen könnten z. B. sein, dass der Standard sowie entsprechende ergänzende Literatur auf der Station/dem Wohnbereich verfügbar ist, dass Personen mit entsprechender Expertise erreichbar sind, dass zeitliche Ressourcen für die Anforderungen des Standards verfügbar gemacht werden, dass Pflegende um die Besonderheiten der Schmerzeinschätzung bei kognitiv eingeschränkten Personen wissen etc. Hierfür sind erfolgreiche Abstimmungsprozesse entscheidend – sowohl zwischen Pflegenden und Führungspersonen und zwischen Pflegenden und anderen Berufsgruppen, als auch zwischen den Mitgliedern eines Teams (z. B. Arbeitsaufteilung, gegenseitige Unterstützung, Rollenklärung und Abstimmung zwischen verschiedenen Schichten).

Potenzial (*potential*) (vgl. May, 2013b)

Aussage 3: Die Übersetzung von Kapazität (*capacity*) in kollektives Handeln hängt vom Potenzial (*potential*) der Akteure ab, die komplexe Intervention mit Leben zu füllen.

Aussage 3.1: Individuelle Intentionen bezeichnen die Bereitschaft der Akteure, individuelle Überzeugungen und Einstellungen in Handlungen zu übersetzen, die kongruent oder inkongruent mit den Normen und Rollen des Systems sind. Die individuellen Intentionen bedingen die Bereitschaft einzelner Akteure, an einer komplexen Intervention teilzuhaben.

Aussage 3.2: Kollektive Commitments bezeichnen die Bereitschaft der Akteure, gemeinsame Überzeugungen und Einstellungen in Handlungen zu übersetzen, die kongruent oder inkongruent mit den Normen und Rollen des Systems sind. Kollektive Commitments bedingen die Bereitschaft von Akteursgruppen, an einer komplexen Intervention teilzuhaben.

Anwendungsbezug der dritten Proposition: Die Übersetzung der Kapazität (*capacity*) Pflegender in verändertes Praxishandeln hängt ab von ihren individuellen Intentionen und von den kollektiven Commitments, die klinische Leitlinie mit Leben zu füllen.

Eigene Konkretisierung: Eine förderliche individuelle Intention, bezogen auf den Schmerzmanagementstandard, könnte sein, Pflegebedürftigen maximal Gutes zu tun und ihr Leid wo irgend möglich zu minimieren. Allerdings könnten Pflegende auch der Meinung sein, ihre eigene Expertise und Menschenkenntnis deckten sehr viel zuverlässiger Schmerzen auf, als dies Skalen vermögen. Der Aufwand, der mit dem Vorgehen auf Basis des Standards verbunden ist, mag dabei als nicht gerechtfertigt, ja kontraproduktiv angesehen werden. Andersherum kann aber die Einsicht, dass Skalen das individuelle Urteil stützen und dabei helfen können, keine Schmerzen zu übersehen, eine förderliche Intention sein. Ein Beispiel für ein kollektives Commitment ist etwa eine gemeinsame Kampagne, die darauf zielt, die Institution zu einem »schmerzsensiblen« Pflegeheim oder Krankenhaus zu machen.

Mitwirkung (*contribution*) (vgl. May, 2013b)

Aussage 4 Die Implementierung einer komplexen Intervention hängt ab von der kontinuierlichen Mitwirkung (*contribution*) der Akteure.

Aussage 4.1 Kohärenz oder das Herstellen von Sinn bedeutet, dass Akteure einer komplexen Intervention Bedeutung zuschreiben und diese für ihr Handlungsfeld als sinnvoll empfinden. Kohärenz bedingt, inwieweit Akteure ihr Involvement in eine komplexe

Intervention als sinnvoll empfinden und wie sie dieses Involvement konkret ausgestalten.
Aussage 4.2 Kognitive Partizipation meint, dass Akteure ihre Beteiligung und die anderer Personen an einer komplexen Intervention legitimieren und offiziell vertreten.
Aussage 4.3 Kollektives Handeln meint, dass Akteure gemeinsam Fertigkeiten und Ressourcen mobilisieren, um eine komplexe Intervention mit Leben zu füllen. Kollektive Handlungen bestimmen, wie Akteure die Intervention in der Praxis realisieren und umsetzen.
Aussage 4.4 Reflexives Monitoring meint, dass Akteure Informationen über die Auswirkungen einer komplexen Intervention in ihrem Handlungsfeld sammeln und bewerten, und dass sie dieses Wissen dazu nutzen, soziale Beziehungen und soziale Handlungen neu zu konfigurieren. Reflexives Monitoring bestimmt, wie Akteure Informationen über die Auswirkungen einer Intervention sammeln und nutzen.
Anwendungsbezug der vierten Proposition: Die Implementierung einer klinischen Leitlinie hängt ab von der kontinuierlichen Mitwirkung Pflegender – dabei, die Leitlinie mit Leben zu füllen und dabei, sie als einen Bestandteil zukünftiger Arbeit fortwährend anzuwenden.
Eigene Konkretisierung: Für die Herstellung von Kohärenz und kognitiver Partizipation ist es bedeutsam, Pflegenden Hintergrundwissen zum Thema Schmerzen zu vermitteln. Es mag ihnen vielleicht noch gar nicht bewusst sein, dass unbehandelte Schmerzen chronisch werden können, da der Körper ein »Schmerzgedächtnis« hat. Es ist ihnen möglicherweise ebenso wenig bewusst, dass Patienten oft selbst der Ansicht sind, man müsse Schmerzen aushalten, das gehöre nun einmal zur Krankheit (oder zum Alter) dazu, und daher Schmerzen nicht von selbst äußern. Die vielen Ausdrucksformen von Schmerz, die weit über verbale Äußerungen hinausgehen (z. B. Essensverweigerung aufgrund von Schmerzen im Mund oder Inaktivität wegen körperlicher Schmerzen) sind ein weiterer Bereich, der Pflegenden oft nicht bekannt ist. Gelingt es, eine kritische Masse an Pflegenden (bzw. einige wichtige Schlüsselpersonen) zu überzeugen, den Standard wie vorgesehen anzuwenden, ist ein erstes wichtiges Ziel erreicht. Die Einschätzung der Pflegenden, inwieweit dieses kollektive Handeln zu positiven Ergebnissen führte (und für wen diese Ergebnisse positiv waren) ist dann bedeutsam dafür, ob dieses kollektive Handeln aufrechterhalten wird.

Diskussion der Theorie

Die *extended* NPT erhebt den Anspruch, eine dezidiert ausgearbeitete und spezifisch auf Implementierungsprozesse bezogene Theorie zu sein. Sie intendiert die Erklärung von Implementierungsprozessen – insbesondere bzgl. der Frage, wie komplexe Innovationen dauerhaft und routinehaft in die Alltagspraxis integriert werden können.

NPM (May, 2006; May et al., 2007), NPT (May & Finch, 2009; May et al., 2009; May, 2013a) und *extended* NPT (May, 2013b) sollen dazu dienen, Implementierungsprozesse im Rahmen wissenschaftlicher Studien zu konzipieren, zu evaluieren und zu verstehen. Eine systematische Übersichtsarbeit zur Nutzung der NPT in peer-reviewten Arbeiten (McEvoy et al., 2014) identifizierte 29 Quellen, die über die Anwendung der Theorie im Rahmen von Forschungsprojekten berichteten. Wenngleich Herausforderungen bzgl. überlappender und nicht immer trennscharfer Konstrukte zu verzeichnen sind, so die Autoren, findet sich doch Evidenz dafür, dass die NPT eine hilfreiche Heuristik darstellt, um Implementierungsprozesse zu beschreiben und zu gestalten. Während sie sich im Forschungskontext bewährt hat, erscheint sie doch zu abstrakt bzw. komplex formuliert, um sie in Praxiskontexten anzuwenden. Selbst die Aussagen, die May (2013b) auf die Implementierung pflegerischer Leitlinien zuspitzte, erforderten weitere Unterfütterung durch den Bezug auf den pflegerischen Expertenstandard. Dies, so zeigt dieses Kapitel, ist durchaus leistbar. Es ist jedoch fraglich, inwieweit diese doch aufwendige Transferarbeit in Praxiskontexten und ohne unterstützende Expertise geleistet werden kann.

Ein zweiter limitierender Aspekt ist, dass die Annahmen der Theorie bislang wohl noch nicht selbst Gegenstand einer empirischen Überprüfung waren – sieht man von den zahlreichen Studien ab, in denen sich die Theorie als hilfreiches theoretisches Gerüst erwies. Eine explizite statistische Überprüfung der enthaltenen Hypothesen erfolgte nach Kenntnisstand des Autors dieses Kapitels bisher nicht. Dies wäre jedoch ohne weiteres möglich, wurden die Aussagen doch gezielt so formuliert, dass leicht testbare Hypothesen ableitbar sind (May, 2006; May et al., 2007; May & Finch, 2009; May et al., 2009; May, 2013b). Insbesondere ist natürlich zu fragen, inwieweit die Annahmen der im angelsächsischen Kontext entstandenen Theorie auf hiesige Verhältnisse übertragbar sind – spannende Fragen zukünftiger Implementierungsforschung.

Beispiel für eine Theorie mit eher aktiv-handlungsleitendem Charakter: das *Knowledge-to-Action Framework*

Hintergrund und Fokus des Modells

Das *Knowledge-to-Action (KTA) Framework* ist das Resultat einer fokussierten, systematischen Übersichtsarbeit zu verfügbaren Prozesstheorien (Graham & Tetroe, 2007). In die Arbeit wurden 31 verschiedene Prozesstheorien (bzw. *planned action theories*) eingeschlossen – 16 mit interdisziplinärem Hintergrund, sechs aus dem Pflegekontext, zwei medizinische Modelle, zwei aus der sozialen Arbeit und jeweils eines aus den Bereichen HIV/AIDS-Prävention, Ergotherapie, Familienplanung, Gesundheitsedukation sowie Gesundheitsinformatik. 27 der gefundenen theoretischen Modelle zielten darauf ab, die Implementierungspraxis anzuleiten, sieben sollten als Basis für Forschungsaktivitäten dienen und fünf intendierten, Theoriebildung zu stimulieren. Die Autoren analysierten die theoretischen Gebilde nach verschiedenen Kriterien: 1. theoretische, empirische oder erfahrungs-/expertisebezogene Grundlagen, 2. verwendete Begrifflichkeiten, Definitionen und Zusammenhänge, 3. logische Konsistenz, Klarheit und Schlüssigkeit, 4. Generalisierbarkeit und Sparsamkeit der Theorie, 5. Testbarkeit der Hypothesen sowie 6. Nützlichkeit. Graham und Tetroe (2007) extrahierten die verschiedenen in den Modellen enthaltenen Stufen und listeten sie in einer Tabelle vergleichend auf. Die insgesamt 16 verschiedenen Schritte fassten sie zu einem eigenen Prozessmodell zusammen.

Das Modell, so machen Graham und Tetroe (2010) deutlich, ist sowohl für den Einsatz in *end of grant* Implementierungsprojekten gedacht (also in Projekten, in denen »fertigbeforschte« Interventionen implementiert werden) als auch für *integrated endeavors* (also Implementierungsprojekte im Rahmen der Interventionsforschung). Es kann, so die Autoren, mit Individuen, Teams, auf Organisationsebene sowie in den verschiedensten Kontexten (wobei diese nicht weiter präzisiert werden) eingesetzt werden. Ziel des Modells ist, die wichtigen Schritte eines Implementierungsprozesses aufzuzeigen. Es wird in seiner aktuellen Version (Straus et al., 2013) vorgestellt.

Vorstellung des Modells

Das KTA Framework (► **Abb. 4.4**) besteht aus einem inneren und einem äußeren System. Das innere System symbolisiert die Wissensgenerierung, der äußere Kreislauf repräsentiert das System der Wissensnutzung

– das Praxissystem. Im wissensgenerierenden System erfolgt zunächst die Produktion neuen Wissens im Rahmen empirischer Forschungsprojekte (*first generation knowledge*) (Straus et al., 2013, 10). Dieses wird synthetisiert, z. B. in systematischen Übersichtsarbeiten, Metaanalysen oder im Rahmen theoretischer Überlegungen (*second generation knowledge*) (Straus et al., 2013, 10). Aus diesen Wissensbeständen werden Instrumente, Interventionen, Konzepte etc. entwickelt (*third generation knowledge*) (Straus et al., 2013, 10). Die sich zuspitzende Pyramide symbolisiert die zunehmende Filterung und Destillation des Wissens – dessen kontinuierliche Zuspitzung in Richtung Anwendbarkeit. Es findet eine kontinuierliche Modifikation und Adaptation des Wissens statt.

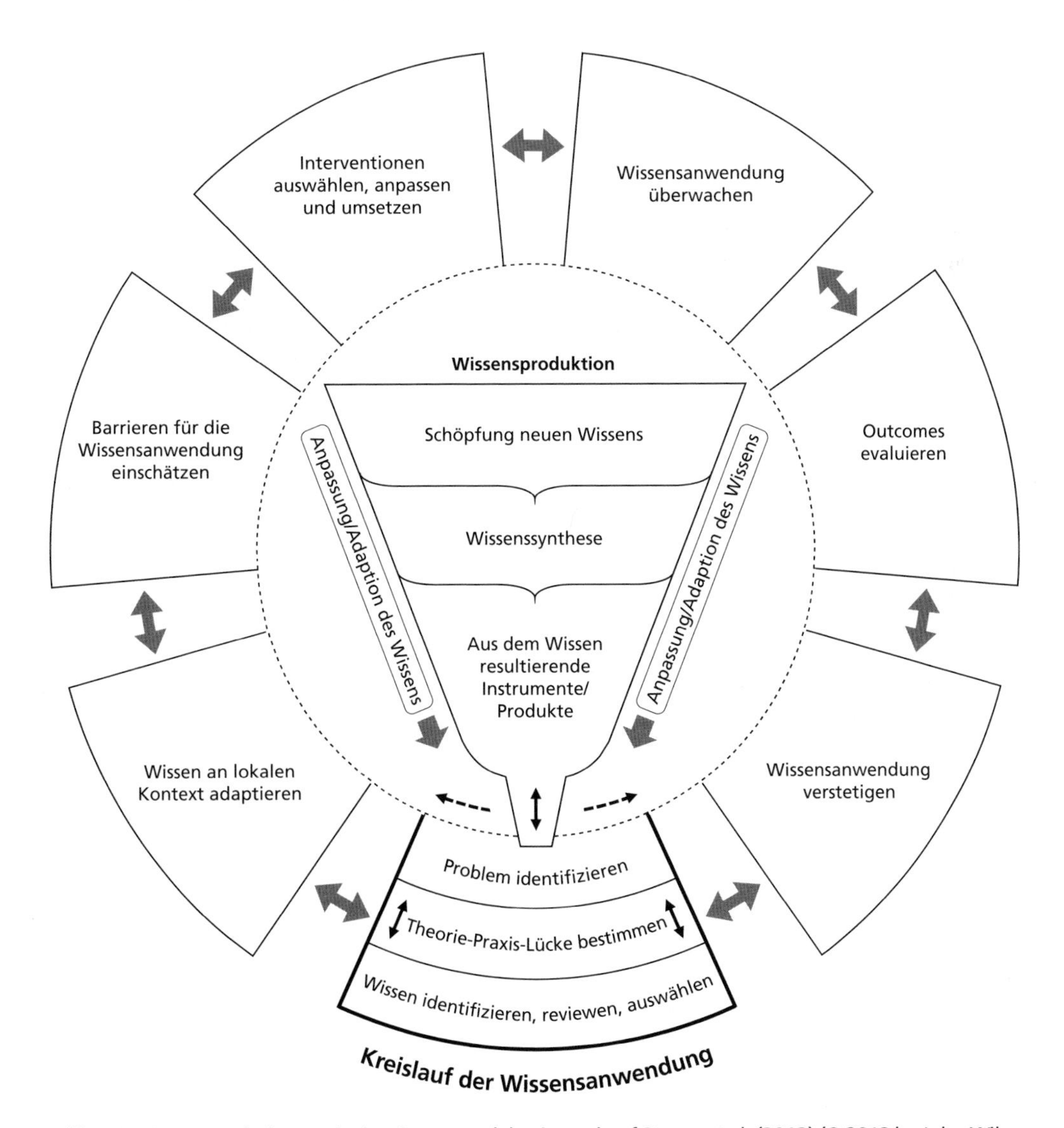

Abb. 4.4: Das Knowledge-to-Action Framework basierend auf Straus et al. (2013) (© 2013 by John Wiley & Sons, eigene Übersetzung und Adaptation mit freundlicher Genehmigung des Verlags)

Im Praxissystem beginnt der Kreislauf mit der Identifikation eines Problems. Auf Basis dieses Problems erfolgt dann eine Recherche nach geeigneten Interventionen bzw. Forschungsbefunden, die dabei helfen können, das Problem zu identifizieren. Möglicherweise helfen diese Funde auch dabei, das Problem noch präziser zu fassen oder lenken den Fokus auf ein anderes, vielleicht grundsätzlicheres oder wichtigeres Problem. Nehmen wir an, die Pflegedienstleitung stößt bei ihren Recherchen auf den Expertenstandard Schmerzmanagement und beschließt, diesen in ihrer Einrichtung zu implementieren. Der nachfolgende Schritt ist dann, diesen Standard an die Gegebenheiten der Pflegeeinrichtung anzupassen. Zum Beispiel gibt der Standard zwar vor, dass die Schmerzeinschätzung mit standardisierten Skalen vorgenommen werden soll, und er stellt auch entsprechende Skalen vor und gibt Empfehlungen. Die konkrete Auswahl ist aber von der Einrichtung selbst zu treffen. Bevor die eigentliche Implementierung beginnt, erfolgt eine Einschätzung der potenziellen Barrieren. Dem schließt sich die Planung des Implementierungsprozesses an – die Auswahl und Vorbereitung der Implementierungsstrategien. Die Umsetzung der eingeführten Neuerung (hier des Standards) wird kontinuierlich überwacht. Außerdem werden die Auswirkungen und Ergebnisse der Standardanwendung evaluiert. Schließlich gilt es, die Anwendung des Standards zu verstetigen. Graham und Tetroe (2010) machen deutlich, dass die sieben Phasen sowohl sequentiell nacheinander als auch simultan durchlaufen werden können.

Diskussion des Modells

Als Stärken des Modells diskutieren Graham und Tetroe (2010), dass dieses a) sowohl die Wissensgenerierung als auch die Wissensnutzung bzw. die Interaktion der Akteure beider Systeme in den Blick nimmt und explizit auf der Theorie geplanter Handlung basiert, dass es b) den lokalen Kontext, die lokale Praxis stark macht, dass es c) auf die Partizipation der potenziellen Wissensnutzer bei der Generierung, Adaptation, Implementierung und Nutzung des neuen Wissens setzt, dass es d) auch andere als nur wissenschaftliche Wissensquellen zulässt, und dass es e) zwischen der Überwachung der Wissensnutzung (der Evaluation des Implementierungsprozesses) und der Auswirkung der implementierten Neuerung unterscheidet. Die Autoren berichten über positives Feedback verschiedener Forscher und Praktiker, die ihnen die Nützlichkeit und Anwendbarkeit des Modells bestätigten.

Eine Schwäche des Modells, so auch Graham und Tetroe (2010), besteht allerdings eindeutig darin, dass es kaum Anleitung dafür bietet, wie die einzelnen Phasen mit Inhalt zu füllen sind. Das lässt zwar viele Freiheiten und zahlreiche Theorien lassen sich für jede der Phasen nutzen, um sie auszubuchstabieren. Eine hilfreiche Handreichung bietet das Modell diesbezüglich jedoch nicht. Eine weitere Schwäche sei, dass das Modell nicht explizit verschiedene Ebenen (z. B. Individuum, Team, Organisation) visualisiere. Veränderungen können auf all diesen Ebenen zugleich oder nur auf einzelnen Ebenen auftreten und jeweils sehr unterschiedlicher Natur sein (Graham & Tetroe, 2010). Das Modell widerspricht diesem Aspekt zwar nicht, es berücksichtigt ihn aber auch nicht explizit. Schließlich, so Graham & Tetroe (2010), setzt das Modell eine starke und ressourcenintensive Kooperation zwischen Forschern und Praktikern voraus – eine Anforderung, die wohl in vielen Praxiskontexten nicht erfüllt ist.

4.3 Diskussion

Theoretische Fundierung, so ein zentrales Argument dieses Kapitels, ist sowohl wichtige Voraussetzung als auch entscheidendes Ziel implementierungswissenschaftlicher Forschung. Nachdrücklich und mit schlüssigen Argumenten fordern internationale Wissenschaftler, implementierungswissenschaftliche Aktivitäten verstärkt auf Theorien zu basieren (z. B. Eccles et al., 2005a; ICEBeRG, 2006; Michie et al., 2010). In ihrer systematischen Übersichtsarbeit zur Theoriebasierung empirischer Studien, in denen Strategien zur Dissemination oder Implementierung klinischer Leitlinien evaluiert wurden, gelangen Davies et al. (2010) zu dem Schluss, dass lediglich 53 der 235 eingeschlossenen Studien (22,5 %) in irgendeiner Form theoriebasiert sind. Nur in 14 Studien (knapp 6 %) sind die abgeleiteten Hypothesen explizit benannt. Grimshaw et al. (2004) kommen zu einem vergleichbaren Ergebnis.

Anscheinend besteht auch zwischen der Forderung nach Theoriebasierung und deren tatsächlicher Umsetzung eine Diskrepanz. Diese mag auch damit zusammenhängen, dass diese Forderung keineswegs unumstritten ist (z. B. Oxman et al., 2005; Bhattacharyya et al., 2006; Rycroft-Malone, 2007). Wie Davies et al. (2010) untersuchten auch Prestwich et al. (2013), inwieweit in implementierungswissenschaftlichen Studien Theorien zugrunde gelegt wurden. Sie bezogen 140 Studien ein, die insgesamt 190 Interventionskomplexe zur Veränderung des Verhaltens von Individuen (körperliche Aktivität und Diät- bzw. Essverhalten) evaluierten. Auch hier zeigte sich ein eher geringes Ausmaß an Theoriebasierung: Für 107 der 190 Verhaltensänderungsinterventionen (56,3 %) wurden theoretische Grundlagen berichtet. Von diesen 107 Interventionskomplexen berichteten allerdings nur 11 (10,3 %) die theoretischen Grundlagen für sämtliche enthaltenen Maßnahmen. Zusätzlich zum Ausmaß der Theoriebasierung untersuchten die Autoren, inwieweit Theoriebasierung die Wirksamkeit der Interventionen beeinflusst. Hier zeigte sich, dass theoriebasierte Interventionen nicht effektiver waren, als nicht theoriebasierte.

Auch andere Autoren kritisierten in der Vergangenheit, es sei nicht belegt, dass die Nutzung von Theorien der des gesunden Menschenverstands und sachlogischer Erwägungen überlegen sei (Oxman et al., 2005; Bhattacharyya et al., 2006). »The history of medicine is littered with the dead bodies of patients who were treated based on good theories. Similarly, ignoring theories and using logic, common sense, and empiric evidence has saved many lives« (Oxman et al., 2005, 113). Hinzu komme, dass die Fülle an implementierungswissenschaftlich relevanten Theorien riesig sei, es jedoch keinerlei theoretische (oder gar empirische) Handreichung dafür gebe, nach welchen Kriterien man die für das eigene Vorhaben relevantesten und geeignetsten Theorien ausfindig machen und auswählen könne (Oxman et al., 2005; Bhattacharyya et al., 2006; Rycroft-Malone, 2007). Letzteres wurde auch von Befürwortern der Theoriebasierung kritisiert (Michie et al., 2005; Michie et al., 2011), die diese Lücke zum Anlass nahmen, mit einem Expertengremium Domänen zu erarbeiten, die in theoretischen Modellen enthalten sein sollten. Die Weiterentwicklung dieser Arbeit führte zu Instrumenten, mittels derer Verhaltensänderungstheorien bewertet und verglichen werden können – z. B. das *Behaviour Change Wheel* (Michie et al., 2011) oder die *Behavior Change Technique Taxonomy* (Michie et al., 2013).

Viele der verfügbaren Theorien, so ein weiterer Kritikpunkt, würden zudem der hohen Komplexität von Implementierungsprozessen nicht gerecht (Oxman et al., 2005; Bhattacharyya et al., 2006; Rycroft-Malone, 2007). Theorien tendieren dazu, den Fokus auf die ihnen inhärenten Aspekte zu lenken und anderes (womöglich Entscheidendes) auszublenden. Auch gelten viele der verfügbaren Theorien als zu abstrakt, zu unkonkret und damit als schwer operationalisierbar, übertragbar und nutzbar (Oxman et al., 2005; Bhattacharyya et al., 2006; Rycroft-Malone, 2007). Schwerpunkt der implementierungswissenschaftlichen Theoriediskussion bildet noch immer die *Nutzung* von Theorien, während geeignete Verfahren zur *Theorieentwicklung* (die dem komplexen Gegenstand gerecht werden) weit weniger im Vordergrund stehen (Rycroft-Malone, 2007).

All dies spricht jedoch, wie Rycroft-Malone (2007) deutlich macht, nicht gegen Theorien, sondern vielmehr für die Optimierung derselben und für ein verändertes Theorieverständnis. Sowohl was die Nutzung von Theorien als auch ihre Entwicklung angeht, plädiert sie daher für verstärkt induktiv bzw. interpretativ geprägte Vorgehensweisen (z. B. Aktionsforschung, *Grounded Theory*, realistische Evaluation und *Mixed-Methods*-Ansätze) anstatt der bisher eher positivistisch-deduktiven Perspektive (z. B. im Sinne der Ableitung isolierter Hypothesen, die unter Umständen eine wenig hilfreiche Vereinfachung der realen Situation darstellen).

Auch der Autor dieses Kapitel plädiert für ein breites, sowohl induktiv als auch deduktiv geprägtes Theorieverständnis, das Erfahrungen, sachlogische Überlegungen und gesunden Menschenverstand ebenso mit einschließt, wie aus anderen Theorien abgeleitete Hypothesen sowie verschiedene Formen von Evidenz (seien sie hermeneutisch-interpretativer oder statistisch-hypothesentestender Natur). In ihrer Erwiderung auf die Kritik von Oxman et al. (2005) machen Eccles et al. (2005b) klar, dass auch sie sachlogische Erwägungen und gesunden Menschenverstand für eine relevante Theoriequelle halten. Allerdings, so heben sie hervor, sei es ja gerade Aufgabe der Wissenschaft (und dies seit Jahrhunderten), das, was als allgemein vernünftig angesehen wird, kritisch zu hinterfragen und ggf. zu falsifizieren. (So sei es etwa zu Galileo Galileis Zeiten allgemeine Überzeugung gewesen, die Erde sei eine Scheibe.) Theorien sind eine Art Metaverständnis, das den *common sense* vieler Einzelstudien zusammenfasst, systematisiert und Wissenschaftlern eine gemeinsame (und im Idealfall präzise definierte) Sprache verleiht. Diese Theorien gelte es auf den Prüfstand zu stellen und ggf. zu modifizieren oder zu revidieren. Solch bewährte Theorien nicht zu nutzen, so machen Eccles et al. (2005a, 108) deutlich, sei »(...) an expensive version of trial-and-error, with no a priori reason to expect success or to have confidence of being able to replicate success if it is achieved«.

Rycroft-Malone (2007), Hendricks et al. (2010) sowie Wensing et al. (2010) vertreten wohlbegründet die These, dass es im Rahmen der Implementierungswissenschaft Raum und Bedarf gibt für beides: theoriebasierte Vorgehensweisen wie auch *open-minded*-Ansätze. Nicht für jede Situation sind Theorien verfügbar oder verfügbare Theorien hilfreich. Bisweilen sind offene Vorgehensweisen, wie ein Brainstorming mit Experten oder Betroffenen oder exploratorische Forschungsmethoden, äußerst hilfreich. Die Frage ist weniger die des Entweder – Oder, als vielmehr die, wann welcher Ansatz indiziert ist und wie beide Vorgehensweisen gewinnbringend kombiniert werden können.

4.4 Fazit und Ausblick

International wird Theorieentwicklung, -testung und -nutzung als wichtiger Bestandteil von Implementierungsforschung angesehen. Implementierungswissenschaftliche Theorien sind eine wichtige Grundlage für die Entwicklung und Evaluation von Implementierungsstrategien wie auch von pflegerischen und gerontologischen Interventionen, sie dienen der Konzeption, Gestaltung und Evaluation von Implementierungsprozessen, der Identifikation und Definition wichtiger Ergebnisparameter in Implementierungsprozessen und sie dienen der Forschung sowohl beim Generieren neuer Forschungsfragen und -hypothesen als auch beim Interpretieren und Einordnen der Forschungsergebnisse. Implementierungswissenschaftliche Theorien sind somit sowohl Ausgangspunkt als auch Ziel und Ergebnis der Implementierungswissenschaft. Der reichhaltige Fundus implementierungswissenschaftlicher Theorien wurde in diesem Kapitel ebenso aufgezeigt, wie die Entwicklungspotenziale, die hier trotz der Theoriefülle bestehen. Die Theorieentwicklung, -prüfung und -nutzung sind daher auch in Zukunft ein zentrales Thema der internationalen Implementierungswissenschaft. Mit Sicherheit wird dies auch ein entscheidender Fokus und eine der primären Aufgaben bei der Entwicklung der deutschsprachigen Implementierungswissenschaft im Kontext der Pflege und Gerontologie sein. Es gilt, den internationalen Bestand an Theorien und Modellen auf seine Übertragbarkeit auf hiesige Verhältnisse zu prüfen und ggf. zu adaptieren. Insbesondere wird entscheidend sein, auf Basis internationaler, aber auch im deutschsprachigen Kontext verfügbarer Theorien die eigene implementierungswissenschaftliche Theoriebildung voranzubringen.

Literatur

Amstutz, M. (Hrsg.) (2013). *Kritische Systemtheorie: zur Evolution einer normativen Theorie*. Bielefeld: Transcript.

Bartholomew, L. K., Parcel, G. S., Kok, G., Gottlieb, N. H. & Fernández, M. E. (2011). *Planning health promotion programs: An intervention mapping approach*. 3. ed. San Francisco, CA: Wiley.

Bengtson, V. L., Gans, D., Putney, N. M. & Silverstein, M. (2009a). Theories about age and aging. In: Bengtson, V. L., Silverstein, M., Putney, N. M. & Gans, D. (eds.), *Handbook of theories of aging* (pp. 3–22). 2. ed. New York: Springer.

Bengtson, V. L., Silverstein, M., Putney, N. M. & Gans, D. (eds.) (2009b). *Handbook of theories of aging*. 2. ed. New York: Springer.

Bhattacharyya, O., Reeves, S., Garfinkel, S. & Zwarenstein, M. (2006). Designing theoretically-informed implementation interventions: fine in theory, but evidence of effectiveness in practice is needed. *Implement Sci*, *1*(1), 5.

Burnes, B. (2004). Kurt Lewin and the planned approach to change: a re-appraisal. *J Manage Stud*, *41*(6), 977–1002.

Buscher, I., Holle, D., Reuther, S., Bartholomeyczik, S., Vollmar, H. C. & Halek, M. (2012a). *Die Entwicklung einer »erfolgreichen Innovation« am Beispiel demenzspezifischer Fallbesprechungen in der stationären Altenhilfe (FallDem)*. Präsentation auf dem auf dem 3. Gemeinsamen Kongress der Deutschen Gesellschaft für Gerontologie und Geriatrie (DGGG) und der schweizerischen Gesellschaft für Gerontologie (SGG), »Alternsforschung: transnational und translational«, Bonn, 12-15.09. 2012. http://www.dzne.de/fileadmin/user_upload/editors/images/Standorte/Witten/Projekte/FallDem/2012-09-12_DGGG_erfogreicheIntervention.pdf [letzter Zugriff: 23.02.2014].

Buscher, I., Kühnert, S. & Panke Kochinke, B. (2010). *Leuchtturmprojekt Demenz: QUIKK – Qualitative Evaluation von Inhouse-Weiterbildungen zur Konzept- und Kompetenzentwicklung multiprofessioneller Teams und ehrenamtlicher Mitarbeiter/innen in stationären, teilstationären und ambulanten Einrichtungen der Altenhilfe mit dem Schwerpunkt demenzieller Erkrankungen.* Abschlussbericht, eingereicht beim Bundesministerium für Gesundheit am 31. Juli 2010.

Buscher, I., Reuther, S., Holle, D., Bartholomeyczik, S., Vollmar, H. C. & Halek, M. (2012b). Das kollektive Lernen in Fallbesprechungen: Theoretische Ansätze zur Reduktion herausfordernden Verhaltens bei Menschen mit Demenz im Rahmen des Projektes FallDem. *Pflegewissenschaft, 61*(3), 168–178.

Chalmers, A. F. (2007). *Wege der Wissenschaft: Einführung in die Wissenschaftstheorie.* 6. Aufl. Berlin: Springer.

Chaudoir, S. R., Dugan, A. G. & Barr, C. H. (2013). Measuring factors affecting implementation of health innovations: A systematic review of structural, organizational, provider, patient, and innovation level measures. *Implement Sci, 8*(1), 22.

Cheater, F. M., Baker, R., Reddish, S., Spiers, N., Wailoo, A., Gillies, C., Robertson, N. & Cawood, C. (2006). Cluster randomized controlled trial of the effectiveness of audit and feedback and educational outreach on improving nursing practice and patient outcomes. *Med Care, 44*(6), 542–551.

Colquhoun, H. L., Brehaut, J. C., Sales, A., Ivers, N., Grimshaw, J., Michie, S., Carroll, K., Chalifoux, M. & Eva, K. W. (2013). A systematic review of the use of theory in randomized controlled trials of audit and feedback. *Implement Sci, 8*(1), 66.

Craig, P., Dieppe, P., Macintyre, S., Michie, S., Nazareth, I. & Petticrew, M. (2008). *Developing and evaluating complex interventions: new guidance.* London: Medical Research Council (MRC).

Cummings, G. G., Estabrooks, C. A., Midodzi, W. K., Wallin, L. & Hayduk, L. (2007). Influence of organizational characteristics and context on research utilization. *Nurs Res, 56*(Suppl. 4), S24–S39.

Damschroder, L. J., Aron, D. C., Keith, R. E., Kirsh, S. R., Alexander, J. A. & Lowery, J. C. (2009). Fostering implementation of health services research findings into practice: a consolidated framework for advancing implementation science. *Implement Sci, 4*(1), 50.

Davies, P., Walker, A. E. & Grimshaw, J. M. (2010). A systematic review of the use of theory in the design of guideline dissemination and implementation strategies and interpretation of the results of rigorous evaluations. *Implement Sci, 5*(1), 14.

Dearing, J. W. (2008). Evolution of diffusion and dissemination theory. *J Public Health Manag Pract, 14*(2), 99–108.

Dearing, J. W. & Kee, K. F. (2012). Historical roots of dissemination and implementation science. In: Brownson, R. C., Colditz, G. A. & Proctor, E. K. (eds.), *Dissemination and implementation research in health: translating science to practice* (pp. 55–71). Oxford: Oxford University Press.

Deming, W. E. (1982). *Out of the crisis.* Cambridge: Cambridge University Press.

DNQP – Deutsches Netzwerk für Qualitätssicherung in der Pflege (Hrsg.) (2005). *Expertenstandard Schmerzmanagement in der Pflege bei akuten oder tumorbedingten chronischen Schmerzen: Entwicklung – Konsentierung – Implementierung.* Osnabrück: DNQP.

Dooley, K. J. (2004). Complexity science models of organizational change and innovation. In: Poole, M. S. & Van de Ven, A. H. (eds.), *Handbook of organizational change and innovation* (pp. 354–373). Oxford: Oxford University Press.

Dopson, S. & Fitzgerald, L. (eds.) (2005). *Knowledge to action? Evidence-based health care in context.* New York: Oxford University Press.

Eccles, M., Grimshaw, J., Walker, A., Johnston, M. & Pitts, N. (2005a). Changing the behavior of healthcare professionals: the use of theory in promoting the uptake of research findings. *J Clin Epidemiol, 58*(2), 107–112.

Eccles, M., Grimshaw, J., Walker, A., Johnston, M. & Pitts, N. (2005b). Response to »the OFF theory of research utilization«. *J Clin Epidemiol, 58*(2), 117–118.

Estabrooks, C. A., Midodzi, W. K., Cummings, G. G. & Wallin, L. (2007). Predicting research use in nursing organizations: a multilevel analysis. *Nurs Res, 56*(Suppl. 4), S7–S23.

Fawcett, J. (2012). *Contemporary nursing knowledge: analysis and evaluation of nursing models and theories.* 3. ed. Philadelphia: Davis.

Fixsen, D. L., Naoom, S. F., Blase, K. A., Friedman, R. M. & Wallace, F. (2005). *Implementation research: a synthesis of the literature.* Tampa: University of South Florida, Louis de la Parte Florida Mental Health Institute, The National Implementation Research Network.

Fraser, K. D., O'Rourke, H. M., Baylon, M. A., Bostrom, A. M. & Sales, A. E. (2013). Unregulated provider perceptions of audit and feedback reports in long-term care: cross-sectional survey findings from a quality improvement intervention. *BMC Geriatr*, *13*(1), 15.

French, W. L. & Bell, C. H. j. (1994). *Organisationsentwicklung: Sozialwissenschaftliche Strategien zur Organisationsveränderung*. Bern, Stuttgart, Wien: Paul Haupt.

Gardner, B., Whittington, C., McAteer, J., Eccles, M. P. & Michie, S. (2010). Using theory to synthesise evidence from behaviour change interventions: the example of audit and feedback. *Soc Sci Med*, *70*(10), 1618–1625.

Graham, I. D. & Tetroe, J. M. (2010). The Knowledge To Action Framework. In: Rycroft-Malone, J. & Bucknall, T. (eds.), *Models and frameworks for implementing evidence-based practice: linking evidence to action* (pp. 207–222). Chichester: Wiley-Blackwell.

Graham, I. D. & Tetroe, J. (2007). Some theoretical underpinnings of knowledge translation. *Acad Emerg Med*, *14*(11), 936–941.

Greenhalgh, T., Glenn, R., Bate, P., Macfarlane, F. & Kyriakidou, O. (2005). *Diffusion of innovations in health service organisations: a systematic literature review*. Massachusetts: Blackwell.

Greif, S., Runde, B. & Seeberg, I. (2004). *Erfolge und Misserfolge beim Change Management*. Göttingen u. a.: Hogrefe.

Grimshaw, J. M., Thomas, R. E., MacLennan, G., Fraser, C., Ramsay, C. R., Vale, L., Whitty, P., Eccles, M. P., Matowe, L., Shirran, L., Wensing, M., Dijkstra, R. & Donaldson, C. (2004). Effectiveness and efficiency of guideline dissemination and implementation strategies. *Health Technol Assess Rep*, *8*(6).

Grol, R. & Wensing, M. (2013). Effective implementation of change in healthcare: a systematic approach. In: Grol, R., Wensing, M., Eccles, M. & Davis, D. (Hrsg.), *Improving patient care: The implementation of change in clinical practice* (S. 40–63). 2. ed. Chinchester: Wiley-Blackwell.

Grol, R., Wensing, M., Bosch, M., Hulscher, M. & Eccles, M. (2013). Theories on implementation of change in healthcare. In: Grol, R., Wensing, M., Eccles, M. & Davis, D. A. (eds.), *Improving patient care: the implementation of change in clinical practice* (pp. 18–39). 2. ed. Chinchester: Wiley-Blackwell.

Grol, R. P., Bosch, M. C., Hulscher, M. E., Eccles, M. P. & Wensing, M. (2007). Planning and studying improvement in patient care: the use of theoretical perspectives. *Milbank Q*, *85*(1), 93–138.

Gros, C. (2013). *Complex and adaptive dynamical systems: a primer*. 3. ed. Berlin: Springer.

Halek, M., Holle, D., Buscher, I. & Reuther, S. (2013). *FallDem: Wittener Fallbesprechungsmodelle bei Demenz*. Stand: August 2013. http://www.dzne.de/standorte/witten/projekte/falldem.html [letzter Zugriff: 23.02.2014].

Hardenacke, D., Bartholomeyczik, S. & Halek, M. (2011). Einführung und Evaluation der »Verstehenden Diagnostik« am Beispiel des Leuchtturmprojektes InDemA. *Pflege & Gesellschaft*, *16*(2), 101–115.

Hendricks, J., Applebaum, R. & Kunkel, S. (2010). A world apart? Bridging the gap between theory and applied social gerontology. *Gerontologist*, *50*(3), 284–293.

Hysong, S. J. (2009). Meta-analysis: audit and feedback features impact effectiveness on care quality. *Med Care*, *47*(3), 356–363.

ICEBeRG – Improved Clinical Effectiveness through Behavioural Research Group (2006). Designing theoretically-informed implementation interventions: The Improved Clinical Effectiveness through Behavioural Research Group (ICEBeRG). *Implement Sci*, 1(1), 4. doi: 10.1186/1748-5908-1-4.

Ivers, N. M., Sales, A., Colquhoun, H., Michie, S., Foy, R., Francis, J. J. & Grimshaw, J. M. (2014). No more ›business as usual‹ with audit and feedback interventions: towards an agenda for a reinvigorated intervention. *Implement Sci*, *9*(1), 14.

Ivers, N., Jamtvedt, G., Flottorp, S., Young, J. M., Odgaard-Jensen, J., French, S. D., O'Brien, M. A., Johansen, M., Grimshaw, J. & Oxman, A. D. (2012). Audit and feedback: effects on professional practice and healthcare outcomes. *Cochrane Database Syst Rev*, *2012*(6), Art. No.: CD000259.

Kitson, A. L. (2009). The need for systems change: reflections on knowledge translation and organizational change. *J Adv Nurs*, *65*(1), 217–228.

Kitson, A. L., Rycroft-Malone, J., Harvey, G., McCormack, B., Seers, K. & Titchen, A. (2008). Evaluating the successful implementation of evidence into practice using the PARiHS framework: theoretical and practical challenges. *Implement Sci*, *3*(1), 1.

Kitson, A., Harvey, G. & McCormack, B. (1998). Enabling the implementation of evidence based practice: a conceptual framework. *Qual Health Care*, *7*(3), 149–158.

Lanham, H. J., Leykum, L. K., Taylor, B. S., McCannon, C. J., Lindberg, C. & Lester, R. T. (2013). How complexity science can inform scale-up and spread in health care: understanding the role of self-organization in variation across local contexts. *Soc Sci Med*, *93*, 194–202.

Lewin, K. (1947). Frontiers in group dynamics: concept, method and reality in social science; social equilibria and social change. *Hum Relat*, *1*(1), 5–41.

Luhmann, N. (1984). *Soziale Systeme: Grundriss einer allgemeinen Theorie*. Frankfurt a.M.: Suhrkamp.

Mair, F. S., May, C., O'Donnell, C., Finch, T., Sullivan, F. & Murray, E. (2012). Factors that promote or inhibit the implementation of e-health systems: an explanatory systematic review. *Bull World Health Organ*, *90*(5), 357–364.

May, C. (2013a). Agency and implementation: understanding the embedding of healthcare innovations in practice. *Soc Sci Med*, *78*, 26–33.

May, C. (2013b). Towards a general theory of implementation. *Implement Sci*, *8*(1), 18.

May, C. (2006). A rational model for assessing and evaluating complex interventions in health care. *BMC Health Serv Res*, *6*(1), 86.

May, C. & Finch, T. (2009). Implementing, embedding, and integrating practices: an outline of Normalization Process Theory. *Sociology*, *43*(3), 535–554.

May, C. R., Mair, F., Finch, T., MacFarlane, A., Dowrick, C., Treweek, S., Rapley, T., Ballini, L., Ong, B. N., Rogers, A., Murray, E., Elwyn, G., Legare, F., Gunn, J. & Montori, V. M. (2009). Development of a theory of implementation and integration: Normalization Process Theory. *Implement Sci*, *4*(1), 29.

May, C., Finch, T., Mair, F., Ballini, L., Dowrick, C., Eccles, M., Gask, L., MacFarlane, A., Murray, E., Rapley, T., Rogers, A., Treweek, S., Wallace, P., Anderson, G., Burns, J. & Heaven, B. (2007). Understanding the implementation of complex interventions in health care: the normalization process model. *BMC Health Serv Res*, *7*(1), 148.

McEvoy, R., Ballini, L., Maltoni, S., O'Donnell, C. A., Mair, F. S. & Macfarlane, A. (2014). A qualitative systematic review of studies using the normalization process theory to research implementation processes. *Implement Sci*, *9*(1), 2.

Meleis, A. I. (2012). *Theoretical nursing: development and progress*. 5. ed. Philadelphia: Wolters Kluwer Health, Lippincott Williams Wilkins.

Michie, S., Richardson, M., Johnston, M., Abraham, C., Francis, J., Hardeman, W., Eccles, M. P., Cane, J. & Wood, C. E. (2013). The Behavior Change Technique Taxonomy (v1) of 93 hierarchically clustered techniques: building an international consensus for the reporting of behavior change interventions. *Ann Behav Med*, Published online first.

Michie, S., van Stralen, M. M. & West, R. (2011). The behaviour change wheel: a new method for characterising and designing behaviour change interventions. *Implement Sci*, 6(42). http://www.implementationscience.com/content/6/1/42 [letzter Zugriff: 18.06.2013].

Michie, S., Webb, T. L. & Sniehotta, F. F. (2010). The importance of making explicit links between theoretical constructs and behaviour change techniques. *Addiction*, *105*(11), 1897–1898.

Michie, S., Johnston, M., Abraham, C., Lawton, R., Parker, D. & Walker, A. (2005). Making psychological theory useful for implementing evidence based practice: a consensus approach. *Qual Saf Health Care*, *14*(1), 26–33.

Mitchell, S. A., Fisher, C. A., Hastings, C. E., Silverman, L. B. & Wallen, G. R. (2010). A thematic analysis of theoretical models for translational science in nursing: mapping the field. *Nurs Outlook*, *58*(6), 287–300.

Oxman, A. D., Fretheim, A. & Flottorp, S. (2005). The OFF theory of research utilization. *J Clin Epidemiol*, *58*(2), 113–116.

Parsons, T. (1971). *The system of modern societies*. Englewood Cliffs: Prentice-Hall (= Foundations of modern sociology series).

Plsek, P. E. (2001). Redesigning health care with insights from the science of complex adaptive systems. In: IOM – Institute of Medicine (ed.) *Crossing the quality chasm: a new health system for the 21st century* (pp. 309–322). Washington, DC: National Academy Press.

Plsek, P. E. & Greenhalgh, T. (2001). Complexity science: the challenge of complexity in health care. *BMJ*, *323*(7313), 625–628.

Plsek, P. E. & Wilson, T. (2001). Complexity, leadership, and management in healthcare organisations. *BMJ*, *323*(7315), 746–749.

Prestwich, A., Sniehotta, F. F., Whittington, C., Dombrowski, S. U., Rogers, L. & Michie, S. (2013). Does theory influence the effectiveness of health behavior interventions? Meta-analysis. *Health Psychol*, *32* (Jun 3., epub ahead of print).

Proctor, E., Silmere, H., Raghavan, R., Hovmand, P., Aarons, G., Bunger, A., Griffey, R. & Hensley, M. (2011). Outcomes for implementation research: conceptual distinctions, measurement challenges, and research agenda. *Adm Policy Ment Health*, *37*(1), 65–76.

Rabin, B. A. & Brownson, R. C. (2012). Developing the terminology for dissemination and implementation research. In: Brownson, R. C., Colditz, G. A. & Proctor, E. K. (eds.), *Disse-*

mination and implementation research in health: translating science to practice (pp. 23–51). Oxford: Oxford University Press.

Reuther, S., Dichter, M. N., Buscher, I., Vollmar, H. C., Holle, D., Bartholomeyczik, S. & Halek, M. (2012). Case conferences as interventions dealing with the challenging behavior of people with dementia in nursing homes: a systematic review. *Int Psychogeriatr, 24*(12), 1891–1903.

Rogers, E. M. (2003). *Diffusion of innovations. 5.* Aufl. New York: Free Press.

Rogers, E. M. (1962). *Diffusion of Innovations.* New York: The Free Press.

Rycroft-Malone, J. (2007). Theory and knowledge translation: setting some coordinates. *Nurs Res, 56*(Suppl. 4), S78–S85.

Rycroft-Malone, J. (2004). The PARIHS framework: a framework for guiding the implementation of evidence-based practice. *J Nurs Care Qual, 19*(4), 297–304.

Rycroft-Malone, J. & Bucknall, T. (2010). Theory, frameworks, and models: laying down the groundwork. In: Rycroft-Malone, J. & Bucknall, T. (eds.), *Models and frameworks for implementing evidence-based practice: linking evidence to action* (pp. 23–50). Chichester: Wiley-Blackwell.

Sales, A., Smith, J., Curran, G. & Kochevar, L. (2006). Models, strategies, and tools: theory in implementing evidence-based findings into health care practice. *J Gen Intern Med, 21* (Suppl. 2), S43–S49.

Senge, P. M. (1990). *The fifth discipline: the art and practice of the learning organization.* New York Doubleday.

Simon, F. B. (2011). *Einführung in Systemtheorie und Konstruktivismus.* 5. Aufl. Heidelberg: Carl-Auer (= Reihe: Carl-Auer Compact).

Stacey, R. D. (2011). *Strategic management and organisational dynamics: the challenge of complexity to ways of thinking about organisations.* 6. ed. Harlow: Financial Times Prentice Hall.

Straus, S., Tetroe, J. & Graham, I. D. (2013). Introduction: knowledge translation: what it is and what it isn't. In: Straus, S., Tetroe, J. & Graham, I. D. (eds.), *Knowledge translation in health care: moving from evidence to practice.* 2. ed. Chinchester: Wiley-Blackwell.

Titler, M. G., Kleiber, C., Steelman, V. J., Rakel, B. A., Budreau, G., Everett, L. Q., Buckwalter, K. C., Tripp-Reimer, T. & Goode, C. J. (2001). The Iowa Model of Evidence-Based Practice to promote quality care. *Crit Care Nurs Clin North Am, 13*(4), 497–509.

van de Ven, A. H., Polley, D. E., Garud, R. & Venkataraman, S. (1999). *The innovation journey.* Oxford: Oxford University Press.

von Bertalanffy, L. (1950). An outline of general system theory. *Brit J Philos Sci, 1*(2), 134–165.

Wensing, M., Bosch, M. & Grol, R. (2010). Developing and selecting interventions for translating knowledge to action. *Can Med Assoc J, 182*(2), E85–E88.

Wiener, N. (1948). *Cybernetics or control and communication in the animal and the machine.* New York: Wiley (= The technology press).

Willke, H. (2006). *Systemtheorie I: Grundlagen – Eine Einführung in die Grundprobleme der Theorie sozialer Systeme.* 7. Aufl. Stuttgart: Lucius & Lucius.

Willke, H. (2005). *Systemtheorie II: Interventionstheorie – Grundzüge einer Theorie der Intervention in komplexe Systeme.* 4. Aufl. Stuttgart: Lucius & Lucius.

Willke, H. (2001). *Systemtheorie III: Steuerungstheorie – Grundzüge einer Theorie der Steuerung komplexer Sozialsysteme.* 3. Aufl. Stuttgart: Lucius & Lucius.

II Stand der Implementierungsforschung in Pflege und Gerontologie

5 Stand der pflegerischen Implementierungsforschung im deutschen Sprachraum

Matthias Hoben

Einführung

International steht ein großer und stetig wachsender Fundus implementierungswissenschaftlicher Arbeiten zur Verfügung. Immer mehr Forschungsförderer erkennen dieses Forschungsfeld als einen wichtigen Finanzierungsbereich an (z. B. Smits & Denis, 2014), Forschungsagenden werden entwickelt (z. B. Dagenais et al., 2009; Eccles et al., 2009; Titler et al., 2009; Proctor et al., 2011) und unzählige implementierungswissenschaftliche Studien und Themenbereiche wurden identifiziert, zusammengefasst und systematisiert (z. B. Fixsen et al., 2005; Greenhalgh et al., 2005; Estabrooks et al., 2008).

In der deutschsprachigen Pflegewissenschaft hat dieser Themenbereich bislang weit weniger Aufmerksamkeit erfahren, obwohl auch hier das Theorie-Praxis-Problem (genauer: die Diskrepanz zwischen wissenschaftlichen Erkenntnissen und Praxishandeln sowie die mit der Implementierung evidenzbasierter Neuerungen einhergehenden Herausforderungen) ausführlich diskutiert wird (z. B. Brandenburg, 2005; Höhmann, 2008; Lüthi, 2011). Erst seit kurzem (aber zunehmend) fordern deutschsprachige Pflegewissenschaftler, den internationalen Stand der Implementierungswissenschaft zu berücksichtigen und in eigenen Implementierungsforschungsprojekten daran anzuknüpfen bzw. darauf aufzubauen (z. B. Bartholomeyczik, 2008; Meyer & Köpke, 2012; Roes et al., 2013). Zunehmend werden auch Implementierungsforschungsstudien in deutschsprachigen Pflegesettings durchgeführt und publiziert (z. B. Saxer, 2002; Schubert & Wrobel, 2009; Breimaier et al., 2011; Breimaier et al., 2013; Köpke et al., 2013). Über die Art und Zahl pflegebezogener implementierungswissenschaftlicher Studien im deutschen Sprachraum war bis vor kurzem jedoch nichts Konkretes bekannt. Erst jüngst wurde diese Frage von Hoben et al. (in Druck) im Rahmen eines *scoping reviews*[1] ausführlich beleuchtet.

In diesem Kapitel werden zunächst die zentralen Ergebnisse des angesprochenen Reviews zusammengefasst. Im Anschluss daran werden vier implementierungswissenschaftliche Forschungsprojekte der deutschsprachigen Pflegelandschaft beispielhaft vorgestellt. Abschließend werden die Forschungslücken der deutschsprachigen pflegerischen Implementierungsforschung im Vergleich zur internationalen Situation diskutiert und wichtige Themen künftiger Forschung aufgezeigt.

---

1 *Scoping reviews* sind Übersichtsarbeiten, mit denen ein bisher noch eher unbekanntes Themenfeld exploriert wird. Sie kommen zum Einsatz, wenn eine zunächst breite Fragestellung untersucht werden soll, wenn unklar ist, ob eine ausreichende Anzahl an Forschungsarbeiten vorliegt, um ein systematisches Review durchzuführen oder wenn es darum geht, Schlüsselkonzepte und theoretische Zusammenhänge oder Forschungslücken zu identifizieren (Arksey & O'Malley, 2005; CIHR, 2013).

5.1 Zentrale Ergebnisse des *scoping reviews* zum Stand der pflegebezogenen Implementierungsforschung im deutschen Sprachraum

Hoben et al. (in Druck) schlossen 190 Quellen ein, die insgesamt 142 Forschungsprojekte repräsentierten und zwischen 1989 und 2012 publiziert wurden. Eingeschlossen wurden systematische Literatursynthesen oder empirische Arbeiten, in denen (als Haupt- oder Nebenfokus) mindestens eine implementierungswissenschaftliche Fragestellung untersucht wurde. Dabei wurde auch gezielt nach grauer Literatur – d. h. nach Literatur aus nichtwissenschaftlichen bzw. nicht peergereviewten Quellen – gesucht, da Ergebnisse der deutschsprachigen Pflegewissenschaft oft in solchen Medien veröffentlicht werden.

Bei fünf der 142 Forschungsprojekte handelte es sich um systematische Übersichtsarbeiten, 12 Projekte folgten einem randomisierten kontrollierten Design, 7 Studien wiesen ein nicht-randomisiertes Mehrgruppendesign auf, 27 Arbeiten waren Vorher-nachher-Untersuchungen ohne Vergleichsgruppe, 33 Projekte waren als Querschnittsstudien angelegt. Außerdem wurden 27 qualitative und 31 *Mixed-Methods*-Studien eingeschlossen.

Die meisten Forschungsprojekte (n = 106, 74,6 %) fanden in Deutschland statt, gefolgt von 25 (17,6 %) schweizerischen Projekten und fünf (3,5 %) österreichischen Studien. Die restlichen Projekte schlossen entweder Settings und Probanden mehrerer Länder ein (darunter mindestens ein deutschsprachiges Land) (n = 2, 1,4 %) oder fanden nicht in deutschsprachigen Ländern statt, waren aber in deutscher Sprache publiziert (n = 2, 1,4 %)[2]. 93 der 142 Forschungsprojekte (65,5 %) wurden in deutscher Sprache veröffentlicht, 34 (23,9 %) in englischer Sprache und 13 (9,2 %) sowohl auf Deutsch als auch auf Englisch.

Über die Hälfte der eingeschlossenen Forschungsprojekte (n = 73, 51,4 %) fand in Krankenhäusern statt, 28 Projekte (19,7 %) wurden in Pflegeheimen durchgeführt und 12 (8,5 %) in ambulanten Pflegediensten. Einzelne Projekte schlossen Allgemeinarztpraxen (n = 2, 1,4 %), Hospize (n = 1, 0,7 %) oder örtliche Verwaltungsbezirke (n = 1, 0,7 %) ein. Die restlichen Projekte (n = 25, 5,8 %) kombinierten verschiedene Settings.

Die methodische Qualität der Studien wurde auf Basis international anerkannter und bewährter Qualitätschecklisten ermittelt. Systematische Reviews wurden mittels des *Assessment of Multiple Systematic Reviews (AMSTAR)* eingeschätzt (Shea et al., 2007), für randomisierte kontrollierte Studien wurde das *Quality Assessment Tool for Quantitative Studies* (EPPHPP, 2009) genutzt, nicht-randomisierte quantitative Studien wurden entweder mit dem *Estabrooks' Quality Assessment and Validity Tool for Cross-sectional Studies* oder dem *Estabrooks' Quality Assessment and Validity Tool for Before/After-Cohort Design Studies* (Estabrooks et al., 2003) bewertet und qualitative Studien wurden anhand der *Critical Appraisal Skills Program (CASP) Qualitative Research Checklist* (CASP, 2013) evaluiert. Wie von Pluye et al. (2009) vorgeschlagen, wurden die Studienkomponenten von Mixed-Methods-Studien jeweils separat mit der jeweils passenden Checkliste bewertet. Je zwei Mitglieder des Forschungsteams schätzen die methodische Studienqualität unabhängig voneinander ein und diskutierten Unstimmigkeiten bis ein Konsens erzielt war.

---

2 Die Ergebnisse einer niederländischen Studie waren nur auf Deutsch publiziert, eine italienische Studie fand in Südtirol statt und war auf Deutsch und Italienisch veröffentlicht.

Die methodische Qualität der Studien war tendenziell gering. Von den 111 monomethodischen Forschungsprojekten wurden 80 (72,1 %) als *weak* (schwach) bewertet, 8 (7,2 %) als *low moderate* (niedrig-moderat), 12 (10,8 %) als *high moderate* (hoch-moderat) und 11 (9,9 %) als *strong* (stark) bewertet. Auch die 31 *Mixed-Methods*-Studien schnitten überwiegend schlecht ab. Hier waren insbesondere die quantitativen Studienteile problematisch. Außer zwei Forschungsprojekten (6,5 %) mit einem als *low moderate* bewerteten quantitativen Teil waren hier die Bewertungen durchgehend *weak*. Bei 23 der *Mixed-Methods*-Studien (74,2 %) wurde auch der qualitative Teil als *weak* bewertet, drei Studien (9,7 %) erhielten hier ein *low moderate*, zwei (6,5 %) ein *high moderate* und drei (9,7 %) ein *strong*.

Die eingeschlossenen Studien untersuchten folgende implementierungswissenschaftliche Themenbereiche:

- Einflussfaktoren, die Implementierungsprozesse fördern oder hemmen[3] (68 Projekte)
- Wirksamkeit von Implementierungsstrategien (92 Projekte)
- Verläufe von Implementierungsprozessen bzw. deren Auswirkungen auf verschiedenen Ebenen (z. B. auf die involvierten Akteure oder die Institutionen) (65 Projekte)
- Entwicklung bzw. Validierung implementierungswissenschaftlicher Erhebungsinstrumente (5 Projekte)

Keine der eingeschlossenen Studien setzte sich mit methodischen Fragen implementierungswissenschaftlicher Studie auseinander (z. B. welche Methoden am besten geeignet sind, um der in Implementierungsprozessen herrschenden Komplexität gerecht zu werden). Ebenfalls konnte keine Studie identifiziert werden, die bestehende implementierungswissenschaftliche Theorien empirisch untersuchte oder in der neue Theorien systematisch entwickelt wurden. Insgesamt, so machen Hoben et al. (in Druck) deutlich, beziehen sich die wenigsten der identifizierten Studien auf den internationalen Fundus implementierungswissenschaftlicher Arbeiten. Zwar untersuchen sie implementierungsrelevante Phänomene (wie z. B. Einflussfaktoren in Implementierungsprozessen oder die Wirksamkeit von Implementierungsstrategien), doch weder legen sie dabei deutschsprachige oder internationale implementierungswissenschaftliche Theorien oder Evidenz zugrunde (z. B. für das Studiendesign oder für die Interpretation und Diskussion der Ergebnisse), noch verwenden sie Begriffe, die eine einfache Zuordnung zum Gegenstand Implementierungsforschung ermöglichen (z. B. Implementierung, Dissemination, Wissenstranslation o. ä.). Insofern ist die deutschsprachige Landschaft pflegebezogener implementierungswissenschaftlicher Arbeiten fragmentiert und diese Arbeiten sind nur schwer zu identifizieren.

3 Viele Studien hatten mehrere implementierungswissenschaftliche Forschungsschwerpunkte. Daher ist die Summe der Projekte mit den unterschiedlichen Schwerpunkten größer als die Gesamtzahl der Forschungsprojekte (n = 144) bzw. ist die Summe der prozentualen Anteile größer als 100 %.

5.2 Beispiele für pflegebezogene Implementierungsforschungsstudien aus dem deutschsprachigen Raum

Auswahl der Beispielstudien

Nachfolgend werden beispielhaft vier Forschungsprojekte aus dem deutschen Sprachraum vorgestellt. Jedes der Projekte repräsentiert schwerpunktmäßig einen der vier implementierungswissenschaftlichen Themenbereiche, die von den eingeschlossenen Studien abgedeckt werden – Einflussfaktoren in Implementierungsprozessen, Wirksamkeit von Implementierungsstrategien, Evaluation des Implementierungsprozesses und Instrumentenentwicklung/-validierung. Ausgewählt wurden jeweils Studien, deren methodische Qualität anhand der eingesetzten Checklisten als hoch (bzw. mindestens als hoch-moderat) bewertet wurde und deren hauptsächlicher Forschungsfokus implementierungswissenschaftlicher Natur war.

Einflussfaktoren in Implementierungsprozessen

Ein Beispiel für eine methodisch starke qualitative Studie zum Thema Einflussfaktoren in Implementierungsprozessen ist die Arbeit von Verhoeven et al. (2009). Die Arbeit war Teil eines deutsch-niederländischen Kooperationsprojekts, des EUREGIO MRSA-net Twente/Münsterland (Friedrich et al., 2008), in dem es darum ging, Infektionen mit *Methicillin-resistenten Staphylococcus aureus (MRSA)* Erregern vorzubeugen bzw. zu behandeln. Unter anderem wurde dazu eine Webseite mit MRSA-spezifischen Leitlinien entwickelt. Verhoeven et al. (2009) untersuchten die Erfahrungen der Nutzer mit der Webseite sowie Faktoren, die aus Sicht der (potenziellen) Anwender förderlich oder hinderlich für die Nutzung waren.

Die Webseite basiert auf anerkannten deutschen und niederländischen *Best-Practice*-Leitlinien für den Umgang mit MRSA-Keimen (Kommission für Krankenhaushygiene und Infektionsprävention am Robert Koch-Institut, 2002; Dutch Workingparty on Infection Prevention, 2005) und wurde in mehreren Schritten auf Basis einer nutzerzentrierten Vorgehensweise (Kinzie et al., 2002) entwickelt. Auch die Gestaltung der Webseite selbst basierte – neben den Wünschen und Rückmeldungen der Nutzer – auf *Best-Practice*-Leitlinien für Webdesign und Anwenderfreundlichkeit (Koyani et al., 2006). Grundlage für die Bekanntmachung der Webseite waren ebenfalls entsprechende anerkannte Qualitätskriterien (McRobb, 1990).

Die Autoren entschieden sich für einen qualitativen Interviewansatz, da es ihnen darum ging, die Perspektive der (potenziellen) Webseitennutzer zu erfassen und neue Aspekte aufzudecken. Sie waren daran interessiert, die Bedeutung der Webseite für die Praxis der Zielakteure zu explorieren und ggf. darauf abgestimmte Strategien zu entwickeln, um die Akzeptanz und Nutzung zu erhöhen. Sie entwickelten einen Interviewleitfaden, der auf einem anerkannten Implementierungsmodell basierte – dem *Predisposing, Reinforcing, and Enabling Causes in Educational Diagnosis and Evaluation (PRECEDE) model* (DeJoy et al., 2000; Green & Kreuter, 2005). Das Modell geht davon aus, dass einflussnehmende Faktoren auf den Ebenen des Individuums, des Arbeitsumfeldes und der Organisation angesiedelt sind. Neben den direkten Effekten der Faktoren dieser drei Ebenen auf die Nutzung der Innovation berücksichtigt das Modell auch indirekte Effekte. Es geht davon aus, dass der Organisationskontext das Arbeitsumfeld der Individuen beeinflusst und letzteres wiederum die Individuen selbst. Verhoeven et al. (2009) ergänzten das PRECEDE-Modell noch um eine vierte Faktorenebene: die Merkmale der Innovation (im konkreten Fall der Webseite) selbst. Die Fragen des Interviewleitfadens repräsentierten die Einflussfaktoren, die das PRECEDE-Modell postuliert: Einstellungen, Persönlichkeit, Arbeitsbelastung, implizites Wissen, Infrastruktur, Arbeitserfahrung, Werte des Managements, Training und Rückmeldung, Kommunikationskanäle und subjektive Normen. Ergänzt wurden zudem Fragen zur subjektiv empfundenen Qualität der Webseite sowie zur Bereitschaft, diese zu nutzen.

In zwei deutschen und zwei niederländischen Krankenhäusern interviewten die Autoren jeweils eine Pflegehilfskraft, eine Pflegefachkraft, eine Pflegekraft mit spezieller Weiterbildung in Infektionsmanagement, einen Arzt und einen medizinischen Mikrobiologen (insgesamt 20 Personen). Die Interviews wurden von einem Interviewer durchgeführt, der fließend Deutsch und Holländisch sprach. Sie dauerten zwischen 45 und 75 Minuten und wurden beendet, sobald die vier Kategorien des zugrundeliegenden Modells aus Sicht des Interviewers ausgereizt und keine neuen Aspekte mehr zu erwarten waren. Die aufgezeichneten und wörtlich transkribierten Interviews wurden von zwei (ebenfalls zweisprachigen) Personen unabhängig auf Basis des zugrundeliegenden Modells deduktiv-analytisch ausgewertet. Die Übereinstimmung war sehr gut (Cohen's Kappa = 0,82). Das Kodierschema wurde zudem um vier neue, bislang nicht enthaltene Kategorien erweitert: Relevanz, Auffindbarkeit, Anwendbarkeit und Zielgruppe.

Die *Qualität der Webseite* wurde in 72 Statements als relevanter Einflussfaktor angesprochen. Positiv wurden hier die Anwendbarkeit und das Design sowie die kontextuelle Relevanz bewertet. Negativ bewertet wurde die Glaubwürdigkeit der Webseite, da nicht eindeutig dargelegt war, ob die Empfehlungen den besten verfügbaren Wissensstand repräsentierten. Auch die Quellen für die enthaltenen Informationen waren nicht auf der Webseite benannt, so wurde kritisch angemerkt.

Faktoren auf *Ebene der Individuen* wurden in 85 Statements benannt. Ein wesentlicher Widerstand gegen die Webseite, so wurde hier deutlich, bestand darin, dass die Befragten (primär Infektionsexperten) andere Informationsquellen bevorzugten – insbesondere eigenes Wissen, eigene Erfahrungen sowie Austausch mit Kollegen.

Faktoren der *Arbeitsumgebung* wurden in 53 Statements thematisiert. Hemmend wirkte sich hier eine hohe Arbeitsbelastung aus – insbesondere was die Nutzung der Webseite während der Arbeitszeit betrifft. Andererseits wurde die Webseite z. T. auch als eine Entlastung angesehen. Letzteres vorwiegend von Infektionsexperten.

Faktoren auf *Ebene der Organisation* wurden in 131 Statements angesprochen. Der stärkste Stimulator für die Nutzung der Webseite war der persönliche Austausch zwischen Angehörigen verschiedener Berufsgruppen (z. B. im Rahmen formaler Weiterbildungen oder in informellen Feedbacks). Als wichtigste Schlüsselpersonen (*opinion leaders*) stellten sich in diesem Zusammenhang die Pflegenden mit einer speziellen Infektionsmanagementweiterbildung heraus.

In 20 Statements wurde zudem die hohe *individuelle Bereitschaft, die Webseite zu nutzen*, deutlich. Gegen die Nutzung spricht aus Sicht der Befragten, dass man bereits mit den Inhalten vertraut ist oder diesen nicht vertraut.

Die Autoren betonen in ihrer Schlussfolgerung die Wichtigkeit der Trainings- und Feedbackmaßnahmen bei der Implementierung der Webseite. Sie leiten aus ihren Ergebnissen zudem ab, dass die Nutzer noch stärker in deren Entwicklung involviert werden sollten. Ähnliche Webseiten sollten künftig vor allem die informellen Kommunikationsbedürfnisse und die bevorzugten Informationsquellen der Professionellen berücksichtigen. Dies könne am besten durch den Input der Betroffenen im Entwicklungs- und Implementierungsprozess realisiert werden.

Wirksamkeit von Implementierungsstrategien

Ein besonders herausragendes Beispiel für implementierungswissenschaftliche Arbeiten, in denen die Wirksamkeit von Implementierungsstrategien überprüft wird, ist die cluster-randomisierte kontrollierte Studie von Köpke et al. (2012). Evaluiert wurde die Wirksamkeit einer leitlinienbasierten Multikomponentenintervention zur Reduktion körperlicher freiheitsentziehender Maßnahmen in Pflegeheimen. Genau genommen handelt es sich hier um ein ganzes Forschungsprogramm mit verschiedenen, aufeinander aufbauenden Phasen. Zu Beginn ihrer Studie stellten die Autoren fest, dass kaum qualitativ hochwertige Daten zur Prävalenz und Inzidenz körperlicher freiheitsentziehender Maßnahmen in deutschen Pflegeheimen vorlagen. Sie führten daher eine Beobachtungsstudie durch (Meyer & Köpke, 2008; Meyer et al., 2009), die seither den besten verfügbaren Wissensstand zu diesem Thema darstellt. In weiteren vorbereitenden Studien untersuchte das Forscherteam die Einstellungen Pflegender, Betroffener und ihrer Angehörigen zu körperlichen freiheitsentziehenden Maßnahmen (Haut et al., 2007; Hamers et al., 2009; Haut et al., 2010) und führten eine Befragung von Betroffenenverbänden durch (Haut et al., 2007). Auf Basis anerkannter *Best-Practice*-Methoden entwickelten die Autoren sodann eine Leitlinie zur Vermeidung körperlicher freiheitsentziehender Maßnahmen in der beruflichen Altenpflege (Köpke et al., 2009). Das aufwendige Entwicklungsverfahren wurde in einem Methodenpapier publiziert (Köpke et al., 2008). Basis und Kern der Leitlinie war eine umfassende systematische Literaturrecherche zum Thema körperliche freiheitsentziehende Maßnahmen. Aus dieser Recherche resultierte u. a. ein *Cochrane Review* zur Wirksamkeit von Interventionen zur Reduktion körperlicher freiheitsentziehender Maßnahmen im Langzeitpflegebereich (Möhler et al., 2011; Möhler et al., 2012).

Diese Vorarbeiten waren die empirische Basis für die Entwicklung der komplexen Veränderungsintervention. Als theoretische Grundlage wählten die Autoren die Theorie geplanten Verhaltens (Ajzen, 1991)[4]. Die Intervention bestand aus folgenden Komponenten (vgl. Köpke et al., 2012, eTable 2):

- Offizielle schriftliche Erklärung des Pflegeheims, die Ziele der Intervention mitzutragen und zu unterstützen – unterschrieben von der Pflegedienst- und/oder Heimleitung
- Strukturierte Informationsveranstaltung für alle Pflegenden
- Externes eintägiges Intensivtraining für ausgewählte Schlüsselpersonen verschiedener Pflegeheime
- Strukturierte Unterstützung der Schlüsselpersonen
- Gedruckte Version der Leitlinie für jede Pflegende und die Pflegedienstleitung
- 16-seitige Kurzversion der Leitlinie für alle Pflegenden, Pflegehilfskräfte, Angehörigen und gesetzlichen Betreuer
- Flyer im Leporello-Stil mit Informationen zu den Projektzielen für Angehörige und Pflegeheimbesucher
- Weitere unterstützende Materialien: Informationsposter, Stifte und Post-it-Zettel

4 Diese Theorie geht davon aus, dass eine Intention, sich auf eine bestimmte Weise zu verhalten, dem Verhalten vorausgeht. Die Intention wiederum ist bedingt durch a) die eigene Einstellung gegenüber dem Verhalten, b) soziale Normen (wie wird das Verhalten bewertet/kontrolliert werden) und c) der Erwartung, wie einfach oder schwierig das Verhalten umsetzbar sein wird.

sowie Getränkebecher mit dem Interventionslogo
- Öffentlichkeitsarbeit

Sämtliche Komponenten der Intervention wurden vorab getestet: Die Materialien und Vorgehensweisen wurden auf Basis der Ergebnisse leicht modifiziert, sofern sich aus den Testungen ein derartiger Bedarf ergab.

In der Interventionsgruppe erfolgte zudem eine umfassende Prozessevaluation entsprechend anerkannter Empfehlungen für Studien, in denen komplexe Interventionen evaluiert werden (Oakley et al., 2006; Craig et al., 2008; Driessen et al., 2010). Diese umfassten folgende Vorgehensweisen (vgl. Köpke et al., 2012, eTable 3):

- Rekrutierung (*recruitment*): Dokumentation der Rekrutierung und der Gründe dafür, nicht teilzunehmen
- Reichweite (*reach*): Teilnahme an den Informationsveranstaltungen und Intensivtrainings
- Umsetzungstreue (*fidelity*): Wissen und Selbstwirksamkeitsüberzeugungen der Pflegenden nach den Informationsveranstaltungen
- Zufriedenheit (*satisfaction*): Dokumentation der Beratungskontakte zwischen Forschenden und Pflegenden in den ersten drei Monaten mit Schwerpunkt auf die Zufriedenheit mit der Intervention, Tiefeninterview mit einer Schlüsselperson und einer Pflegedienstleitung pro Pflegeheim nach Abschluss der Datenerhebung sowie strukturiertes Interview mit einer zufällig ausgewählten Pflegenden pro Pflegeheim
- Erbrachte Intervention (*dose delivered*): Dokumentation der Eindrücke der Lehrenden in den Trainings bzgl. des Verlaufs der Schulungen sowie Dokumentation der Eindrücke der Forschenden bzgl. der Implementierung
- Empfangene Intervention (*dose received*): Dokumentation der Kontakte zu den Schlüsselpersonen, um für die Implementierung förderliche und hinderliche Faktoren zu identifizieren (auf Basis der Tagebücher der Schlüsselpersonen), strukturiertes Interview mit einer zufällig ausgewählten Pflegenden pro Pflegeheim, Tiefeninterview mit einer Schlüsselperson und einer Pflegedienstleitung pro Pflegeheim nach Abschluss der Datenerhebung

Die Einrichtungen der Kontrollgruppe erhielten schriftliche Informationen (12- bis 24-seitige Broschüren) über körperliche freiheitseinschränkende Maßnahmen sowie Wege zur Reduktion derselben. Das Thema der körperlichen Fixierung wurde außerdem auf Basis einer Kurzpräsentation durch ein Mitglied des Forschungsteams mit den Pflegenden diskutiert.

Insgesamt wurden die Studienoutcomes zu drei Zeitpunkten erhoben: 1. vor der Implementierung, 2. nach drei Monaten und 3. nach sechs Monaten. Das primäre Studienoutcome war der Prozentsatz der Bewohner pro Pflegeeinrichtung mit mindestens einer körperlichen Fixierung zum sechs-Monats-Follow-up. Sekundäre Outcomes waren die Zahl der Stürze sowie der sturzbedingten Frakturen. Außerdem wurden die verwendeten Psychopharmaka sowie die Implementierungskosten erfasst.

In die Studie wurden 36 Pflegeheime eingeschlossen, jeweils 18 in der Interventions- und Kontrollgruppe. Alle Heime schlossen die Studie ab. In der Interventionsgruppe flossen Daten von 2.283 Bewohnern in die Erhebung ein, in der Kontrollgruppe Daten von 2.166 Bewohnern. Während sich die Fixierungsraten in den beiden Gruppen zur Anfangserhebung nicht signifikant unterschieden, ergaben sich sowohl nach drei wie auch nach sechs Monaten signifikante Unterschiede zwischen den beiden Gruppen. Die Fixierungswahrscheinlichkeit war in den Interventionseinrichtungen knapp 30 % geringer als in den Kontrolleinrichtungen. Sämtliche Fixierungsmaßnahmen wurden in der Interventionsgruppe seltener angewendet, als in der Kontrollgruppe. Gleichwohl konnten die Forschenden keine signifikanten Unterschiede bzgl. der Sturzzahl, der Zahl sturzassoziierter Frakturen und psychotroper Medikation zwischen den Gruppen feststellen.

Diese Studie zeigt eindrücklich, wie effektiv eine evidenz- und theoriegeleitete Implementierungsstrategie sein kann und welch gravierende Vorteile eine solche für pflegebedürftige Bewohner mit sich bringen kann. Die Ergebnisse der Prozessevaluation werden von Köpke et al. (2012) nur kurz angesprochen, da sie für eine ausführliche Publikation an anderer Stelle vorgesehen sind.

Evaluation von Implementierungsprozessen

Ein methodisch starkes Beispiel für die multidimensionale Evaluation von Implementierungsprozessen ist die Arbeit von Höhmann et al. (2009; 2010). Gegenstand der Evaluation war das vom Bundesministerium für Bildung und Forschung (BMBF) geförderte Projekt »Partizipative Prävention in der Pflege – Entwicklung von Präventionskompetenz und Gesundheits-*Scorecard* des Pflegepersonals im Krankenhaus«, kurz »3P« (North et al., 2009).

Ziel des 3P-Projekts war, die Gesundheitskompetenz Pflegender im Krankenhaus zu entwickeln, zu fördern und zu verstetigen, um auf diese Weise eine Belastungsreduktion zu bewirken (Höhmann et al., 2009; 2010). Die Intervention, mit der dieses Ziel erreicht werden sollte, war das Konzept der »Gesundheitshebel« (North et al., 2009). Pflegende sollten in einem partizipativen Ansatz lernen, die in ihrem Arbeitsalltag auftretenden Probleme zu benennen, einem von sechs »Gesundheitshebeln« zuzuordnen, die Belastungsintensität des Problems zu bestimmen, die Problemursachen ausfindig zu machen und Lösungsansätze zu vereinbaren. Die sechs »Gesundheitshebel« waren:

1. Prioritäten setzen,
2. Handhabung von Abweichungen,
3. Kommunikation und Zusammenarbeit,
4. Handhabung von organisatorischen Rahmenbedingungen,
5. Handhabung von Qualitätsvorgaben und
6. Erholung.

Die Problemlösung erfolgte anhand eines strukturierten Vorgehens in sogenannten »Entlastungstreffen« (moderierte und dokumentierte Teambesprechungen auf den Stationen). Die Pflegenden erlernten zunächst die Problemlösungsmethoden und reflektierten aktuelle Problemsituationen in sogenannten »Dialogseminaren«. Die Entlastungstreffen sollten dann dazu dienen, das Erlernte zu vertiefen, die Vorgehensweisen in den Alltag der Pflegenden zu implementieren und Lösungen für die angesprochenen Probleme zu finden. Ziel war die nachhaltige Verstetigung des Problemlösungsvorgehens und eine weitgehend selbstständige Anwendung desselben durch die Pflegenden (Höhmann et al., 2009; 2010).

Für die Konzeptentwicklung und -implementierung waren die beiden teilnehmenden Kliniken verantwortlich, unter wissenschaftlicher Begleitung der Fachhochschule Wiesbaden sowie einer schwedischen Firma, auf deren Vorarbeiten das Konzept maßgeblich basiert. Das Konzept wurde auf sechs Stationen der beiden teilnehmenden Krankenhäuser implementiert. Die Evaluation wurde von einer zweiten Arbeitsgruppe aus Forschern des Hessischen Instituts für Pflegeforschung (HessIP) durchgeführt. Die zentralen Fragestellungen der Evaluation waren (Höhmann et al., 2009; 2010):

1. Wie wird das Konzept »Gesundheitskompetenz« konzeptionell gefasst?
2. Wie wird der partizipative Ansatz zur Förderung der Gesundheitskompetenz der Pflegenden im Projekt umgesetzt?
3. Trägt das Interventionskonzept zur Förderung/Entwicklung der Gesundheits-

kompetenz der Pflegenden bei? Welche Wirkungen auf die Zielgruppe lassen sich feststellen?
4. Welche Maßnahmen werden zur Verstetigung der Projektergebnisse getroffen?
5. *Scorecard*: Über welche Zielindikatoren wird die Wirkung der Gesundheitskompetenz abgebildet?

Im Rahmen der dreijährigen Evaluation (2006–2009) setzten die Forschenden verschiedene qualitative und quantitative Methoden ein. Mitglieder des Forschungsteams nahmen an diversen Projektgruppensitzungen teil, dokumentierten ihre Eindrücke und analysierten insgesamt 78 Sitzungsprotokolle. Die Eindrücke meldeten sie regelmäßig an die Projektverantwortlichen zurück. Mittels standardisierter Fragebögen wurden 49 Pflegende zu Beginn des Projekts und 44 Pflegende zum Ende des Projekts zu a) Arbeitsplatzanforderungen, b) Beteiligung und Entwicklungsmöglichkeiten, c) Zusammenarbeit und Rückmeldung sowie d) Wohlbefinden und Zufriedenheit befragt. Zusätzlich wurden leitfadengestützte Interviews mit unterschiedlichen, in das Projekt involvierten Personen durchgeführt: mit Pflegenden, Projektverantwortlichen und mit Personen aus der Leitungsebene. Außerdem analysierten die Forschenden die »Problemlösungssheets«, die im Rahmen des Problemlösungsprozesses zum Einsatz kamen sowie die *Scorecard*, anhand derer die Gesundheitskompetenz der Pflegenden evaluiert werden sollte. Sämtliche qualitativen Daten wurden inhaltsanalytisch ausgewertet (Höhmann et al., 2009; 2010).

Die Forschenden kommen bzgl. der Leitfragen der Evaluation zu folgenden Ergebnissen (vgl. zum Folgenden Höhmann et al., 2009; 2010):

1. Konzept der »Gesundheitskompetenz«: Von Beginn des Projekts an bestanden deutliche begriffliche Unschärfen, die vor allem bedingt waren durch unzureichende Theoriebasierung und das Versäumnis grundsätzlicher Klärungen. Die Projektgruppe wechselte häufig die verwendeten Begrifflichkeiten und bezog in ihre Konzeptentwicklung nicht die doch umfangreiche gesundheitswissenschaftliche Literatur zu Belastungsfaktoren, verschiedenen Ebenen derselben und deren komplexen Interaktionen ein. Die »Gesundheitshebel« seien unzureichend trennscharf und nicht ausreichend definiert. Auch ihre Reichweite sei nicht eindeutig. Damit konnte bis zum Schluss nicht geklärt werden, wie organisations- und hierarchiebezogene Belastungsfaktoren berücksichtigt werden können, wie mit emotionalen Belastungen umzugehen ist und wie körperlichen Gesundheitsaspekten Rechnung zu tragen ist.
2. Umsetzung des partizipativen Ansatzes: Die Begeisterung der Pflegenden blieb zunächst hinter den Erwartungen zurück. Insbesondere anfängliche Enttäuschungen (angesprochene Probleme konnten aufgrund struktureller und organisatorischer Ursachen nicht gelöst werden) führten zu Vorbehalten. Auch herrschte Unsicherheit bzgl. der Reichweite des partizipativen Ansatzes. Was dürfen und können die Pflegenden entscheiden, wann und auf welche Weise sind Leitende hinzuzuziehen bzw. müssen sich einschalten? Zum Teil wurden die Leitenden als zu autoritär empfunden und schalteten sich aus Sicht der Pflegenden zu stark ein. Dies konterkariere, so die Pflegenden, das Prinzip der Freiwilligkeit. Andererseits wünschten sich Pflegende eine deutlich stärkere Beteiligung und ein höheres Engagement der Leitenden, insbesondere wenn es um die Lösung strukturell und organisatorisch bedingter Probleme ging. Wenngleich einige dieser Schwierigkeiten bis zum Schluss nicht gelöst werden konnten, wurde doch – vor allem gegen Projektende – deutlich nachgebessert. Es wurden klare Verfahrensgrundsätze fest-

gelegt, die einige der Unsicherheiten beseitigten.

3. Wirkungen auf die Pflegenden: Die Pflegenden schienen im Projektverlauf zunehmend in der Lage zu sein, verschiedene Belastungen/Beanspruchungen zu erkennen und zu benennen. Allerdings fiel es ihnen bis zum Ende schwer, die Problemursachen zu identifizieren. Die Belastungsintensität verschiedener Beanspruchungen konnte von den Pflegenden klar differenziert werden. Das strukturierte Bewertungsverfahren im Rahmen der Entlastungssitzungen stieß jedoch auf Widerstand. Auch schienen die Pflegenden in der Lage, differenzierte Lösungsstrategien/Entlastungstechniken zu entwickeln und einzusetzen. Die Gesundheitshebel spielten dabei jedoch weder als Strukturierungs- noch als Reflexionshilfe eine große Rolle. Insbesondere kleinere organisatorische Fragen des Arbeitsablaufs wurden hier gelöst. Entwicklungs- und Unterstützungsbedarf besteht bzgl. hierarchie- und organisationsbezogener, emotionaler und körperlicher Gesundheitsaspekte. Das heißt, diese Aspekte konnten von den Pflegenden nicht selbst gelöst werden, Unterstützung von entsprechender Stelle (insbesondere Vorgesetzte) erfolgte nicht in ausreichendem Maße. Systematische Evaluationen der Problemlösungsstrategien waren weder im Rahmen des Konzepts eingeplant noch fanden diese gezielt statt.
4. Maßnahmen zur Verstetigung: In einem der Krankenhäuser war das Projekt nach dem Ende der Studie nahezu zum Erliegen gekommen. Verstetigungsmaßnahmen über die Aktivitäten der Modellstation hinaus waren nicht vorgesehen. In der zweiten Einrichtung wurde das Projekt von vier Stationen in reduzierter Form weitergeführt. Geplant war hier, eine 400-Euro-Kraft als Prozessunterstützung einzustellen. Die Leitenden machten ihre weitere Unterstützung jedoch von der Aktivität der Mitarbeiter und der Effektivität der Prozesse abhängig. Die vorgesehenen Aktivitäten beschränkten sich auf Schulungs- und Begleitungsinterventionen.
5. Zielindikatoren für Gesundheitskompetenz: Die Forschenden hatten nur begrenzt Zugang zur Entwicklung und Zusammenstellung der Indikatoren. 10–15 Indikatoren auf Basis betrieblicher Routinedaten, subjektiver Einschätzung oder physiologischer Stresssymptome wurden diskutiert. Ausgewählt wurden diese eher auf Basis pragmatischer Gesichtspunkte bzw. der Interessen der Projektbeteiligten als aufgrund theoretischer und empirischer Erwägungen. Ein direkter Zugang der Mitarbeiter auf die Auswertungen war nicht vorgesehen.

Diese Arbeit zeigt anschaulich auf, wie eine kritische und umfassende Evaluation eines Implementierungsprozesses gestaltet werden kann. Sie gewährt zudem seltene Einblicke in die problematischen Aspekte von Implementierungsprozessen. So kann z. B. eine Intervention, wie das hier eingeführte 3P-Konzept, dafür gedacht sein, die Situation der Mitarbeiter zu verbessern. Aufgrund verschiedener Planungs- und Umsetzungsdefizite kann sie jedoch ins Gegenteil umschlagen. So waren Mitarbeiter z. B. damit konfrontiert, Probleme differenziert aufdecken, benennen und analysieren zu können. Eine Lösung des Problems war jedoch z. B. aufgrund des Widerstands und der mangelnden Beteiligung von Ärzten oder bedingt durch unzureichende Unterstützung der Leitungen nicht möglich. Die Folge waren Enttäuschungen und eine Zunahme anstatt Reduktion der Belastung (Höhmann et al., 2009; 2010).

Entwicklung und Validierung von Instrumenten

Die Master-Thesis von Walker Schlaefli (2005) stellt eine der wenigen Arbeiten dar, in denen ein auf Deutsch verfügbares implementierungswissenschaftliches Erhebungsinstrument statistisch validiert wurde. Im vorliegenden Fall handelt es sich um die *Barriers to Research Utilization Scale (BARRIERS)* (Funk et al., 1991). Das Instrument war von Saxer (2002) für die Anwendung mit Pflegenden der deutschsprachigen Schweiz aus dem Englischen übersetzt worden. Saxer selbst berichtet jedoch keine psychometrischen Daten. Das Instrument beinhaltet 29 Items, die Barrieren für die Anwendung von Forschungswissen in der Praxis in vier Bereichen abfragen: 1. Hindernisse im Arbeitsfeld der Pflegenden, 2. Eigenschaften der Pflegenden, 3. Art und Weise, wie Forschung präsentiert wird und 4. Merkmale der Forschung.

Die Stichprobe für die Studie von Walker Schlaefli (2005) waren 348 akademisch ausgebildete schweizerische Pflegende, die den Fragebogen ausfüllten. Zuvor hatte die Autorin das Instrument in einem Pretest mit zehn Pflegeexperten in Ausbildung getestet. Walker Schlaefli (2005) untersuchte dann die Faktorenstruktur des Instruments mittels Hauptkomponentenanalysen (Rotationsmethode: Varimax mit Kaiser-Normalisierung). Die Selbstauskunftsversion der Skala wies eine Fünf-Faktoren-Struktur auf (mit den Faktoren: Präsentation der Forschungsergebnisse, Merkmale des Settings, Merkmale der Pflegenden, Merkmale des Forschungswissens, eigenes Wissen), die Fremdeinschätzungsskala eine Vier-Faktoren-Struktur (der Faktor eigenes Wissen ist nicht enthalten). Die Faktorladungen lagen zwischen 0,306 und 0,698 (Selbsteinschätzung) bzw. zwischen 0,391 und 0,783 (Fremdeinschätzung). Die Interne-Konsistenz-Reliabilität war akzeptabel (Cronbach's α zwischen 0,66 und 0,91).

Leider wurden die erhobenen Barrieren nicht auf ihren Einfluss auf die eigentlich anvisierte abhängige Variable – die Nutzung von Forschungswissen in der Praxis – untersucht. Walker Schlaefli (2005) berichtet lediglich die deskriptiven Ergebnisse ihrer Erhebung und untersucht Gruppenunterschiede der Faktorenausprägung (Gruppierungsvariablen waren z. B. die Art des akademischen Abschlusses, das Tätigkeitsfeld oder die Berufserfahrung). Gleichwohl leistet diese implementierungswissenschaftliche Arbeit mehr als manch andere aus dem deutschsprachigen Raum, indem sie zumindest einige grundsätzliche psychometrische Untersuchungen vornimmt, bevor das Instrument zum Einsatz kommt. Der Einsatz weiter fortgeschrittener Verfahren, wie konfirmatorische Faktorenanalysen, Strukturgleichungsmodelle und multivariate Modelle, in denen der Zusammenhang zwischen den erhobenen Barrieren und Kriteriumsvariablen untersucht wird, wären jedoch zu wünschen.

5.3 Diskussion

Die vier vorgestellten Studien zeigen einige wichtige Facetten des Spektrums implementierungswissenschaftlicher Forschung im Kontext der deutschsprachigen Pflegewissenschaft auf. Sie beweisen, dass durchaus hochwertige Forschungsarbeiten zu diesem Themenbereich zur Verfügung stehen. Wie Hoben et al. (in Druck) in ihrem Review aufzeigen, ist die deutschsprachige implementierungswissenschaftliche Forschungslandschaft im Kontext der Pflege jedoch insgesamt tendenziell methodisch limitiert und inhaltlich fragmentiert. Das heißt: Die Arbeiten stehen eher für sich und ihr spezifisches Themenfeld und beziehen sich kaum auf den nationalen und internationalen Fundus implementierungswissenschaftlicher Theorie und Empirie.

Die meisten der von Hoben et al. (in Druck) identifizierten Studien untersuchten die Wirksamkeit von Implementierungsstrategien. Auch international erfuhr dieser implementierungswissenschaftliche Themenbereich große Aufmerksamkeit. Bereits 1998 führten Bero et al. ein Review systematischer Reviews zu solchen Wirksamkeitsstudien durch. Bereits zu dieser Zeit identifizierten die Autoren 18 Reviews, von denen das am weitesten zurückliegende bereits 1988 publiziert worden war. Inzwischen hat die Cochrane *Effective Practice and Organisation of Care (EPOC)* Gruppe (EPOC, 2014) 88 Reviews veröffentlicht – darunter zahlreiche zur Wirksamkeit von Implementierungsstrategien, wie z. B. der Einsatz von Schlüsselpersonen (*opinion leaders*) (Flodgren et al., 2011), Audit und Feedback (Ivers et al., 2012) oder interprofessionelle Bildungsmaßnahmen (Reeves et al., 2013). Künftige implementierungswissenschaftliche Studien des deutschsprachigen Raums, die darauf zielen, Implementierungsstrategien zu entwickeln und zu evaluieren, sind gut beraten, diesen internationalen Forschungsfundus systematisch zu berücksichtigen. Spezifische Lücken in der deutschsprachigen pflegebezogenen Forschung zu Implementierungsstrategien betreffen, so Hoben et al. (in Druck), finanzielle, regulatorische und patientenbezogene Implementierungsstrategien. Wie Breimaier et al. (2013) deutlich machen, sind finanzielle und regulatorische Implementierungsstrategien nicht sehr weit verbreitet. Ihre Anwendung und Evaluation sind schwierig. Forschung, in deren Rahmen z. B. finanzielle Anreize bzgl. ihrer Wirksamkeit in Implementierungsprozessen untersucht werden sollen, wird kaum gefördert und solche Projekte bedürfen der Kooperation mit Behörden und Politik. Außerdem sind große Stichproben und Erhebungen über lange Zeiträume erforderlich (Robertson & Jochelson, 2006; Breimaier et al., 2013). Daher liegt selbst international nur limitierte Evidenz zu diesen Strategien vor (Robertson & Jochelson, 2006; Breimaier et al., 2013). Die internationale Evidenz zu patientenbezogenen Implementierungsstrategien (meist Interventionen, in deren Rahmen das Wissen der Patienten und Angehörigen zu ihrer Situation verbessert und diese ermutigt werden, bestimmte Vorgehensweisen einzufordern) ist hingegen aussagekräftiger: Grimshaw et al. (2004) weisen z. B. darauf hin, dass diese Interventionen durchaus positive Effekte auf das Handeln Professioneller haben können.

Auch Einflussfaktoren in Implementierungsprozessen wurden von den von Hoben et al. (in Druck) eingeschlossenen Studien häufig untersucht. Der internationale Pool einflussfaktorenbezogener Implementierungsforschungsarbeiten ist ebenfalls groß, wie z. B. Quasdorf et al. (2013) aufzeigen. Leider wurde dieser internationale Studienfundus bisher kaum von Arbeiten des deutschen Sprachraums berücksichtigt. Eine der wichtigsten Lücken, die hier national wie auch international besteht, betrifft die simultane Erfassung von Einflussfaktoren mehrerer Ebenen (Individuen, Innovation, Organisation, Umwelt) sowie die Analyse ihres komplexen Zusammenspiels (Chaudoir et al., 2013). Außerdem gilt es, den Einfluss der Eigenschaften von Pflegebedürftigen und ihren Angehörigen auf Implementierungsprozesse besser zu verstehen (Chaudoir et al., 2013).

Die von Hoben et al. (in Druck) eingeschlossenen Studien, die Verläufe oder Auswirkungen von Implementierungsprozessen evaluierten, fokussierten vorwiegend die Situation, Erfahrungen und Ansichten der Pflegenden (z. B. Akzeptanz der Innovation, Arbeitszufriedenheit oder Bewertung einer Schulung durch die Pflegenden). Die Umsetzungstreue einer Innovation oder deren Auswirkungen auf Organisationsvariablen (z. B. Kosten, Verweildauer oder Wartezeiten) wurden kaum untersucht. Ethische Fragen wie »Nebenwirkungen« bzw. nicht erwartete oder intendierte Auswirkungen von Implementierungsprozessen wurden nur von der hier vorgestellten Arbeit (Höhmann et al., 2009; 2010) untersucht. Angesichts der Komplexität von Implementierungsprozessen und der erfahrungsgesättigten Feststellung, dass diese häufig scheitern (z. B. Greif et al., 2004; Kitson, 2009), liegt hier der Verdacht nahe, dass solche problematischen Ergebnisse oft nicht publiziert werden (Publikationsbias). Zukünftige Studien sollten diese Fragen systematisch mit aufnehmen, untersuchen und vor allem berichten.

Hoben et al. (in Druck) konnten zudem keine Studie finden, die den Verlauf von Implementierungsprozessen im Längsschnitt oder charakteristische Muster verschiedener Implementierungsprozesstypen untersuchten. International erfahren diese Fragen immer mehr Aufmerksamkeit. Ward et al. (2009) identifizierten z. B. auf Basis einer Übersicht über 28 Implementierungsmodelle drei typische Muster von Implementierungsprozessen: lineare, zyklische oder dynamisch-multidirektionale Verläufe. Oborn et al. (2013) schlugen auf Basis 106 halbstrukturierter Interviews mit Führungspersonen eine komplexere Klassifikation aus fünf möglichen Organisationsformen von Implementierungsprozessen vor. Um Implementierungsprozesse gezielt zu beeinflussen, ist es wichtig, ihre typischen Merkmale, Muster und Verläufe zu verstehen (Fixsen et al., 2005; Greenhalgh et al., 2005). Insbesondere weil die Übertragbarkeit dieser internationalen Befunde auf die deutschsprachige Situation fraglich ist, sollten deutschsprachige Implementierungsforschungsprojekte diese Thematik daher künftig verstärkt in den Blick nehmen.

Eine der gravierendsten Lücken der deutschsprachigen pflegebezogenen Implementierungsforschung betrifft die Entwicklung, Validierung und Anwendung reliabler und valider Forschungsinstrumente. Hoben et al. (in Druck) konnten nur fünf Arbeiten identifizieren, die sich diesem Gegenstandsbereich widmeten. Obgleich solche messtheoretischen Fragen auch eine substantielle Lücke internationaler Implementierungsforschung darstellen (z. B. Proctor & Brownson, 2012), sind hier doch immerhin zahlreiche Instrumente zur Messung von Implementierungsvariablen verfügbar (z. B. Squires et al., 2011b; Chaudoir et al., 2013). Wie das Beispiel der hier vorgestellten Studie (Walker Schlaefli, 2005) zeigt, haben deutschsprachige Forscher begonnen, internationale Instrumente zu übersetzen und zu validieren. Allerdings besteht hier, insbesondere in methodischer Hinsicht, großes Entwicklungspotenzial. Für die deutschsprachige Implementierungswissenschaft wird es entscheidend sein, valide Erhebungsinstrumente zu generieren – sei es durch Eigenentwicklung oder durch die Übersetzung und Adaptation bewährter internationaler Tools. Auch forschungsdesignbezogene methodische Aspekte wurden in keiner der von Hoben et al. (in Druck) eingeschlossenen Studien untersucht – im Gegensatz zur internationalen Situation (Alexander & Hearld, 2012; Landsverk et al., 2012; Albright et al., 2013). Deutschsprachige Implementierungsforschung wird nicht umhinkommen, sich mit diesen Fragen ebenfalls intensiv auseinanderzusetzen.

Der sicherlich dringlichste Handlungsbedarf besteht für die deutschsprachige Implementierungswissenschaft (und vermutlich nicht nur der pflegebezogenen) im Hinblick auf die theoretische Fundierung. Die Bedeutsamkeit theoretischer Fundierung implementierungswissenschaftlicher Forschungsprojekte wurde international ausführlich und schlüssig begründet (z. B. Eccles et al., 2005; ICEBeRG, 2006; Rycroft-Malone & Bucknall, 2010). Trotz der Fülle potenziell verfügbarer implementierungswissenschaftlicher Theorien (▸ **Kap. 4**) bezogen sich die wenigsten der von Hoben et al. (in Druck) eingeschlossenen Arbeiten auf solche Grundlagen

– weder bei der Herleitung der Forschungsfragen und -ziele, noch bei der Entwicklung des Studiendesigns, der Datenerhebung oder der Analyse und Interpretation der Ergebnisse. Dies wurde selbst auf internationaler Ebene kritisiert (z. B. Grimshaw et al., 2004; Davies et al., 2010). Nur durch Theoriebasierung wird es gelingen, aus den fragmentierten Einzelbefunden zu Einflussfaktoren, effektiven Implementierungsstrategien und Verläufen/Auswirkungen von Implementierungsprozessen ein schlüssiges und aussagekräftiges Gesamtbild zu generieren. Doch nicht nur die Nutzung vorhandener Theorien weist Optimierungsbedarf auf. Hoben et al. (in Druck) konnten ebenfalls keine Studie identifizieren, in der vorhandene Theorien empirisch überprüft oder neue Theorien entwickelt wurden. Insofern weist der Bereich Theorieentwicklung, -testung und -nutzung sicher das größte Entwicklungspotenzial in der deutschsprachigen pflegebezogenen Implementierungswissenschaft auf.

5.4 Fazit und Ausblick

192 implementierungswissenschaftliche Publikationen der deutschsprachigen pflegebezogenen Implementierungswissenschaft, die 144 Forschungsprojekte repräsentieren, konnten in einem *scoping review* identifiziert werden. Obwohl diese Zahl höher ausfiel als erwartet, zeigte sich doch, dass die deutschsprachigen Befunde – verglichen mit der internationalen Situation – fragmentiert und von tendenziell geringer methodischer Qualität sind. Die wenigsten Arbeiten bezogen sich auf nationale oder internationale implementierungswissenschaftliche Studien oder Theorien. 94 Projekte evaluierten die Wirksamkeit von Implementierungsstrategien, 68 Studien untersuchten Einflussfaktoren in Implementierungsprozessen und 65 Arbeiten hatten Verläufe oder Auswirkungen von Implementierungsprozessen zu Forschungsgegenstand. Lediglich fünf Arbeiten fokussierten auf die Entwicklung (bzw. Übersetzung) und Validierung implementierungswissenschaftlicher Erhebungsinstrumente. Keine der Studien untersuchte forschungsdesignbezogene Methodenfragen der Implementierungswissenschaft und keine der Arbeiten testete bestehende implementierungswissenschaftliche Theorien oder entwickelte solche Theorien neu.

Die Vorstellung von vier Beispielstudien – jeweils eine mit Fokus auf Einflussfaktoren in Implementierungsprozessen, Wirksamkeit von Implementierungsstrategien, Evaluation von Implementierungsprozessen und Entwicklung/Validierung implementierungswissenschaftlicher Erhebungsinstrumente – zeigte, dass im deutschen Sprachraum methodisch hochwertige pflegebezogene Arbeiten der Implementierungswissenschaft verfügbar sind. Noch sind diese jedoch eher die Ausnahme.

Die Diskussion zeigte verschiedene Forschungslücken und -bedarfe der deutschsprachigen pflegebezogenen Implementierungswissenschaft auf. An erster Stelle stehen hier die Entwicklung und Testung neuer bzw. die Testung bestehender implementierungswissenschaftlicher Theorien und deren systematische Nutzung in Forschungsprojekten. Dies wird eine entscheidende Basis für jegliche künftige implementierungswissenschaftliche Aktivität sein. An zweiter Stelle sind reliable und valide implementierungswissenschaftliche Erhebungsinstrumente dringend erforderlich.

Literatur

Ajzen, I. (1991). The theory of planned behavior. *Organ Behav Hum Decis Process, 50*(2), 179–211.

Albright, K., Gechter, K. & Kempe, A. (2013). Importance of mixed methods in pragmatic trials and dissemination and implementation research. *Acad Pediatr, 13*(5), 400–407.

Alexander, J. A. & Hearld, L. R. (2012). Methods and metrics challenges of delivery-system research. *Implement Sci, 7*(1), 15.

Arksey, H. & O'Malley, L. (2005). Scoping studies: towards a methodological framework. *Int J Soc Res Meth, 8*(1), 19–32.

Bartholomeyczik, S. (2008). Institut für Forschung und Transfer in der Pflege und Behandlung von Menschen mit Demenz: Konzept. *Pflege & Gesellschaft, 13*(4), 337–349.

Bero, L. A., Grilli, R., Grimshaw, J. M., Harvey, E., Oxman, A. D. & Thomson, M. A. (1998). Closing the gap between research and practice: An overview of systematic reviews of interventions to promote the implementation of research findings. *BMJ, 317*(7156), 465–468.

Brandenburg, H. (2005). Wie gelangt neues Wissen in die Praxis der Pflege? *Printernet, 7*(9), 464–471.

Breimaier, H. E., Halfens, R. J., Wilborn, D., Meesterberends, E., Haase Nielsen, G. & Lohrmann, C. (2013). Implementation interventions used in nursing homes and hospitals: a descriptive, comparative study between Austria, Germany, and the Netherlands. *ISRN Nurs, 2013* (Article ID: 706054).

Breimaier, H. E., Halfens, R. J. G. & Lohrmann, C. (2011). Nurses' wishes, knowledge, attitudes and perceived barriers on implementing research findings into practice among graduate nurses in Austria. *J Clin Nurs, 20*(11–12), 1744–1756.

CASP – Critical Appraisal Skills Program (2013). *CASP International Network: appraisal tools.* http://www.caspinternational.org/?o=1020 [letzter Zugriff: 01.04.2014].

Chaudoir, S. R., Dugan, A. G. & Barr, C. H. (2013). Measuring factors affecting implementation of health innovations: A systematic review of structural, organizational, provider, patient, and innovation level measures. *Implement Sci, 8*(1), 22.

CIHR – Canadian Institutes of Health Services Research (2013). *Funding Opportunity Details: Knowledge Synthesis Grant, Fall 2013 Competition.* https://www.researchnet-recherchenet.ca/rnr16/viewOpportunityDetails.do?progCd=10427&language=E&fodAgency=CIHR&view=browseArchive&browseArc=true&org=CIHR [letzter Zugriff: 16.12.2013].

Craig, P., Dieppe, P., Macintyre, S., Michie, S., Nazareth, I. & Petticrew, M. (2008). Developing and evaluating complex interventions: the new Medical Research Council guidance. *BMJ, 337*, a1655.

Dagenais, C., Ridde, V., Laurendeau, M. C. & Souffez, K. (2009). Knowledge translation research in population health: Establishing a collaborative research agenda. *Health Res Policy Syst, 7*(1), 28.

Davies, P., Walker, A. E. & Grimshaw, J. M. (2010). A systematic review of the use of theory in the design of guideline dissemination and implementation strategies and interpretation of the results of rigorous evaluations. *Implement Sci, 5*(1), 14.

DeJoy, D. M., Searcy, C. A., Murphy, L. R. & Gershon, R. R. (2000). Behavioral-diagnostic analysis of compliance with universal precautions among nurses. *J Occup Health Psychol, 5* (1), 127–141.

Driessen, M. T., Proper, K. I., Anema, J. R., Bongers, P. M. & van der Beek, A. J. (2010). Process evaluation of a participatory ergonomics programme to prevent low back pain and neck pain among workers. *Implement Sci, 5*(1), 65.

Dutch Workingparty on Infection Prevention (2005). *MRSA hospital.* http://www.wip.nl/ [letzter Zugriff: 02.04.2014].

Eccles, M. P., Armstrong, D., Baker, R., Cleary, K., Davies, H., Davies, S., Glasziou, P., Ilott, I., Kinmonth, A.-L., Leng, G., Logan, S., Marteau, T., Michie, S., Rogers, H., Rycroft-Malone, J. & Sibbald, B. (2009). An implementation research agenda. *Implement Sci, 4*(1), 18.

Eccles, M., Grimshaw, J., Walker, A., Johnston, M. & Pitts, N. (2005). Changing the behavior of healthcare professionals: the use of theory in promoting the uptake of research findings. *J Clin Epidemiol, 58*(2), 107–112.

EPOC – Effective Practice and Organisation of Care (2014). *Cochrane Effective Practice and Organisation of Care Group: our reviews.* http://epoc.cochrane.org/our-reviews [letzter Zugriff: 02.03.2014].

EPHPP – Effective Public Health Practice Project (2009). *Quality Assessment Tool for Quantitative Studies.* http://www.ephpp.ca/tools.html [letzter Zugriff: 28.03.2014].

Estabrooks, C. A. (1999a). The conceptual structure of research utilization. *Res Nurs Health, 22*(3), 203–216.

Estabrooks, C. A. (1999b). Modeling the individual determinants of research utilization. *West J Nurs Res, 21*(6), 758–772.

Estabrooks, C. A., Squires, J. E., Hayduk, L. A., Cummings, G. G. & Norton, P. G. (2011). Advancing the argument for validity of the Alberta Context Tool with healthcare aides in residential long-term care. *BMC Med Res Methodol, 11*(1), 107.

Estabrooks, C. A., Derksen, L., Winther, C., Lavis, J. N., Scott, S. D., Wallin, L. & Profetto-McGrath, J. (2008). The intellectual structure and substance of the knowledge utilization field: a longitudinal author co-citation analysis, 1945 to 2004. *Implement Sci, 3*(1), 49.

Estabrooks, C. A., Floyd, J. A., Scott-Findlay, S., O'Leary, K. A. & Gushta, M. (2003). Individual determinants of research utilization: A systematic review. *J Adv Nurs, 43*(5), 506–520.

Fixsen, D. L., Naoom, S. F., Blase, K. A., Friedman, R. M. & Wallace, F. (2005). *Implementation research: a synthesis of the literature.* Tampa: University of South Florida, Louis de la Parte Florida Mental Health Institute, The National Implementation Research Network.

Flodgren, G., Parmelli, E., Doumit, G., Gattellari, M., O'Brien Mary, A., Grimshaw, J. & Eccles Martin, P. (2011). Local opinion leaders: Effects on professional practice and health care outcomes. *Cochrane Database Syst Rev, 2011* (8), Art. No.: CD000125.

Friedrich, A. W., Daniels-Haardt, I., Kock, R., Verhoeven, F., Mellmann, A., Harmsen, D., van Gemert-Pijnen, J. E., Becker, K. & Hendrix, M. G. (2008). EUREGIO MRSA-net Twente/Münsterland: a Dutch-German cross-border network for the prevention and control of infections caused by methicillin-resistant Staphylococcus aureus. *Euro Surveill, 13*(35), 1–11.

Funk, S. G., Champagne, M. T., Wiese, R. A. & Tornquist, E. M. (1991). BARRIERS: The Barriers to Research Utilization Scale. *Appl Nurs Res, 4*(1), 39–45.

Green, L. W. & Kreuter, M. W. (2005). *Health program planning: an educational and ecological approach.* 4th ed. Boston: McGraw-Hill.

Greenhalgh, T., Glenn, R., Bate, P., Macfarlane, F. & Kyriakidou, O. (2005). *Diffusion of innovations in health service organisations: a systematic literature review.* Massachusetts: Blackwell.

Greif, S., Runde, B. & Seeberg, I. (2004). *Erfolge und Misserfolge beim Change Management.* Göttingen u. a.: Hogrefe.

Grimshaw, J. M., Thomas, R. E., MacLennan, G., Fraser, C., Ramsay, C. R., Vale, L., Whitty, P., Eccles, M. P., Matowe, L., Shirran, L., Wensing, M., Dijkstra, R. & Donaldson, C. (2004). Effectiveness and efficiency of guideline dissemination and implementation strategies. *Health Technol Assess Rep, 8*(6).

Hamers, J. P., Meyer, G., Köpke, S., Lindenmann, R., Groven, R. & Huizing, A. R. (2009). Attitudes of Dutch, German and Swiss nursing staff towards physical restraint use in nursing home residents, a cross-sectional study. *Int J Nurs Stud, 46*(2), 248–255.

Haut, A., Kolbe, N., Strupeit, S., Mayer, H. & Meyer, G. (2010). Attitudes of relatives of nursing home residents toward physical restraints. *J Nurs Scholarsh, 42*(4), 448–456.

Haut, A., Bother, N., Franke, N. & Hartmann, H. (2007). Freiheitseinschränkende Maßnahmen in der geriatrischen Pflege: Haltung Pflegender, Betroffener und Angehöriger. *Pflege Z, 60*(4), 206–209.

Hoben, M. (2014). *Organisationskontext und Forschungsanwendung in deutschen Pflegeheimen messen: Übersetzung, Adaptation und psychometrische Testung dreier kanadischer Assessmentinstrumente.* Dissertation. Halle/Saale: Institut für Gesundheits- und Pflegewissenschaft, Medizinische Fakultät, Martin-Luther-Universität Halle-Wittenberg.

Hoben, M., Berendonk, C., Buscher, I., Quasdorf, T., Riesner, C., Wilborn, D. & Behrens, J. (in Druck). Scoping review of nursing-related dissemination and implementation research in German-speaking countries: mapping the field. *Int J Health Prof.*

Hoben, M., Bär, M., Mahler, C., Berger, S., Squires, J. E., Estabrooks, C. A., Kruse, A. & Behrens, J. (2014). Linguistic validation of the Alberta Context Tool and two measures of research use, for German residential long term care. *BMC Res Notes, 7*(1), 67.

Hoben, M., Mahler, C., Bär, M., Berger, S., Squires, J. E., Estabrooks, C. A. & Behrens, J. (2013). German translation of the Alberta context tool and two measures of research use: methods, challenges and lessons learned. *BMC Health Serv Res, 13*(1), 478.

Höhmann, U. (2008). Expertenstandards in der Praxis: Überlegungen zu zentralen Umsetzungsbedingungen – am Beispiel des Expertenstandards »Förderung der Harnkontinenz«. *Pflege & Gesellschaft, 13*(2), 131–142.

Höhmann, U., Schilder, M., Metzenrath, A. & Roloff, M. (2010). Problemlösung oder Problemverschiebung? Nichtintendierte Effekte eines Gesundheitsförderungsprojektes für Pflegende in der Klinik: Ergebnisausschnitte einer Evaluation. *Pflege & Gesellschaft, 15*(2), 108–124.

Höhmann, U., Schilder, M., Metzenrath, A. & Roloff, M. (2009). *Endbericht der Evaluation: 3P – »Pflege Dich selbst!«* 02.10.2009. Frankfurt/Main: HessIP – Hessisches Institut für Pflegeforschung. http://www.hessip.de/userfiles/3P%20Pflege%20dich%20selbst.pdf [letzter Zugriff: 03.08.2012].

ICEBeRG – Improved Clinical Effectiveness through Behavioural Research Group (2006). Designing theoretically-informed implementation interventions: The Improved Clinical Effectiveness through Behavioural Research Group (ICEBeRG). *Implement Sci, 1*(1), 4.

Ivers, N., Jamtvedt, G., Flottorp, S., Young, J. M., Odgaard-Jensen, J., French, S. D., O'Brien, M. A., Johansen, M., Grimshaw, J. & Oxman, A. D. (2012). Audit and feedback: effects on professional practice and healthcare outcomes. *Cochrane Database Syst Rev, 2012*(6), Art. No.: CD000259.

Kinzie, M., Cohn, W., Julian, M. & Knaus, W. A. (2002). A user-centered model of website design: needs assessment, user interface design and rapid prototyping. *J Am Med Inform Assoc, 9*(4), 320–330.

Kitson, A. L. (2009). The need for systems change: reflections on knowledge translation and organizational change. *J Adv Nurs, 65*(1), 217–228.

Kommission für Krankenhaushygiene und Infektionsprävention am Robert Koch-Institut (2002). Empfehlung zur Prävention und Kontrolle von Methicillin-resistenten Staphylococcus aureus (MRSA) in Krankenhäusern und anderen medizinischen Einrichtungen. *Bundesgesundheitsblatt Gesundheitsforschung Gesundheitsschutz, 42*(12), 954–958.

Köpke, S., Koch, F., Behncke, A. & Balzer, K. (2013). Einstellungen Pflegender in deutschen Krankenhäusern zu einer evidenzbasierten Pflegepraxis. *Pflege, 26*(3), 163–175.

Köpke, S., Mühlhauser, I., Gerlach, A., Haut, A., Haastert, B., Möhler, R. & Meyer, G. (2012). Effect of a guideline-based multicomponent intervention on use of physical restraints in nursing homes: a randomized controlled trial. *JAMA, 307*(20), 2177–2184.

Köpke, S., Gerlach, A., Möhler, R., Haut, A. & Meyer, G. (2009). *Leitlinie FEM – Evidenzbasierte Praxisleitlinie: Vermeidung von freiheitseinschränkenden Maßnahmen in der beruflichen Altenpflege.* Universität Hamburg & Universität Witten/Herdecke. http://www.leitlinie-fem.de/download/LeitlinieFEM.pdf [letzter Zugriff: 18.01.2014].

Köpke, S., Meyer, G., Haut, A. & Gerlach, A. (2008). Methodenpapier zur Entwicklung einer Praxisleitlinie zur Vermeidung von freiheitseinschränkenden Maßnahmen in der beruflichen Altenpflege. *Z Evid Fortbild Qual Gesundhwes, 102*(1), 45–53.

Koyani, S. J., Bailey, R. W. & Nall, J. R. (2006). *Research-based web design and usability guidelines*. Washington, DC: U.S. Government Printing Office.

Landsverk, J., Brown, H. C., Chamberlain, P., Palinkas, L., Ogihara, M., Czaja, S., Goldhaber-Fiebert, J. D., Rolls Reutz, J. A. & McCue Horowitz, S. (2012). Design and analysis in dissemination and implementation research. In: Brownson, R. C., Colditz, G. A. & Proctor, E. K. (eds.), *Dissemination and implementation research in health: translating science to practice* (pp. 225–260). Oxford: Oxford University Press.

Lüthi, U. (2011). Der Tanz zwischen Wissenschaft und Praxis. *Krankenpfl Soins Infirm, 104*(1), 22–23.

McRobb, M. (1990). *Writing quality manuals for ISO 9000 series*. London: IFS Publications.

Meyer, G. & Köpke, S. (2012). Wie kann der beste pflegewissenschaftliche Kenntnisstand in die Pflegepraxis gelangen? *Pflege & Gesellschaft, 17*(1), 36–44.

Meyer, G., Köpke, S., Haastert, B. & Mülhauser, I. (2009). Restraint use among nursing home residents: cross-sectional study and prospective cohort study. *J Clin Nurs, 18*(7), 981–990.

Meyer, G. & Köpke, S. (2008). Freiheitseinschränkende Maßnahmen in Alten- und Pflegeheimen: eine multizentrische Beobachtungsstudie. In: Schaeffer, D., Behrens, J. & Görres, S. (Hrsg.), *Optimierung und Evidenzbasierung pflegerischen Handelns: Ergebnisse und Herausforderungen der Pflegeforschung* (S. 333–349). Weinheim u. a.: Juventa.

Möhler, R., Richter, T., Köpke, S. & Meyer, G. (2012). Interventions for preventing and reducing the use of physical restraints in long-term geriatric care – a Cochrane review. *J Clin Nurs, 21*(21-22), 3070–3081.

Möhler, R., Richter, T., Köpke, S. & Meyer, G. (2011). Interventions for preventing and reducing the use of physical restraints in long-term geriatric care. *Cochrane Database Syst Rev, 2011*(2), Art. No. Cd007546.

North, K., Friedrich, P. & Bernhardt, M. (2009). *Die Gesundheitshebel: Partizipative Gesundheitsförderung in der Pflege.* Wiesbaden: Gabler.

Oakley, A., Strange, V., Bonell, C., Allen, E. & Stephenson, J. (2006). Process evaluation in randomised controlled trials of complex interventions. *Br Med J (Clin Res Ed), 332*(7538), 413–416.

Oborn, E., Barrett, M., Prince, K. & Racko, G. (2013). Balancing exploration and exploitation in transferring research into practice: a comparison of five knowledge translation entity archetypes. *Implement Sci, 8*(1), 104.

Parahoo, K. (1998). Research utilization and research related activities of nurses in Northern Ireland. *Int J Nurs Stud, 35*(5), 283–291.

Pluye, P., Gagnon, M. P., Griffiths, F. & Johnson-Lafleur, J. (2009). A scoring system for appraising mixed methods research, and concomitantly appraising qualitative, quantitative and mixed methods primary studies in Mixed Studies Reviews. *Int J Nurs Stud, 46*(4), 529–546.

Proctor, E., Silmere, H., Raghavan, R., Hovmand, P., Aarons, G., Bunger, A., Griffey, R. & Hensley, M. (2011). Outcomes for implementation research: conceptual distinctions, measurement challenges, and research agenda. *Adm Policy Ment Health, 37*(1), 65–76.

Proctor, E. K. & Brownson, R. C. (2012). Measurement issues in dissemination and implementation research. In: Brownson, R. C., Colditz, G. A. & Proctor, E. K. (Hrsg.), *Dissemination and implementation research in health: translating science to practice* (S. 261–280). Oxford: Oxford University Press.

Quasdorf, T., Hoben, M., Riesner, C., Dichter, M. N. & Halek, M. (2013). Einflussfaktoren in Disseminations- und Implementierungsprozessen. *Pflege & Gesellschaft, 18*(3), 235–252.

Reeves, S., Perrier, L., Goldman, J., Freeth, D. & Zwarenstein, M. (2013). Interprofessional education: effects on professional practice and healthcare outcomes (update). *Cochrane Database Syst Rev, 2013*(3), Art. No.: CD002213.

Robertson, R. & Jochelson, K. (2006). *Interventions that change clinician behaviour: mapping the literature.* London: National Institute for Health and Care Excellence (NICE). http://www.nice.org.uk/media/AF1/42/HowToGuideKingsFundLiteratureReview.pdf [letzter Zugriff: 03.03.2014].

Roes, M., De Jong, A. & Wulff, I. (2013). Implementierungs- und Disseminationsforschung: Ein notwendiger Diskurs. *Pflege & Gesellschaft, 18*(3), 197–213.

Rycroft-Malone, J. & Bucknall, T. (2010). Theory, frameworks, and models: laying down the groundwork. In: Rycroft-Malone, J. & Bucknall, T. (eds.), *Models and frameworks for implementing evidence-based practice: linking evidence to action* (pp. 23–50). Chichester: Wiley-Blackwell.

Saxer, S. (2002). Transfer von Forschungsergebnissen in die Praxis: Hemmende und fördernde Faktoren. *Printernet, 4*(4), 17–23.

Schubert, B. & Wrobel, M. (2009). Identifizierung von Hindernissen, die die Implementierung von Forschungswissen in die Pflegepraxis hemmen. *Pflegewissenschaft, 12*(6), 343–351.

Shea, B. J., Grimshaw, J. M., Wells, G. A., Boers, M., Andersson, N., Hamel, C., Porter, A. C., Tugwell, P., Moher, D. & Bouter, L. M. (2007). Development of AMSTAR: a measurement tool to assess the methodological quality of systematic reviews. *BMC Med Res Methodol, 7*(1), 10.

Smits, P. A. & Denis, J. L. (2014). How research funding agencies support science integration into policy and practice: an international overview. *Implement Sci, 9*(1), 28.

Squires, J. E., Hayduk, L., Hutchinson, A. M., Cranley, L. A., Gierl, M., Cummings, G. G., Norton, P. G. & Estabrooks, C. A. (2013). A protocol for advanced psychometric assessment of surveys. *Nurs Res Pract, 2013*(1), Article ID: 156782.

Squires, J. E., Estabrooks, C. A., Newburn-Cook, C. V. & Gierl, M. (2011a). Validation of the conceptual research utilization scale: An application of the standards for educational and psychological testing in healthcare. *BMC Health Serv Res, 11*(1), 107.

Squires, J. E., Estabrooks, C. A., O'Rourke, H. M., Gustavsson, P., Newburn-Cook, C. V. & Wallin, L. (2011b). A systematic review of the psychometric properties of self-report research utilization measures used in healthcare. *Implement Sci, 6*(1), 83.

Titler, M. G., Cullen, L. & Buckwalter, K. C. (2009). Setting the future research agenda for translation science. *NNPN J Evid Based Pract, 1*(1), 1–14.

Verhoeven, F., Steehouder, M. F., Hendrix, R. M. G. & van Gemert-Pijnen, J. E. W. C. (2009). Factors affecting health care workers' adoption of a website with infection control guidelines. *Int J Med Inf, 78*(10), 663–678.

Walker Schlaefli, Y. (2005). *Einflussfaktoren bei der Anwendung von pflegewissenschaftlichen Erkenntnissen: Eine Untersuchung bei HochschulabsolventInnen in Pflegeberufen in der deutschsprachigen Schweiz.* Master Thesis zur Erlangung des akademischen Titels Master in Nursing Science, September 2005. Maastricht, Aarau: Fachbereich Pflegewissenschaft, Fakultät der Gesundheitswissenschaften, Universität Maastricht; Weiterbildungszentrum für Gesundheitsberufe (WE'G) Aarau.

Ward, V., House, A. & Hamer, S. (2009). Developing a framework for transferring knowledge into action: a thematic analysis of the literature. *J Health Serv Res Policy, 14*(3), 156–164.

6 Implementierung und Implementierungsforschung in der Gerontologie

Hans-Werner Wahl und Manfred K. Diehl

Einführung: Warum Implementierungsforschung ein wichtiges Thema der Gerontologie ist

Zwei Begriffsklärungen sollen am Anfang dieses Kapitels stehen. Wenn wir von Gerontologie sprechen, meinen wir primär die verhaltens- und sozialwissenschaftliche Gerontologie. Die verhaltenswissenschaftliche Alternsforschung untersucht prototypisch den Alternsverlauf kognitiver Funktionen, Aspekte des alternden Selbst bzw. der alternden Persönlichkeit, der altersabhängigen Veränderung von Sozialbeziehungen, Selbstregulations- und Copingprozesse zur Aufrechterhaltung einer möglichst guten kognitiv-emotionalen Anpassung im Alter sowie die Wirkung von Interventionsmaßnahmen zur Aufrechterhaltung, Unterstützung und Optimierung derartiger Funktionen (z. B. Wahl et al., 2008). Soziale Gerontologie konzentriert sich auf die sozial-gesellschaftlich-politische Konstruktion von Alternsprozessen und ist vor allem daran interessiert, wie Alternsverläufe von sozial-strukturellen Bedingungen abhängen. Damit sind auch Fragen der Ungleichheit in Ausgestaltungen des Alterns angesprochen.

Die Herausbildung einer Interventionsgerontologie seit den 1970er Jahren (z. B. Baltes, 1973; Lehr, 1979), die zunächst vor allem von der verhaltenswissenschaftlichen Gerontologie ausging, war dabei für die Entwicklung der Alternsforschung insgesamt sehr bedeutsam, da nun zunehmend Befunde vorgelegt wurden, welche die *Plastizität* von Alternsprozessen unterstrichen. Gleichzeitig war mit der Etablierung der Interventionsgerontologie auch klar: Gerontologie ist zunehmend bestrebt, die »Welt des Alterns« zu verändern bzw. Alternsverläufe zu optimieren. Während die verhaltenswissenschaftliche Tradition der Interventionsgerontologie dabei stark am alternden Individuum ansetzte, ging es der stärker sozialwissenschaftlichen Tradition vor allem darum, weiter bestehende gesellschaftlich-strukturelle Benachteiligungen älterer Menschen zu reduzieren (z. B. mangelnde Partizipationsmöglichkeiten, Altersdiskriminierung, Altersarmut) bzw. positive gesellschaftliche Entwürfe und Visionen guten Alterns in die Tat umzusetzen.

Mit Implementierungsforschung in der Gerontologie ist v. a. die wissenschaftliche Auseinandersetzung mit Prozessen der Diffusion, Dissemination und Implementierung von in der Grundlagenforschung unter möglichst guter Bedingungskontrolle erprobten Interventionsprogrammen gemeint. Es wird davon ausgegangen, dass derartige Prozesse der Umsetzung von wissenschaftlichen Erkenntnissen in unterschiedlichste Praxiskontexte mit Bedeutung für ältere Menschen bzw. für Altern insgesamt nicht trivial sind, sondern systematischer implementierungswissenschaftlich informierter Vorgehensweisen bedürfen. Dabei geht es vor allem um die Untersuchung der förderlichen und hinderlichen Bedingungen derartiger Umsetzungsprozesse, um effektive Strategien, diese Prozesse zu optimieren bzw. auch um die Erforschung der Effektivität der Prozesse selbst und deren Nachhaltigkeit. Zu beachten sind hier v. a. die unterschiedlichen Handlungslogiken und Prioritäten von Praktikern und Wissenschaftlern. Wissenschaftler sind an präzise umgesetzten Interventionen interessiert, deren Wirksamkeit stringent gemessen werden kann. Praktiker sind hingegen eher an reibungslosen Abläufen, Zeitersparnis und möglichst raschen Ergebnissen interessiert. Ferner stehen in der Gerontologie häufig verhaltensbezogene Verbesserungen bei alternden Menschen selbst im Mittelpunkt. Daneben kann aber auch die evidenz-basierte Einflussnahme auf das Handeln von informell oder professionell mit alten Menschen interagierenden Personen (z. B. pflegende Angehörige oder Altenpfleger) oder auf Institutionen (z. B. die wissenschaftliche Untersuchung der Implementierung von Standards zur Vermeidung von Stürzen in Heimen) via Implementierung von entsprechenden Befunden der Gegenstand von Implementierungsforschung sein.

Die Erforschung der Frage, welche Prinzipien angewandt werden müssen, um die erfolgreiche Implementierung von robusten Erkenntnissen zu gutem Altern und effektiven Interventionen zur Verzögerung oder Vermeidung unerwünschter Alternsprozesse (z. B. kognitive Verluste, Verlust von Selbstständigkeit in den Aktivitäten des täglichen Lebens) in der Arbeit mit alternden Menschen zu gewährleisten, ist relativ neu in der Gerontologie (vgl. aber auch bereits frühe Erörterungen zum Theorie-Praxis-Transfer von Rosenmayr, 1979). Dass diese Frage überhaupt gestellt wird, beruht hauptsächlich auf zwei wichtigen Entwicklungen. Zum einen hat sich zwischenzeitlich in der Gerontologie ein anerkanntes Tableau gut gesicherter Befunde herausgebildet, das viele Anwendungsaspekte besitzt. Beispielhaft genannt seien Untersuchungen zur Rolle negativer Altersbilder, die über Selbst-Stereotypisierungsprozesse auch Erwartungen an das eigene Älterwerden und damit auch an das eigene Verhalten mitbestimmen (Hess, 2006). Vor allem wiesen seit den 1970er Jahren viele Untersuchungen nach, dass der Alternsvorgang durch ein hohes Ausmaß an Plastizität gekennzeichnet ist, d. h. grundsätzlich ein hohes Veränderungspotenzial vorliegt. Zum anderen zeigten die medizinische und epidemiologische Grundlagenforschung, dass bestimmte Lebensstilfaktoren (z. B. Ernährungsgewohnheiten, sportliche Aktivität oder Inaktivität) in signifikanter Weise zur Entstehung und Aufrechterhaltung alterskorrelierter chronischer Erkrankungen (z. B. kardiovaskuläre Erkrankungen, Diabetes mellitus) beitragen und auch Schweregrade und Verlaufsformen spät(er) im Leben eintretender Pflegebedürftigkeit mitbestimmen (z. B. Boyle et al., 2007). Viele dieser Lebensstilfaktoren, so bereits das frühe Argument des amerikanischen Sozialmediziners Fries (Fries & Crapo, 1981), sind beeinflussbar und steuerbar, was v. a. seit den 1990er Jahren einen regelrechten Schub entsprechender Interventionsstudien, viele an der Methodik der *Randomized Controlled Trials* orientiert, zur Folge hatte. Insbesondere im Bereich der Auswirkungen körperlicher Aktivität (Colcombe & Kramer, 2003), der Sturzprävention (z. B. Zijlstra et al., 2007) und des kognitiven Trainings (Ball et al., 2002) sind diese kontrollierten Studien mittlerweile gut etabliert und haben solide Ergebnisse geliefert.

Gleichzeitig traten mit der wachsenden Dringlichkeit des Forschungsthemas Demenz auch die Belastungen von pflegenden Angehörigen stark in den Vordergrund der Interventions- und Implementierungsforschung. In diesem Bereich wurden vor allem mit den in großem Umfang geförderten Verbundprojekten »*R*esources for *E*nhancing *A*lzheimer's *C*aregiver *H*ealth« (REACH I and II) in den USA, die bislang wohl intensivsten Forschungsbemühungen zur Optimierung und Prüfung von Interventionen bei pflegenden Angehörigen entfaltet. Diese Studien führten zu einem vielschichtigen und differenzierten Bild der Möglichkeiten und Grenzen entsprechender Interventionen (Schulz et al., 2003).

Mit der stetig wachsenden Akkumulation von derartigen Befunden in der Gerontologie wurde allerdings auch zunehmend deutlich, dass die gewünschte Übertragung von Interventionsstudien (aber auch von eher grundlegenden Ergebnissen) in Praxiskontexte mit hoher Bedeutung für alte Menschen (z. B. Rehabilitationsprogramme in geriatrischen Kliniken, Aktivierungsprogramme in Heimen, kommunale Programme zur Förderung von körperlicher Bewegung im Alter) ein anspruchsvolles und misserfolgssensibles Unterfangen darstellt. Die entsprechenden Prozesse besser zu verstehen und zu optimieren, ist die Hauptaufgabe von Implementierungsforschung in der Gerontologie.

6.1 Für die Gerontologie bedeutsame Konzepte und theoretische Ansätze der Implementierungsforschung

Bei der Übersetzung eines bewährten Interventionsprogramms in die Alltagspraxis stellt sich eine Reihe von praktischen Fragen, die es vor Beginn der Implementierung zu beantworten gilt (Prohaska et al., 2000). Zu diesen Fragen gehören vor allem: Bei welcher Zielgruppe soll das Programm angewandt werden? Sollen möglichst alle theoretischen Konzepte und alle dem Programm zugehörigen Wirkfaktoren beachtet werden oder soll eine spezifische Auswahl getroffen werden? Wird das Programm von speziell ausgebildeten Trainern angeboten oder sollen bereits vorhandene Fachkräfte in der Anwendung des Programms trainiert werden? Werden Teilnahmegebühren erhoben und ist es möglich, dass andere Instanzen (z. B. Krankenkassen) Kosten übernehmen? Wie lange und wie häufig wird die Intervention angeboten und auf welche Erfolgskriterien sollte man achten? Wird das Projekt wissenschaftlich begleitet und, falls ja, in welcher Form soll dies geschehen? Welche Maßnahmen werden in Bezug auf die langfristige Erhaltung des Programms unternommen?

Auch wenn die Antworten auf diese Fragen jeweils situations- bzw. programmspezifisch ausfallen, gilt es, Erkenntnisse der Implementierungsforschung bei der Konzeption des Implementierungsprozesses zu nutzen. Wenn z. B. die komplette Übersetzung eines Interventionsprogramms nicht möglich ist, sollten im Austausch mit Akteuren der Zielgruppe jene Elemente identifiziert werden, die am dringendsten benötigt werden und die die größte Unterstützung von Seiten der anvisierten Teilnehmer bzw. der beteiligten Organisationen erwarten lassen (Estabrooks & Glasgow, 2006; Prohaska et al., 2012). Oft finden diesbezügliche Diskussionen in einem Spannungsfeld statt, das auf der einen Seite von der Stringenz wissenschaftlicher Prinzipien und auf der anderen Seite von Prinzipien der praktischen Machbarkeit begrenzt wird.

In der Gerontologie ist dabei bislang vor allem das sog. RE-AIM, ein implementierungswissenschaftliches Modell, als konzeptuelle Plattform für Implementierungen bzw. Implementierungsforschung genutzt worden. Dieses Modell sieht die folgenden fünf Aspekte als Kriterien von erfolgreichen Implementierungsmaßnahmen an: 1. Reichweite (***Reach***), 2. Effektivität (***Effectiveness***), 3. Annahme (***Adoption***), 4. Implementierung (***Implementation***) und 5. langfristige Aufrechterhaltung (***Maintenance***) (Jilcott et al., 2007). Mit *Reichweite* sind die absolute Zahl bzw. der relative Anteil sowie die

Repräsentativität von Individuen gemeint, die an einer bestimmten Interventionsmaßnahme bzw. einem entsprechenden Programm teilnehmen möchten. *Effektivität* meint die Robustheit des Zusammenhangs zwischen einer bestimmten Intervention und zentralen Endpunkten (*outcomes*) von Lebensqualität unter Einbezug von Möglichkeiten von unerwünschten Nebenwirkungen und mit der Teilnahme verbundenen ökonomischen Kosten. Hier ist zu sagen, dass eine einzige erfolgreiche Interventionsstudie, selbst im Sinne einer großangelegten randomisierten und mit einer oder mehreren Kontroll- bzw. Vergleichsgruppen versehenen Untersuchung, nicht als ausreichende *Evidenz* betrachtet werden sollte. Vielmehr müssen die Befunde mehrfach im Rahmen von qualitätsvollen Studiendesigns (vor allem randomisierten Studien) repliziert werden. In den zurückliegenden 20 Jahren sind Institute und Firmen entstanden, welche die in ausgewählten Bereichen vorliegende Evidenz mit rigorosen Analysen, häufig Metaanalysen, untersuchen und publizieren. Zu den bedeutendsten (auch) in der Gerontologie gehören das *Institute of Medicine, Guide to Community Preventive Services* (Brownson et al., 2007) und die *Cochrane Collaboration* (z. B. in Bezug auf Gedächtnistraining mit älteren Menschen: Martin et al., 2011). In den USA haben auch die *Centers for Disease Control and Prevention* (CDC) eine wichtige Rolle in Bezug auf Altern eingenommen (z. B. Sturzprävention bei älteren Menschen: Stevens & Sogolow, 2008). Gleichzeitig ist diese Sichtweise von Evidenz auch kritisiert worden, weil die hochkontrollierten Bedingungen randomisierter Studien in der Alltagswelt älterer Menschen praktisch nie realisiert werden können (Prohaska et al., 2012).

Bei der *Annahme* geht es um die absolute Zahl bzw. den relativen Anteil und die Repräsentativität von Settings, in denen das betreffende Programm zum Einsatz kommt, sowie der »Interventionisten«, also von Personen (z. B. Pflegenden, Ergotherapeuten, geschulten Laien), welche das Programm durchführen. Bei der *Implementierung* geht es um die möglichst »getreue« Umsetzung der verschiedenen Elemente eines Interventionsprogramms, einschließlich der diesbezüglichen Darbietungskonsistenz und des Zeit- und Kostenaufwands. Mit *Aufrechterhaltung* ist schließlich das Ausmaß der Verstetigung eines Programmes, d. h. seine Institutionalisierung und seine routinisierte Anwendung im Rahmen eingeführter Praktiken, etwa Gesundheitsangebote von Krankenkassen bzw. entsprechende gesetzliche Grundlagen zur Kostenerstattung, gemeint. Bei letzterem Prozess kann die Bildung von Partnerschaften (*partnering*) (Miller et al., 2012), etwa zwischen Krankenkassen und Unternehmen oder Gesundheitsdiensten und Sportverbänden, eine bedeutsame Rolle spielen.

Andere Modelle setzen etwas andere Schwerpunkte (z. B. unterscheiden Prohaska et al., 2012, nur zwischen Übersetzung im engeren Sinne, Implementierung und Dissemination), jedoch ist allen Modellen die Grundannahme gemeinsam, dass die Implementierung von Interventionen die Anwendung rigoroser, implementierungswissenschaftlich fundierter Prinzipien erforderlich macht. Der Grund dafür besteht darin, dass ursprünglich nur in einem wissenschaftlichen Kontext valide Ergebnisse dadurch die größtmögliche Chance haben, sich auch in Alltagskontexten zu bewähren.

Programme, die an bereits vorhandene Ressourcen und Institutionen anknüpfen (z. B. im Rahmen von Altenbildungsinstitutionen oder Altentagesstätten), haben in der Regel die größte Chance, angenommen und aufrechterhalten zu werden (Estabrooks & Glasgow, 2006; Etkin et al., 2006). Die Implementierung muss jedoch auf jeden Fall so stattfinden, dass sowohl das Training jener Personen, welche die Intervention durchführen sollen (bzw. auch das Training von Mediatoren, die zukünftige Trainer trainieren), als auch die Umsetzung der *Interventionsstrategien* selbst einheitlich und konsistent auf der Basis vorliegender Grundlagenforschungsergebnisse durchgeführt werden. Dieses Prinzip wird als Umsetzungstreue *(Fidelity)* bezeichnet und bezieht sich auf die »integre« Durchführung der Intervention (*treatment integrity*) (Burgio et al., 2001). Nur Interventionen, die Umsetzungstreue besitzen, können als intern und extern valide angesehen werden, da unbeabsichtigte oder ungewollte Wirkfaktoren als Alternativerklärungen weitgehend ausgeschlossen werden können. Auch ist wichtig, die Umsetzungstreue nicht nur anfänglich in den Vordergrund zu stellen, sondern sie als eine kontinuierliche Aufgabe anzusehen (Burgio et al., 2001; Prohaska et al., 2012). Nur eine fortlaufende Überprüfung der Umsetzungstreue und ggf. die Korrektur und Auffrischung von Trainingsstrategien kann sicherstellen, dass das Programm dauerhaft in der richtigen Weise dargeboten wird und entsprechend wirksam sein kann.

Wie lässt sich Umsetzungstreue erzielen? In der Implementierungspraxis wird die Umsetzungstreue eines *Trainings* bzw. der *Anwendung der Trainingsstrategien* wesentlich durch detaillierte Trainings- und Anwendungsmanuale sichergestellt. Das Interventionspersonal wird mit den theoretischen Konzepten des Programms vertraut gemacht (Lorig et al., 2005; Burgio et al., 2009), und es wird sichergestellt, dass jeder Trainer die gleichen Regeln befolgt und die gleichen Methoden anwendet. Erst wenn entsprechend geschulte Personen ein akzeptables Niveau in der Darbietung der Intervention erreicht haben, wird eine *Zulassung* (*certification*) als Trainer ausgestellt. Zugelassene Trainer werden dann in regelmäßigen Zeitabständen bei der Darbietung beobachtet und, falls nötig, werden korrektive und Auffrischungs-Trainingsitzungen empfohlen. Das Prinzip der Umsetzungstreue ist auch für die *Evaluation* der Intervention und die Erfassung der Erfolgskriterien von fundamentaler Bedeutung. Eine rigorose Evaluation sollte von unabhängigen Bewertungspersonen, die mit den Forschungshypothesen und den Trainingsinhalten nicht vertraut sind, durchgeführt werden. Messtheoretisch gesehen besteht die Aufgabe darin, Messverfahren und Beobachter so einzusetzen, dass sie die relevanten abhängigen Variablen auf reliable und valide Weise erfassen. Dieses Ziel wird durch die Auswahl von validen Messinstrumenten und sorgfältiges Training des Testpersonals erreicht (Prohaska et al., 2012). Training in der Anwendung der Messinstrumente sollte auf sehr detaillierten Anweisungsmanualen beruhen, und der Einsatz der Messmethoden sollte ständig kontrolliert werden. Nur wenn diese Grundprinzipien befolgt werden, können definitive Schlussfolgerungen von einem in die natürliche Lebensumwelt übersetzten Interventionsprogramm gezogen werden. Allerdings sind bei der Sicherstellung der Umsetzungstreue neben Aspekten des Trainings auch andere Faktoren maßgeblich. So können sich Rahmenbedingungen (z. B. gesetzlicher Art) verändern und eine Umsetzung erleichtern oder erschweren. Auch ist stets zu fragen, was hinsichtlich Umsetzungstreue geschieht, wenn das ursprüngliche Forscherteam nicht mehr unmittelbar involviert ist.

Ein Ziel der Interventionsgerontologie ist damit, dafür zu sorgen, dass die jeweiligen Zielpersonen gesundheitsschützende und -stärkende Lebensstile soweit wie möglich in ihr alltägliches Verhalten übernehmen.

Strategien der Dissemination zielen ferner auf die Verbreitung von Information ab, z. B. anhand gedruckter Materialien. Dieser Ansatz hat sich jedoch nur teilweise als erfolgreich erwiesen, z. B. weil Zielpersonen die dargebotenen Inhalte in nicht ausreichendem Maß verstehen und interpretieren können (in der internationalen Literatur häufig als mangelnde *health literacy* bezeichnet). Dies kann u. U. bei älteren Menschen mit kognitiven Einbußen besonders bedeutsam sein. Auch scheinen schriftliche Materialien nur in sehr begrenzter Weise zu Verhaltensänderungen zu führen. Aus diesen Gründen stützen sich viele Kampagnen der öffentlichen Gesundheitsvorsorge heute auf audio-visuelle Medien (z. B. Fernsehen, Internet, DVD), in denen wichtige Gesundheitshinweise oder Verhaltensratschläge an möglichst große Gruppen von Personen kommuniziert werden (Kreuter et al., 2007). Speziell internet-gestützte Dissemination von erfolgreichen Interventionsprogrammen werden zunehmend eingesetzt (Bennett & Glasgow, 2009), und sie scheinen auch für ältere Menschen sowie pflegende Angehörige zunehmend erreichbar und hilfreich zu sein (Lorig et al., 2006; Czaja & Lee, 2007). Diese Formen der Dissemination sprechen hauptsächlich Einzelpersonen an. Sie können jedoch wesentlich durch die aktive Beteiligung von Krankenversicherungsträgern, Kommunen und interessierten Organisationen (z. B. Unternehmen, Berufsverbände, Vereine) unterstützt werden. Für die Akzeptanz und Umsetzung von gesundheitsfördernden Verhaltensweisen, die auch gesundes Altern fördern (wie z. B. Einhaltung eines normalen Körpergewichts, regelmäßige sportliche Aktivität, gesundes Ernährungsverhalten, zurückhaltender Alkoholkonsum), können schließlich auch finanzielle Anreize, z. B. von Krankenkassen, eine konstruktive Rolle spielen.

6.2 Beispiele für Implementierungsforschung im Kontext von gerontologischen Interventionsprogrammen

Die derzeit wohl wichtigsten Bereiche mit relativ robuster Evidenz bzgl. empirischer Bewährung sowie hohem Implementierungsbedarf in der Gerontologie sind: 1. körperliche Aktivität (Erickson et al., 2012), 2. kognitives Training (Eschen et al., 2012), 3. Krankheitsmanagement bei chronischen Erkrankungen (Lorig et al., 2001), 4. Ernährungsverhalten (Sieber, 2012), 5. Programme zur Lebensbewältigung und zum Umgang mit kritischen Lebensereignissen im Alter (Steverink, 2012), 6. Psychotherapie und psychosoziale Behandlungsangebote (Opterbeck & Zank, 2012) und 7. Interventionen mit pflegenden Angehörigen, die häufig selbst bereits ein höheres Lebensalter aufweisen (Döhner & Kohler, 2012). Im Folgenden wird beispielhaft auf drei dieser Verhaltensbereiche eingegangen: körperliche Aktivität, Krankheitsmanagement bei chronischen Erkrankungen und Interventionen mit pflegenden Angehörigen. Die Autoren beziehen sich dabei insbesondere auf Beispiele aus den USA. Das bedeutet nicht, dass im deutschsprachigen Raum keine entsprechenden Vorhaben existieren (▸ **Teil IV**), jedoch sind die vorhandenen Projekte häufig noch nicht weit ausgebaut bzw. ihre implementierungswissenschaftliche Fundierung oder gar die Integration eigener implementierungswissenschaftlicher Fragestellungen sind zurzeit noch relativ begrenzt. Alle Beispiele orientieren sich konzeptuell am RE-AIM Modell. Neben ihrer Funktion, die Prinzipien erfolgreicher Implementierung auf Basis implementierungswissenschaftlicher Erkenntnisse anschaulich zu machen, geben sie auch Einblick in implementierungswissenschaftliche Fragestellungen und entsprechende Studiendesigns. Außerdem verweisen sie auf Möglichkeiten und Probleme in Bezug auf implementierungswissenschaftliche Vorgehensweisen in der Gerontologie.

Beispiel körperliches Training mit Älteren

Körperliche und sportliche Aktivitäten gehen mit dem Alter zurück und es kommt häufig zu einem inaktiven Lebensstil (hauptsächlich sitzende Tätigkeiten bei ca. 35–45 % der über 75-Jährigen) (z. B. Etkin et al., 2006). Gleichzeitig existiert eine Vielzahl an gut evaluierten Programmen zur Steigerung der körperlichen Aktivität bei älteren Menschen und es liegt allgemein sehr gute Evidenz dafür vor, dass entsprechende Trainingsprogramme mit Älteren, selbst bei an Demenz erkrankten Personen, zu einer deutlichen Verbesserung der kardio-vaskulären Fitness, einer Reduktion der Sturzrate, einer Erhöhung der kognitiven Leistung und des Wohlbefindens und langfristig zu relativ kürzeren und weniger schwerwiegenden Phasen von Pflegebedürftigkeit beitragen (Colcombe & Kramer, 2003; Schwenk et al., 2010; Erickson et al., 2012; Wahl, 2012). Trotz der offensichtlichen Bedeutung einer gezielten Erhöhung von körperlicher Aktivität und Fitness bei älteren Menschen für *Public Health*, einschließlich möglicher Kosteneinsparungen im Hinblick auf Behandlungs- und Pflegebedarfe und kostenintensive Wohnformen, existieren weltweit nur wenige Anstrengungen, derartige Programme flächendeckend zu implementieren.

Etkin et al. (2006) beschreiben ein Implementierungsvorhaben eines empirisch gut bewährten Programms, das zum Ziel hat, körperliche Aktivität bei in ihrer Funktionstüchtigkeit eingeschränkten älteren Menschen systematisch zu erhöhen. Das Programm heißt *Strong for Life* und ist auf das von älteren Menschen vielfach präferierte häusliche Umfeld fokussiert. Wichtige Implementierungsstrategien sind: 1. Bildung einer Partnerschaft mit einem in den USA operierenden und gut institutionalisierten Programm (*Faith in Action*) und Auswahl von zehn Standorten dieses Programms für die Implementierung von *Strong for Life*; 2. Ausarbeitung von hochwertigen Trainingsmaterialien (Manual für Trainer, Video mit Darstellung des Programms, Motivationshilfen); 3. Auswahl von zehn Freiwilligen pro Standort, die ein zweitägiges Training erhalten und die Umsetzung in die Praxis anhand von unterschiedlichen Szenarien und motivationalen Strategien üben (z. B. Training eines älteren Menschen im Sitzen; Verstärkungstechniken); 4. Identifizierung von zehn Älteren über 60 Jahre pro Standort mit körperlichen Funktionsproblemen, die für das Programm geeignet erschienen (auch Einverständnis des jeweils behandelnden Arztes wurde eingeholt); 5. Zusammenbringen (*matching*) der älteren Personen mit den freiwilligen Trainern; 6. monatliche Kontaktierung/Beratung der Trainer durch die jeweiligen Standortkoordinatoren und 7. der Einsatz von Fragebögen (z. B. Erfahrungen bei Programmdurchführung bei Trainern; Messung von Selbstwirksamkeit bei älteren Menschen) zur Evaluation der Implementierung (Standortkoordinatoren, Trainer, ältere Menschen) zu Beginn des Trainings und nach vier Monaten, sowie Dokumentation der Ausfallraten bei Trainern und der älteren Teilnehmern.

Die Ergebnisse dieses Projekts ergaben ein gemischtes Bild. Das Programm wurde von den Trainern insgesamt sehr positiv bewertet, jedoch dauerte die Programmumsetzung bei 50 % der Standorte deutlich länger als geplant (z. B. erforderte die Rekrutierung der Trainer und Teilnehmer deutlich mehr Zeit als vorgesehen). Obwohl insgesamt 103 Freiwillige trainiert wurden, traten 21 dieser Personen aus verschiedenen Gründen nicht in das Programm ein. Zum Beispiel war bei 16 dieser Personen kein *matching* mit älteren Teilnehmern möglich, weil diese gesundheitliche Verschlechterungen zeigten, verstarben oder in eine Institution umzogen. Bei der Vier-Monats-Messung waren weitere 19 Trainer ausgeschieden, z. B. weil im Laufe der Intervention die zugehörigen älteren Teilnehmer in eine Institution oder an einen anderen Ort übersiedelten. Von den insgesamt einbezogenen 108 älteren Personen traten 22 aus unterschiedlichen Gründen nicht in das Programm ein (z. B. gesundheitliche Verschlechterung, kein freiwilliger Trainer verfügbar); diese Zahl stieg bei der Vier-

Monats-Messung auf 38 Personen an. Die Ergebnisse bzgl. der Erfolgsindikatoren waren ebenfalls gemischt. So schätzten die älteren Teilnehmer ihr soziales Funktionieren, nicht aber ihre körperliche Leistungsfähigkeit besser ein als zuvor. Die durchschnittliche Trainingsteilnahmerate pro Woche lag bei 2,2, wobei das Programm drei Trainingssitzungen pro Woche vorsah.

Insgesamt zeigen die Befunde dieses Implementierungsforschungsprojekts, dass eine zumindest partiell erfolgreiche Implementierung eines körperlichen Aktivitätstrainingsprogramms in die häusliche Alltagswelt von älteren Menschen möglich ist. Jedoch gibt die Studie auch deutliche Hinweise auf typische Implementierungsprobleme. Dies betrifft v. a. die mangelnde Teilnahmebereitschaft – ein Aspekt, den es sehr genau in den Blick zu nehmen gilt. Ursachen für fehlende bzw. sich im Laufe der Studie verändernde Teilnahmebereitschaft sind differenziert zu untersuchen. Auch ergaben sich Hinweise auf schwächere Effekte im Vergleich zu der zugrunde liegenden Interventionsforschung unter kontrollierten Bedingungen (vgl. auch Estabrooks & Glasgow, 2006; Brownson et al., 2007). Hier wären systematische Untersuchungen zur Umsetzungstreue der vorgenommenen Intervention hilfreich gewesen.

Beispiel Krankheitsmanagement-Programme für Ältere

Der Hintergrund für derartige Programme besteht darin, dass es signifikante Fortschritte der Medizin bei der Behandlung von Akuterkrankungen gibt, chronische Erkrankungen, die vor allem im höheren Lebensalter auftreten, jedoch weiterhin ein Problem für die Medizin darstellen. So stellt sich die Frage, ob es über die *usual care* der medizinischen Behandlung hinaus Möglichkeiten des Krankheitsmanagements gibt, die mit bedeutsamen positiven Endpunkten verbunden ist. Vor diesem Hintergrund hat v. a. die Arbeitsgruppe um Lorig an der Stanford University seit Anfang der 1990er Jahre das *Chronic Disease Self-Management Program* (CDSMP) entwickelt und in randomisierten Studien (auch) mit älteren Menschen erfolgreich erprobt (z. B. Lorig et al., 2001). Das Programm wird in sieben wöchentlichen Sitzungen von jeweils ca. 2,5 Stunden von trainierten Gruppenleitern in Gruppen von 10–15 Personen angeboten. In Bezug auf Behandlungselemente enthält das Programm eine Reihe von Techniken wie z. B. kognitive Strategien zum besseren Umgang mit Symptomen, Entspannungstechniken, Umgang mit Schlafstörungen, Umgang mit negativen Emotionen wie Angst, Wut und Depression, und Aktivierung von hilfreichen Ressourcen. Gefunden und repliziert wurden für dieses in der Durchführung relativ kostengünstige Programm positive Effekte für Selbstwirksamkeit, Stresserleben während der Krankheit und Anzahl von Arztbesuchen. Auch hier stellt sich die Frage, wie ein solch relativ kostengünstiges und erfolgreiches Programm im Alltag von chronisch Erkrankten implementiert werden kann bzw. welche Faktoren diese Prozesse erleichtern oder erschweren.

Bei Lorig et al. (2005) basierte die Implementierung auf einer Partnerschaft mit einem etablierten Anbieter von Gesundheitsdiensten und Kliniken in den USA (Kaiser Permanente), und sie wurde teilweise von der Garfield Foundation gefördert. Von den anvisierten zwölf Versorgungsregionen nahmen am Ende neun an der Implementierung teil, die Mitarbeiter zu einem Vier-Tages-Training in CDSMP schicken sollten, um dann selbst das Programm anbieten zu können. Die Studie orientierte sich am RE-AIM Modell. Das bedeutete, dass für das CDSMP eine bedeutsame Anzahl von Trainern und dann auch eine bedeutsame Anzahl an älteren Personen rekrutiert werden sollte (*reach*). Außerdem sollte sich CDSMP hinsichtlich bestimmter Endpunkte bewähren (*efficacy*), sollte in den ausgewählten Regionen als bedeutsame Strategie von relevanten Akteuren akzeptiert werden (*adoption*), sollte von einer bedeutsamen Zahl von Trainern beherrscht und an einer bedeutsamen Zahl von Älteren appliziert werden (*implementation*), und insgesamt hohe Kontinuität erzielen (*maintenance*). Zur Evaluation wurden strukturierte und offene Verfahren eingesetzt, die quantitativ bzw. inhaltsanalytisch ausgewertet wurden.

Insgesamt erfüllten fünf der neun einbezogenen Regionen alle oder nahezu alle Erfolgskriterien. Das Vorliegen grundlegender Evidenz (s. o.) wurde als besonders wichtig für eine erfolgreiche Implementierung angesehen. Die Intensität des Programms wurde insgesamt als akzeptabel bewertet, jedoch fanden zwei Regionen das Programm zu aufwendig. Eine der Regionen erfüllte dabei die Erfolgskriterien, die zweite jedoch nicht. Als zentrale Barriere wurde die Rekrutierung der älteren Personen beschrieben. Dies schien vor allem daran zu liegen, dass die Zielrichtung des Programms (bewusst) unspezifisch (d. h. nicht auf eine bestimmte Krankheit bezogen) gehalten war. Dies führte dazu, dass der Sinn des Programms sowohl von älteren Menschen als auch von Professionellen (hier vor allem Ärzte) in Frage gestellt wurde. Dieses Ergebnis zeigt, wie die Stärke eines Programms, nämlich seine potenziell große Reichweite und Allgemeingültigkeit, zu einer Schwäche, im Sinne einer Nicht-Passung zum »voreingestellten« Experten- und Laienwissen, werden kann. Auch schien der Name für das Programm bedeutsam zu sein: So wurde die Bezeichnung »*workshop*« gegenüber »*class*« oder »*program*«, die Bezeichnung »*health conditions*« gegenüber »*disease*« und der Begriff »*ongoing*« gegenüber dem Terminus »*chronic*« deutlich präferiert. Die Umsetzungstreue des Programms erwies sich nicht als ein Problem. Hierzu wurde vor allem geprüft, inwieweit das Interventionsmanual auch tatsächlich umgesetzt wurde. In organisatorischer Hinsicht war die Unterstützung durch ausgewählte Ärzte sowie weitere Professionelle (z. B. Pflegende, Sozialarbeiter etc.) ausschlaggebend. Erwähnenswert ist schließlich eine weitere randomisierte Studie der Autoren, die bedeutsame Verbesserung in Gesundheitsparametern auch bei einer internetbasierten Version des CDSMP nachweisen konnte, wobei auch hier die einbezogene Population primär aus älteren Personen bestand (Lorig et al., 2006).

Insgesamt gibt diese Studie bedeutsame Hinweise darauf, dass gerade, wenn es um Interventionen jenseits traditioneller Kategorien medizinischer Behandlung geht (z. B. ein nicht auf eine bestimmte Krankheit bezogenes Disease-Management-Programm), Fragen der Ansprache und Kommunikation von älteren Menschen sowie involvierten Professionellen entscheidend sind. Die Optimierung derartiger Aspekte der Implementierung eines neuen Programms bedarf wohl sogar eigener Forschung (z. B. Wie kann bei älteren Menschen eine neue Sichtweise in Bezug auf den Umgang mit chronischen Krankheiten erzeugt werden? Welche Rolle spielen hier Angehörige oder behandelnde Ärzte?). Auch sei anhand dieses Beispiels noch einmal betont, dass auch für Implementierungsforschung entsprechende Forschungsfördergelder benötigt werden.

Beispiel Interventionsprogramme für pflegende Angehörige

Interventionsprogramme für pflegende Angehörige, vor allem von an Demenz erkrankten älteren Menschen, sind allgemein in ihrer Bedeutung anerkannt, da die längerfristige Übernahme der Pflegerolle mit einer Reihe von Risiken einhergeht. Zu diesen Risiken gehören erhöhte Depression, schlechtere Gesundheit, geringere Lebensqualität und erhöhte Mortalität (z. B. Schulz & Beach, 1999). Die bislang größte und wahrscheinlich auch qualitativ anspruchsvollste Serie von Studien zur systematischen Evaluation von unterschiedlichen Interventionsprogrammen für pflegende Angehörige erfolgte in den bereits zu Anfang erwähnten Studien REACH I und II. Die Ergebnisse von REACH I (verschiedene Interventionsansätze) wurden metaanalytisch zusammengeführt und in REACH II wurde ein auf dieser Grundlage entwickeltes Interventionsprogramm für pflegende Angehörige getestet. Die Intervention bestand aus zwölf Trainingssitzungen, die über sechs Monate hinweg entweder zu Hause bei den pflegenden Angehörigen oder auch telefonisch durchgeführt wurden. Die Befunde einer randomisierten Studie waren insgesamt positiv bzgl. der Erhöhung der Lebensqualität und der Reduktion depressiver Symptome der pflegenden Angehörigen (Belle et al., 2006). Allerdings liegen insgesamt nur wenige Ansätze einer systematischen Implementierung dieses bzw. auch anderer, erfolgreicher Interventionsprogramme vor.

Um diese Lücke zu füllen, entwickelten Burgio et al. (2009) eine entsprechende Implementierungsstudie unter der Bezeichnung REACH OUT (*Offering Useful Treatments*). Ein weiteres Mal wurde dafür der Weg des *partnering*, dieses Mal zwischen der Universität Alabama und dem *Alabama Department of Senior Services* (Praxispartner mit bereits etablierter Angebotsstruktur) eingeschlagen. Ein wesentlicher Implementierungsaspekt bestand darin, dass die ursprünglich in REACH II konzipierte und getestete Intensität des Programms als praktisch nicht machbar betrachtet wurde (Reduktion der Anzahl der Hausbesuche und der Interventionsdauer). Ein installiertes Beratungskomitee kam schließlich zu einem Programm von vier Hausbesuchen und drei telefongestützten Terminen. In dieser Anpassung zeigt sich die bisweilen notwendige Einschränkung der Umsetzungstreue bei grundlagenwissenschaftlich getesteten Programmen aus praktischen Erwägungen (z. B. begrenzte Personalressourcen). Die Implementierungsstudie selbst basierte auf einem Prä-Post-Behandlungsdesign ohne Kontrollgruppe. Zur Beurteilung der Programmeffektivität wurden unterschiedliche Evaluationsinstrumente sowie eine Fokusgruppe mit beteiligten Akteuren eingesetzt. Einbezogen werden konnten insgesamt 236 Pflege-Dyaden; 95,2 % der dabei involvierten pflegenden Angehörigen absolvierten mindestens drei der vier Trainingssitzungen, was erneut zeigt, wie schwierig es u. U. sein kann, bei einer möglichst großen Zahl von Personen die eigentlich angestrebte Trainingsintensität zu erzielen. Trotz dieser Unterschiede in der »Dosierung« des Trainings war eine T1-T2 Verbesserung bei den pflegenden Angehörigen in einer Reihe von Endpunkten deutlich erkennbar und sie bewerteten auch das Programm an sich als positiv und hilfreich. Auch die Ergebnisse der Fokusgruppe mit den Trainern stützen die positive Bewertung des Programms. Ein zentrales Problem bestand in dieser Studie darin, dass die Trainer oft nicht genügend Zeit hatten, um auf die bei den pflegenden Angehörigen erkannten Bedürfnisse ausreichend einzugehen.

Diese Studie zeigt noch einmal beispielhaft das allgemeine Problem auf, dass grundlagenwissenschaftlich gut geprüfte Interventionen u. U. nicht in die Alltagswelt von Pflegenden übertragbar sind. Gerade im Falle von pflegenden Angehörigen, die ja häufig in schwierigen Lebenssituationen mit vielschichtigen Anforderungen stehen, wird dieser Aspekt besonders bedeutsam. Implementierungswissenschaftlich gesehen lässt sich grundlegend fragen, wie sinnvoll die systematische Prüfung von Interventionen ist, die kaum eine Chance besitzen, umsetzungsgetreu in die alltägliche Welt von Älteren bzw. ihren Angehörigen übertragen zu werden.

6.3 Weitere Aufgaben von Implementierungsforschung in der Gerontologie

Auch wenn die Umsetzung von grundlegend bewährten Interventionen das Kerngeschäft der Implementierungsforschung in der Gerontologie ist, sollte sich diese auch darauf konzentrieren, Befunde der Grundlagenforschung in Praxiskontexten und gesellschaftlichen Zusammenhängen zu verankern und zu entfalten. Denn zurzeit besteht hier immer noch eine große Kluft. Insbesondere im Hinblick auf gesellschaftlich relevante Themen, wie z. B. die Implementierung von stärker differenzierenden Altersbildern, ist dies relevant. Neue Ansätze und neue Denkweisen scheinen hier durchaus angebracht (Kruse & Wahl, 2010). Auch dieses Vorgehen besitzt letztlich Interventionscharakter, geht es doch etwa um die Untersuchung von Strategien (z. B. Medienkampagnen) und deren Wirksamkeit, robuste Befunde bei älteren Menschen selbst oder relevanten Akteuren (z. B. Allgemeinpraktikern, kommunalen Planern, Arbeitgebern) besser zu verankern. Leider liegt dazu bislang kaum systematische Forschung vor.

Naheliegende Fragen in diesem Zusammenhang wären z. B.: Wie können Befunde der gerontologischen Grundlagenforschung, z. B. zum multidirektionalen Verlauf der geistigen Leistungsfähigkeit im Alter (Kray & Lindenberger, 2007), zur sozioemotionalen Selektivität im Alter (Carstensen & Lang, 2007) oder zu existierenden Altersbildern und deren Bedeutung (Kessler, 2012), so umgesetzt werden, dass sie nachhaltigen Eingang in das Handeln von Professionellen in der Altenarbeit finden? Wie können Befunde der Wohnforschung mit Älteren (z. B. Wahl & Oswald, 2010) so umgesetzt werden, dass sie Wohnentscheidungen von »real existierenden« Älteren und ihren Angehörigen tatsächlich informieren, differenzieren und insgesamt zu einer verbesserten und weniger »improvisierenden« Praxis von Wohnhandeln beitragen? Wie können Befunde zur Techniknutzung so eingesetzt werden, dass es nicht zu einer »digitalen Kluft« kommt, d. h. dass die besser gebildeten Älteren zunehmend auch Techniken wie Informations- und Kommunikationstechnologien und soziale Netzwerke nutzen, während weniger gebildete aber die darin liegenden Potenziale zur Optimierung des Alternsprozesses nicht nutzen können? Welche Strategien sind erfolgreicher als andere, um gesellschaftlich vorherrschende Altersstereotype zu verändern? Was sind effiziente Vorgehensweisen, um das reichhaltige Wissen zu älteren Arbeitnehmern im Handlungsalltag und den Philosophien von Unternehmen tatsächlich handlungsrelevant werden zu lassen? Gleichzeitig muss bei der Bearbeitung derartiger Fragen darauf geachtet werden, dass Implementierungswissenschaft nicht – implizit oder explizit – Normen »guten« Alterns forciert. Im Gegenteil, solche Normen sollten immer wieder hinterfragt und neu überdacht werden. Das zeigt sich beispielsweise an der Diskussion zum Sinn oder Unsinn des Konzepts des »erfolgreichen Alterns« (z. B. Bowling, 2007).

Ferner existiert auch eine Verknüpfung zwischen der Praxisnutzung der Befunde gerontologischer Grundlagenforschung und der Implementierung von Interventionsprogrammen wie in den obigen Beispielen beschrieben. Zum Beispiel kann es für die Implementierung von Programmen zur Steigerung der körperlichen Aktivität älterer Menschen entscheidend sein, Wissen dazu zu berücksichtigen, wie schnell und »nachhaltig« negative Altersstereotype bei Zielpersonen ausgelöst werden können (Levy, 2009; Meisner, 2012). Auch könnte es z. B. bedeutsam sein, Handlungsbotschaften bzw. Intentionsbildungen auf der Grundlage von Befunden der sozioemotionalen Selektivitätstheorie motivational durch positiv emotionale Botschaften zu unterstützen. So wäre es interessant, systematisch zu untersuchen, inwieweit negativ vermittelte Hinweise an ältere Personen (z. B. »Wenn Sie sich nicht mehr bewegen, dann werden Sie möglicherweise früher pflegebedürftig.«) unter Berücksichtigung von Aspekten der sozioemotionalen Selektivitätstheorie positiv umformuliert werden können (z. B. »Wenn Sie wieder sicherer gehen, können Sie Ihre Tochter häufiger besuchen.«) und welche Langzeitwirkungen ein solches Vorgehen hat.

Zukünftige Implementierungsforschung steht in diesem Bereich vor den folgenden Aufgaben: Erstens gilt es, Bestrebungen der Implementierung und Dissemination von Forschungsbefunden der Gerontologie systematisch zu evaluieren. Welchen nachweisbaren Effekt (z. B. die Implementierung neuer Einsichten der Alternsforschung im politisch-gesellschaftlichen Raum) besitzen z. B. in Deutschland die in jeder Legislaturperiode erstellten Berichte zur Lage der älteren Generation? Zweitens sollten Formen der Kommunikation von Forschungsbefunden systematisch erprobt und bzgl. ihrer Effizienz gegeneinander getestet werden. Besitzen z. B. die von vielen Projekten erstellten allgemeinverständlichen und bisweilen breit verteilten Ergebnisbroschüren einen messbaren Effekt auf die Implementierung der betreffenden Befunde? Ist die vielerorts auch in der Alternsforschung verfolgte Praxis, Nachwuchswissenschaftlern auch *Skills* in Richtung einer hochwertigen allgemeinverständlichen Darstellung ihrer Befunde an die Hand zu geben, wirklich erfolgreich? Zum Dritten könnte Implementierungsforschung auch neuartige Wege der Vermittlung von Forschungswissen systematisch bei unterschiedlichen Gruppen von Personen (z. B. Professionelle unterschiedlicher Provenienz, ältere Menschen, Familienangehörige von älteren Personen) untersuchen, so z. B. internet- bzw. Web 2.0-gestützte Vorgehensweisen. Ferner ist es für Implementierungsforschung in der Gerontologie wichtig, auch Erkenntnisse aus Nachbardisziplinen heranzuziehen, die naturgemäß mit der Implementierung längere Erfahrung haben. Dazu zählen insbesondere die Versorgungsforschung, die Public-Health-Forschung und die Pflegeforschung.

Ein Zwitterwesen zwischen Vermittlung von Grundlagenwissen der Alternsforschung und Interventionen stellen schließlich Bildungsprogramme im Alter bzw. Programme lebenslanger Bildung dar (Tippelt & Gebrande, 2014). Man könnte sich z. B. vorstellen, dass zukünftig so etwas wie eine institutionalisierte Entwicklungsberatung installiert wird, die Menschen bzgl. der Anforderungen eines »langen Lebens« berät und dabei Befunde der Gerontologie und auch von Forschung zu lebenslanger Entwicklung (vgl. z. B. Wahl & Kruse, 2014) einbezieht (s. auch Gräser, 2012). Derartige Bestrebungen könnten ganz allgemein zu einer neuen und eigenen Kultur des Alterns und lebenslanger Entwicklung beitragen.

6.4 Besondere Herausforderungen der Implementierungsforschung in der Gerontologie

Implementierungswissenschaft in der Gerontologie steht zukünftig vor einigen Herausforderungen, für die es bisher noch keine überzeugenden Lösungen gibt. Die Autoren möchten hier zwei Aspekte schlaglichtartig thematisieren: 1. die Rolle unterschiedlicher

Settings und 2. die Rolle unterschiedlicher Subpopulationen.

Im Hinblick auf Settings ist etwa zu konstatieren, dass die Gerontologie, vor allem auch die Interventionsgerontologie, bislang in Privathaushalten lebende Menschen und in urbanen Settings alternde Menschen präferiert hat; so ist die Frage der »Ansprache« von älteren Personen in ländlichen Settings bislang kaum bearbeitet. In der von den Autoren verarbeiteten Literatur ist ihnen nur in einer Arbeit eine systematische Berücksichtigung von Stadt-Land-Unterschieden begegnet, nämlich in der Arbeit von Burgio et al. (2009) (pflegende Angehörige in urbanen und ruralen Regionen Alabamas). Burgio et al. (2009) fanden, dass Stadt-Land-Unterschiede die Effizienz des angebotenen Interventionsprogramms moderierten. In Stadt-Regionen waren positive Wirkungen bei pflegenden Angehörigen höher als auf dem Land.

Im Hinblick auf das Setting Arbeitswelt existieren zwischenzeitlich zwar viele Interventionsansätze und Programme zur Sicherung der Leistungsfähigkeit und Gesundheit älterer Arbeitnehmer, jedoch bestehen hier große Qualitäts- und Effizienzunterschiede (Sonntag, 2012). Europaweit hat zwischenzeitlich etwa ein Drittel der Unternehmen auf eine alternde Belegschaft gerichtete Maßnahmen eingeführt (Sonntag, 2012), was auch zeigt, dass in diesem Bereich die flächendeckende Implementierung von erfolgreichen Programmen noch am Anfang steht. Angesichts der Bedeutung dieses Bereichs ist dies mehr als bedauerlich bzw., positiv gewendet, hier liegt wohl ein zentrales Feld zukünftiger gerontologischer Implementierungsforschung. Schließlich müssen zukünftig auch virtuelle Settings wie primär das Internet auf ihre Implementierungspotenziale in Bezug auf ältere Menschen (aber auch Professionelle) untersucht werden (vgl. auch Lorig et al., 2006 sowie allgemein zum Thema Alter und Internetnutzung: Czaja & Lee, 2007; Misoch et al., 2014).

Eine besonders bedeutsame Subpopulation älterer Menschen sind Personen mit kognitiven Beeinträchtigungen. Hier zeigen sich Verschränkungen zwischen Implementierungsaspekten und ethischen Fragen in besonderer Deutlichkeit. In Bezug auf Implementierungsforschung setzt sich hier das auch für grundlagenorientierte Interventionsforschung relevante Problem fort, inwieweit speziell an fortgeschrittenen Formen von Demenz Erkrankte Interventionen ausgesetzt werden dürfen, für die sie selbst keine Zustimmung (*informed consent*) mehr geben können. Man könnte sich vorstellen, dass zukünftig auch implementierte Interventionsprogramme für an Demenz Erkrankte Teil von Vorausverfügungen sein könnten; d. h. Menschen könnten bereits frühzeitig verfügen, dass sie im Falle des Eintritts einer Demenz bestimmte »Behandlungen« (eben auch psychosozialer Art) haben möchten oder nicht (dazu auch Helmchen et al., 2006; Zarit & Braungart, 2007).

Ein besonderes Augenmerk der Implementierungswissenschaft in der Gerontologie verdienen auch ältere Menschen mit unterschiedlichem Migrationshintergrund. In den USA werden Ältere mit unterschiedlichem Migrationshintergrund (vor allem *African Americans* und *Hispanics*) traditionell in der Gerontologie stark beachtet und auch in Implementierungsforschungsprojekten explizit berücksichtigt (z. B. Burgio et al., 2009; Gitlin et al., 2010).

Schließlich müssen auch sozioökonomische Unterschiede bei älteren Menschen von Implementierungsforschern berücksichtigt werden. Breite Implementierung bedeutet manchmal auch die Übernahme von (Teil-)Kosten eines Programms ohne Kostenerstattung, so dass der Kostenfaktor unmittelbar in Entscheidungen zur Nutzung von angebotenen Programmen eingehen kann (z. B. Gitlin et al., 2010 in Bezug auf *Medicare*). Umgekehrt dürfte es für die flächendeckende Umsetzung von in der Grundlagenforschung erfolgreich und robust evaluierten

Interventionen mitentscheidend sein, dass Institutionen wie Krankenkassen und Rentenversicherungsträger zumindest Teilkosten erstatten. Dabei dürften in Zukunft zunehmend auch gesundheitsökonomische Befunde eine Rolle spielen (welche Kosten werden etwa durch die Nutzung eines Krankheitsmanagement-Programms mittel- und langfristig bei älteren Menschen eingespart?). Insgesamt deutet das darauf hin, dass gerontologische Implementierungsforschung und Gesundheitsökonomieforschung zukünftig eine intensive Liaison eingehen dürften.

6.5 Fazit und Ausblick

Implementierungsforschung wird in der Gerontologie mit Sicherheit zukünftig eine sehr bedeutsame Rolle spielen, denn in stark alternden Gesellschaften wird es zunehmend darauf ankommen, robuste Befunde im Bereich der Grundlagenforschung und vor allem der Interventionsforschung auch flächendeckend und kontextspezifisch umzusetzen. Die größte Herausforderung, von einem entwicklungspsychologischen und gerontologischen Standpunkt aus betrachtet, besteht wohl darin, dass wir bisher noch relativ wenig darüber wissen, wie man Erwachsene bzw. ältere Menschen dazu motiviert, aktiv und gesund zu leben, um auf diesem Wege alternsbezogene kognitive oder körperliche Beeinträchtigungen solange wie möglich hinauszuzögern. Viele Befunde weisen allerdings auch darauf hin, dass die Weichen für ein relativ gesundes und erfolgreiches Altern bereits in den Kindes- und frühen Erwachsenenjahren gestellt werden. So wäre es sowohl aus einer individuellen als auch einer gesundheits- und gesellschaftspolitischen Perspektive außerordentlich hilfreich und kosteneffektiv, wenn das heute vorhandene Wissen zu Prävention bereits früh im Lebenslauf möglichst effizient in alltägliche Verhaltensweisen »übersetzt« würde.

Obwohl es schließlich eine Reihe überzeugender Beispiele erfolgreicher Implementierungen im deutschsprachigen Raum gibt (▸ **Teil IV**) scheint uns das Feld der gerontologischen Implementierungsforschung insgesamt in Deutschland etwa im Vergleich zu den USA noch nicht weit entwickelt zu sein. Erfreulicherweise spielt Implementierungsforschung aber auf europäischer Ebene in der Alternsforschung eine zunehmend bedeutsame Rolle (vgl. Projekt FUTURAGE; http://futurage.group.shef.ac.uk/untitled-resource1.html). Insgesamt scheint es uns für den deutschsprachigen Bereich der Gerontologie sehr bedeutsam, baldmöglichst anhand großer implementierungswissenschaftlich gestützter Studien eine differenzierte empirische Befundlage zu generieren, die das Potenzial besitzt, die Lebensqualität älterer Menschen evidenzgetrieben nachhaltig zu verbessern.

Literatur

Ball, K., Berch, D. B., Helmers, K. F., Jobe, J. B., Leveck, M. D., Marsiske, M., Morris, J. N., Rebok, G. W., Smith, D. M., Tennstedt, S. L., Unverzagt, F. W., Willis, S. L., Advanced Cognitive Training for, I. & Vital Elderly Study, G. (2002). Effects of cognitive training interventions with older adults: a randomized controlled trial. *JAMA, 288*(18), 2271–2281.

Baltes, P. B. (1973). Strategies for psychological intervention in old age: a symposium. *Gerontologist, 13*(1), 4–6.

Belle, S. H., Burgio, L., Burns, R., Coon, D., Czaja, S. J., Gallagher-Thompson, D., Gitlin, L. N., Klinger, J., Koepke, K. M., Lee, C. C., Martindale-Adams, J., Nichols, L., Schulz, R., Stahl, S., Stevens, A., Winter, L. & Zhang, S. (2006). Enhancing the quality of life of dementia caregivers from different ethnic or racial groups: a randomized, controlled trial. *Ann Intern Med, 145*(10), 727–738.

Bennett, G. G. & Glasgow, R. E. (2009). The delivery of public health interventions via the Internet: actualizing their potential. *Annu Rev Public Health, 30*, 273–292. doi: 10.1146/annurev.publhealth.031308.100235.

Bowling, A. (2007). Aspirations for older age in the 21st century: what is successful aging? *Int J Aging Hum Dev, 64*(3), 263–297.

Boyle, P. A., Buchman, A. S., Wilson, R. S., Bienias, J. L. & Bennett, D. A. (2007). Physical activity is associated with incident disability in community-based older persons. *J Am Geriatr Soc, 55*(2), 195–201.

Brownson, R. C., Ballew, P., Dieffenderfer, B., Haire-Joshu, D., Heath, G. W., Kreuter, M. W. & Myers, B. A. (2007). Evidence-based interventions to promote physical activity: what contributes to dissemination by state health departments. *Am J Prev Med, 33*(Suppl. 1), S66–S78.

Burgio, L., Lichstein, K. L., Nichols, L., Czaja, S., Gallagher-Thompson, D., Bourgeois, M., Stevens, A., Ory, M., Schulz, R. & Investigators, R. (2001). Judging outcomes in psychosocial interventions for dementia caregivers: the problem of treatment implementation. *Gerontologist, 41*(4), 481–489.

Burgio, L. D., Collins, I. B., Schmid, B., Wharton, T., McCallum, D. & Decoster, J. (2009). Translating the REACH caregiver intervention for use by area agency on aging personnel: the REACH OUT program. *Gerontologist, 49*(1), 103–116.

Carstensen, L. L. & Lang, F. R. (2007). Sozioemotionale Selektivität über die Lebensspanne: Grundlagen und empirische Befunde. In: Brandtstädter, J. & Lindenberger, U. (Hrsg.), *Entwicklungspsychologie der Lebensspanne: Ein Lehrbuch* (S. 389–412). Stuttgart: Kohlhammer.

Colcombe, S. & Kramer, A. F. (2003). Fitness effects on the cognitive function of older adults: a meta-analytic study. *Psychol Sci, 14*(2), 125–130.

Czaja, S. J. & Lee, C. C. (2007). Information technology and older adults. In: Jacko, J. A. & Sears, A. (eds.), *The human-computer interaction handbook* (pp. 777–792). 2. ed. New York: Erlbaum.

Döhner, H. & Kohler, S. (2012). Pflegende Angehörige. In: Wahl, H.-W., Tesch-Römer, C. & Ziegelmann, J. (Hrsg.), *Angewandte Gerontologie: Interventionen für ein gutes Altern in 100 Schlüsselbegriffen* (S. 472–476). 2. Aufl. Stuttgart: Kohlhammer.

Erickson, K. I., Miller, D. L. & Weinstein, A. M. (2012). Verbesserung der Gehirnfunktion und der kognitiven Leistungsfähigkeit durch körperliche Aktivität. In: Wahl, H.-W., Tesch-Römer, C. & Ziegelmann, J. (Hrsg.), *Angewandte Gerontologie: Interventionen für ein gutes Altern in 100 Schlüsselbegriffen* (S. 254–260). 2. Aufl. Stuttgart: Kohlhammer.

Eschen, A., Zöllig, J. & Martin, M. (2012). Kognitives Training. In: Wahl, H.-W., Tesch-Römer, C. & Ziegelmann, J. (Hrsg.), *Angewandte Gerontologie: Interventionen für ein gutes Altern in 100 Schlüsselbegriffen* (S. 279–284). 2. Aufl. Stuttgart: Kohlhammer.

Estabrooks, P. A. & Glasgow, R. E. (2006). Translating effective clinic-based physical activity interventions into practice. *Am J Prev Med, 31*(Suppl. 4), S45–S56.

Etkin, C. D., Prohaska, T. R., Harris, B. A., Latham, N. & Jette, A. (2006). Feasibility of implementing the Strong for Life program in community settings. *Gerontologist, 46*(2), 284–292.

Fries, J. F. & Crapo, L. M. (1981). *Vitality and aging: implications of the rectangular curve.* San Francisco: Freeman.

Gitlin, L. N., Jacobs, M. & Earland, T. V. (2010). Translation of a dementia caregiver intervention for delivery in homecare as a reimbursable medicare service: outcomes and lessons learned. *Gerontologist, 50*(6), 847–854.

Gräser, H. (2012). Entwicklungsberatung. In: Wahl, H.-W., Tesch-Römer, C. & Ziegelmann, J. (Hrsg.), *Angewandte Gerontologie: Interventionen für ein gutes Altern in 100 Schlüsselbegriffen* (S. 169–174). 2. Aufl. Stuttgart: Kohlhammer.

Helmchen, H., Kanowski, S. & Lauter, H. (2006). *Ethik in der Altersmedizin*. Stuttgart: Kohlhammer.

Hess, T. M. (2006). Attitudes toward aging and their effects in behavior. In: Birren, J. E. & Schaie, K. W. (eds.), *Handbook of the psychology of aging* (pp. 379–406). 6. ed. San Diego: Academic Press.

Jilcott, S., Ammerman, A., Sommers, J. & Glasgow, R. E. (2007). Applying the RE-AIM framework to assess the public health impact of policy change. *Ann Behav Med, 34*(2), 105–114.

Kessler, E.-M. (2012). Veränderung von Altrsbildern. In: Wahl, H.-W., Tesch-Römer, C. & Ziegelmann, J. (Hrsg.), *Angewandte Gerontologie: Interventionen für ein gutes Altern in 100 Schlüsselbegriffen* (S. 614–620). 2. Aufl. Stuttgart: Kohlhammer.

Kray, J. & Lindenberger, U. (2007). Fluide Intelligenz. In: Brandtstädter, J. & Lindenberger, U. (Hrsg.), *Entwicklungspsychologie der Lebensspanne: Ein Lehrbuch* (S. 194–220). Stuttgart: Kohlhammer.

Kreuter, M. W., Wray, R. & Caburnay, C. (2007). Customized communication in patient education. In: Park, D. C. & Liu, L. L. (eds.), *Medical adherence and aging: social and cognitive perspectives* (pp. 235–249). Washington: American Psychological Association.

Kruse, A. & Wahl, H.-W. (2010). *Zukunft Altern: Individuelle und gesellschaftliche Weichenstellungen*. Heidelberg: Spektrum.

Lehr, U. (1979). *Interventionsgerontologie*. Heidelberg: Springer.

Levy, B. (2009). Stereotype Embodiment: A Psychosocial Approach to Aging. *Curr Dir Psychol Sci, 18*(6), 332–336.

Lorig, K. R., Ritter, P. L., Laurent, D. D. & Plant, K. (2006). Internet-based chronic disease self-management: a randomized trial. *Med Care, 44* (11), 964–971.

Lorig, K. R., Hurwicz, M. L., Sobel, D., Hobbs, M. & Ritter, P. L. (2005). A national dissemination of an evidence-based self-management program: a process evaluation study. *Patient Educ Couns, 59*(1), 69–79.

Lorig, K. R., Ritter, P., Stewart, A. L., Sobel, D. S., Brown, B. W., Jr., Bandura, A., Gonzalez, V. M., Laurent, D. D. & Holman, H. R. (2001). Chronic disease self-management program: 2-year health status and health care utilization outcomes. *Med Care, 39*(11), 1217–1223.

Martin, M., Clare, L., Altgassen, A. M., Cameron, M. H. & Zehnder, F. (2011). Cognition-based interventions for healthy older people and people with mild cognitive impairment. *Cochrane Database Syst Rev, 2011*(1), Art. No.: CD006220.

Meisner, B. A. (2012). A meta-analysis of positive and negative age stereotype priming effects on behavior among older adults. *J Gerontol B Psychol Sci Soc Sci, 67*(1), 13–17.

Miller, A. L., Krusky, A. M., Franzen, S., Cochran, S. & Zimmerman, M. A. (2012). Partnering to translate evidence-based programs to community settings: bridging the gap between research and practice. *Health Promot Pract, 13*(4), 559–566.

Misoch, S., Doh, M. & Wahl, H.-W. (2014). Neue Medien – neue Lebensläufe? Vergleichende Betrachtungen der Rolle neuer Medien für Kindheit/Jugend und für das höhere Lebensalter. In: Wahl, H.-W. & Kruse, A. (Hrsg.), *Lebensläufe im Wandel: Sichtweisen verschiedener Disziplinen* (S. 272–286). Stuttgart: Kohlhammer.

Opterbeck, I. & Zank, S. (2012). Verhaltenstherapie im Alter. In: Wahl, H.-W., Tesch-Römer, C. & Ziegelmann, J. (Hrsg.), *Angewandte Gerontologie: Interventionen für ein gutes Altern in 100 Schlüsselbegriffen* (S. 362–369). 2. Aufl. Stuttgart: Kohlhammer.

Prohaska, T. R., Smith-Ray, R. & Glasgow, R. E. (2012). Translation: dissemination and implementation issues. In: Prohaska, T. R., Anderson, L. A. & Binstock, R. H. (eds.), *Public health for an aging society* (pp. 161–180). Baltimore: Johns Hopkins University Press.

Prohaska, T. R., Peters, K. E. & Warren, J. S. (2000). Health behavior: from research to community practice. In: Albrecht, G. L., Fitzpatrick, R. & Scrimshaw, S. C. (eds.), *Handbook of social studies in health and medicine* (pp. 359–373). London: Sage.

Rosenmayr, L. (1979). Der Eingriff der Sozialforschung in die Praxis. In: Lehr, U. M. (Hrsg.), *Interventionsgerontologie* (S. 128–147). Darmstadt: Steinkopff.

Schulz, R. & Beach, S. R. (1999). Caregiving as a risk factor for mortality: the Caregiver Health Effects Study. *JAMA, 282*(23), 2215–2219.

Schulz, R., Mendelsohn, A. B., Haley, W. E., Mahoney, D., Allen, R. S., Zhang, S., Thompson, L. & Belle, S. H. (2003). End-of-life care and the effects of bereavement on family caregivers of persons with dementia. *N Engl J Med, 349*(20), 1936–1942.

Schwenk, M., Lauenroth, A., Oster, P. & Hauer, K. (2010). Effektivität von körperlichem Training zur Verbesserung motorischer Leistungen bei Patienten mit demenzieller Erkrankung. In: Braumann, K. M. & Stiller, N. (Hrsg.), *Bewegungstherapie bei internistischen Erkrankungen* (S. 167–184). Berlin: Springer.

Sieber, C. C. (2012). Ernährungsintervention. In: Wahl, H.-W., Tesch-Römer, C. & Ziegelmann, J. (Hrsg.), *Angewandte Gerontologie: Interventionen für ein gutes Altern in 100 Schlüsselbegriffen* (S. 447–452). 2. Aufl. Stuttgart: Kohlhammer.

Sonntag, K. (2012). Arbeitsgestaltung für ältere Beschäftigte. In: Wahl, H.-W., Tesch-Römer, C. & Ziegelmann, J. (Hrsg.), *Angewandte Gerontologie: Interventionen für ein gutes Altern in 100 Schlüsselbegriffen* (S. 486–491). 2. Aufl. Stuttgart: Kohlhammer.

Stevens, J. A. & Sogolow, E. D. (2008). *Preventing falls: what works. A CDC compendium of effective community-based interventions from around the world*. Atlanta: National Center for Injury Prevention and Control.

Steverink, N. (2012). Selbstmanagement und psychisches Wohlbefinden bei älteren Menschen. In: Wahl, H.-W., Tesch-Römer, C. & Ziegelmann, J. (Hrsg.), *Angewandte Gerontologie: Interventionen für ein gutes Altern in 100 Schlüsselbegriffen* (S. 310–316). 2. Aufl. Stuttgart: Kohlhammer.

Tippelt, R. & Gebrande, J. (2014). Neue Bildung über den Lebenslauf. In: Wahl, H.-W. & Kruse, A. (Hrsg.), *Lebensläufe im Wandel: Sichtweisen verschiedener Disziplinen*. Stuttgart: Kohlhammer.

Wahl, H.-W. (2012). Erhalt und Wiedergewinnung von Alltagskompetenz. In: Wahl, H.-W., Tesch-Römer, C. & Ziegelmann, J. (Hrsg.), *Angewandte Gerontologie: Interventionen für ein gutes Altern in 100 Schlüsselbegriffen* (S. 267–272). 2. Aufl. Stuttgart: Kohlhammer.

Wahl, H.-W. & Kruse, A. (Hrsg.) (2014). *Lebensläufe im Wandel: Sichtweisen verschiedener Disziplinen*. Stuttgart: Kohlhammer.

Wahl, H.-W. & Oswald, F. (2010). Umwelten für ältere Menschen. In: Linneweber, V., Lantermann, E.-D. & Kals, E. (Hrsg.), *Enzyklopädie der Psychologie, Vol. 2: Spezifische Umwelten und umweltbezogenes Handeln* (S. 235–264). Göttingen: Hogrefe.

Wahl, H.-W., Diehl, M., Kruse, A., Lang, F. R. & Martin, M. (2008). Psychologische Alternsforschung: Beiträge und Perspektiven. *Psychol Rundsch, 59*(1), 2–23.

Zarit, S. H. & Braungart, E. R. (2007). Elders as care receivers: autonomy in the context of frailty. In: Wahl, H.-W., Tesch-Römer, C. & Hoff, A. (eds.), *New dynamics in old age: individual, environmental and societal perspectives* (pp. 85--104). Amityville: Baywood.

Zijlstra, G. A., van Haastregt, J. C., van Rossum, E., van Eijk, J. T., Yardley, L. & Kempen, G. I. (2007). Interventions to reduce fear of falling in community-living older people: a systematic review. *J Am Geriatr Soc, 55*(4), 603–615.

7 Einflussfaktoren in Implementierungsprozessen

Matthias Hoben

Einführung

Die Frage danach, welche Faktoren den Erfolg eines Implementierungsprozesses fördern oder hemmen – die Frage also nach Einflussfaktoren in Implementierungsprozessen –, ist ein wichtiges Teilgebiet der Implementierungswissenschaft. Der Grund dafür, dass Implementierungsprozesse eine Herausforderung darstellen, dass sie tendenziell eher chaotisch als kontinuierlich-linear verlaufen und dass sie somit nur begrenzt berechen-, plan- und steuerbar sind, liegt in den multiplen, sich verändernden und komplex interagierenden Einflussfaktoren (Greif et al., 2004; Greenhalgh et al., 2005; Damschroder et al., 2009). Zu Einflussfaktoren in Implementierungsprozessen zählen einerseits relativ gut greifbare und verhältnismäßig stabile Konstrukte wie z. B. strukturelle Ressourcen einer Institution (etwa die zur Verfügung stehenden Finanzen, die Personaldecke oder verfügbare Wissensquellen). Vor allem aber fallen darunter dynamische und durch soziale Interaktionsprozesse ständig neu geformte Phänomene (z. B. Einstellung gegenüber der Innovation oder eine für Innovationen aufgeschlossene Organisationskultur) (Damschroder et al., 2009). Implementierungsprozesse sind in erster Linie soziale Prozesse (Greenhalgh et al., 2005).

In einem statistischen Sinne handelt es sich bei diesen Einflussfaktoren um unabhängige Variablen, die bestimmte abhängige Implementierungsvariablen (z. B. *Fidelity:* Grad, in dem die Innovation so umgesetzt wird, wie vorgesehen oder *Adoption:* Anteil der potenziellen Nutzer, die die Innovation umsetzen) signifikant beeinflussen (Proctor & Brownson, 2012). Häufig werden Einflussfaktoren aber auch in einem qualitativen Sinne definiert als Bedingungen, die aus der subjektiven Sicht der involvierten Personen (Praxisakteure oder auch Implementierungsforscher) den Implementierungserfolg beeinflussen (Landsverk et al., 2012).

Ziel dieses Kapitels ist es, einen Überblick über den Kenntnisstand zu Einflussfaktoren in Implementierungsprozessen zu vermitteln. Als Grundlage für diesen Überblick soll ein theoretisches Modell dienen – das *Consolidated Framework for Implementation Research (CFIR)* von Damschroder et al. (2009). Dieses Modell bezieht sich primär auf den Gesundheitsbereich, jedoch ist dies auch der Bereich, der sich bisher am intensivsten mit implementierungswissenschaftlichen Fragestellungen auseinandergesetzt hat. Das CFIR wurde für den Zweck dieses Kapitels auf Deutsch übersetzt und für die spezifischen Kontexte der Pflege und Gerontologie leicht adaptiert. Es wird vor allem dazu dienen, die verschiedenen Arten von Einflussfaktoren in Implementierungsprozessen sowie deren Zusammenspiel zu erläutern.

7.1 Das *Consolidated Framework for Implementation Research (CFIR)*

Das CFIR (► **Abb. 7.1**) geht von Einflussfaktoren auf fünf verschiedenen Ebenen aus (Damschroder et al., 2009):

1. *Involvierte Individuen*: In der Originalversion ist allgemein von »Individuen« die Rede. Welche dies konkret sind, wird nicht spezifiziert. Im Rahmen dieses Kapitels wurde das Modell daher weiter operationalisiert, indem die hier relevanten Individuen ausdifferenziert wurden. Im Kontext der Pflege und Gerontologie sind dies die *pflegebedürftigen bzw. alten Menschen und deren Angehörige*, die *Praxisakteure der Pflege und Gerontologie* sowie ggf. *Pflege- oder Alternswissenschaftler* (wenn die Implementierung im Rahmen wissenschaftlicher Studien erfolgt). Die Merkmale dieser Individuen, insbesondere aber ihre *sozialen Interaktionen* sind in Implementierungsprozessen relevant.
2. *Interner Kontext*: Der konkrete Kontext, in dem sich die Individuen bewegen und innerhalb dessen sie interagieren, bildet Ebene zwei der Einflussfaktoren in Implementierungsprozessen. Bei diesem internen Kontext kann es sich entweder um eine Institution (z. B. ein Pflegeheim), ein informelles Setting (z. B. eine Familie) oder eine Kommune, ein Stadtviertel o. Ä. handeln. Die Merkmale des internen Kontexts beeinflussen Implementierungsprozesse ebenfalls.
3. *Externer Kontext*: Auch die Umweltbedingungen, in denen sich das Implementierungssetting (*interner Kontext*) befindet, wirken sich auf Implementierungsprozesse aus. Sie bilden die dritte Ebene von Einflussfaktoren in Implementierungsprozessen.
4. *Einzuführende Neuerung*: Die Merkmale der Innovation selbst beeinflussen den Implementierungsprozess ebenfalls. Dabei richtet das CIFR ein besonderes Augenmerk auf die *Adaptation der Neuerung* an den internen Implementierungskontext. Neuerungen haben einen *unveränderlichen Kern*, der nicht angepasst werden kann oder darf. Sie beinhalten aber auch Bestandteile, die durchaus veränderbar sind (*anpassbare Peripherie*). Adaptierte Innovationen sind besser implementierbar als unadaptierte.
5. *Implementierungsprozess*: Die Merkmale des Implementierungsprozesses und wie dieser geplant und gestaltet wird, wirken sich schließlich ebenfalls darauf aus, wie erfolgreich das Implementierungsprojekt letztendlich ist.

In den Implementierungsprozess involvierte Individuen

Eigenschaften der Zielpersonen pflegerischer oder gerontologischer Leistungen

Während in der Wirksamkeitsforschung sehr häufig Merkmale der Pflegebedürftigen, Patienten, Klienten etc. erfasst werden, um festzustellen, inwieweit diese die Wirksamkeit einer Intervention beeinflussen, wurden solche Einflussfaktoren bisher wenig daraufhin untersucht, inwieweit sie auch für den Umsetzungserfolg in Implementierungsprozessen relevant sind (Chaudoir et al., 2013). Vorwiegend wird in diesem Zusammenhang die Frage diskutiert, welche Faktoren beeinflussen, ob diese Personen selbst die Therapie/Intervention (z. B. Medikamenteneinnahme, Diätvorgaben, Lebensstiländerungen, Hilfsmittelnutzung o. ä.) so umsetzen, wie erhofft – überschrieben mit Begriffen wie *Compliance*,

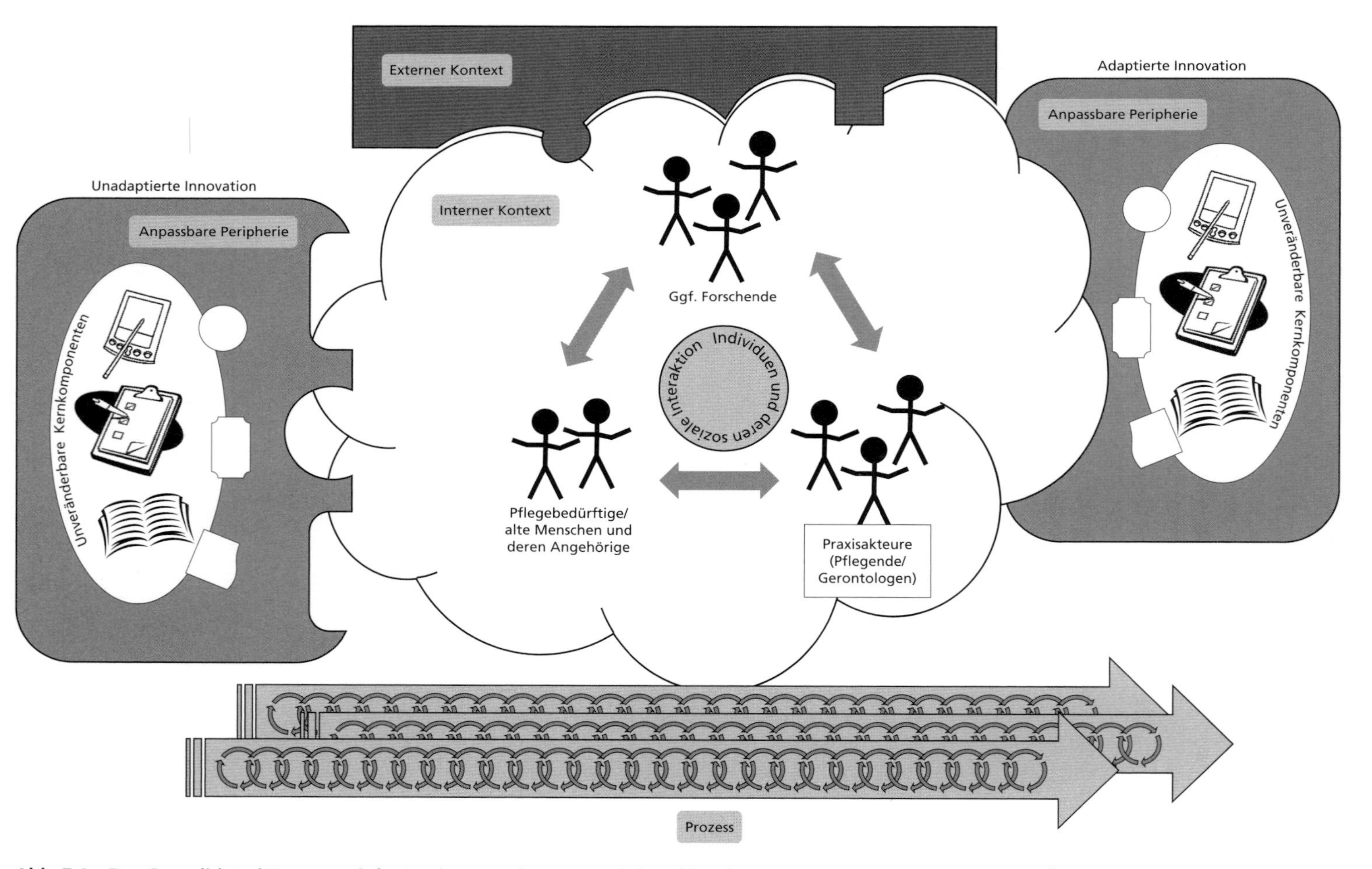

Abb. 7.1: Das *Consolidated Framework for Implementation Research (CFIR)* (nach Damschroder et al. (2009), eigene Übersetzung und Adaptation mit Genehmigung der Urheber)

Adherence oder *Concordance* (Aronson, 2007; Bissonnette, 2008). Soziale Unterstützung durch Bezugspersonen, gesundheitsbezogene Bildung, Wissen über die eigene Situation und die Therapie/Intervention sowie diesbezügliche Einstellungen und Überzeugungen (z. B. Einschätzung von Risiken oder Erfolgsaussichten) spielen hier eine Rolle (Feldstein & Glasgow, 2008; Chaudoir et al., 2013).

Nun sind diese Zielpersonen, wie Chaudoir et al. (2013) zu Recht hervorheben, aktive und mit den professionellen Akteuren interagierende Teilnehmer in Implementierungsprozessen. Es ist daher anzunehmen, dass es auch einen Zusammenhang gibt zwischen den Eigenschaften dieser Zielpersonen und dem Handeln der professionellen Akteure. Wenn z. B. Pflegebedürftige wissen, was in einer bestimmten Situation angebracht ist, wie das entsprechende Vorgehen zu erfolgen hat und wenn sie selbstbewusst genug sind – so die Hypothese –, werden sie ihre Bedarfe eher äußern bzw. Versäumnisse der Pflegenden eher erkennen und reklamieren und so die Pflegenden beeinflussen. Dies wurde verschiedentlich überprüft, indem versucht wurde, den Umsetzungserfolg in Implementierungsprozessen mittels sogenannter *patient-mediated interventions* (Mäkelä & Thorsen, 1999) zu erhöhen. Dabei werden Zielpersonen auf verschiedenste Weise informiert, beraten oder geschult. Wie systematische Übersichtsarbeiten und Metaanalysen zeigen, weisen diese Interventionen durchaus Erfolgspotenzial auf, wenngleich eindeutige Aussagen aufgrund methodischer Limitationen und unzureichender Beschreibung der Intervention bzw. der Implementierungsprozesse nicht möglich sind (Grimshaw et al., 2001; Grimshaw et al., 2004; Legare et al., 2010).

Eigenschaften der Praxisakteure

Damschroder et al. (2009) zählen hier folgende Einflussfaktoren auf:

- *Wissen und Überzeugungen bzgl. der zu implementierenden Innovation*: Je mehr die Personen, die die Innovation umsetzen sollen, über die Innovation wissen, je vertrauter sie mit ihr sind und je positiver ihre Einstellung zu dieser Innovation, desto höher ist der Umsetzungserfolg. So werden z. B. Pflegende, die um die Potenziale dieser standardisierten Instrumente wissen (mit Hilfe der Scores lassen sich z. B. subjektive Wahrnehmungen objektivieren, die Scores sind eine Argumentationshilfe und die Instrumente helfen, wichtige Aspekte nicht zu übersehen), diese eher akzeptieren und nutzen.
- *Selbstwirksamkeitsüberzeugungen*: Dieses Konstrukt bezeichnet das Vertrauen in die eigenen Fähigkeiten, die mit der Implementierung verbundenen Anforderungen bewältigen zu können und die Überzeugung, dem Umgang mit der Innovation gewachsen zu sein.
- *Veränderungsphase, in der sich das Individuum befindet*: Implementierungsprozesse und damit die involvierten Individuen durchlaufen unterschiedliche Phasen. Je nach zugrundeliegendem Modell unterscheiden sich Zahl und Bezeichnung der Phasen, die für Veränderungsprozesse postuliert werden. Die jeweilige Phase, in der sich ein Individuum befindet (z. B. die initiale Orientierungsphase versus die etwas spätere Phase der Akzeptanz entsprechend des Grol et al. (2007) Modells), bestimmt maßgeblich, inwieweit die betreffende Person die Innovation geschickt, bereitwillig und routiniert anwendet.
- *Individuelle Identifikation mit der Organisation*: Hier handelt es sich um ein relativ breites Konstrukt. Es beinhaltet z. B., wie gut oder schlecht Individuen über ihre Institution sprechen, inwieweit sie die Organisationsziele und -philosophie mittragen, ob sie die Ressourcenverteilung und die Organisationsabläufe als gerecht empfinden etc.

- *Verschiedene weitere Persönlichkeitsmerkmale*: Hierunter subsumieren Damschroder et al. (2009) eine Reihe von Merkmalen wie Ambiguitätstoleranz (Fähigkeit und Bereitschaft, Widersprüche, Unsicherheit und Spannungen auszuhalten), intellektuelle Fähigkeiten, Motivation, Werte, Kompetenzen, Belastbarkeit, Leistungsfähigkeit, persönlicher Lernstil etc.

In weiteren Arbeiten (Estabrooks et al., 2003; Greenhalgh et al., 2005; Squires et al., 2011) wurden nahezu 100 verschiedene Merkmale untersucht, die sieben Kategorien zugeordnet werden können: Überzeugungen und Einstellungen, Beteiligung an Forschungsaktivitäten, Informationsbeschaffung, Bildung, berufsbezogene Merkmale, soziodemografische und sozioökonomische Merkmale und kritisches Denken. Einzig für das Merkmal »Einstellung zur Nutzung von Forschungswissen« liegt eine ausreichende Zahl Studien vor, die zu einheitlichen Ergebnissen kommen und so eine klare Aussage erlauben: Zwischen positiver Einstellung und vermehrter Nutzung von Forschungswissen besteht ein signifikanter positiver Zusammenhang.

Eigenschaften der Forschenden

Die Rolle von Forschenden, die im Rahmen ihrer Forschungsprojekte Innovationen implementieren, begleiten und evaluieren, war bislang noch kaum Gegenstand empirischer Implementierungsforschung.

Olmos-Peñuela et al. (2014) untersuchten z. B., welche Merkmale von Forschungsgruppen sowie der Forschungsgruppenleiter in den Sozial- und Geisteswissenschaften dafür verantwortlich sind, in welchem Maße diese Forschungsgruppen sich in Wissenstranslationsprojekten engagieren und mit Praxissettings kooperieren. Folgende Merkmale der Forschungsgruppen beeinflussten signifikant das Ausmaß an Wissenstranslationsaktivitäten:

- Je mehr Wert die Forschungsgruppe auf die Relevanz ihrer Forschung für die Gesellschaft legt bzw. auf die gesellschaftlichen Auswirkungen ihrer Forschung, desto höher das Engagement.
- Je größer die Vielfalt der involvierten Disziplinen in der Forschungsgruppe, desto höher das Engagement.
- Je mehr Mitglieder (wissenschaftliche Vollzeitstellen) die Forschungsgruppe aufweist, desto höher das Engagement.

Auch die Eigenschaften des Forschungsgruppenleiters beeinflussten das Engagement in Wissenstranslationsprojekten: Je höher der akademische Status des Leiters (akademischer Grad) und je größer sein Einfluss im jeweiligen Feld (Ausmaß, in dem seine Arbeiten zitiert werden) desto höher das Engagement der Arbeitsgruppe (Olmos-Peñuela et al., 2014).

Diese Studie zeigt beispielhaft, dass die Eigenschaften von Forschenden bzw. von Forschungsgruppen bereits beeinflussen, ob Implementierungsaktivitäten überhaupt stattfinden. Inwieweit sie jedoch diese Implementierungsprozesse selbst beeinflussen ist damit noch nicht beantwortet. Wenn Forschende im Rahmen ihrer Studien Innovationen in die Praxis implementieren, nehmen sie nicht selten selbst eine entscheidende Rolle ein. Sie führen Schulungen durch, begleiten und beraten die Praktiker, überwachen die Umsetzung der Innovation, melden den Praktikern Ergebnisse zurück, motivieren die involvierten Akteure, »bei der Stange zu bleiben« etc. Edwards et al. (2003) beschreiben z. B. anschaulich, mit welchen Herausforderungen sie in einer Studie zu kämpfen hatten, in der ein Programm zur Förderung der Selbstständigkeit Pflegebedürftiger in einem Pflegeheim implementiert werden sollte. Mitarbeiter waren nur schwer zur Teilnahme an den Schulungen zu bewegen, die Vertrauensbildung zwischen Forschenden und Praktikern verlangte großen Einsatz und das Selbstbewusstsein und die Selbstwirksamkeitsüberzeugungen des Personals waren gering, was konstante Motivation und Unterstützung erforderte. Die Rolle, die Forschende hier einnehmen, entspricht zu weiten Teilen der, die in der englischsprachigen Literatur als *facilitator* oder *change agent* beschrieben wird (Greenhalgh et al., 2005; Thompson et al., 2006; Dogherty et al., 2010). Diesen Personen kommt in Implementierungsprozessen eine bedeutsame Rolle zu. Zwar ist die Evidenz bzgl. der Effektivität dieser Personen heterogen, doch es deutet viel darauf hin, dass Implementierungsprozesse kaum ohne diese auskommen (Greenhalgh et al., 2005; Dogherty et al., 2012).

Der interne Kontext

Der interne Kontext ist definiert als »the environment or setting in which the proposed change is to be implemented« (Kitson et al., 1998, 150). Damschroder et al. (2009) benennen auf dieser Ebene folgende Einflussfaktoren:

- *Strukturelle Merkmale*: Zu den strukturellen Merkmalen zählt zum einen die *soziale Architektur* einer Organisation. Dieses Konstrukt umfasst die Zahl der zur Institution gehörigen Menschen, deren Rollen, Art und Zahl der verschiedenen Teams sowie die Koordination der verschiedenen Individuen und Gruppen mit Blick auf das Produkt oder die Dienstleistung. Hier scheint vor allem die funktionale Differenzierung eine Rolle zu spielen: Je ausdifferenzierter eine Institution ist (je mehr Bereiche mit je spezifischen Funktionen also verfügbar sind), desto förderlicher ist dies für den Implementierungserfolg. Es bleibt unklar, ob dies auch für pflegerische und gerontologische Settings gilt, da sich Damschroder et al. (2009) hier auf eine Metaanalyse aus dem allgemeinen Wirtschaftsbereich (Damanpour, 1991) beziehen. Je stabiler außerdem die Teams, je weniger Personalfluktuation also herrscht, desto besser ist dies für den Implementierungsprozess.
- *Netzwerke und Kommunikation*: Wichtiger als die Eigenschaften von Individuen, so eine zunehmend verbreitete Annahme in der Implementierungswissenschaft, sind die sozialen Interaktionen dieser Akteure und die Größe und Qualität der Netzwerke zwischen ihnen. Diese Vernetzungen umfassen sowohl einzelne Individuen, Teams oder Bereiche sowie verschiedene Hierarchieebenen. Die Qualitäten, die in diesem Zusammenhang diskutiert werden, sind schwache versus starke Verbindungen, formale versus informelle Kommunikationen und Netzwerke sowie konkrete, greifbare Aspekte (z. B. eine Besprechungsmatrix) versus eher unkonkrete, schwer fassbare Phänomene (z. B. Stimmungen). Vor allem systemtheoretische Sichtweisen (► **Kap. 4**) machen die Bedeutsamkeit dieser Faktoren stark und bieten einen hilfreichen Rahmen, um damit umzugehen (Plsek & Wilson, 2001). Starke Netzwerke, funktionierende Kommunikation und gute Beziehungen zwischen den Akteuren in der Institution sowie ein Gemeinschaftsgefühl, eine gemeinsame Mission, wirken sich förderlich auf den Implementierungserfolg aus (Damschroder et al., 2009).
- *Organisationskultur*: Die Organisationskultur umfasst die gemeinsamen Normen, Werte und Grundannahmen in einer Organisation. Der Einfluss der Organisationskultur auf verschiedene implementierungsrelevante Phänomene (z. B. Anwendung wissenschaftlicher Erkenntnisse, Veränderungsprozesse im Allgemeinen, Innovativität von Institutionen, Implementierung patientenzentrierter Pflege, Arbeitszufriedenheit u. v. m.) wurde in

zahlreichen Studien untersucht (Scott-Findlay & Estabrooks, 2006; Büschgens et al., 2013)[1]. Die Ergebnisse sind jedoch nicht sehr aussagekräftig, wie Scott-Findlay und Estabrooks (2006) kritisieren: Es existieren unzählige uneinheitliche Definitionen und Studien machen häufig nicht explizit klar, auf welche davon sie sich beziehen. Büschgens et al. (2013) legten ihrer Metaanalyse eine starke Theoriebasis zugrunde und arbeiteten vier Typen von Organisationskultur heraus:

a) entwicklungsorientierte Kultur (geprägt durch das Streben nach Wachstum, Optimierung, Ressourcenakquise, Entdecken und Wahrnehmen von Gelegenheiten und durch die Intention, neue Ideen zu stimulieren),
b) gruppenbezogene Kultur (geprägt durch einen starken Fokus auf die Belange der Mitarbeiter und positive Arbeitsbeziehungen),
c) rationale Kultur (geprägt durch den Produktivitäts- und Effizienzgedanken und dem Ziel, den externen Bedingungen, z. B. Wettbewerb, gerecht zu werden) und
d) hierarchische Kultur (geprägt durch ein hohes Ausmaß an Kontrolle und das Streben nach Stabilität und Sicherheit).

Innovative Organisationen, so fanden die Autoren heraus, sind am ehesten solche mit einer entwicklungsorientierten Organisationskultur. Auch gruppenbezogene und rationale Kulturen sind innovationsförderlich, wenn auch in geringerem Maße. Hierarchische Kulturen hingegen sind wenig förderlich für die Implementierung von Neuerungen (Büschgens et al., 2013). *Implementierungsklima*: im Gegensatz zur Kultur, die ein organisationsübergreifendes und relativ stabiles Konstrukt darstellt, bezeichnet Klima ein eher veränderliches Konstrukt, das von Subkontext zu Subkontext (z. B. zwischen verschiedenen Wohnbereichen oder Abteilungen) variiert. Implementierungsklima wird von Damschroder et al. (2009) definiert als Potenzial (*absorptive capacity*) erfolgreicher Veränderung, als Empfänglichkeit der Akteure für die Innovation bzw. ihre Bereitschaft, sich auf diese einzulassen und als das Ausmaß, in dem die Umsetzung der Innovation von der Organisation belohnt, unterstützt und erwartet wird. Es wird, so Damschroder et al. (2009) bedingt durch folgende sechs Subkonstrukte:

- *Veränderungsdruck*: Das Gefühl der Akteure, die aktuelle Situation sei nicht akzeptabel und bedürfe der Veränderung.
- *Kompatibilität*: Diese umfasst die Fragen, inwieweit die Innovation mit den Normen, Werten und Sichtweisen der Akteure vereinbar ist mit ihrer Risikobereitschaft sowie mit ihren Bedürfnissen und wie die Innovation in die vorhandenen Bedingungen und Routinen passt.
- *Relevanz und Priorität*: Die kollektive Zuschreibung der Akteure, inwieweit die Innovation relevant und wichtig ist und welcher Dringlichkeitsgrad ihr zukommt.
- *Organisationale Anreize und Gratifikationen*: Hierzu zählen z. B. Auszeichnungen oder Preise für Leistungen im Sinne der Innovationsziele, Leistungsüberwachungen, Werbeaktionen, Beförderungen oder Gehaltserhöhungen, aber auch weniger greifbare Dinge wie Zuwachs an Ansehen und Respekt.
- *Ziele und Feedback*: Hierunter fällt, inwieweit Ziele klar und eindeutig

1 Scott-Findlay und Estabrooks (2006) schlossen in ihr systematisches Review, bezogen auf den Pflegebereich, 29 Studien ein, Büschgens et al. (2013) nahmen in ihre Metaanalyse 43 Arbeiten aus dem Wirtschaftsbereich auf.

kommuniziert werden, wie kongruent das tatsächliche Handeln und Entscheiden mit diesen Zielen ist, inwieweit Mitarbeiter Feedback bzgl. der Ziele erhalten und inwieweit sich dieses Feedback an den Zielen orientiert.
  - *Lernklima*: Ein förderliches Lernklima ist gekennzeichnet durch a) Führungspersonen, die ihre eigene Fehlbarkeit zugeben und kommunizieren, dass sie die Hilfe und den Input der Teammitglieder benötigen, um ihre Ziele umzusetzen, b) Teammitglieder, die sich als ernstgenommene, wichtige, wertgeschätzte und kenntnisreiche Partner im Implementierungsprozess wahrgenommen fühlen, c) Akteure, die sich sicher genug fühlen, um sich auf neue Vorgehensweisen einzulassen und d) ausreichend Zeit und Raum, um nachzudenken, zu reflektieren und zu evaluieren.
- *Bereitschaft und Fähigkeit zur Implementierung*: Im Englischen wird dieses Konstrukt griffig mit *readiness for change* bezeichnet. Das Problem dieses englischen Begriffs ist, dass er mehrdeutig ist. Er impliziert sowohl eine Bereitschaft, sich auf die Veränderung einzulassen, als auch die grundsätzliche Möglichkeit und Fähigkeit dazu (Weiner, 2009). Damschroder et al. (2009) benennen drei Subdimensionen dieses Faktors:
  - *Engagement und Einsatz der Führungspersonen*: Je mehr die Führungspersonen erkennen lassen, dass sie klar hinter der Neuerung stehen und je mehr sie sich in der Verantwortung für die erfolgreiche Umsetzung sehen, desto förderlicher ist dies für den Implementierungserfolg.
  - *Verfügbare Ressourcen*: Diese Ressourcen umfassen sowohl finanzielle Mittel als auch räumliche Rahmenbedingungen, Zeit, Materialien und Hilfsmittel, Bildungsmaßnahmen, Training u. v. m.
  - *Zugriff auf Wissen und Informationen*: Dieser speziellen Form von Ressourcen kommt eine besondere Bedeutung zu. Daher werden sie gesondert aufgeführt. Diese Ressourcen umfassen z. B. Experten, erfahrene Kollegen, Internetzugriff, schriftliches oder elektronisches Informationsmaterial etc. Zum einen geht es darum, wie leicht oder schwierig der Zugriff auf diese Ressourcen ist, zum anderen darum, welche und wie viele überhaupt zur Verfügung stehen.

Der externe Kontext

Damschroder et al. (2009) integrieren in ihr Modell folgende externe Rahmenbedingungen, die Implementierungsprozesse beeinflussen:

- *Bedürfnisse der Bewohner, Patienten oder Klienten*[2]: Je besser Organisationen die Bedürfnisse ihrer (potenziellen) Klientel (z. B. pflegebedürftige Menschen oder ältere Menschen mit Beratungs- oder Hilfebedarf) kennen, je mehr sie über potenzielle Barrieren bzw. förderliche Faktoren zur Erfüllung dieser Bedürfnisse wissen und je stärker sie diese Bedürfnisse in den Vordergrund ihres Handelns stellen, desto eher und erfolgreicher implementieren sie Neuerungen. Insbesondere Organisationen, in denen das Prinzip der Patienten-/Klientenzentrierung gelebt wird, sind hier besonders erfolgreich.
- *Kosmopolitismus (Vernetzung)*: Organisationen implementieren umso mehr und umso erfolgreicher Neuerungen, je intensiver sie mit anderen Organisationen vernetzt sind. Insbesondere die Förderung

2 Hier geht es um die Bedürfnislage der Klientel insgesamt – also um die generelle gesellschaftliche Situation –, nicht um konkrete, individuelle Personen, die in der Einrichtung versorgt werden. Daher zählt dieser Faktor zum externen Kontext.

von Netzwerkern (*boundary spanners*) – also Personen, die besonders kompetent darin sind, Netzwerke zu bilden und zu pflegen – ist hierbei bedeutsam. Diese externen Netzwerke sind das soziale Kapital einer Organisation.
- *Gruppendruck*: Je mehr andere Organisationen eine Neuerung bereits implementiert haben, desto höher wird ggf. der Druck auf eine Einrichtung, die Neuerung ebenfalls zu implementieren – sei es aus Wettbewerbsgründen oder weil man nicht zu den Nachzüglern gehören und ggf. gar einen Trend verschlafen möchte.
- *Externe Regulationen und Anreizbedingungen*: Hier handelt es sich wieder um ein sehr breites Konstrukt, das viele verschiedene Maßnahmen und Bedingungen umfasst. Zum Beispiel gehören dazu Gesetze (etwa solche, die die Finanzierung von Dienstleistungen oder deren Qualität festlegen), Vorgaben von Behörden (z. B. die Richtlinien des Medizinischen Dienstes des Spitzenverbandes Bund der Krankenkassen (MDS) oder der Heimaufsichten), Empfehlungen oder Praxisleitlinien, finanzielle Anreize (z. B. Vergütung entsprechend der Outcomes oder der Ergebnisqualität), öffentliche Qualitätsberichte oder Benchmarking.

Auf einen wichtigen Aspekt gesetzlicher Vorschriften verweisen Greenhalgh et al. (2005): Wird eine Innovation gesetzlich vorgeschrieben, erhöht sich die Zahl der Institutionen, die diese einführen. Bemerkenswerter Weise verändern sich jedoch die für Implementierungsprozesse erforderlichen Kompetenzen und Ressourcen der Institutionen kaum. Organisationen unternehmen dann das gerade eben Nötige, um die Vorschriften zu erfüllen und Sanktionen zu vermeiden. Eine Verankerung der Innovationsziele im Selbstverständnis der Organisation findet nicht statt. Die Umsetzung der Vorschriften bindet zudem Ressourcen, die dann internen Entwicklungsbedarfen nicht mehr zur Verfügung stehen.

Ein gutes Beispiel für den Einfluss globaler Einflussfaktoren ist die Diskussion um die Umsetzung evidenzbasierter Praxis[3] durch Pflegende. Meyer und Köpke (2012) diskutieren hier z. B. mit Bezug auf die systematische Übersichtsarbeit von Solomons und Spross (2011) folgende Barrieren für den deutschen Kontext:

- Die pflegerische Ausbildung in Deutschland befähigt Pflegende nicht dazu, Evidenz zu recherchieren, sich diese zu erschließen, kritisch zu bewerten und für ihre Praxis nutzbar zu machen.
- Deutsche Pflegeeinrichtungen haben nur selten Zugriff auf internationale Datenbanken oder gar Journals.
- Für viele wichtige Fragestellungen der Praxis liegen keine bzw. methodisch limitierte oder widersprüchliche wissenschaftliche Ergebnisse vor, die nicht in klare Handlungsempfehlungen übersetzbar sind. Meyer und Köpke (2012) diskutieren hier u. a. das Beispiel der Sturzprävention.
- Zahlreiche potenziell relevante Studien liegen nur in englischer Sprache vor und werden daher von den Pflegenden mit oft nur geringen Englischkenntnissen nicht verstanden.

Die zu implementierende Innovation

Auch die Eigenschaften der zu implementierenden Innovation selbst spielen eine wichtige Rolle in Implementierungsprozessen. Dabei ist es wichtig zu bedenken, so Greenhalgh

3 Evidenzbasierte Praxis bedeutet, dass Pflegende die aktuell besten verfügbaren wissenschaftlichen Erkenntnisse bei ihren Entscheidungen und Handlungen im Praxisalltag berücksichtigen (Behrens & Langer, 2010 sowie ▸ **Kap. 1** und 3).

et al. (2005), dass diese Eigenschaften einer Innovation weder stabil noch objektiv gegeben sind. Die Wahrscheinlichkeit, dass eine Innovation akzeptiert und erfolgreich umgesetzt wird, hängt nach Damschroder et al. (2009) vor allem von vier Faktoren ab:

- *Relativer Nutzen*: Dies betrifft die Frage, ob die Innovation von den (potenziellen) Nutzern als Vorteil im Vergleich zur vorherigen Praxis oder zu alternativen Innovationen angesehen wird.
- *Kompatibilität*: Dieser Faktor wurde von Damschroder et al. (2009) dem internen Organisationskontext (konkret: dem Implementierungsklima) zugeordnet. Wie dort bereits ausgeführt, beschreibt dieser Faktor, inwieweit die Innovation mit den Normen, Werten und Sichtweisen, der Akteure vereinbar ist, mit ihrer Risikobereitschaft sowie mit ihren Bedürfnissen und wie die Innovation in die vorhandenen Bedingungen und Routinen passt.
- *Komplexität*: Die Komplexität einer Innovation lässt sich an verschiedenen Merkmalen festmachen. Wie viel neues Wissen ist für eine Umsetzung erforderlich und wie leicht oder schwierig ist dieses Wissen lernbar? Wie radikal greift die Innovation in die Alltagsroutinen ein? Wie stark unterscheidet sie sich von Gewohntem? Wie schwierig ist es, sie zu verstehen und umzusetzen? Wie viele Handlungsschritte sind erforderlich? Wie zeitaufwendig ist die Anwendung? Je komplexer die Innovation aus Sicht der (potenziellen) Nutzer, desto schwieriger wird sie zu implementieren sein.
- *Testbarkeit*: Für die Implementierung ist es vorteilhaft, wenn die Innovation zunächst in einem kleinen, geschützten Rahmen eingeführt werden kann (z. B. erst auf nur einem, besonders gut vorbereiteten Wohnbereich und nur bei ausgewählten Bewohnern). Dabei ist es wichtig, dass die Akteure mit der Innovation »experimentieren« können, dass das Vorgehen, je nach Ergebnissen der Testphase, angepasst werden kann und dass ggf. auch die Option des Abbruchs diskutiert werden darf. Lässt eine Innovation eine solche Testphase nicht zu oder wird diese Testphase nicht ermöglicht, verringert das den Implementierungserfolg.

Ein fünfter, von Rogers (2003) beschriebener Faktor ist:

- *Beobachtbarkeit der Auswirkungen*: Je früher positive Auswirkungen einer Innovation eintreten und je deutlicher sie von den Akteuren wahrnehmbar sind, desto förderlicher ist dies für den Implementierungserfolg. Eine schmerzlindernde Salbe, deren Effekt nach Minuten eintritt, wäre ein Beispiel für eine Innovation mit rascher und deutlich wahrnehmbarer Wirksamkeit.

Wie Greenhalgh et al. (2005) zeigen, wurden die fünf Kategorien nach Rogers (2003) vielfach erweitert. Damschroder et al. (2009) nahmen fünf zusätzliche Kategorien in ihr Modell auf:

- *Herkunft/Quelle der Innovation*: Für den Implementierungserfolg kann es einen Unterschied machen, ob die Innovation entwickelt wurde, um ein konkretes Praxisproblem zu lösen – idealerweise initiiert durch und entwickelt unter Beteiligung der betroffenen Akteure (interne Entwicklung) oder ob sie komplett von einer externen Instanz (z. B. einem Forschungsteam) entworfen wurde (externe Entwicklung).
- *Güte und Stärke der Evidenz:* Akteure nutzen verschiedene Quellen, um abzuschätzen, inwieweit die Innovation vermutlich nützlich sein und zu den erhofften Ergebnissen führen wird. Zu diesen Quellen zählen zum einen Publikationen (z. B. Forschungsartikel, Lehrbücher, Standards/Leitlinien) aber auch anekdotische

Evidenz (z. B. Erzählungen von Kollegen oder Erfahrungsberichte aus anderen Einrichtungen), eigene Erfahrungen, Erfahrungen von Patienten, Bewohnern oder Klienten, Ergebnisse eines Pilotprojekts in der eigenen Einrichtung etc. Je glaubwürdiger die Akteure die ihnen verfügbaren Evidenzquellen einschätzen und je eher sie sich auf dieser Basis einen Nutzen versprechen, desto eher werden sie die Innovation akzeptieren und umsetzen.

- *Qualität des Designs und des Gesamtpakets*: Diese Kategorie beschreibt, wie die Akteure die Güte – quasi die »Exzellenz« – des Gesamtpakets der Innovation (die Auswahl und Zusammenstellung der Komponenten sowie ihre Präsentation) einschätzen.
- *Kosten*: Dies betrifft sowohl die Kosten der Innovation selbst (z. B. Beschaffung, Unterhalt, Wartung, Service etc.) als auch die durch ihre Implementierung entstehenden Kosten (z. B. durch Schulungen, zusätzlich erforderliche Stellen, Beratung etc.). Auch Opportunitätskosten (= entgangener Nutzen bzw. nicht verwirklichte Gewinne – z. B. Reduktion der Auslastung, um die Implementierung realisieren zu können) zählen Damschroder et al. (2009) darunter.
- *Adaptierbarkeit:* Diesen Aspekt machen Damschroder et al. (2009) besonders stark. Innovationen, so heben Standardtexte der Implementierungsforschung (z. B. Fixsen et al., 2005; Greenhalgh et al., 2005) hervor, verfügen über Kernkomponenten, die das Wesen der Innovation ausmachen und unveränderlich sind und über eine veränderliche, anpassbare Peripherie. Beispielsweise sind Kernkomponenten beim *Resident Assessment Instrument (RAI)* etwa die anzukreuzenden Items, die Definitionen und Ausführungen des Handbuchs zu den Items, die Einschätzungsanlässe und -intervalle, die einzuschätzenden Personen etc. Diese Aspekte sind nicht veränderbar und gelten für alle Einrichtungen, in denen das Instrument angewendet wird (Garms-Homolová & Gilgen, 2000). Variiert werden kann jedoch z. B., wer für die Begleitung der einschätzenden Mitarbeiter verantwortlich ist, auf welche Weise diese Begleitung erfolgt, auf welche Weise das RAI in das vorhandene Dokumentationssystem integriert wird, welche Berufsgruppen in die Einschätzungen involviert werden (nur Pflegefachkräfte oder auch Pflegehilfskräfte und Mitarbeiter der sozialen Betreuung) und auf welche Weise dies geschieht, ob die Erfassung direkt per EDV erfolgt oder zunächst per Papier und Stift u. v. m. Je besser und umfangreicher eine Innovation ohne Qualitätsverluste an die Bedürfnisse der Zielpersonen und an die Bedingungen der Zielsettings angepasst werden kann, desto besser ist sie implementierbar.

Der Implementierungsprozess

Die letzte Ebene von Einflussfaktoren in Implementierungsprozessen betrifft die Eigenschaften des Implementierungsprozesses selbst. Damschroder et al. (2009) operationalisieren dies wie folgt:

- *Planung*: Wenngleich Implementierungsprozesse immer Überraschungen bereithalten und nicht vollständig planbar sind, so ist doch eine durchdachte Planung ein wichtiger Erfolgsfaktor. Wie auch die Autoren (▸ **Kap. 4**) empfehlen Damschroder et al. (2009) die gezielte Nutzung von Implementierungstheorien als Grundlage für die Planung. Abhängig von der jeweiligen Theorie werden Planungsschritte und -schwerpunkte variieren. Die Qualität eines Projektplans für die Implementierung einer Neuerung hängt davon ab, so Damschroder et al. (2009), wie gut es gelingt, folgenden Anforderungen gerecht zu werden:

a) Berücksichtigung der Perspektiven und Bedürfnisse der involvierten/betroffenen Akteure,
b) Anpassung der Implementierungsstrategien an die relevanten Subgruppen (die sich z. B. bzgl. Qualifikation, demografischer Merkmale, kultureller Prägung oder auch organisationaler Merkmale unterscheiden),
c) Verwendung angemessener Metaphern, Symbole und Vermittlungsstile im Rahmen der Informations- und Bildungsmaßnahmen,
d) Identifikation und Nutzung angemessener Kommunikationskanäle,
e) Festlegung zentraler Ziele, Projektschritte und -meilensteine sowie Etablierung geeigneter Monitoring- und Evaluationsmethoden und
f) Auswahl geeigneter Strategien, um die Umsetzung so einfach wie möglich zu gestalten.

Aus systemtheoretischer Sicht (z. B. Plsek & Wilson, 2001) ist es dabei wichtig, nicht zu dezidiert und kleinteilig zu planen. Plsek und Wilson (2001) schlagen vor, stattdessen eher die grobe Stoßrichtung vorzugeben (ein allgemeines und von allen Akteuren anerkanntes Endziel) und nur ein Minimum an Festlegungen vorzunehmen: 1. die Richtung, in die es gehen soll (*direction pointing*), 2. Grenzen, die es einzuhalten gilt (*boundaries*), 3. verfügbare Ressourcen (*resources*) und 4. Befugnisse (*permissions*). Dies fördert Kreativität und innovatives Verhalten der involvierten Akteure, die aufgrund ihrer Expertise und Gegenstandsnähe ohnehin sehr viel rascher und effektiver auf unvorhergesehene Probleme reagieren können als ein zentrales Management (Plsek & Wilson, 2001).

- *Motivation und Einbindung*: Hier geht es darum, wichtige Schlüsselpersonen zu identifizieren, von der Idee der Innovation zu überzeugen und gezielt in den Prozess einzubinden. Diese Schlüsselpersonen sind ebenfalls ein entscheidender Erfolgsfaktor für Implementierungsprozesse. Damschroder et al. (2009) benennen hier folgende unterschiedlichen Rollen:
  - *Meinungsbildner*: Bei diesen Personen kann es sich sowohl um formale Führungspersonen handeln als auch um solche mit eher informellem Einfluss. Entscheidend ist, dass diese Personen faktisch einen großen Einfluss auf die Einstellungen, Meinungen und Überzeugungen ihrer Kollegen haben.
  - *Personen mit formaler Führungsverantwortung im Implementierungsprozess*: Dieser Personenkreis umfasst Mitarbeiter der Organisation, die explizit mit der Steuerung des Implementierungsprozesses betraut wurden. Dies können Koordinatoren, Projektleiter, Abteilungsleiter o. ä. sein.
  - *Champions*: Dies sind Personen, die sich für die Innovation stark machen und die sich aus freien Stücken für deren Implementierung einsetzen. Sie sind besonders bedeutsam, wenn es darum geht, Widerstände zu minimieren. Diese Personen sind überzeugt von der Innovation und bereit, ggf. ihren informellen Status für die Förderung und Verteidigung der Innovation zu riskieren. Dadurch unterscheiden sie sich von den Meinungsbildnern.
  - Externe *Change Agents*: Häufig sind dies Berater, Projektmanager o. ä., die angeheuert werden, um die Organisation bei der Implementierung zu unterstützen. Werden Innovationen im Rahmen wissenschaftlicher Studien implementiert, übernehmen diese Rolle oft die Forschenden.
- *Planmäßige Durchführung*: Je besser es gelingt, den angestrebten Plan umzusetzen, desto förderlicher ist dies für den Implementierungserfolg. Dies betrifft die Güte der Umsetzung der Innovation, die Intensität bzw. Tiefe der Verankerung derselben in den Organisationsroutinen,

die Umsetzung der geplanten Schritte entsprechend des Zeitplans und die Einbeziehung der relevanten Schlüsselpersonen.
- *Reflexion und Evaluation*: Da Implementierungsprozesse so gut wie nie komplett nach Plan verlaufen, ist rechtzeitiges und kreatives Reagieren auf Abweichungen erforderlich. Daher ist eine kontinuierliche Überwachung des Implementierungsprozesses unabdingbar – und zwar in sehr kleinen Zyklen (Greif et al., 2004; Greenhalgh et al., 2005).

7.2 Diskussion

Für den Zweck dieses Kapitels wurde das CFIR ausgewählt, da es a) eine Synthese verschiedener etablierter Modelle darstellt, die b) selbst auf systematischen Literaturrecherchen bzw. methodisch hochwertigen Forschungsprojekten beruhen und da c) das CFIR auch direkt von starker Evidenz gestützt wird (Kaplan et al., 2010; Chaudoir et al., 2013). Es erwies sich für die Belange dieses Kapitels als gut geeignet. Die insgesamt doch eher unübersichtliche Forschungslage zu Einflussfaktoren in Implementierungsprozessen konnte so gut systematisiert und zusammengefasst werden. Um dem Kontext der Pflege und Gerontologie gerecht zu werden, war es allerdings erforderlich, einige Konkretisierungen und Adaptationen vorzunehmen. Insbesondere die Integration der Forschenden und der Zielpersonen pflegerischer und gerontologischer Interventionen ist hier zu erwähnen. Diese zwei Ebenen haben sowohl in der empirischen Forschung als auch in der theoretischen Auseinandersetzung zu Einflussfaktoren in Implementierungsprozessen bisher noch verhältnismäßig wenig Aufmerksamkeit erfahren – zu Unrecht, wie die Ausführungen dieses Kapitels zeigen.

Die Forschungslage und Diskussion zu Einflussfaktoren in Implementierungsprozessen sind unübersichtlich. Es werden viele verschiedene Ebenen diskutiert, auf denen Einflussfaktoren zu finden sind (Individuen, Gruppen/Teams, Organisationen, Umwelt, Innovation und Implementierungsprozess) und auf jeder dieser Ebenen unzählige Einflussfaktoren. Squires et al. (2011) fanden z. B. annähernd 100 Merkmale individueller Pflegender, die bzgl. ihres Einflusses auf die Anwendung von Forschungswissen diskutiert werden und Kaplan et al. (2010) identifizierten 66 verschiedene Faktoren auf Ebene des organisationalen Kontexts. Außerdem unterscheiden sich die Arbeiten auch darin, welche Erfolgsdimension sie in den Blick nehmen – was die Einflussfaktoren also beeinflussen (z. B. Anwendung wissenschaftlicher Erkenntnisse, Umsetzungstreue = *Fidelity*, Grad der Anwendung = *Adoption*, Akzeptanz, Nachhaltigkeit bzw. Verstetigung u. v. m.) (Proctor & Brownson, 2012). Auch an Theorien oder Modellen zu verschiedene Einflussfaktorenebenen, Einflussfaktoren und deren komplexer Interaktion mangelt es nicht (Tabak et al. (2012) machten z. B. 61 solcher Heuristiken aus, darunter u. a. auch das hier vorgestellte CFIR (Damschroder et al., 2009), welches selbst auf 19 Modellen basiert). Daher ist es alles andere als einfach, einen Überblick über die entsprechende Diskussion zu erlangen bzw. zu geben. Welche Faktoren in Studien oder auch in Praxisprojekten als relevant erachtet und berücksichtigt werden, hängt stark von der theoretischen Perspektive ab. Daher empfiehlt es sich, ein theoretisches Modell zugrunde zu legen.

Für die künftige Forschung zu Einflussfaktoren in Implementierungsprozessen wird es entscheidend sein, nicht mehr nur ausschließlich eine Art (eine Ebene) dieser Faktoren zu untersuchen – dies gilt sowohl für quantitativ orientierte Vorgehensweisen (Chaudoir et al., 2013) als auch für qualitative Ansätze (Rubio-Valera et al., 2014). Die quantitative Erfassung von Einflussfaktoren ist hier von einer Herausforderung betroffen, die der Implementierungswissenschaft als noch jungem und im Entstehen begriffenem Feld allgemein inhärent ist: die standardisierte Erfassung mittels reliabler und valider Erhebungsinstrumente (Proctor & Brownson, 2012). In ihrer systematischen Übersichtsarbeit identifizierten Chaudoir et al. (2013) zwar 62 Instrumente zur Erfassung solcher Einflussfaktoren. Nahezu die Hälfte dieser Tools wurde jedoch nicht bzgl. der Kriteriumsvalidität – also bzgl. des Zusammenhangs der erhobenen Faktoren mit einem Implementierungsoutcome (z. B. *Fidelity*) – untersucht. Nur eines der Instrumente erfasste Faktoren auf allen fünf von Chaudoir et al. (2013) als relevant erachteten Ebenen (Patient, professioneller Akteur, Innovation, organisationaler Kontext und Umwelt). 42 der gefundenen Skalen erfassten nur eine Faktorenart und Faktoren auf Patienten- und Umweltebene wurden am seltensten erfasst (jeweils fünf Instrumente). Dies sind keine guten Voraussetzungen, um, wie von Chaudoir et al. (2013) gefordert, die komplexen Interaktionen zwischen Faktoren verschiedener Ebenen mittels statistischer Mehrebenenmodelle zu erforschen. Auch leiden viele der Instrumente darunter, dass die theoretischen Grundlagen der operationalisierten Konstrukte nicht klar sind (Chaudoir et al., 2013).

Letzteres ist auch ein Problem qualitativer Studien zu Einflussfaktoren (Rubio-Valera et al., 2014). Diese wären eigentlich prädestiniert, die komplexen Zusammenhänge und Interaktionen auf den verschiedenen Ebenen zu erfassen, doch substantielle methodische Einschränkungen, ein limitierter Fokus auf isolierte Einflussfaktoren und insbesondere die fehlende theoretische Fundierung offerieren auch hier großes Verbesserungspotenzial und viel Raum für künftige Forschung (Rubio-Valera et al., 2014).

Eine interessante Perspektive auf Methodenfragen im Zusammenhang mit der Erforschung von Einflussfaktoren in Implementierungsprozessen eröffnen Wensing et al. (2013). Sie diskutieren verschiedene quantitative und qualitative Methoden zur Erfassung und Analyse dieser Zusammenhänge, darunter qualitative Einzelinterviews und Gruppendiskussionen, standardisierte Fragebögen bzw. Skalen, strukturierte bzw. qualitative Beobachtung, Analyse von Routinedaten bzw. Dokumenten etc. Zu ergänzen wären diese Ausführungen noch um die vor allem für die Erfassung komplexer Zusammenhänge als prädestiniert vorgeschlagene Kombination qualitativer und quantitativer Verfahren – die *Mixed-Methods*-Ansätze (Palinkas et al., 2011). Wensing et al. (2013) machen darauf aufbauend deutlich, dass aufwendige und komplexe Methoden (z. B. umfangreiche Tiefeninterviews bzw. ethnografische Beobachtungen, multivariate statistische Modelle und *Mixed Methods*) vermutlich die stärkste Evidenz liefern. Allerdings, so schränken die Autoren ein, liegt kaum Evidenz dafür vor, ob die Wissensausbeute und der Nutzen solch komplexer Methoden tatsächlich so viel größer ist als bei weniger aufwendigen Vorgehensweisen, so dass der Mehraufwand gerechtfertigt wäre. Im Rahmen von Forschungsprojekten mögen komplexe Methoden durchaus gerechtfertigt sein, doch insbesondere für Praxisprojekte scheint ein einfacherer Ansatz (z. B. Prozessmodelle und Checklisten), der dann aber auf solider Implementierungstheorie beruht, besser geeignet (Wensing et al., 2013).

7.3 Fazit und Ausblick

Die Faktoren, die den Erfolg von Implementierungsprozessen beeinflussen, sind zahlreich. Die entsprechende Literatur ist vielfältig, heterogen und unübersichtlich. Das *Consolidated Framework for Implementation Research (CFIR)* bietet einen hervorragenden Rahmen, um einen Überblick über die vielfältigen Einflussfaktoren zu gewinnen. Sie finden sich auf sieben verschiedenen Ebenen: a) Eigenschaften pflegebedürftiger bzw. alter Menschen und ihrer Angehörigen, b) Eigenschaften der Praxisakteure in Pflege und Gerontologie, c) Eigenschaften der in den Implementierungsprozess involvierten Wissenschaftler, d) Merkmale des internen Kontexts einer Organisation, e) Merkmale des externen Kontexts bzw. der Umwelt, f) Charakteristika der zu implementierenden Innovation und g) die Beschaffenheit des Implementierungsprozesses selbst. Insbesondere Faktoren auf Ebene der pflegebedürftigen bzw. alten Menschen und ihrer Angehörigen sowie auf Ebene der Forschenden wurden bisher noch wenig untersucht bzw. theoretisch diskutiert. Sie scheinen gleichwohl bedeutsam zu sein. Bedeutsam sind auch Faktoren des organisationalen Kontexts, da diese zum einen erklärungskräftiger und zum anderen besser modifizierbar sind als die bislang am stärksten fokussierte Eigenschaften individueller Pflegender und Gerontologen. Der organisationale Kontext beeinflusst die Situation der zugehörigen Akteure. Mit einer Modifikation dieser Faktoren lassen sich daher ganze Teams beeinflussen. Auf internationaler Ebene besteht vor allem Forschungsbedarf bzgl. der komplexen Interaktion der Einflussfaktoren der verschiedenen Ebenen. Hierfür sind in erster Linie robuste, standardisierte Erhebungsinstrumente sowie eine solide Theoriebasis erforderlich. Insbesondere die letzten beiden Aspekte – Instrumenten- und Theorieentwicklung – werden eine wichtige Aufgabe pflegerischer und gerontologischer Implementierungsforschung im deutschen Sprachraum sein.

Literatur

Aronson, J. K. (2007). Compliance, concordance, adherence. *Br J Clin Pharmacol, 63*(4), 383–384.

Behrens, J. & Langer, G. (2010). *Evidence-based Nursing and Caring: Methoden und Ethik der Pflegepraxis und Versorgungsforschung.* 3. Aufl. Bern: Huber.

Bissonnette, J. M. (2008). Adherence: a concept analysis. *J Adv Nurs, 63*(6), 634–643.

Büschgens, T., Bausch, A. & Balkin, D. B. (2013). Organizational culture and innovation: a meta-analytic review. *J Prod Innovat Manag, 30*(4), 763–781.

Chaudoir, S. R., Dugan, A. G. & Barr, C. H. (2013). Measuring factors affecting implementation of health innovations: A systematic review of structural, organizational, provider, patient, and innovation level measures. *Implement Sci, 8*(1), 22.

Damanpour, F. (1991). Organisational innovations: a meta-analysis of effects of determinants and moderators. *Acad Manage J, 34*(3), 555–590.

Damschroder, L. J., Aron, D. C., Keith, R. E., Kirsh, S. R., Alexander, J. A. & Lowery, J. C. (2009). Fostering implementation of health services research findings into practice: a consolidated framework for advancing implementation science. *Implement Sci, 4*(1), 50.

Dogherty, E. J., Harrison, M. B., Baker, C. & Graham, I. D. (2012). Following a natural experiment of guideline adaptation and early implementation: a mixed-methods study of facilitation. *Implement Sci, 7*(1), 9.

Dogherty, E. J., Harrison, M. B. & Graham, I. D. (2010). Facilitation as a role and process in achieving evidence-based practice in nursing: a focused review of concept and meaning. *Worldviews Evid Based Nurs, 7*(2), 76–89.

Edwards, H., Chapman, H., Forster, E., Gaskill, D., Morrison, P. & Sanders, F. (2003). Challenges associated with implementing an education program in a residential aged care setting. *Aust Health Rev, 26*(3), 107–115.

Estabrooks, C. A., Floyd, J. A., Scott-Findlay, S., O'Leary, K. A. & Gushta, M. (2003). Individual determinants of research utilization: A systematic review. *J Adv Nurs, 43*(5), 506–520.

Feldstein, A. C. & Glasgow, R. E. (2008). A practical, robust implementation and sustainability model (PRISM) for integrating research findings into practice. *Jt Comm J Qual Patient Saf, 34*(4), 228–243.

Fixsen, D. L., Naoom, S. F., Blase, K. A., Friedman, R. M. & Wallace, F. (2005). *Implementation research: a synthesis of the literature.* Tampa: University of South Florida, Louis de la Parte Florida Mental Health Institute, The National Implementation Research Network.

Garms-Homolová, V. & Gilgen, R. (2000). *RAI 2.0. Resident Assessment Instrument: Beurteilung, Dokumentation und Pflegeplanung in der Langzeitpflege und geriatrischen Rehabilitation.* Bern u. a.: Huber.

Greenhalgh, T., Glenn, R., Bate, P., Macfarlane, F. & Kyriakidou, O. (2005). *Diffusion of innovations in health service organisations: a systematic literature review.* Massachusetts: Blackwell.

Greif, S., Runde, B. & Seeberg, I. (2004). *Erfolge und Misserfolge beim Change Management.* Göttingen u. a.: Hogrefe.

Grimshaw, J. M., Thomas, R. E., MacLennan, G., Fraser, C., Ramsay, C. R., Vale, L., Whitty, P., Eccles, M. P., Matowe, L., Shirran, L., Wensing, M., Dijkstra, R. & Donaldson, C. (2004). Effectiveness and efficiency of guideline dissemination and implementation strategies. *Health Technol Assess Rep, 8*(6).

Grimshaw, J. M., Shirran, L., Thomas, R., Mowatt, G., Fraser, C., Bero, L., Grilli, R., Harvey, E., Oxman, A. & O'Brien, M. A. (2001). Changing provider behavior: an overview of systematic reviews of interventions. *Med Care, 39*(8 Suppl. 2), II2–II45.

Grol, R. P., Bosch, M. C., Hulscher, M. E., Eccles, M. P. & Wensing, M. (2007). Planning and studying improvement in patient care: the use of theoretical perspectives. *Milbank Q, 85*(1), 93–138.

Kaplan, H. C., Brady, P. W., Dritz, M. C., Hooper, D. K., Linam, W. M., Froehle, C. M. & Margolis, P. (2010). The influence of context on quality improvement success in health care: A systematic review of the literature. *Milbank Q, 88*(4), 500–559.

Kitson, A., Harvey, G. & McCormack, B. (1998). Enabling the implementation of evidence based practice: a conceptual framework. *Qual Health Care, 7*(3), 149–158.

Landsverk, J., Brown, H. C., Chamberlain, P., Palinkas, L., Ogihara, M., Czaja, S., Goldhaber-Fiebert, J. D., Rolls Reutz, J. A. & McCue Horowitz, S. (2012). Design and analysis in dissemination and implementation research. In: Brownson, R. C., Colditz, G. A. & Proctor, E. K. (eds.), *Dissemination and implementation research in health: translating science to practice* (pp. 225–260). Oxford: Oxford University Press.

Legare, F., Ratte, S., Stacey, D., Kryworuchko, J., Gravel, K., Graham, I. D. & Turcotte, S. (2010). Interventions for improving the adoption of shared decision making by healthcare professionals. *Cochrane Database Syst Rev, 2010*(5), Art. No.: CD006732.

Mäkelä, M. & Thorsen, T. (1999). A framework for guidelines implementation studies. In: Thorsen, T. & Mäkelä, M. (eds.), *Changing professional practice: theory and practice of clinical guidelines implementation* (pp. 23–53). Copenhagen: Danish Institute for Health Services Research.

Meijers, J. M. M., Janssen, M. A. P., Cummings, G. G., Wallin, L., Estabrooks, C. A. & Halfens, R. Y. G. (2006). Assessing the relationships between contextual factors and research utilization in nursing: Systematic literature review. *J Adv Nurs, 55*(5), 622–635.

Meyer, G. & Köpke, S. (2012). Wie kann der beste pflegewissenschaftliche Kenntnisstand in die Pflegepraxis gelangen? *Pflege & Gesellschaft, 17*(1), 36–44.

Olmos-Peñuela, J., Castro-Martínez, E. & D'Este, P. (2014). Knowledge transfer activities in social sciences and humanities: Explaining the interactions of research groups with non-academic agents. *Res Pol, 43*(4), 696–706.

Palinkas, L. A., Aarons, G. A., Horwitz, S., Chamberlain, P., Hurlburt, M. & Landsverk, J. (2011). Mixed method designs in implementation research. *Adm Policy Ment Health, 38* (1), 44–53.

Plsek, P. E. & Wilson, T. (2001). Complexity, leadership, and management in healthcare organisations. *BMJ, 323*(7315), 746–749.

Proctor, E. K. & Brownson, R. C. (2012). Measurement issues in dissemination and implementation research. In: Brownson, R. C., Colditz, G. A. & Proctor, E. K. (Hrsg.), *Dissemination and implementation research in health: translating science to practice* (S. 261–280). Oxford: Oxford University Press.

Rogers, E. M. (2003). *Diffusion of innovations. 5.* Aufl. New York: Free Press.

Rubio-Valera, M., Pons-Vigues, M., Martinez-Andres, M., Moreno-Peral, P., Berenguera, A. & Fernandez, A. (2014). Barriers and facilitators for the implementation of primary prevention and health promotion activities in primary care: a synthesis through meta-ethnography. *PLoS One, 9*(2), e89554.

Scott-Findlay, S. & Estabrooks, C. A. (2006). Mapping the organizational culture research in nursing: A literature review. *J Adv Nurs, 56*(5), 498–513.

Solomons, N. M. & Spross, J. A. (2011). Evidence-based practice barriers and facilitators from a continuous quality improvement perspective: An integrative review. *J Nurs Manag, 19*(1), 109–120.

Squires, J., Estabrooks, C., Gustavsson, P. & Wallin, L. (2011). Individual determinants of research utilization by nurses: a systematic review update. *Implement Sci, 6*(1), 1.

Tabak, R. G., Khoong, E. C., Chambers, D. A. & Brownson, R. C. (2012). Bridging research and practice: models for dissemination and implementation research. *Am J Prev Med, 43*(3), 337–350.

Thompson, G. N., Estabrooks, C. A. & Degner, L. F. (2006). Clarifying the concepts in knowledge transfer: a literature review. *J Adv Nurs, 53*(6), 691–701.

Weiner, B. J. (2009). A theory of organizational readiness for change. *Implement Sci, 4*(1), 67.

Wensing, M., Bosch, M. & Grol, R. (2013). Methods to identify determinants of change in healthcare. In: Grol, R., Wensing, M., Eccles, M. & Davis, D. A. (eds.), *Improving patient care: The implementation of change in clinical practice* (pp. 151–164). 2. Ed. Chinchester: Wiley-Blackwell.

8 Strategien zur Beeinflussung und Steuerung von Implementierungsprozessen

Helga E. Breimaier

Einführung

Etwas Neues in die alltägliche Pflegepraxis einzuführen, ob im Akut- oder Langzeitpflegebereich, kann mit einer Abenteuerreise verglichen werden. Auch hier gilt, sich, je nach Art der Reise, im Vorfeld vielfältige Gedanken zu machen und entsprechend Maßnahmen zu treffen, damit die Reise für alle Beteiligten trotz Anstrengung und möglichen Unwägbarkeiten so angenehm wie möglich wird und am Ende alle wohlbehalten und voll nachhaltiger Erinnerungen wieder zurückkehren. Dazu gehört unter anderem, sich Gedanken darüber zu machen, wie das gesetzte Ziel erreicht werden soll und kann. In diesem Kapitel werden daher Strategien vorgestellt, die die Implementierung von Innovationen beeinflussen und steuern, damit am Ende die Innovation erfolgreich in den Pflegealltag eingeführt, quasi das Reiseziel erreicht ist. Einleitend wird zunächst vorgestellt, was in diesem Zusammenhang unter einer zu implementierenden Innovation, quasi dem Anlass der Reise, verstanden wird. Es folgt ein kurzer Überblick darüber, wie eine Auswahl an geeigneten Strategien zur Beeinflussung und Steuerung von Implementierungsprozessen getroffen werden kann. Diese Strategien werden in der Literatur auch als Interventionen zur Implementierung bezeichnet. Hier wird jedoch der Terminus *Implementierungsstrategien* (bzw. kurz: *Strategien*) genutzt, um diese von den zu implementierenden Interventionen (nachfolgend beschrieben) abzugrenzen.

Zu implementierende Innovationen

In der alltäglichen Pflegepraxis wird eine Vielzahl von pflegerischen Interventionen während der Versorgung von Patienten und Pflegeheimbewohnern durchgeführt und Pflegende treffen täglich Entscheidungen darüber (Ludvigsen et al., 2013). Dabei wird von ihnen erwartet, dass sie ihre Entscheidungen auf der Basis von neuesten Kenntnissen aus der Forschung respektive evidenzbasiert treffen. Solche pflegerelevanten Forschungsergebnisse können inhaltlich ein breites Spektrum umfassen und direkt, indirekt oder symbolisch angewendet werden (Estabrooks, 1999). Folgende Definitionen und Beispiele sollen dies verdeutlichen:

Forschungsergebnisse direkt anzuwenden bedeutet, auf Basis von Forschungswissen eine spezifische Entscheidung z. B. in der Pflege von Patienten zu treffen oder pflegerische Interventionen durchzuführen (Estabrooks, 1999). Zu den Forschungsergebnissen, die sehr gut direkt angewandt werden können, zählen beispielsweise systematisch entwickelte und mittels Forschung überprüfte Assessment- oder Screeninginstrumente, wie etwa das Resident Assessment Instrument (RAI), die Pflegeabhängigkeitsskala (PAS), der Barthel-Index, der Mini-Mental-Status-Test (MMST) und viele andere mehr; oder Technologien wie beispielsweise ein Barcode-System zur sicheren Verabreichung von Medikamenten an Patienten (Weckman & Janzen, 2009). Direkt anwendbar sind aber auch Empfehlungen aus Leitlinien, die systematisch, das heißt basierend auf Forschungsergebnissen respektive bester verfügbarer Evidenz, für einen spezifischen klinischen Bereich erarbeitet wurden. Solch eine Leitlinie ist beispielsweise die *Evidence-based* Leitlinie »Sturzprophylaxe für ältere und alte Menschen in Krankenhäusern und Langzeitpflegeeinrichtungen« (Schoberer et al., 2012). Eine Empfehlung aus dieser Leitlinie ist beispielsweise, die häufigen Sturzursachen auf der eigenen Abteilung – ob im Krankenhaus oder im Langzeitpflegebereich – zu erheben, um so spezifische Risikofaktoren für das eigene Setting zu identifizieren.

Forschungsergebnisse indirekt anzuwenden bedeutet, das eigene Denken, nicht jedoch zwingenderweise das eigene Handeln, zu verändern. Es sind Forschungsergebnisse, die dazu beitragen, einen Sachverhalt zu verstehen und somit die Pflegekraft in ihrer Entscheidungsfindung in einer gegebenen Pflegesituation zu unterstützen (Estabrooks, 1999). So können untersuchte Konzepte z. B. dazu beitragen, den Prozess des Bettlägerigwerdens (Zegelin, 2006) oder die Körperwahrnehmung von Menschen mit Apraxie im Lebensalltag (Arntzen & Elstad, 2013) zu verstehen.

Symbolische Forschungsanwendung bedeutet, Forschungsergebnisse als ein überzeugendes oder politisches Instrument einzusetzen, um eine bestimmte Position oder Handlungsweise zu legitimieren (Estabrooks, 1999). Ein berühmtes Beispiel aus der Pflege hierzu sind die systematischen Aufzeichnungen von Florence Nightingale während des Krimkrieges und ihre anschauliche Darstellung von Zusammenhängen. Dies trug unter anderem zu einer Verbesserung der Hygienebedingungen in Krankenhäusern bei. Forschungsergebnisse in diesem Sinne können aber auch regelmäßig durchgeführte Prävalenzerhebungen in Akut- und Langzeitpflegeeinrichtungen zu Pflegeproblemen sein. So werden in der jährlich durchgeführten *Internationalen Pflegequalitätserhebung* die Pflegeprobleme Dekubitus, Inkontinenz, Mangelernährung, Intertrigo, Stürze und freiheitsentziehende Maßnahmen sowie Qualitätsindikatoren in Gesundheitseinrichtungen erfasst. Die daraus gewonnenen Ergebnisse bieten die Möglichkeit, adäquate Maßnahmen für eine patientenzentrierte Pflege in die Wege zu leiten (Lohrmann, 2012).

Bevor diese Forschungsergebnisse als Innovation jedoch pflegerisches Handeln verändern und einen Beitrag zur Qualitätsverbesserung in der pflegerischen Versorgung von Patienten und Pflegeheimbewohnern leisten können, müssen sie verbreitet, eingeführt und in der täglichen pflegerischen Praxis angewandt werden. Ähnlich wird ein Reiseveranstalter dafür Sorge tragen, dass seine Reiseangebote publik gemacht und dann auch möglichst von potenziellen Abenteurern genutzt werden. Allerdings finden nicht alle pflegerelevanten Forschungsergebnisse automatisch ihren Weg in die pflegerische Versorgung von Patienten und Pflegeheimbewohnern (Grimshaw et al., 2004a; Thompson et al., 2007; Meesterberends et al., 2011), oder sie tun es unter Umständen erst nach sehr langer Zeit. So dauerte es beispielsweise über 150 Jahre, bis ernsthafte Maßnahmen zur Ausrottung von Pocken unternommen wurden (Colditz, 2012).

Das heißt, Forschungsergebnisse müssen bewusst an den Ort ihrer Anwendung gebracht und dort sorgfältig implementiert werden, damit sie zum Einsatz kommen. Dies trifft auch für die Pflege zu, auch wenn dies kein einfaches Unterfangen ist (Gerrish, 2007). Kommt es dabei zu Problemen oder Unstimmigkeiten, entsteht eine Lücke zwischen dem, was getan werden sollte und dem, was getan wird (Koehn & Lehman, 2008; van Achterberg et al., 2008). In der Folge davon erhalten Patienten respektive Pflegeheimbewohner nach wie vor Interventionen, die noch nicht durch Forschung überprüft wurden (Ludvigsen et al., 2013). Dabei besteht die Gefahr, dass darunter Interventionen sind, die unter Umständen nicht wirksam, unnötig, überholt oder gar schädigend sind (Grol, 2013).

Wie bereits im vorhergehenden Kapitel 7 beschrieben, wirken hier vielfältige Faktoren auf unterstützende, oft jedoch auch auf behindernde Weise auf einen Implementierungsprozess ein und verhindern unter Umständen eine effektive Umsetzung einer Innovation. Sie beeinflussen quasi den Weg der vorgesehenen Reise. Bei der Auswahl an Implementierungsstrategien sollten diese förderlichen und hinderlichen Faktoren berücksichtigt werden.

Auswahl von Implementierungsstrategien

Implementierungsstrategien zielen darauf ab, die Anwendung von neuem Wissen, z. B. in Form von evidenzbasierten Leitlinien, zu erleichtern und Hindernisse bei der Umsetzung in dem vorgesehenen Arbeitsbereich zu überwinden. Idealerweise werden zu Beginn der Implementierung einer Innovation a) die Ausgangslage analysiert, b) darauf abgestimmt passende Implementierungsstrategien, quasi die Transportmittel für die Reise, ausgewählt und c) diese dann individuell an das Setting und an die Zielgruppe, wie z. B. Pflegekräfte, angepasst, bevor sie zum Einsatz kommen (Ploeg et al., 2007; Grol et al., 2013). Das kann beispielsweise erfolgen, indem mit der Zielgruppe bestimmt wird, wie und zu welchem Zeitpunkt Schulungen durchgeführt werden sollen. Ein kontinuierliches Reflektieren des Implementierungsprozesses ermöglicht das weitere Anpassen, da sich Personen wie auch die beteiligte Einrichtung selbst mit der Einführung einer Innovation verändern (Leykum et al., 2009; May, 2013). Gegenwärtig kann jedoch noch nicht eindeutig gesagt werden, welche Implementierungsstrategien zur Förderung von unterstützenden beziehungsweise zum Abbau von behindernden Faktoren bei welcher Zielgruppe und in welchem Setting am geeignetsten sind. Dennoch ist es wichtig, zunächst verschiedene Implementierungsstrategien zu kennen, um eine geeignete Auswahl treffen zu können. Daher werden nachfolgend verschiedene Implementierungsstrategien vorgestellt.

8.1 Strategien zur Umsetzung von Innovationen

Eine Vielzahl von Implementierungsstrategien steht zur Verfügung, um eine Innovation möglichst effektiv in die tägliche Pflegepraxis einzuführen. Diese Implementierungsstrategien unterscheiden sich in ihrer Herangehensweise, ihrem Umfang und ihrer Komplexität, und sie können auf verschiedene Weise eingeteilt werden. Eine sehr umfangreiche, häufig genutzte und daher nachfolgend näher vorgestellte Einteilung verschiedener Implementierungsstrategien ist die *Taxonomie von Strategien zur Veränderung* von der *Effective Practice and Organization of Care (EPOC)* Review Gruppe der Universität von Ottawa (Mäkelä & Thorsen, 1999; EPOC, 2002). Diese teilt Implementierungsstrategien in vier Kategorien ein: a) Strategien, die auf professionelle Akteure gerichtet sind (auf Professionelle bezogene), b) einrichtungsbezogene, c) finanzielle und d) gesetzliche/regulative Strategien. Eine alternative Einteilungsmöglichkeit fokussiert nach

Grol et al. (2013) das Ziel der jeweiligen Implementierungsstrategien, also ob eine Implementierungsstrategie auf den Endverbraucher, Organisationsstrukturen, Arbeitsprozesse, Organisationsprozesse oder die Gesellschaft zielt. Implementierungsstrategien lassen sich beispielsweise aber auch einteilen unter dem Aspekt unterstützende versus kontrollierende Methoden, den unterschiedlichen Phasen einer Veränderung oder der Implementierungsfreudigkeit verschiedener Personengruppen innerhalb der Zielgruppe, in die eine Innovation eingeführt wird. Diese drei Einteilungsmöglichkeiten lassen sich gut mit der EPOC-Taxonomie kombinieren und werden daher ebenfalls in einem kurzen Überblick vorgestellt, bevor abschließend auf den Einsatz vielfältiger/multipler Strategien eingegangen wird.

Die EPOC-Taxonomie von Strategien zur Veränderung

Die Taxonomie ist in Kasten 8.1 dargestellt. Sie fokussiert Strategien zur Beeinflussung und Steuerung der Implementierung evidenzbasierter Interventionen. Aufgrund ihres umfassenden Inhalts ist sie ein nützlicher Leitfaden für die Planung einer Implementierung, auch wenn sie keinen Anspruch auf Vollständigkeit erhebt und sich die Strategien in ihrer Einteilung partiell überschneiden. Als Beispiel sei die Implementierungsstrategie der *innerbetrieblichen Meinungsführer* (► **Kasten 8.1**, unter A.) genannt, die auch ein Weg zur Wissensvermittlung (Edukation) sein kann (EPOC, 2002; Grol et al., 2013).

Diese Implementierungsstrategien werden gemäß ihrer Einteilung in ihre vier Kategorien (auf Professionelle bezogene, einrichtungsbezogene, finanzielle und gesetzliche/regulative Strategien) nacheinander vorgestellt. Grundlage hierzu bildet die von Grol et al. (2013) überarbeitete Version der Taxonomie und die von Breimaier et al. (2013) in einer Studie genutzte Übersetzung und Adaptierung der Taxonomie an den Pflegebereich. Da die in den einzelnen Gruppen enthaltenen Implementierungsstrategien nicht abschließend aufgelistet sind, endet jede Gruppe der originalen Taxonomie mit *andere (weitere Kategorien in Absprache mit dem EPOC Redaktionsteam)*. Des Weiteren variieren die aufgelisteten Implementierungsstrategien zwischen einem *Bottom-up-* (durch Partizipation) und einem *Top-down*-Ansatz (durch Anweisung) (Breimaier et al., 2013; Grol et al., 2013).

Kasten 8.1: Die EPOC-Taxonomie von Strategien zur Veränderung (basierend auf den von Grol et al. (2013) sowie Breimaier et al. (2013) überarbeiteten und adaptierten Versionen der Original-Taxonomie der EPOC (2002))

A. Auf Professionelle bezogene Strategien

Die Zielgruppe dieser Implementierungsstrategien sind Pflegekräfte.

- Verteilung von schriftlichem Material: Verteilung von schriftlichen Empfehlungen für die Pflege, z. B. in Form von Leitlinien, Broschüren, Publikationen oder Postern. Dieses Material kann entweder persönlich oder durch Serienbriefe verteilt werden.
- Material, das über den PC verfügbar ist: Verteilen von Empfehlungen für die Pflegepraxis durch Rundmails oder über das Intranet (z. B. audiovisuelles Material und elektronische Publikationen).
- Teilnahme an Kongressen oder Tagungen
- Fortbildungen mit eher passivem Charakter: z. B. Vorträge

- Fortbildungen über das Internet: z. B. Online-Seminare, E-Learning
- Workshops: interaktive Veranstaltungen auf der Grundlage von Beispielen aus der Praxis
- Trainingsseminare: interaktive Veranstaltungen mit praktischen Übungen
- Konsensus-Prozesse vor Ort: Einbezug von Pflegekräften in eine Diskussion mit dem Ziel, eine Übereinstimmung über die Bedeutung eines klinischen Problems für den eigenen Arbeitsbereich und dessen angemessene Lösung zu erlangen.
- Expertenbesuche: Einbezug einer externen, geschulten Person, die innerhalb der Einrichtung relevante Informationen, Instruktionen und Unterstützung anbietet. Die Intention dabei ist, die Handlungsweise der Pflegekräfte zu verändern. Die gegebene Information kann ein Feedback über die Performanz der Pflegekräfte oder Benchmarking-Komponenten enthalten, aber auch eine Mitteilung darüber, wie Hindernisse im Rahmen einer Veränderung überwunden werden können.
- Besuch bei Experten: Besuch bei einer Person mit themenspezifischen Kenntnissen außerhalb der Einrichtung, um relevante Informationen zu erhalten.
- Gezieltes Einbeziehen innerbetrieblicher Meinungsführer: Meinungsführer sind Menschen, unabhängig von ihrer Position oder Funktion, die als sympathisch, zuverlässig und einflussreich betrachtet werden. Aufgrund ihres Einflusses wird davon ausgegangen, dass Meinungsführer in der Lage sind, Pflegekräften zu helfen und sie zu überzeugen, Kenntnisse respektive Forschungsergebnisse anzuwenden.
- Beteiligung von Patienten und Angehörigen: Patienten/Angehörige erhalten spezifische Informationen, z. B. mittels Informationsbroschüren für Betroffene, um pflegerische Handlungen zu verändern.
- Interne Prüfung/Evaluation (Audit) und Feedback: Unter Audit wird jegliche aggregierte Informationssammlung über eine erbrachte Arbeitsleistung des Pflegepersonals oder deren systematische Erfassung – z. B. durch Informationen aus der Patientendokumentation, von Datenbanken oder aus der Beobachtung von Patienten – verstanden, die von der Einrichtung selbstständig über einen festgesetzten Zeitraum durchgeführt wird. Das Feedback stellt eine Rückmeldung für die Pflegekräfte dar und kann Handlungsempfehlungen enthalten. Folgende Strategien sind von Audit und Feedback ausgeschlossen:
  - Rückmeldung über von Patienten gesammelte Informationen, welche nicht direkt die Handlungsweise der Pflegekräfte reflektieren, z. B. die erzielte Punktzahl auf einem Instrument zur Einschätzung von Mangelernährung (diese Strategien sollten als patientenvermittelnde Strategien beschrieben werden).
  - Feedback über Pflegedokumentationsinformationen der einzelnen Patienten, die in einem alternativen Format übermittelt werden – z. B. über elektronische Medien (dies zählte eher zu den organisatorischen Strategien).
- Externe Prüfung/Evaluation (Audit) und Feedback: Das Audit wird durch externe Auditoren durchgeführt.
- Papier und Bleistift gestützte ([hand-]schriftliche) Erinnerungshilfen: Alle Erinnerungen in Papierform, die Pflegekräfte dazu veranlassen sollen, eine pflegerische Handlung durchzuführen.
- Durch elektronische Medien gestützte Erinnerungshilfen: Alle auf elektronischem Weg verteilten Erinnerungen, die Pflegekräfte dazu veranlassen sollen, eine pflegerische Handlung durchzuführen.
- Supervision durch Kollegen/Peers: Um Kollegen anzuregen, über Probleme oder Engpässe in der Arbeitssituation nachzudenken.

- Regelmäßige Arbeitstreffen (z. B. monatliche Treffen mit der Stationsleitung/dem Management): Um Barrieren einer Veränderung zu identifizieren und im Anschluss daran Strategien zu planen, die auf diese Barrieren ausgerichtet sind.
- Einsatz von Massenmedien: 1. vielfältiger Einsatz von Kommunikationsstrategien, die eine große Anzahl individueller Pflegekräfte erreicht, einschließlich Fernsehen, Radio, Zeitungen, Poster, Prospekte, Broschüren, aber auch Fachzeitschriften, entweder alleine angewandt oder in Verbindung mit anderen Strategien; 2. ausgerichtet auf die gesamte Berufsgruppe.

B. Einrichtungsbezogene Strategien

Einrichtungsbezogene Implementierungsstrategien richten sich an die Organisation der jeweiligen Gesundheitseinrichtung. Sie werden eingeteilt in provider-/dienstleister- (z. B. Pflegekräfte) orientierte, patientenorientierte und strukturelle Strategien. Implementierungsstrategien, die eher für den ärztlichen Bereich und für den Pflegebereich im deutschsprachigen Raum bisher noch unpassend sind, werden am Ende der jeweiligen Kategoriengruppe angeführt und mit einem Asterisken (*) gekennzeichnet.

Provider- (pflegekräfte-)orientierte Strategien

- Neugestaltung der beruflichen Verantwortungsbereiche: Interdisziplinär neu abgestimmte Verantwortungsbereiche, z. B. erhalten Pflegekräfte Verantwortung für die Verordnung von Wundauflagen oder spezifische Rollenerweiterungen.
- Einsatz multidisziplinärer Teams zur Unterstützung von pflegerischem Handeln: Ein multidisziplinäres Team besteht aus Personen verschiedener Disziplinen mit spezialisierten Fertigkeiten und Fachkenntnissen. Sie arbeiten im Team zusammen, um sich fachlich zu ergänzen und dadurch eine optimale Pflege der Patienten zu gewährleisten.
- Case Management: Eine Fachperson übernimmt die Verantwortung über die Koordination der fachgebiets- und schnittstellenübergreifenden Versorgung und Pflege einer Person.
- Veränderungen in der personellen Besetzung: Beispielsweise werden mehr Pflegekräfte, Physiotherapeuten usw. eingestellt.
- Veränderungen in der Zusammensetzung des Personals: z. B. in den Qualifikationsgraden oder des Anteils der verschiedenen Berufsgruppen im Team.
- Zusatzqualifikationen für das Personal: z. B. Wundexperte, Sturzexperte, Inkontinenzberater.
- Bestrebungen, die Arbeitszufriedenheit der Pflegekräfte zu verbessern: z. B. durch den Einsatz von immaterieller Anerkennung (um beispielsweise die Arbeitsmoral zu steigern).
- Einsatz von Telemedizin: Darunter ist das Ermöglichen von Kommunikation und Diskussion zwischen räumlich entfernten Pflegekräften untereinander oder mit Hausarzt und Spezialisten zu verstehen.

Patientenorientierte Strategien

- Förderung einer individuellen Patientenbeteiligung in Entscheidungssituationen: persönliche Beratung, z. B. in der Dekubitusprophylaxe

- Förderung der Beteiligung von Patientengruppen: z. B. Fokusgruppen und Patientenforen, Patienten- und Pflegeombudsmänner/-frauen beziehungsweise Patientenanwälte
- Management von Patientenbeschwerden: Management von Problemen in Bezug auf Patientenzufriedenheit, z. B. Patientenkomitee
- Briefkastenapotheken[1]* im Vergleich zu traditionellen Apotheken

Strukturelle Strategien

- Veränderungen in der Einrichtung und Ausstattung in der Organisation: z. B. eine Veränderung des Standorts von Pflegestationen, Kauf anderer pflegerelevanter Produkte oder Technologien
- Veränderungen im Patientendokumentationssystem: z. B. Verknüpfung der Patientendokumentation mit Leitlinien, Einführen eines Sturzprotokolls oder der Wechsel von der schriftlichen zur elektronischen Version der Pflegedokumentation
- Veränderungen in den Zugriffsrechten: z. B. einige Teile der Patientendokumentation sind nur für bestimmte Personen zugänglich
- Veränderungen im Umfang und/oder in der Art der Dienstleistungen einer Einrichtung: z. B. Angebot einer Inkontinenzberatung
- Organisation des Personals, z. B. indem Experten zum entsprechenden Thema mit eingebunden werden
- Vorhandensein und Organisation von Qualitätsmonitoring-Mechanismen
- Zertifizierung oder Akkreditierung der Einrichtung
- Änderung des Eigentums- und Angliederungsstatus eines Krankenhauses und anderer Einrichtungen (z. B. Trägertyp frei gemeinnützig, öffentlich oder privat)*
- Veränderungen im Setting/der Lokalität von erbrachten Dienstleistungen*: z. B. die Verlagerung von Dienstleistungen zur Familienplanung vom Krankenhaus in eine Schule

C. Finanzielle Strategien

In der Taxonomie der EPOC (2002) sind die finanziellen Strategien einerseits auf die Vergütung niedergelassener Mediziner (wie z. B. Vergütung gemäß Fallpauschale) und Gesundheitseinrichtungen (wie z. B. direkte oder indirekte finanzielle Belohnung oder Gewinne an eine Einrichtung oder eine Gruppe von Providern/Dienstleistern, wenn sie eine spezifische Handlung durchführen) ausgerichtet, andererseits auf die Patienten und ihren finanziellen Beitrag für die Inanspruchnahme von Dienstleistungen. Diese Strategien werden daher hier nicht näher aufgeführt.

Für die Pflege ableiten lassen sich:

- Finanzielle Anreize für Pflegekräfte oder Pflegeeinrichtungen (z. B. Modellprojekte) im Rahmen der Umsetzung neuer Erkenntnisse respektive Leitlinien

---

1 Versandapotheke (Internetapotheke): zugelassene Arzneimittel können über das Internet oder per Post bzw. Telefon bestellt werden, diese werden dann per Kurierdienst zugesandt. Dies umfasst auch rezeptpflichtige Medikamente.

- Besondere Budgets für die Umsetzung neuer Erkenntnisse respektive Leitlinien in Bezug auf existierende Pflegeprobleme

D. Gesetzliche/regulative Strategien

In diese Kategorie gehören jegliche Strategien, die darauf zielen, das Erbringen von Dienstleistungen oder die Kosten im Gesundheitsbereich durch Regulierung oder Gesetze zu verändern. Diese Implementierungsstrategien können mit organisatorischen oder finanziellen Strategien überlappen. Regulative Instanzen können beispielsweise sein: die Regierung (z. B. Gesetzgebung), Aufsichtsbehörden (z. B. Heimaufsicht) oder Versicherungsträger (z. B. Krankenkassen oder der Medizinische Dienst der Krankenkassen)

- Änderung in der ärztlichen beziehungsweise pflegerischen Haftung
- Management von Patientenbeschwerden
- Peer-review: Überprüfung durch Experten
- Zulassung und Re-Zertifizierung oder Neubewertung von Fachkräften im Gesundheitswesen: z. B. von Pflegekräften

Unterstützende versus kontrollierende Methoden

Laut Grol et al. (2013) lassen sich Implementierungsstrategien zwischen den Polen steuernde (*steering*)/kontrollierende Methoden (z. B. Gesetze, Anordnungen, Obligationen) und bildende/unterstützende Methoden (z. B. Ausbildung/Training, Anleitung, Beratung, Ermutigung) einordnen. Zunächst wird unterschieden, ob die Aktivitäten mit dem Ziel, eine bestehende Handlungsweise zu verändern, unfreiwillig oder freiwillig erfolgen. Zu den sogenannten unfreiwilligen, quasi von außen auferlegten Methoden zählen Gesetzgebung, Vorschriften/Regulierungen oder Verbindlichkeiten. Die sogenannten freiwilligen Methoden werden weiter unterteilt nach dem Ursprung der Motivation. Diese Motivation kann extrinsisch oder intrinsisch veranlasst sein. Extrinsische Motivation kann z. B. durch eine finanzielle Maßnahme wie Gewinnbeteiligung oder Strafmaßnahme veranlasst werden oder durch eine strukturelle (z. B. verfügbare Ressourcen) oder soziale Beeinflussung (z. B. Audit) des Arbeitsumfeldes. Intrinsische Motivation kann am Verhalten orientiert sein (z. B. durch Feedback) oder an den Fähigkeiten/Einstellungen (z. B. durch Schulung oder Ermutigung). Auch die in der EPOC-Taxonomie aufgeführten Implementierungsstrategien bewegen sich zwischen den beiden Polen »Unterstützung« und »Kontrolle«.

Implementierungsstrategien in unterschiedlichen Phasen der Veränderung

Die Einteilung der Implementierungsstrategien erfolgt aus der Perspektive der Zielgruppe in Verbindung mit den unterschiedlichen Phasen einer Veränderung. Grol und Wensing (2004) entwickelten ein Modell, bestehend aus fünf Hauptstufen (► **Abb. 8.1**).

Im Kontext einer Veränderung durchschreitet eine Person all die Stufen und verändert dabei gleichzeitig ihre professionelle Einstellung. Da jede Stufe durch unterschiedliche Faktoren bestimmt wird und in jeder Stufe auch unterschiedliche Probleme auftreten

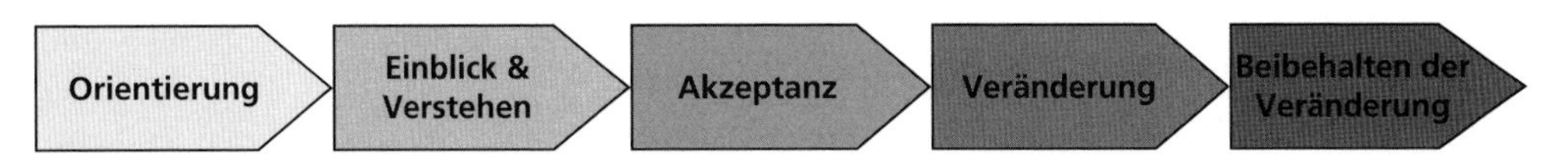

Abb. 8.1: Die fünf Hauptstufen einer Veränderung nach Grol und Wensing (2004)

können, sind unterschiedliche Strategien zur Erreichung einer Veränderung erforderlich (Grol et al., 2007). Dabei ist auch zu bedenken, dass unterschiedliche Subgruppen sich in verschiedenen Phasen der Veränderung befinden. Der Einsatz einer Kombination von verschiedenen Strategien wäre daher angebracht (Grol et al., 2013). Nachfolgende Beispiele (▸ **Tab. 8.1**) zu möglichen Implementierungsstrategien in den einzelnen Phasen der Veränderung sind aus Grol et al. (2013) entnommen.

Tab. 8.1: Beispiele zu Implementierungsstrategien in den einzelnen Phasen der Veränderung

Phasen der Veränderung (Hauptstufen)	Vorliegendes Problem	Mögliche Implementierungsstrategien
Orientierung	Pflegeperson ist mit dem zu implementierenden Thema nicht vertraut Desinteresse von Pflegepersonen	Kurzmitteilungen über alle Kommunikationskanäle verbreiten Einsatz einer Aufmerksamkeit auf sich ziehende Broschüre und/oder Konfrontation mit eigener Leistung
Einblick & Verstehen	Unzureichender Kenntnisstand von Pflegekräften, mangelndes Verstehen	Nützliches Instruktionsmaterial, regelmäßige Wiederholungen
Akzeptanz	Pflegeperson sieht nur die Nachteile der Veränderung, Pflegeperson zweifelt an der Durchführbarkeit	Einsatz von Schlüsselpersonen, Meinungsführern oder guten wissenschaftlichen Argumenten zur Überzeugung und/oder Anpassung der Innovation an die Wünsche der Zielgruppe
Veränderung	Pflegeperson hat noch nicht mit der Umsetzung begonnen	Einsatz weiterer Ressourcen, Schulungsmaßnahmen und/oder befristeter Einsatz von Beratern
Beibehalten der Veränderung	Rückfall in vorhergehende Arbeitsweisen	Aufnahme der Veränderung in die Pflegedokumentation und/oder Einsatz regelmäßiger Erinnerungen

Die hier aufgelisteten Implementierungsstrategien sind nicht als abschließend zu betrachten. So sind beispielsweise in der Phase der Orientierung über die Verteilung von schriftlichen Materialien hinausgehend auch Informationsweitergaben in Form von Informationsveranstaltungen, Teambesprechungen oder Leitungsrunden möglich, um die betreffenden Pflegenden über eine Innovation zu orientieren. Günstigerweise findet diese Informationsweitergabe in einer Form und in einem Rahmen statt, in der aufkommende Fragen diskutiert, Bedenken erörtert und Ängste geäußert werden können. Um die jeweils geeignete Strategie für jede (Sub-)Gruppe und Implementierungsphase herauszufinden, sollte idealerweise der Implementierungsprozess kontinuierlich aufgezeichnet und der jeweilige Ist-Stand in regelmäßigen Abständen analysiert werden. Da sich das Einführen einer Innovation nicht nur auf einen Teilbereich einer Einrichtung auswirkt, sondern immer auch Auswirkung auf das gesamte System hat (Leykum et al., 2009; May, 2013), bietet eine regelmäßige Analyse des jeweiligen Ist-Standes auch die Möglichkeit, Unvorhergesehenes zu erfassen und in das weitere Vorgehen mit einzubinden. Die in der EPOC-Taxonomie aufgelisteten Implementierungsstrategien lassen sich hier sehr gut nutzen.

Implementierungsfreudigkeit verschiedener Personengruppen

Personen innerhalb der Zielgruppe, in welche eine Innovation implementiert werden soll, sind unterschiedlich innovationsfreudig. Sie können in Gruppen von sehr implementierungsfreudig bis sehr zögerlich eingeteilt werden. Für jede dieser Gruppen sind passende Implementierungsstrategien zu wählen, um eine Innovation erfolgreich einführen zu können. Sehr implementierungsfreudige Personen sehen die Vorteile einer vorgesehenen Innovation. Ihre Motivation, eine Veränderung herbeizuführen, beruht durch in der Sache liegende Anreize, ist also intrinsisch bedingt. Sie lassen sich effektiv durch Strategien beeinflussen, die auf ihre Kenntnis zielen, wie z. B. gute Informationen, glaubwürdige Quellen und Geschriebenes. Die Motivation zur Veränderung bei sehr zögerlichen Personen ist dagegen extrinsisch bedingt. Sie beruht auf äußere Anreize, Zwang oder ökonomischem Druck. Hier sollten Implementierungsstrategien zum Einsatz kommen, die auf das Verhalten dieser Personengruppe zielen, wie z. B. Vorschriften und Vereinbarungen, Belohnung und Sanktionen, Hilfe bei praktischen Problemen und klare Führung. Bei Personen, die neutral oder moderat implementierungsfreudig sind, beruht die Motivation zur Veränderung in der Zugehörigkeit zu einer Gruppe. Hier gilt es Strategien zu nutzen, die auf ihre Einstellung zielt, wie z. B. Meinungsführer, Aktivitäten mit Kollegen oder Feedback von Kollegen (Grol et al., 2013).

Einsatz vielfältiger beziehungsweise multipler Strategien

Mehrheitlich kommen vielfältige/multiple Strategien zum Einsatz, um eine Veränderung in der Praxis herbeizuführen (Breimaier et al., 2013; Grol et al., 2013). Auf einer Reise werden ja oft auch mehrere Transportmittel eingesetzt, um das Reiseziel und dort wiederum die verschiedenen Sehenswürdigkeiten oder interessierenden Orte zu erreichen. Die dahinter liegende Idee ist, dass eine Kombination aus verschiedenen Implementierungsstrategien, die bestimmte Barrieren im Implementierungsprozess fokussieren, effektiver ist als der Einsatz einzelner Strategien. Welche und wie viele Implementierungsstrategien hierbei kombiniert werden, kann daher sehr unterschiedlich sein. Die richtige und angemessene Auswahl an Implementierungsstrategien hängt von der Art der Innovation, dem Setting, der Zielgruppe sowie den Barrieren im Implementierungsprozess und den sich ergebenden Möglichkeiten ab (Grol et al., 2013). Daher ist, wie bereits eingangs erwähnt, die Analyse der Ausgangslage ein erster notwendiger Schritt. Im Weiteren empfehlen Grol et al. (2013), die Kosten und die Effizienz der Implementierungsstrategien bei der Auswahl mit zu bedenken.

8.2 Diskussion

Damit eine Innovation erfolgreich und nachhaltig in die tägliche Pflegepraxis eines Krankenhauses oder eines Pflegeheims eingeführt werden kann, gilt es viele Faktoren zu beachten. Die Personen oder Instanzen, die sich um eine Veränderung bemühen, sollten sich zunächst mit dem Umfang der Implementierung einer Innovation und ihren konkreten Inhalten vertraut machen (Grol, 2013). Dazu gehören ausreichende Kenntnisse über mögliche hinderliche und förderliche Faktoren sowie eine Vielzahl an unterschiedlichen Implementierungsstrategien. Aus diesen Implementierungsstrategien gilt es eine geeignete Auswahl zu treffen, um Implementierungsprozesse zielgerichtet zu beeinflussen respektive zu steuern. Für das Pflegemanagement wäre es daher wichtig zu wissen, wie effektiv beispielsweise die in der EPOC-Taxonomie aufgelisteten Strategien zur Veränderung sind. Bisher werden im Gesundheitswesen vorwiegend auf Professionelle bezogene Implementierungsstrategien eingesetzt, gefolgt von einrichtungsbezogenen/strukturellen Strategien (Medves et al., 2010; Breimaier et al., 2013). Innerhalb der professionellen Strategien sind dies allen voran weiterbildende Maßnahmen (Grimshaw et al., 2004b) und die Verteilung von schriftlichem Material, die zum Einsatz kommen (Breimaier et al., 2013; Mazza et al., 2013). Daraus ein Ranking über die Effektivität dieser Implementierungsstrategien abzuleiten ist unzureichend.

Im Folgenden wird nun anhand von Literatur, soweit vorhanden, überprüft, wie effektiv die Implementierungsstrategien der hier vorgestellten Kategorien aus der EPOC-Taxonomie und der vielfältigen/multiplen Strategien sind, um eine Innovation erfolgreich in einen Arbeitsbereich einzuführen. Wie verlässlich bringen sie uns ans Ziel der Reise und mit unseren Erfahrungen beladen wieder zurück?

Effektivität auf Professionelle bezogener Strategien

Das Verteilen von schriftlichem Material zielt darauf ab, durch Information das Bewusstsein, das Wissen, die Einstellungen, die Fähigkeiten und das professionelle Handeln von Pflegenden wie auch die Patientenergebnisse zu verbessern (Farmer et al., 2008). Schriftliches Material kann relativ günstig und einfach an eine große Anzahl von Personen aus dem Gesundheitswesen, z. B. Pflegekräfte, verteilt werden. Dies mag mit dazu beitragen, dass diese Strategie zu den am häufigsten eingesetzten (Breimaier et al., 2013) wie auch zu den am häufigsten untersuchten (Medves et al., 2010) zählt. Für das erfolgreiche Annehmen einer Innovation reicht es allerdings nicht aus, nur zu veröffentlichen, wie nützlich, effektiv oder effizient diese Neuerung ist (Grol, 2013). So gehört die Verteilung von schriftlichem Material nachweislich zu den wenig effektiven Strategien (Grimshaw et al., 2004b). Die Effektivität anderer Implementierungsstrategien kann durch die zusätzliche Verteilung von schriftlichem Material zu Bildungszwecken (didaktisches Material) ebenfalls nicht gesteigert werden. Solches Material, alleinig eingesetzt, kann einen leicht vorteilhaften Effekt auf die Prozessergebnisse und auf die Arbeitsweise der im Gesundheitswesen tätigen Personen haben – z. B. auf das Management eines Problems oder hinsichtlich Beratung von Patienten. Auf Patientenergebnisse selbst wirkt es sich jedoch nicht nachweislich aus (Farmer et al., 2008; Giguère et al., 2012). Über den Effekt von Informationen zur Versorgung/Pflege von Patienten, das über elektronische Medien verfügbar ist, liegt keine ausreichende Evidenz vor (McGowan et al., 2009).

Systematische Übersichtsarbeiten zeigen auf, dass weiterbildende Maßnahmen, je nach Art, zu den wenig bis moderat effektiven Implementierungsstrategien zählen:

- Die Teilnahme an Meetings, wie z. B. der Besuch von Kursen, Konferenzen, Vorträgen, Workshops, Seminaren und Symposien, zum Zwecke der ständigen Weiterbildung, gelten, alleinig eingesetzt, als nicht effektiv, um komplexe Verhaltensweisen zu verändern (Forsetlund et al., 2009).
- Die Effektivität innerbetrieblicher Weiterbildung (Opiyo & English, 2010) sowie berufsübergreifender Weiterbildungsmaßnahmen gilt aufgrund der bisher vorhandenen Datenlage als unsicher (Reeves et al., 2013). Berufsübergreifende Weiterbildung wird definiert als eine Intervention, in der Mitglieder von mehr als einer Berufsgruppe aus dem Gesundheitsbereich und/oder Sozialwesen interaktiv zusammen lernen. Ziel dabei ist, die interprofessionelle Zusammenarbeit und/oder die Gesundheit/das Wohlbefinden der Patienten zu verbessern (Reeves et al., 2013).
- Der Effekt von E-Learning-Interventionen wird aufgrund der kleinen Anzahl verfügbarer Studien als noch unklar eingeschätzt (Wensing et al., 2013a).
- Großgruppenveranstaltungen werden als unterschiedlich effektiv bewertet. Werden sie interaktiv gestaltet und/oder werden mehrere Einheiten und Formen der Übermittlung angeboten, wirken sie sich, wie auch Weiterbildungen im Rahmen von Kleingruppen, moderat positiv auf die Performanz und die Resultate der im Gesundheitswesen Tätigen aus (Wensing et al., 2013a).
- Expertenbesuche wirken sich überwiegend positiv aus (O'Brien et al., 2007; Wensing et al., 2013a).
- Interaktive didaktische Strategien, wie z. B. interaktive Kleingruppenmeetings und Workshops, werden durchweg als effektiv bewertet (Prior et al., 2008; Kim et al., 2009). Sie scheinen auch erfolgreicher zu sein, eine Veränderung in der Praxis herbeizuführen, als Fortbildungsveranstaltungen passiver Art, wie z. B. Konferenzbesuche, Vorträge oder Symposien (Robertson & Jochelson, 2006).

Über den Effekt einer Beteiligung von Patienten und Angehörigen auf das Verhalten von im Gesundheitswesen Tätigen und auf den Prozess und die Resultate der Versorgung von Patienten kann bisher noch nicht ausreichend geschlussfolgert werden. Die spärlich vorhandene Evidenz deutet jedoch darauf hin, dass patientenbezogene Ergebnisse, wie z. B. das Wissen und die Erfahrungen der Patienten und teilweise auch deren Gesundheitszustand, durch deren Beteiligung tatsächlich verbessert werden konnten (Faber et al., 2013).

Der Einsatz innerbetrieblicher Meinungsführer allein oder in Kombination mit anderen Strategien wird als moderat effektiv zur Förderung einer evidenzbasierten Praxis beschrieben (Flodgren et al., 2011b). Werden sie in weiterbildende Maßnahmen einbezogen, kann dies deren Effektivität beeinflussen (Wensing et al., 2013a). Unklar ist jedoch, wie die Effektivität dieser Strategie weiter optimiert werden kann (Flodgren et al., 2011b).

Audit und Feedback sind eine häufig im Gesundheitswesen eingesetzte Strategie zur Verbesserung der Handlungsweisen der hier Tätigen. Sie wird entweder alleine oder in Kombination mit anderen Strategien eingesetzt. Ihr Effekt wird zwar durchgängig als gering bis moderat beschrieben (Grimshaw et al., 2004b; Dulko et al., 2010; Gardner et al., 2010; Boaz et al., 2011; Fraser et al., 2013), jedoch auch als potenziell wichtig zur Verbesserung des professionellen Handelns und Möglichkeit, um Kosten zu senken (Flottorp et al., 2010; Ivers et al., 2012). Die Effektivität scheint von der vorab bestehenden Handlungsweise und von der Art des Feedbacks abzuhängen (Ivers et al., 2012).

Am effektivsten sind Audit und Feedback, wenn die bestehende Handlungsweise zu Beginn noch weit vom Gewünschten entfernt ist und das Feedback auf intensivere Weise erfolgt (Jamtvedt et al., 2006).

Die Effektivität von Erinnerungshilfen, ob schriftlich oder computergestützt, wird gemischt bewertet. Schriftliche Erinnerungshilfen werden insgesamt als moderat effektiv beschrieben, computergestützte als gering bis moderat effektiv (Shojania et al., 2009; Van der Weijden et al., 2013).

Massenmedien, eingesetzt zur Verbreitung von gesundheitsbezogenen Informationen, unterstützen eher die Anwendung effektiver Dienstleistungen und halten eher davon ab, solche mit nicht überprüfter Effektivität anzuwenden (Grilli et al., 2002). Obwohl mit Hilfe von Massenmedien eine große Zielgruppe erreicht werden kann, reicht eine einmalige Publikation in einer Fachzeitschrift oder eine einmalige Bekanntmachung im Fernsehen nicht aus, um die gesamte Zielpopulation zu erreichen (Grol & Wensing, 2013).

Effektivität einrichtungsbezogener Strategien

Einrichtungsbezogene Implementierungsstrategien wurden insgesamt weniger häufig auf ihre Effektivität hin untersucht als professionelle Implementierungsstrategien (Robertson & Jochelson, 2006) und ihre Effektivität scheint beträchtlich zu variieren (Wensing et al., 2013b).

- Zu den in der Pflege am häufigsten genutzten einrichtungsbezogenen Strategien beispielsweise zur Implementierung von Leitlinien zählen gemäß Breimaier et al. (2013) Veränderungen im Patientendokumentationssystem, das Fördern einer individuellen Patientenbeteiligung in Entscheidungssituationen sowie Bestrebungen, die Arbeitszufriedenheit der Pflegekräfte zu verbessern. Diese Strategien scheinen eine notwendige Grundlage zu sein, die die Anwendung einer Innovation erst ermöglichen kann. So sollte beispielsweise eine empfohlene, evidenzbasierte Pflegehandlung auch im Patienten- beziehungsweise Pflegedokumentationssystem hinterlegt werden, ehe sie nachweislich ausgeführt werden kann (Breimaier et al., 2013). Ob eine Veränderung eines gesamten Pflegedokumentationssystem in der Lage ist, die Arbeitsweise der Pflegenden zu verbessern oder Auswirkungen auf das Patientenwohl hat, gilt als unsicher (Urquhart et al., 2009). Somit können noch keine grundsätzlichen Schlussfolgerungen über die Wirksamkeit dieser Strategie gezogen werden (Medves et al., 2010).
- Entscheidungshilfen für Patienten zählen zu den patientenorientierten Strategien. Hier wird Patienten strukturiert Lernmaterial zur Verfügung gestellt, um deren Beteiligung in Entscheidungssituationen z. B. in Bezug auf Screening, Diagnose und Behandlung zu fördern. Diese Strategie scheint vielversprechend zu sein, Innovationen durch Patienten zu implementieren (Faber et al., 2013).
- Arbeitszufriedenheit, die mit Autonomie, guter Zusammenarbeit zwischen Pflegekräften und Medizinern verbunden ist und mit vermindertem Arbeitsstress einhergeht (Zangaro & Soeken, 2007), gilt förderlich für die Anwendung von Forschungsergebnissen in der Praxis (Squires et al., 2011).
- Einrichtungsbezogene infrastrukturelle Strategien sind möglicherweise wichtig in der Entwicklung einer evidenzbasierten Pflegepraxis, über ihre Wirkung liegt jedoch keine aussagekräftige Evidenz vor (Foxcroft & Cole, 2000; Flodgren et al., 2012).

Die Effektivität von einrichtungsbezogenen Implementierungsstrategien bleibt aufgrund der noch unzureichenden Evidenz nach wie vor unklar (Faber et al., 2013).

Effektivität finanzieller sowie gesetzlicher/regulativer Strategien

Finanzielle und gesetzliche/regulative Implementierungsstrategien werden insgesamt noch selten als Strategien zur Implementierung von Forschungsergebnissen, z. B. in Form von Leitlinien, in Krankenhäusern und Pflegeheimen eingesetzt (Breimaier et al., 2013) und sind bisher kaum auf ihre Effektivität hin untersucht worden.

- Finanzielle Anreize sind in der Industrie weitverbreitet, um Mitarbeiter zu ermutigen, bestimmte Ziele in ihrem verantwortlichen Betätigungsfeld zu erreichen. In der Pflege scheint dies bislang noch eine seltene Maßnahme zu sein (Breimaier et al., 2013). Gegenwärtig scheint jedoch der Einsatz finanzieller Anreize beinahe unmöglich zu sein, wenn bedacht wird, dass es kaum ein separates Budget zur Implementierung von Innovationen im Gesundheitssektor gibt, das hierzu genutzt werden könnte. Monetäre Gründe werden als Barriere benannt, Innovationen in die tägliche Pflegepraxis zu implementieren (Meesterberends et al., 2010). Bislang liegt weder ein schlüssiger Nachweis über den Effekt von finanziellen Anreizen auf Patientenergebnisse oder auf die Handlungsweise der im Gesundheitswesen Tätigen vor (Flodgren et al., 2011a), noch darüber, inwieweit die Größe des Anreizes die Compliance beeinflusst (Prior et al., 2008).
- Regulative Strategien scheinen mit Verbesserungen in der Versorgungsqualität im Gesundheitsbereich verbunden zu sein (Robertson & Jochelson, 2006). Hier bedarf es jedoch weiterer Untersuchungen.

Effektivität vielfältiger/multipler Strategien

Der Gesamteffekt von vielfältigen oder multiplen Implementierungsstrategien wird durch die Effektivität jeder einzelnen darin enthaltenen Strategie bestimmt sowie durch deren Interaktion untereinander (Hulscher et al., 2013). Bislang ist jedoch die Evidenz über die Effektivität des Einsatzes vielfältiger Implementierungsstrategien widersprüchlich und es ist nach wie vor unklar, wie viele und welche Kombinationen an Strategien für eine erfolgreiche Implementierung einer Innovation erforderlich sind (Prior et al., 2008; Medves et al., 2010; Hulscher et al., 2013). Didaktisches Material, Treffen zu Fortbildungszwecken sowie Audit und Feedback scheinen am häufigsten eingesetzt zu werden. Signifikant positive Ergebnisse wurden in Studien erzielt, die interne Meinungsführer, Audit und Feedback sowie Erinnerungshilfen als Implementierungsstrategien nutzten (Medves et al., 2010). Auch wenn der Nachweis noch fehlt, so kann doch angenommen werden, dass vielfältige Strategien, die auf einer diagnostischen Analyse basierend ausgewählt wurden, effektiver als einzelne Strategien sind, weil damit eine Vielzahl von Barrieren aus dem Weg geräumt werden kann (Hulscher et al., 2013).

Ein abschließender Hinweis

Insgesamt liegen bereits zahlreiche Studien und Übersichtsarbeiten über Strategien zur Implementierung von Innovationen vor, wenn auch nicht zu allen in Kapitel 8.1 erwähnten Strategien. Allerdings ist die methodologische Qualität dieser vorhandenen Studien sehr unterschiedlich. Daher ist es oft schwierig zu bestimmen, welche Implementierungsstrategien tatsächlich effektiv sind. Und ähnlich wie eine Schwalbe noch keinen Sommer ausmacht, sind einzelne Studien für eine Generalisierung eines Ergebnisses nicht ausreichend. Eine weitere Schwierigkeit im Bestimmen der Effektivität einer Implementierungsstrategie ist die unspezifische und ungenaue Beschreibung der eingesetzten Strategien in manchen Studien. Dies erschwerte die Vergleichbarkeit aber auch das Bestimmen der Effektgröße der jeweiligen Strategie(n).

Die Benennung einer gewählten Strategie gemäß EPOC-Liste klärt im Moment noch nicht darüber auf, was sich hinter jeder einzelnen Strategie an konkreten Maßnahmen verbirgt. Einige der dort aufgeführten Strategien sind lediglich benannt, wie z. B. Personalorganisation oder Briefkastenapotheke. Andere Strategien beinhalten eine mehr oder weniger kurze Erklärung, was darunter zu verstehen ist, wie z. B. Workshops oder Audit und Feedback. Die Art und Weise aber, wie etwa Feedback gegeben wird – welcher Inhalt, wie, durch wen, zu welchem Zeitpunkt, an wen gerichtet usw. –, trägt jedoch mit zum Ausmaß des Erfolgs dieser Strategie bei (Ivers et al., 2012). Trotz dieses kritischen Einwands gegenüber der EPOC-Liste bietet diese Liste einen breiten Überblick über Implementierungsstrategien. Sie regt damit an, ausgetretene Pfade, wie z. B. die oft ausschließlich eingesetzte Verteilung von schriftlichen Materialien, zu verlassen, sich für neue Wege zu öffnen und weitere, zum Setting passende Strategien bei der Implementierung von Innovationen in einen Arbeitsbereich zu nutzen. Für die Implementierung von Leitlinien kann die von Mazza et al. (2013) weiterentwickelte EPOC-Liste als Anregung empfohlen werden.

Hinsichtlich Effektivität von Implementierungsstrategien gilt es im Weiteren zu beachten, dass die Mehrzahl der vorhandenen Studien nicht die Berufsgruppe der Pflege fokussiert. Studien, die die Implementierung einer Innovation in die Pflegepraxis untersuchen, tragen nur zu einem kleinen Teil zur Gesamtevidenz effektiver Implementierung bei (van Achterberg & Sales, 2011). Implementierungsstrategien, die in einer Berufsgruppe des Gesundheitswesens erfolgreich sind, müssen nicht zwingenderweise auch in einer anderen Berufsgruppe erfolgreich sein, da sich die verschiedenen Gruppen aufgrund ihrer Ausbildung, ihrer Organisationsstruktur und ihrem Umfang an Praxis und Wissen beträchtlich unterscheiden (Scott et al., 2011). Daher sollten bei der Implementierung einer Innovation solche Strategien zum Einsatz kommen, die passend für die jeweilige Berufsgruppe sind.

8.3 Fazit und Ausblick

Vielfältige Implementierungsstrategien stehen zur Auswahl, um eine Innovation in den Pflegealltag einzuführen. Diese Strategien zielen darauf ab, das Anwenden von neuem Wissen zu erleichtern und Hindernisse bei der Umsetzung in den vorgesehenen Arbeitsbereich zu überwinden. Häufig ist die Effektivität dieser vielfältigen Implementierungsstrategien gerade für die Pflege noch nicht belegt. Bisher werden in der Pflege vorwiegend Strategien aus der Gruppe der professionellen und einrichtungsbezogenen Strategien eingesetzt, die nachweislich wenig effektiv sind beziehungsweise über deren Effektivität nur unzureichende Evidenz vorliegt.

Trotz dieser Ausgangslage scheint es vielversprechend, dass Implementierungsstrategien, basierend auf einer Analyse der Ausgangslage in der jeweiligen Einrichtung und passend für die von der Implementierung betroffenen Berufsgruppe(n), ausgewählt werden. Da zunehmend Untersuchungen zur Effektivität von Implementierungsstrategien auch innerhalb der Pflege durchgeführt werden, lohnt es sich im Vorfeld einer Implementierung den aktuellen Stand zur Effektivität von Implementierungsstrategien in der Literatur abzufragen.

Literatur

Arntzen, C. & Elstad, I. (2013). The bodily experience of apraxia in everyday activities: a phenomenological study. *Disabil Rehabil, 35* (1), 63–72.

Boaz, A., Baeza, J., Fraser, A. & European Implementation Score Collaborative Group (2011). Effective implementation of research into practice: an overview of systematic reviews of the health literature. *BMC Res Notes, 4*(1), 212.

Breimaier, H. E., Halfens, R. J., Wilborn, D., Meesterberends, E., Haase Nielsen, G. & Lohrmann, C. (2013). Implementation interventions used in nursing homes and hospitals: a descriptive, comparative study between Austria, Germany, and the Netherlands. *ISRN Nurs, 2013*(Article ID: 706054).

Colditz, G. A. (2012). The promise and challenges of dissemination and implementation research. In: Brownson, R. C., Colditz, G. A. & Proctor, E. K. (eds.), *Dissemination and implementation research in health: translating science to practice* (pp. 3–22). Oxford: Oxford University Press.

Dulko, D., Hertz, E., Julien, J., Beck, S. & Mooney, K. (2010). Implementation of cancer pain guidelines by acute care nurse practitioners using an audit and feedback strategy. *J Am Acad Nurse Pract, 22*(1), 45–55.

EPOC – Cochrane Effective Practice and Organisation of Care Review Group (2002). *Data collection checklist.* EPOC, Institute of Population Health, University of Ottawa. http://epoc.cochrane.org/sites/epoc.cochrane.org/files/uploads/datacollectionchecklist.pdf [letzter Zugriff: 03.03.2014].

Estabrooks, C. A. (1999). The conceptual structure of research utilization. *Res Nurs Health, 22*(3), 203–216.

Faber, M., van der Weijden, T., Elwyn, G., Wensing, M. & Grol, R. (2013). Patient-focused strategies. In: Grol, R., Wensing, M., Eccles, M. & Davis, D. A. (eds.), *Improving patient care: The implementation of change in clinical practice* (pp. 224–239). 2. ed. Chinchester: Wiley-Blackwell.

Farmer, A. P., Légaré, F., Turcot, L., Grimshaw, J., Harvey, E., McGowan, J. L. & Wolf, F. (2008). Printed educational materials: effects on professional practice and health care outcomes. *Cochrane Database Syst Rev, 2008*(3), Art. No.: CD004398.

Flodgren, G., Rojas-Reyes, M. X., Cole, N. & Foxcroft, D. R. (2012). Effectiveness of organisational infrastructures to promote evidence-based nursing practice. *Cochrane Database Syst Rev, 2012*(2), Art. No.: CD002212.

Flodgren, G., Eccles, M. P., Shepperd, S., Scott, A., Parmelli, E. & Beyer, F. R. (2011a). An overview of reviews evaluating the effectiveness of financial incentives in changing healthcare professional behaviours and patient outcomes. *Cochrane Database Syst Rev, 2011*(7), Art. No.: CD009255.

Flodgren, G., Parmelli, E., Doumit, G., Gattellari, M., O'Brien Mary, A., Grimshaw, J. & Eccles, M. P. (2011b). Local opinion leaders: Effects on professional practice and health care outcomes. *Cochrane Database Syst Rev, 2011*(8), Art. No.: CD000125.

Flottorp, S. A., Jamtvedt, G., Gibis, B. & McKee, M. (2010). *Themenüberblick 3: Audit und Feedback für Gesundheitsfachkräfte zur Verbesserung von Qualität und Sicherheit der Gesundheitsversorgung.* Kopenhagen: Weltgesundheitsorganisation. http://www.euro.who.int/__data/assets/pdf_file/0006/124557/e94296G.pdf [letzter Zugriff: 03.03.2014].

Forsetlund, L., Bjørndal, A., Rashidian, A., Jamtvedt, G., O'Brien, M. A., Wolf, F., Davis, D., Odgaard-Jensen, J. & Oxman, A. D. (2009). Continuing education meetings and workshops: Effects on professional practice and health care outcomes. *Cochrane Database Syst Rev, 2009*(2), Art. No.: CD003030.

Foxcroft, D. & Cole, N. (2000). Organisational infrastructures to promote evidence based nursing practice. *Cochrane Database Syst Rev, 2000*(3), Art. No.: CD002212 [Last assessed as up-to-date: 24. August 2003].

Fraser, K. D., O'Rourke, H. M., Baylon, M. A., Bostrom, A. M. & Sales, A. E. (2013). Unregulated provider perceptions of audit and feedback reports in long-term care: cross-sectional survey findings from a quality improvement intervention. *BMC Geriatr, 13*(1), 15.

Gardner, B., Whittington, C., McAteer, J., Eccles, M. P. & Michie, S. (2010). Using theory to synthesise evidence from behaviour change interventions: the example of audit and feedback. *Soc Sci Med, 70*(10), 1618–1625.

Gerrish, K. (2007). Evidence-based practice. In: Gerrish, K. & Lacey, A. (eds.), *The research process in nursing* (pp. 491–505). 5. ed. Oxford: Blackwell.

Giguère, A., Légaré, F., Grimshaw, J., Turcotte, S., Fiander, M., Grudniewicz, A., Makosso-Kallyth, S., Wolf, F. M., Farmer, A. P. & Gagnon, M. P. (2012). Printed educational materials: effects on professional practice and healthcare outcomes. *Cochrane Database Syst Rev, 2012* (10), Art. No.: CD004398.

Grilli, R., Ramsay, C. & Minozzi, S. (2002). Mass media interventions: effects on health services utilisation. *Cochrane Database Syst Rev, 2002* (1), Art. No.: CD000389.

Grimshaw, J., Eccles, M. & Tetroe, J. (2004a). Implementing clinical guidelines: current evidence and future implications. *J Contin Educ Health Prof, 24* (Suppl. 1), S31–S37.

Grimshaw, J. M., Thomas, R. E., MacLennan, G., Fraser, C., Ramsay, C. R., Vale, L., Whitty, P., Eccles, M. P., Matowe, L., Shirran, L., Wensing, M., Dijkstra, R. & Donaldson, C. (2004b). Effectiveness and efficiency of guideline dissemination and implementation strategies. *Health Technol Assess Rep, 8*(6).

Grol, R. (2013). Introduction. In: Grol, R., Wensing, M., Eccles, M. & Davis, D. A. (eds.), *Improving patient care: The implementation of change in clinical practice* (pp. xiii–xvii). 2. ed. Chinchester: Wiley-Blackwell.

Grol, R., Bosch, M. & Wensing, M. (2013). Development and selection of strategies for improving patient care. In: Grol, R., Wensing, M., Eccles, M. & Davis, D. A. (eds.), *Improving patient care: The implementation of change in clinical practice* (pp. 167–184). 2. ed. Chinchester: Wiley-Blackwell.

Grol, R. & Wensing, M. (2013). Dissemination of innovations. In: Grol, R., Wensing, M., Eccles, M. & Davis, D. A. (eds.), *Improving patient care: The implementation of change in clinical practice* (pp. 185–196). 2. ed. Chinchester: Wiley-Blackwell.

Grol, R. P., Bosch, M. C., Hulscher, M. E., Eccles, M. P. & Wensing, M. (2007). Planning and studying improvement in patient care: the use of theoretical perspectives. *Milbank Q, 85*(1), 93–138.

Grol, R. & Wensing, M. (2004). What drives change? Barriers to and incentives for achieving evidence-based practice. *Med J Aust, 180* (Suppl. 6), S57–S60.

Hulscher, M., Wensing, M. & Grol, R. (2013). Multifaceted strategies for improvement. In: Grol, R., Wensing, M., Eccles, M. & Davis, D. A. (eds.), *Improving patient care: The implementation of change in clinical practice* (pp. 278–287). 2. Ed. Chinchester: Wiley-Blackwell.

Ivers, N., Jamtvedt, G., Flottorp, S., Young, J. M., Odgaard-Jensen, J., French, S. D., O'Brien, M. A., Johansen, M., Grimshaw, J. & Oxman, A. D. (2012). Audit and feedback: effects on professional practice and healthcare outcomes. *Cochrane Database Syst Rev, 2012*(6), Art. No.: CD000259.

Jamtvedt, G., Young, J. M., Kristoffersen, D. T., O'Brien, M. A. & Oxman, A. D. (2006). Audit and feedback: Effects on professional practice and health care outcomes. *Cochrane Database Syst Rev, 2006*(2), Art. No.: CD000259.

Kim, S. C., Brown, C. E., Fields, W. & Stichler, J. F. (2009). Evidence-based practice-focused interactive teaching strategy: a controlled study. *J Adv Nurs, 65*(6), 1218–1227.

Koehn, M. L. & Lehman, K. (2008). Nurses' perceptions of evidence-based nursing practice. *J Adv Nurs, 62*(2), 209–215.

Leykum, L. K., Pugh, J. A., Lanham, H. J., Harmon, J. & McDaniel, R. R., Jr. (2009). Implementation research design: Integrating participatory action research into randomized controlled trials. *Implement Sci, 4*(1), 69.

Lohrmann, C. (2012). *Europäische Pflegequalitätserhebung*. 17. April 2012. Medizinische Universität Graz, Institut für Pflegewissenschaft.

Ludvigsen, M. S., Meyer, G., Hall, E., Fegran, L., Aagaard, H. & Uhrenfeldt, L. (2013). Development of clinically meaningful complex interventions: The contribution of qualitative research. *Pflege, 26*(3), 207–214.

Mäkelä, M. & Thorsen, T. (1999). A framework for guidelines implementation studies. In: Thorsen, T. & Mäkelä, M. (Hrsg.), *Changing professional practice: theory and practice of clinical guidelines implementation* (S. 23–53).

Copenhagen: Danish Institute for Health Services Research.

May, C. (2013). Towards a general theory of implementation. *Implement Sci, 8*(1), 18.

Mazza, D., Bairstow, P., Buchan, H., Chakraborty, S. P., Van Hecke, O., Grech, C. & Kunnamo, I. (2013). Refining a taxonomy for guideline implementation: results of an exercise in abstract classification. *Implement Sci, 8*(1), 32.

McGowan, J. L., Grad, R., Pluye, P., Hannes, K., Deane, K., Labrecque, M., Welch, V. & Tugwell, P. (2009). Electronic retrieval of health information by healthcare providers to improve practice and patient care. *Cochrane Database Syst Rev, 2009*(3), Art. No.: CD004749.

Medves, J., Godfrey, C., Turner, C., Paterson, M., Harrison, M., MacKenzie, L. & Durando, P. (2010). Systematic review of practice guideline dissemination and implementation strategies for healthcare teams and team-based practice. *Int J Evid Based Healthc, 8*(2), 79–89.

Meesterberends, E., Halfens, R. J., Lohrmann, C., Schols, J. M. & de Wit, R. (2011). Evaluation of the dissemination and implementation of pressure ulcer guidelines in Dutch nursing homes. *J Eval Clin Pract, 17*(4), 705–712.

Meesterberends, E., Halfens, R., Lohrmann, C. & de Wit, R. (2010). Pressure ulcer guideline development and dissemination in Europe. *J Clin Nurs, 19*(11–12), 1495–1503.

O'Brien, M. A., Rogers, S., Jamtvedt, G., Oxman, A. D., Odgaard-Jensen, J., Kristoffersen, D. T., Forsetlund, L., Bainbridge, D., Freemantle, N., Davis, D., Haynes, R. B. & Harvey, E. (2007). Educational outreach visits: Effects on professional practice and health care outcomes. *Cochrane Database Syst Rev, 2007*(4), Art. No.: CD000409.

Opiyo, N. & English, M. (2010). In-service training for health professionals to improve care of the seriously ill newborn or child in low and middle-income countries (Review). *Cochrane Database Syst Rev, 2010*(4), Art. No.: CD007071.

Ploeg, J., Davies, B., Edwards, N., Gifford, W. & Miller, P. E. (2007). Factors influencing best-practice guideline implementation: Lessons learned from administrators, nursing staff, and project leaders. *Worldviews Evid Based Nurs, 4*(4), 210–219.

Prior, M., Guerin, M. & Grimmer-Somers, K. (2008). The effectiveness of clinical guideline implementation strategies: a synthesis of systematic review findings. *J Eval Clin Pract, 14*(5), 888–897.

Reeves, S., Perrier, L., Goldman, J., Freeth, D. & Zwarenstein, M. (2013). Interprofessional education: effects on professional practice and healthcare outcomes (update). *Cochrane Database Syst Rev, 2013*(3), Art. No.: CD002213.

Robertson, R. & Jochelson, K. (2006). *Interventions that change clinician behaviour: mapping the literature.* London: National Institute for Health and Care Excellence (NICE). http://www.nice.org.uk/media/AF1/42/HowToGuideKingsFundLiteratureReview.pdf [letzter Zugriff: 03.03.2014].

Schoberer, D., Findling, E. T., Uhl, C., Schaffer, S., Semlitsch, B., Haas, W., Schrempf, S., Walder, M., Hierzer, A. & Lami, C. (2012). *Evidence-based Leitlinie Sturzprophylaxe für ältere und alte Menschen in Krankenhäusern und Langzeitpflegeeinrichtungen.* 2. Aufl. Landeskrankenhaus Universitätsklinikum Graz. http://www.ebn.at/cms/dokumente/10218156_5081774/9d218d28/Leitlinie%202012%20Endversion.pdf [letzter Zugriff: 03.03.2014].

Scott, S. D., Albrecht, L., O'Leary, K., Ball, G. D., Dryden, D. M., Hartling, L., Hofmeyer, A., Jones, C. A., Kovac Burns, K., Newton, A. S., Thompson, D. & Klassen, T. P. (2011). A protocol for a systematic review of knowledge translation strategies in the allied health professions. *Implement Sci, 6*(1), 58.

Shojania, K. G., Jennings, A., Mayhew, A., Ramsay, C. R., Eccles, M. P. & Grimshaw, J. (2009). The effects of on-screen, point of care computer reminders on processes and outcomes of care. *Cochrane Database Syst Rev, 2009*(3), Art. No.: CD001096.

Squires, J., Estabrooks, C., Gustavsson, P. & Wallin, L. (2011). Individual determinants of research utilization by nurses: a systematic review update. *Implement Sci, 6*(1), 1.

Thompson, D. S., Estabrooks, C. A., Scott-Findlay, S., Moore, K. & Wallin, L. (2007). Interventions aimed at increasing research use in nursing: A systematic review. *Implement Sci, 2*(1), 15.

Urquhart, C., Currell, R., Grant, M. J. & Hardiker, N. R. (2009). Nursing record systems: effects on nursing practice and healthcare outcomes. *Cochrane Database Syst Rev, 2009*(1), Art. No.: CD002099.

van Achterberg, T. & Sales, A. E. (2011). Implementation Science for nursing: evidence needed!: call for papers for a special issue. *Int J Nurs Stud, 48*(10), 1163–1164.

van Achterberg, T., Schoonhoven, L. & Grol, R. (2008). Nursing implementation science: How evidence-based nursing requires evidence-based implementation. *J Nurs Scholarsh, 40*(4), 302–310.

Van der Weijden, T., Wensing, M., Eccles, M. & Grol, R. (2013). Feedback and reminders. In:

Grol, R., Wensing, M., Eccles, M. & Davis, D. A. (eds.), *Improving patient care: The implementation of change in clinical practice* (pp. 210–223). 2. ed. Chinchester: Wiley-Blackwell.

Weckman, H. N. & Janzen, S. K. (2009). The critical nature of early nursing involvement for introducing new technologies. *Online J Issues Nurs, 14*(2).

Wensing, M., Fluit, C. & Grol, R. (2013a). Educational strategies. In: Grol, R., Wensing, M., Eccles, M. & Davis, D. A. (eds.), *Improving patient care: The implementation of change in clinical practice* (pp. 197–209). 2. ed. Chinchester: Wiley-Blackwell.

Wensing, M., Laurant, M., Ouwens, M. & Wollersheim, H. (2013b). Organizational implementation strategies for change. In: Grol, R., Wensing, M., Eccles, M. & Davis, D. A. (eds.), *Improving patient care: The implementation of change in clinical practice* (pp. 240–253). 2. ed. Chinchester: Wiley-Blackwell.

Zangaro, G. A. & Soeken, K. L. (2007). A meta-analysis of studies of nurses' job satisfaction. *Res Nurs Health, 30*(4), 445–458.

Zegelin, A. (2006). Festgenagelt sein: Der Prozess des Bettlägerigwerdens durch allmähliche Ortsfixierung. 1. Nachdr. Bern u. a.: Huber.

9 Unwirksamkeit, Schaden und nicht intendierte Folgen der Implementierung von Interventionen

Gabriele Meyer, Katrin Balzer, Doris Wilborn, Steffen Fleischer, Almuth Berg und Sascha Köpke

»Stop things starting – if interventions are of unproven efficacy, make sure they are not introduced.

Start things stopping – if interventions of unproven efficacy have already been introduced, make sure they are no longer practised.

Start things starting right – start introducing interventions with proven efficacy.«

(Muir Gray, 1997 zit. n. Sitzia, 2002)

Einführung

Einfach und eingängig klingt das Mantra Muir Grays (1997). Natürlich, so sollte es sein, zum Wohle der Empfänger von Pflege- und Gesundheitsleistungen. Wie allzu oft in Medizin, Pflege und Gesundheitsversorgung bestätigt, können aber gut gemeinte und harmlos oder hilfreich erscheinende Behandlungen in der Summe eher schädlich sein. Ethisch gefordert ist vor der Einführung einer (vermeintlichen) Innovation stets eine sorgsame Überprüfung des Nutzen-Schaden-Verhältnisses. Der evidenzbasierten Praxis haftet zu Recht ein prinzipieller Innovationsskeptizismus an, der zunächst einmal die Advokaten einer neuen Behandlung oder eines neuen Verfahrens auffordert, die positive Bilanz der von ihnen favorisierten Vorgehensweise zu belegen. In der Pflege, wie in allen anderen Bereichen der Gesundheitsversorgung, sind diagnostische Verfahren und Behandlungen oftmals bereits in die Praxis implementiert, ohne dass ihre Nützlichkeit und Unschädlichkeit je untersucht wurde. Eine bereits erfolgte breite Praxisimplementierung macht die Überprüfung in randomisierten kontrollierten Studien schwierig, jedoch nicht unmöglich. So haben wir beispielsweise vor einigen Jahren die Wirksamkeit der Benutzung von Sturzrisikoskalen in Pflegeheimen untersucht, obwohl die Instrumente bereits breite Anwendung fanden (Meyer et al., 2009). Das Ergebnis der cluster-randomisierten kontrollierten Studie belegte, dass die Benutzung einer Skala zur Einschätzung des Sturzrisikos der klinischen Einschätzung nicht überlegen ist, nicht zur Verringerung von Stürzen und sturzbedingten Verletzungen führt, keine Veränderung der Anwendung sturzpräventiver Maßnahmen bewirkt, ja, keinerlei Implikationen auf bewohnerrelevante Ergebnisse hat. Der einzige Unterschied ist die Beanspruchung von Ressourcen bzw. von knapper Pflegezeit (Meyer et al., 2009). Das Ergebnis dieser Studie hat Eingang in einen Health Technology Assessment Report (Balzer et al., 2012) und den Expertenstandard Sturzprophylaxe (DNQP, 2013) gefunden und dürfte somit auch Praxisrelevanz erlangen. Dennoch werden sicherlich weiterhin vielerorts Sturzrisikoskalen in Pflegeheimen im Einsatz sein.

Etwas aus der Versorgungspraxis zu entfernen, das seit längerem benutzt wird, ist eine aufwendige und langwierige Aufgabe. Man denke an die Anwendung von freiheitsentziehenden Maßnahmen in der Altenpflege mit dem Ziel der Sturzprävention und Verhaltenskontrolle bei motorischer Unruhe und Verletzungsgefahr. Hier gilt der zweite Teil des Muir Gray'schen Mantras. Freiheitsentziehende Maßnahmen sind nicht auf den Nutzen untersucht, den man sich von ihrer Anwendung erhofft. Es ist jedoch belegt, dass das Weglassen von freiheitsentziehenden Maßnahmen nicht zu einer Erhöhung von Stürzen und Unfällen führt oder gar zu einem verstärkten Ansetzen ruhigstellender Medikamente (Köpke et al., 2012). Ferner ist der Schaden freiheitsentziehender Maßnahmen recht gut belegt. Zahlreiche mit freiheitsentziehenden Maßnahmen assoziierte Gesundheitsrisiken sind beschrieben wie erhöhtes Risiko für Dekubitus. Auch direkter Schaden, z. T. mit Todesfolge ist dokumentiert (Köpke et al., 2009). Warum also werden Fixierungen in der Altenpflege häufig benutzt? Hier können nur ein überkommener Mythos, Bequemlichkeit, Angst und Veränderungsresistenz die Gründe sein. Im Sinne evidenzbasierter Praxis besteht ein Handlungsmandat. Eine wirksame Intervention oder einen wirksamen Handlungspfad in die Versorgungspraxis einzubringen, ist schwierig genug und Gegenstand der Implementierungswissenschaft. Die De-Implementierung von Interventionen, die sich als schädlich und obsolet bestätigt haben, ist hingegen bisher weitgehend unberücksichtigt.

9.1 Unwirksamkeit durch unzureichende Vorbereitung

Die Schlussfolgerung mancher Studie fällt mitunter vergleichbar zu der einer Publikation in der renommierten Zeitschrift *The Lancet* aus. Hillman et al. (2005) hatten die Wirksamkeit eines medizinischen Notfallteams in Krankenhäusern (Medical Emergency Teams, MET) untersucht:

> »Introduction of such a system did not significantly reduce the incidence of our study outcomes. Possible explanations for our findings are that the MET system is an ineffective intervention; the MET is potentially effective but was inadequately implemented in our study; we studied the wrong outcomes; control hospitals were contaminated as a result of being in the study; the hospitals we studied were unrepresentative; or our study did not have adequate statistical power to detect important treatment effects« (Hillman et al., 2005, 2094).

Zweifelsohne muss ein solcher Befund aus ethischen und ökonomischen Gründen vermieden werden. Am Ende einer Studie genauso viel oder wenig zu wissen wie am Anfang ist ein klarer *waste of research*.

Bei der untersuchten Intervention handelt es sich um eine sogenannte komplexe Intervention. Pflegeinterventionen sind zumeist komplexer Natur, d. h., sie bestehen aus mehreren Einzelkomponenten, die sich wechselseitig bedingen und ihrerseits in komplexe Kontexte unter komplexen Bedingungen implementiert werden (Craig et al., 2008). Ein Beispiel für eine typische komplexe Intervention ist die *Stroke Unit* (spezialisierte Station für die Akutbehandlung nach Schlaganfall mit einem umfassenden Versorgungskonzept), die neben verschiedenen Interventionskomponenten auch eine multidisziplinäre Zusammenarbeit notwendig macht. Zweifelsohne werden viele Interventionen in der Pflege und Gesundheitsversorgung nicht ausreichend vorbereitet, bevor sie experimentell in kontrollierten Studien überprüft werden. Es mangelt zumeist an Theoriefundierung, sorgsamer Exploration und Pilotierung (Möhler et al., 2011). Die Entwicklung und Evaluation komplexer Interventionen beinhalten methodische Herausforderungen. Verschiedene Modelle wurden entwickelt, wie z. B. das Utrechter Modell. Es fokussiert auf die Entwicklung und Pilotierung einer komplexen Intervention, während die Evaluation wenig thematisiert wird (van Meijel et al., 2004). Das britische Medical Research Council (MRC) hat ein umfassenderes Modell vorgelegt, das im Jahre 2000 erstmalig veröffentlicht wurde (Campbell et al., 2000) und nach einschlägiger Methodenkritik im Jahr 2008 erneut in einer modifizierten Fassung erschien (Craig et al., 2008). Das Stufenmodell der ersten Version wurde in ein zirkuläres Phasenmodell übertragen, das einen stärkeren prozesshaften Charakter des Forschungsprozesses reflektiert. Das neue Modell beinhaltet die vier Phasen: Entwicklung, Pilotierung, Evaluation und Implementierung einer Intervention.

Das MRC-Rahmenmodell für komplexe Interventionen leitet deren systematische und sorgfältige Entwicklung und wurde in neueren Interventionsstudien angewendet (Kirkevold et al., 2012; Köpke et al., 2012). Die Berücksichtigung dieses Modells birgt das Potenzial, unwirksamen Interventionen durch sorgfältige und umfassende Vorbereitung vorzubeugen.

9.2 Unwirksame Intervention nach Übertragung in die Praxis

Interventionen, die sich in klinischen Studien als wirksam erwiesen haben, stellen sich manchmal bei der Übertragung und Implementierung in die eigene Praxis als weniger oder auch gar nicht wirksam heraus. Die Erklärungen hierfür sind vielfältig: Zum einen können Gründe in der ursprünglichen Studien- oder Evidenzlage bestehen, zum anderen ergeben sich aber auch im Rahmen der Adaptierung und Implementierung der Intervention Fehlerquellen bzw. Optionen für Entscheidungen, die die Wirksamkeit in Bezug auf patientenrelevante Endpunkte beeinträchtigen können. Post-hoc lassen sich diese Mechanismen ohne eine ausführliche Analyse der Prozesse bei der Implementierung kaum mehr voneinander trennen, und die Frage »Haben wir versucht, eine eigentlich unwirksame Intervention umzusetzen oder haben wir eine eigentlich wirksame Intervention unwirksam umgesetzt?« lässt sich nicht immer zuverlässig beantworten.

Apologeten der entsprechenden Intervention neigen tendenziell wohl eher zu der Erklärung einer fehlerhaften, unwirksamen Umsetzung. Dagegen zeigte eine Übersichtsarbeit von Prasad et al. (2013) jedoch, wie häufig die gängige und durchaus mit Studien belegte Praxis durch neuere, bessere Studien widerlegt wurde (*reversal of practice*). Etwa 40 % der im Zeitraum von 2001 bis 2010 untersuchten 363 Studien werden so widerlegt, während etwa genauso viele die vorherigen Ergebnisse stützten bzw. bestätigten (Prasad et al., 2013). Insofern ist auch bei einer positiv erscheinenden Studienlage die Möglichkeit einer Unwirksamkeit implementierter Interventionen zu reflektieren.

Aber auch bei den Entscheidungen im Implementierungsprozess selbst lassen sich, insbesondere bei komplexen Interventionen, diverse Fehlerquellen identifizieren. Die Komplexität der Interventionen macht eine Berücksichtigung vieler Faktoren notwendig, ohne dass vorab immer ausreichend bekannt ist, welche Interventionskomponenten die Wirksamkeit bedingen. Bei einer mangelhaften ausführlichen Darstellung der Intervention in einem Handbuch bzw. Manual können möglicherweise genau diese Komponenten bei der Implementierung in die Versorgungspraxis vernachlässigt werden, die den Hauptanteil am Erfolg einer Intervention ausmachen. In der Konsequenz liegt dann nur eine partielle Umsetzung vor, streng betrachtet wurde sogar eine andere Intervention implementiert.

Weitere Fehlerquellen können zudem in einer unzulänglichen Einschätzung der externen Validität bestehen, das heißt der Übereinstimmung von Studiensetting und Zielsetting. Vor allem die Nichtbeachtung bedeutsamer Unterschiede in der Versorgungspraxis des Herkunftslandes der Primärstudie und des Ziellandes der Implementierung kann sich auf die erhofften Effekte einer Intervention nachteilig auswirken. So spielen beispielsweise die Kompetenzen der beteiligten Berufsgruppen, generelle Verantwortlichkeiten und damit die Beeinflussbarkeit von Prozessen oder auch die Standardversorgung der Patientengruppe eine wesentliche Rolle. Da die Beurteilung der externen Validität der Studienlage als erster Schritt bei Adaptions- bzw. Implementierungsentscheidungen von Interventionen wirkungsmächtig wird, sollte dabei entsprechend kritisch vorgegangen werden.

9.3 Unwirksamkeit bei Replikation

Die Replikation bzw. Replizierbarkeit von Studienergebnissen ist ein zentrales wissenschaftliches Qualitätskriterium. Für die Praxis gilt es zu entscheiden, ob eine zuvor erfolgreich geprüfte Intervention oder auch ein diagnostischer Test implementiert werden kann und wenn ja, unter welchen Bedingungen.

Die Beurteilung der Replizierbarkeit von Studienergebnissen hat verschiedene Ziele, darunter

1. die Bestätigung, dass die ursprünglichen Ergebnisse valide und reliabel sind,
2. der Nachweis der Generalisierbarkeit der Ergebnisse und der mögliche Einfluss spezifischer Faktoren auf die Wirksamkeit einer Intervention,
3. die Übertragbarkeit der ursprünglichen Studie auf ein anderes Setting bzw. in die klinische Praxis,
4. die Anregung für weitere Forschung durch die Analyse der Anwendung einer Intervention in verschiedenen Settings.

Entsprechend fordern Richtlinien zur Berichterstattung von Studien jeweils die Beschreibung der Interventionen, so z. B. im fünften Punkt des CONSORT Statements (Schulz et al., 2010). Berichtet werden soll über »durchgeführte Interventionen in jeder Gruppe mit präzisen Details, einschließlich wie und wann die Interventionen durchgeführt wurden, um eine Replikation der Studie zu ermöglichen« (Schulz et al., 2010, e21). Dies ist von besonderer Bedeutung bei Studien zu komplexen Interventionen. Hier gilt es neben der Intervention auch Materialien und Instrumente der Implementierung zu beschreiben, um eine Replizierbarkeit zu gewährleisten (Shepperd et al., 2009; Möhler et al., 2013). Auch die vor kurzem publizierten »TIDieR« (»Template for Intervention Description and Replication«)-Kriterien zur Berichterstattung und Replikation von Interventionen betonen die Bedeutung einer ausführlichen Berichterstattung als Grundlage für die Überprüfung des Erfolgs von Interventionen in Replikationsstudien (Hoffmann et al., 2014). Die Autoren machen deutlich, dass die Voraussetzungen hierfür bislang nur in einem Bruchteil der publizierten Interventionsstudien gegeben sind (Hoffmann et al., 2014).

An zwei Beispielen aus dem Bereich der Sturzvorhersage und -prävention soll die Problematik kurz dargestellt werden.

Erstes Beispiel: Eine Leitlinie des Universitätsklinikums Graz empfiehlt den Einsatz von »Sturzfokusinstrumenten (STRATIFY) [...] bei allen älteren und alten Menschen in Krankenhäusern und Pflegeeinrichtungen zur Erkennung von Risikopatienten« mit der höchsten »Evidenceklasse« (Bachner et al., 2009, 7). Als Basis dieser Empfehlung wird die systematische Übersichtsarbeit von Oliver et al. (2004) angegeben, in der aufgrund der initialen Validierungsstudien eine positive Einschätzung der diagnostischen Genauigkeit und Vorhersagefähigkeit des STRATIFY-Instruments abgegeben wird. In einer wenige Jahre später erschienenen Metaanalyse kommen die Autoren auf Basis von Replikationsstudien in verschiedenen Populationen jedoch zu der Einschätzung, dass das STRATIFY-Instrument sich nicht zur Identifikation von Hochrisikopatienten im Krankenhaus eigne und dass es einen starken Einfluss von Studienpopulation und -setting auf die Testeigenschaften gebe (Oliver et al., 2008). Ein kurz zuvor erschienenes Editorial regt an, es sei an der Zeit, dieses und andere Instrumente gänzlich aus der klinischen Praxis zu verbannen (Oliver, 2008). Meyer & Köpke (2009b) haben bereits in einem früheren Beitrag dargestellt, dass die äußerst positiven Ergebnisse aus Entwicklungsstudien, bei denen das Instrument *Diagnostic Odds Ratios* von 62 und 95 erreichte, bei späteren Untersuchungen nicht bestätigt werden konnten. Ähnliches konnte auch für den weit verbreiteten Tinetti-Test (Köpke & Meyer, 2006) und weitere Sturzrisikoassessmentinstrumente (Köpke & Meyer, 2011) gezeigt werden. Bereits vor 15 Jahren haben Justice et al. (1999) in einem vielzitierten Artikel dargestellt, dass ein Instrument, welches lediglich im Entwicklungssample prädiktive und diskriminatorische Genauigkeit bewiesen hat, nutzlos ist, ganz egal, wie genau es initial gemessen hat. Bei der Bewertung eines diagnostischen bzw. prädiktiven Tests reicht es daher keinesfalls aus, lediglich Ergebnisse aus Entwicklungsstudien heranzuziehen. Leitlinienempfehlungen auf einer solchen Basis sind gleichermaßen nutzlos wie potenziell schädlich.

Zweites Beispiel: Vor 15 Jahren publizierten Close et al. (1999) die Ergebnisse einer randomisierten kontrollierten Studie mit älteren Menschen in London, die nach einem Sturz im Krankenhaus behandelt worden waren. Auf Basis verschiedener Assessments und eines Hausbesuchs wurden individuell angepasste Interventionen geplant. Die Ergebnisse waren beeindruckend: Nach einem Jahr waren bei 212 Personen in der Kontrollgruppe 510 Stürze aufgetreten, bei den 184 Personen in der Interventionsgruppe waren es lediglich 183 Stürze. Auch die Anzahl der Personen mit mindestens einem und mit drei oder mehr Stürzen unterschied sich deutlich zwischen den Gruppen. In der Kontrollgruppe waren 111 Personen (52 %) mindestens einmal gestürzt, in der Interventionsgruppe lediglich 59 (32 %). Diese einflussreiche Studie, die bis heute fast 1.000-mal zitiert wurde, ist einige Jahre später von Hendriks et al. (2008) für die Niederlande adaptiert und in einer randomisierten kontrollierten Studie überprüft worden. Im Gegensatz zur Originalintervention zeigte sich hier ein enttäuschendes Ergebnis. Nach zwölf Monaten waren in der Interventionsgruppe 55 von 124 Personen (46 %) und in der Kontrollgruppe 61 von 134 (47 %) gestürzt. Auch bei der

Anzahl der mehrfach gestürzten Personen und der Anzahl der Stürze mit Verletzungen zeigten sich keine Unterschiede zwischen den Gruppen und damit kein Vorteil der Intervention. Die Autoren diskutieren die überraschend deutlichen Unterschiede zwischen den beiden Studien und vermuten u. a. die nötigen Anpassungen an das niederländische Versorgungssystem als mögliche Ursache. So wurde die Intervention um andere Berufsgruppen erweitert und der Interventionszeitraum hierdurch deutlich verlängert. Des Weiteren wird vermutet, dass die Unterschiede zwischen den Gesundheitssystemen den Erfolg der Intervention beeinflusst haben. Während die vermutete inadäquate Versorgung in London durch die Intervention deutlich verbessert werden konnte, bot möglicherweise die bereits recht hochwertige Versorgung älterer Menschen in den Niederlanden deutlich weniger Raum für Verbesserungen durch die Intervention, so die Überlegung der Autoren. Da die Publikation von Close et al. (1999) jedoch keine Details der Implementierung der Intervention berichtet, bleibt ungeklärt, warum zwei vergleichbare Interventionen solch unterschiedliche Effekte zeigen konnten. Auch eine begleitend durchgeführte ausführliche Prozessevaluation (Bleijlevens et al., 2008) konnte diese Frage nicht klären, da vergleichbare Daten zur Originalstudie fehlen.

Die beiden Beispiele zeigen eindrucksvoll, dass es einer Replikation von erfolgversprechenden Studienergebnissen bedarf, bevor die breite Implementierung von Interventionen oder auch Testinstrumenten propagiert wird. Es bedarf, speziell im Falle von komplexen Interventionen, der genauen Prüfung von Prozess- und Kontextfaktoren und einer Fokussierung auf die spezifischen Versorgungsbedingungen.

Angesichts der sowohl bei diagnostischen und prädiktiven Tests (Justice et al., 1999) als auch bei Interventionsstudien (Pereira et al., 2012) häufigen Überschätzung von Effekten in initialen Studien bedarf es einer sorgfältig geplanten Replikation von initialen Studienergebnissen, um erfolgreich »Value« von »Waste« zu unterscheiden (Chalmers et al., 2014).

9.4 Verzerrte Interpretation unwirksamer Interventionen

Die Analyse quantitativer Daten und insbesondere deren Interpretation sind nicht frei von subjektiven Einflüssen (Järvinen et al., 2014). Dies liegt insbesondere an kognitiven Prozessen im Zuge der Auswertung und der damit zusammenhängenden Präsentation und folgenden Diskussion der Ergebnisse. Trotz offensichtlicher Unwirksamkeit oder sogar tendenzieller Schädlichkeit einer Intervention können unter Umständen die falschen Schlussfolgerungen gezogen werden (sogenannte *confirmation bias*, *positive-outcome bias* oder auch *interpretation bias*).

Anhand der Publikation einer Interventionsstudie zur Reduktion freiheitsentziehender Maßnahmen (FEM) bei Pflegeheimbewohnern (Koczy et al., 2011) soll illustriert werden, wie Entscheidungen bei der Analyse und Diskussion der Ergebnisse die Aussagekraft einer Studie verändern und die Interpretation der Studienresultate beeinflussen können. Die cluster-randomisierte Studie untersuchte in einem Wartelisten-Kontrollgruppen-Design die Wirksamkeit einer multifaktoriellen Intervention hinsichtlich der Reduktion von Fixierungen nach einem Zeitraum von drei Monaten. Das Odds Ratio (OR) für den primären Endpunkt »Beendigung einer Fixierung« betrug 2,16 zugunsten der Interventionsgruppe (IG: 35/208, KG: 11/125), mit einem Konfidenzintervall (95 %) von 1,05 bis 4,46.

Im Rahmen der Datenauswertung wurde zum einen entschieden, trotz der vorgenommenen Cluster-Randomisierung nicht clusteradjustiert auszuwerten und ohne eine vorab formulierte Entscheidungsregel zur Auswahl relevanter Variablen nach dem Geschlecht zu adjustieren, zum anderen wurde der primäre Endpunkt (Koczy et al., 2005) modifiziert. Statt der studienkonzeptionell zugrunde gelegten Reduktion der Fixierungsprävalenz in der gesamten Heimpopulation wurde statistisch nur die zu Studienbeginn fixierte Gruppe von Heimbewohnern hinsichtlich der Nicht-Fixierungsprävalenz evaluiert. Da die Fixierungsprävalenz in der Heimpopulation zum primären Messzeitpunkt nicht berichtet wurde, ist die Richtung der Auswirkung der geänderten Bezugsgröße auf den Effekt der Intervention nicht beurteilbar. Der Verzicht auf eine cluster-adjustierte Auswertung und das Abweichen vom Studienprotokoll bei der Primäranalyse führen aber zu einem engeren Konfidenzintervall – im Sinne einer Überschätzung des Studieneffekts.

Kognitive Prozesse beeinflussen nicht nur die Analyse und die Präsentation, sondern auch die Diskussion von Ergebnissen. Obgleich eine systematische Übersichtsarbeit zu freiheitsentziehenden Maßnahmen (Möhler et al., 2011) ein wesentlich heterogeneres Bild zu den Effekten entsprechender Interventionen ergab, wurden in der angeführten Studie von Koczy et al. (2011) die Studienergebnisse ausschließlich vor dem Hintergrund erfolgreicher randomisierter kontrollierter Studien reflektiert. Beim Leser können solche Darstellungen einen Ankereffekt (anchoring as priming effect) erzeugen (Kahnemann, 2012), die Effektivität der Intervention wird folglich höher eingeschätzt als die externe Evidenz tatsächlich nahelegt.

Lösungsansätze dieser generellen Probleme bietet beispielsweise das CONSORT-Statement (Moher et al., 2010), das neben der Forderung einer systematischen Diskussion unter Einbezug systematischer Übersichtsarbeiten – entweder diesbezüglich erstellt oder als Rückgriff auf bestehende systematische Übersichtsarbeiten – implizit auch eine verblindete Datenanalyse empfiehlt. Ein Vorschlag von Järvinen et al. (2014) (rekurrierend auf Gøtzsche, 1996) geht über die Verblindung der Datenauswertung sogar hinaus und regt eine verblindete Ergebnisinterpretation an. Hierzu werden sowohl eine vorab formulierte Analyse- als auch eine Interpretationsstrategie als Bestandteil des Studienprotokolls in einem öffentlich zugänglichen Register hinterlegt und dann »abgearbeitet«; jegliche Post-hoc-Abweichungen sind später als rein explorativ zu kennzeichnen.

9.5 Schaden als Folge von Interventionen

Jede Intervention in der Gesundheitsversorgung kann mit einem Risiko für Schaden einhergehen, das gegen das Potenzial für den Gesundheitsvorteil (Benefit) abgewogen werden muss. Eine ausgewogene Beurteilung einer Intervention macht die Analyse von Benefit und Schaden notwendig. Häufig gebrauchte Begriffe für die Bezeichnung schädlicher Effekte sind »adverse Ereignisse« oder »Nebenwirkungen«. Im Kasten 9.1

findet sich ein Versuch, diese Begriffe zu definieren. Da die Kausalität beobachteter schädlicher Effekte nicht immer eindeutig belegt ist, werden die Begriffe »Schaden« und »adverse Effekte« im Folgenden synonym verwandt. Gemeint sind hierbei in Anlehnung an die Definition von Battles und Lilford (2003) stets alle während oder nach einer Intervention zu beobachtenden Ereignisse,

- die Beeinträchtigungen der körperlichen und/oder psychischen Gesundheit darstellen oder das Potenzial haben, eine solche Beeinträchtigung hervorzurufen und
- für die nach aktuellem Wissensstand anzunehmen ist, dass sie eher auf die betreffende Intervention zurückzuführen ist als auf bestimmte Merkmale derjenigen Person, welche die Intervention erhalten hat.

Kasten 9.1: Begriffsklärungen (partiell angelehnt an Ioannidis et al., 2004)

- *Adverse Ereignisse*: In einer klassischen randomisierten kontrollierten Studie ist es schwierig, herauszufinden, ob ein beobachtetes Ereignis ganz oder teilweise auf die Intervention zurückzuführen ist oder aber keinen Bezug zur Intervention hat, sondern zum Beispiel durch die zugrundliegende Erkrankung bedingt ist. Die Aufgabe einer klinischen Studie ist es, gute und schlechte Ereignisse und Ergebnisse zu berichten, so dass diese zwischen den Behandlungsgruppen verglichen werden können. Adverse Ereignisse bezeichnen darum diesen Sachverhalt besser als Nebenwirkungen, die per se Kausalität unterstellen.
- *Nebenwirkungen*: Nicht-intendierte Wirkungen (in der Regel sind pharmakologische gemeint). Der Terminus impliziert nicht notwendigerweise Schaden, denn einige Nebenwirkungen können auch vorteilhaft sein (erwünschte Begleiterscheinungen). Der Ausdruck »neben« hat die Tendenz zum *understatement*, denn er ist konnotiert mit einer nachrangigen Bedeutung. Oft wird auch der Terminus »unerwünschte Wirkung« für negative Nebenwirkungen benutzt.
- *Schaden*: Die Gesamtheit möglicher adverser Konsequenzen einer Intervention oder Therapie. Schaden ist das direkte Gegenteil des Benefits, gegen den er verglichen werden muss.

Schädliche Effekte können im Zusammenhang mit jeder Struktur oder jedem Prozess der Gesundheits- und pflegerischen Versorgung auftreten. Sie können unbeabsichtigte Folge diagnostischer, präventiver oder therapeutischer Maßnahmen im individuellen Bewohner- oder Patientenkontakt sein, aber auch im Zuge übergeordneter Struktur- oder Prozessanpassungen entstehen, wie z. B. bei oder nach der Implementierung geänderter Verfahrensweisen oder eines neuen Dokumentationssystems. Ein Beispiel für ein erhöhtes Schadensrisiko durch komplexe Anpassungen von Versorgungsstrukturen und -prozessen stammt aus dem Bereich der Sturzprophylaxe, genauer aus einer neuseeländischen cluster-randomisierten kontrollierten Studie. In dieser Studie waren die Effekte der Implementierung eines multifaktoriellen Programms zur Vermeidung von Stürzen bei Pflegeheimbewohnern untersucht worden (Kerse et al., 2004). Das Programm bestand aus einer Überprüfung des Sturzrisikos der Bewohner, gefolgt von prophylaktischen Maßnahmen vor allem bei Bewohnern mit sehr hoher Risikoexposition. Die Umsetzung des Programms lag in der Verantwortung der Pflegenden, die zuvor extra geschult worden waren. Entgegen der Erwartung der Autoren führte das Interventionsprogramm nicht zu einer Senkung der Sturzinzidenz, sondern zu einer höheren Rate von Stürzen insgesamt (4,1 versus 2,3 Stürze pro Bewohner pro Jahr) und Stürzen mit

Verletzungsfolge (1,6 versus 1,0 Stürze pro Bewohner pro Jahr) im Vergleich zur Kontrollgruppe. Bezogen auf den Endpunkt Sturzrate erwies sich dieser Unterschied als statistisch signifikant. Da die Ergebnisse für beide Endpunkte in die gleiche ungünstige Richtung zeigten und erkundende Verlaufsanalysen einen Zusammenhang zwischen der monatlichen Sturzrate und dem Implementierungsprozess nahelegten, werteten die Studienautoren ihre Ergebnisse als ein Signal dafür, dass das Programm unter den in dieser Studie herrschenden Versorgungsbedingungen eher ein erhöhtes Schadens- als Nutzenpotenzial hatte.

Im Bereich der Sturzprophylaxe ist das Ergebnisbild oft heterogen und vermutlich stark von der Vulnerabilität der Zielgruppe sowie den Kontextfaktoren mitbestimmt. In eigenen systematischen Evidenzsynthesen (Balzer et al., 2012; 2013) fanden sich mehrere Hinweise, dass Angebote zum körperlichen Training oder Anpassungen in der individuellen Brillenausstattung bei sehr gebrechlichen Menschen eher zu einem vermehrten Auftreten von Stürzen oder sturzbedingten Verletzungen führen können, während für andere, gesundheitlich weniger belastete Populationen durchaus eine Verringerung des Sturzrisikos berichtet wird. Der Begriff »Hinweise« (anstelle von »Beweise«) wird hierbei verwendet, weil die Ergebnisse zumeist nur aus einzelnen Studien oder sogar nur aus Subgruppenanalysen stammen und die Quantität und Qualität der Daten eingeschränkt sind.

Gerade bei der Bemessung des Schadenspotenzials einer Intervention ist eine valide und zuverlässige Trennung zwischen dem statisch aussagekräftigen Signal (richtig positive bzw. negative Ergebnisse) und dem statistischen Rauschen (falsch positive bzw. negative Ergebnisse) oft nur schwer möglich. Eine methodische Herausforderung liegt darin, dass ungünstige Ereignisse meist verhältnismäßig selten oder erst vergleichsweise spät, nach längerer Latenzzeit, auftreten. Randomisierte kontrollierte Studien werden üblicherweise geplant, um die Wirksamkeit einer Intervention zu überprüfen. Dementsprechend umfassen sie nur so viele Teilnehmer und eine so lange Beobachtungszeit wie hierfür nötig. Dies bedeutet aber, dass ihre statistische Trennschärfe oft zu gering oder sogar massiv zu gering ist, um das Risiko ungünstiger Ereignisse ausreichend genau und vollständig zu erfassen (Tsang et al., 2009). Die Ergebnisse können somit zu der Fehleinschätzung führen, dass eine Intervention sicher ist, obwohl deren Unbedenklichkeit nach wissenschaftlichen Maßstäben tatsächlich unbekannt ist (Zorzela et al., 2014).

Um ein umfassenderes Bild vom Schadenspotenzial einer Intervention zu erhalten, sind unter Umständen auch Fallberichte und vor allem Beobachtungsstudien einzubeziehen. Sie haben ihren besonderen Stellenwert in der Identifikation von spät auftretenden und seltenen schweren adversen Ereignissen, von unerwartetem und schwer messbarem Schaden und der Beobachtung von vulnerablen Populationen mit hohem Risiko für adverse Ereignisse (Ioannidis et al., 2006). Dennoch bleibt festzuhalten, dass ungeachtet oben beschriebener Einschränkungen randomisierte kontrollierte Studien eine entscheidende Informationsquelle darstellen, da sie kausale Schlüsse zulassen und einen fairen Vergleich zwischen einer Gruppe Behandelter und einer Gruppe nicht Behandelter ermöglichen.

Fehlende Daten zum Schadensrisiko

Etliche Forschungsberichte zeigen auf, dass die Erhebung und Berichterstattung von Schaden verbesserungswürdig sind (Pitrou et al., 2009; Ioannidis, 2009). In klinischen Originalarbeiten werden adverse Ereignisse oftmals nicht numerisch angegeben, auch Aussagen zum Schweregrad fehlen. Insgesamt ist die Berichtserstattungskultur zu adversen Ereignissen in randomisierten kontrollierten Studien sehr heterogen (Pitrou et al., 2009). So werden teilweise nur die häufigsten adversen Ereignisse angegeben oder nur statistisch signifikante Unterschiede zwischen den Studienarmen berichtet. Dies erschwert eine valide Abwägung von Nutzen und Schaden im Rahmen systematischer Übersichtsarbeiten oder der Erstellung evidenzbasierter Leitlinien. Ein Beispiel hierfür stellen die vorliegenden Evaluationsdaten zu den Effekten spezieller medizinischer Schaffelle auf die Dekubitusinzidenz dar. Es sind drei randomisierte kontrollierte Studien (Jolley et al., 2004; McGowan et al., 2000; Mistiaen et al., 2010) publiziert, jedoch ist teilweise nicht berichtet, wie sich die Inzidenz hochgradiger Dekubitus (Kategorien 3 und 4) unter der Schaffellanwendung entwickelt hat (Mistiaen et al., 2010). Diese Praxis der Berichterstattung ignoriert die vermutete unterschiedliche Ätiologie von oberflächlichen und tiefen Dekubitus, die es erforderlich macht, Dekubitus der Kategorie 3 oder 4 als eigene Entität in der Evaluation dekubitusprophylaktischer Maßnahmen zu betrachten (Kottner & Gefen, 2012).

Die Liste pflegerischer bzw. pflegenaher Interventionen, für die valide und statistisch zuverlässige Daten zum Schadensrisiko fehlen, ließe sich beliebig fortsetzen. Beispielsweise wird in mehreren jüngeren systematischen Übersichtsarbeiten zu den Effekten körperlichen Trainings bei vulnerablen Gruppen wie Menschen nach Schlaganfall (Saunders et al., 2013) oder mit Demenz (Forbes et al., 2013) eine fehlende systematische Erfassung behandlungsbedürftiger gesundheitlicher Komplikationen konstatiert. In ähnlicher Weise prägt das Fehlen systematisch erhobener Daten zum Schadenspotenzial das Ergebnisbild zu den Effekten moderner Wundversorgungsmethoden (Greer et al., 2013).

Ein besonders für die pflegerische Versorgung in Deutschland relevantes Beispiel für das Fehlen von Evaluationsdaten – im Hinblick auf den Nutzen wie auf den Schaden – stellt die Implementierung der nationalen Expertenstandards dar. Es gibt wohl kaum ein anderes Instrument zur Qualitätsentwicklung, das in den letzten zehn Jahren ähnlich intensiv und aufwendig in die Pflegepraxis eingeführt wurde. Über die Qualitätsprüfungsrichtlinien des Medizinischen Dienstes des Spitzenverbandes Bund der Krankenkassen e. V. (MDS) haben die Expertenstandards eine hohe Verbindlichkeit vor allem im Bereich der ambulanten und stationären Langzeitversorgung. Diese Verbindlichkeit wurde durch die Verankerung im Pflegeweiterentwicklungsgesetz von 2008 nochmals erhöht. Das heißt, in rund 12.000 Pflegeheimen und rund 12.000 ambulanten Diensten sahen und sehen sich die Mitarbeiter mit der Pflicht zur Einführung der Expertenstandards konfrontiert – und dies obwohl der Nutzen wie das Schadenspotenzial dieser Aktivitäten unklar sind. Denn bis heute wurden die Auswirkungen der Einführung von Expertenstandards nicht in randomisierten kontrollierten Studien evaluiert. Berichtete Daten zu beobachteten Effekten stammen ausnahmslos aus Beobachtungsstudien bzw. Vorher-Nachher-Vergleichen und besitzen daher qua Design eine sehr geringe Beweiskraft. Eine systematische Bewertung und Zusammenfassung dieser Arbeiten würde den Rahmen dieses Beitrags sprengen. An dieser Stelle sei nur beispielhaft auf einige jüngere Beiträge verwiesen:

- Raeder et al. (2010) berichten in ihrer Querschnittstudie über positive Effekte des Expertenstandards zur Sturzprophylaxe auf die Prävalenz von Sturzereignissen und Sturzfolgen in Einrichtungen, die den Expertenstandard eingeführt hatten.
- Hollenbach (2014) führte für die Evaluation der Einführung des Expertenstandards Schmerzmanagement eine Befragung von Pflegenden durch und ermittelte ein verbessertes pflegerisches Wissen im Bereich Schmerzmanagement und eine

laut pflegerischer Selbsteinschätzung verbesserte Schmerzeinschätzung nach der Implementierung des Expertenstandards. Jedoch zeigten sich laut Angaben der Befragten keine Verbesserungen in der Anwendung pflegerischer Interventionen zur Schmerztherapie und in der interdisziplinären Zusammenarbeit und ebenso nicht im Hinblick auf die Schmerzzustände der Bewohner.

- In einer Analyse bundesweiter Querschnittdaten aus Pflegeheimen und Kliniken fanden Wilborn et al. (2010a) keine Unterschiede in der Dekubitusprävalenz in Einrichtungen, die den Expertenstandard eingeführt hatten im Vergleich zu Einrichtungen ohne Expertenstandard. Ebenso zeigen die Ergebnisse, dass sich die präventiven Maßnahmen in den Einrichtungen, die den Expertenstandard zur Dekubitusprophylaxe eingeführt hatten, nicht von denen unterscheiden, die den Standard noch nicht eingeführt hatten (Wilborn et al., 2010b).
- Wolke et al. (2012) berichten auf der Basis einer Fall-Kontroll-Studie, dass nach Einführung des Expertenstandards zur Förderung der Harnkontinenz die individuelle Belastung der Bewohner durch die Inkontinenz gesunken ist. Für die weiteren drei gewählten Endpunkte der Studie zeigten sich keine Verbesserungen.

Selbst wenn in Rechnung zu stellen ist, dass die beispielhaft genannten Ergebnisse verschiedene Expertenstandards betreffen, fällt die Heterogenität der Befunde auf, vor allem die zu einzelnen Endpunkten innerhalb ein und derselben Arbeit (Hollenbach, 2014; Wolke et al., 2012). Diese Heterogenität lässt sich auf der Basis der vorliegenden Daten nicht weiter interpretieren. Sie unterstreicht jedoch die Notwendigkeit gut geplanter, methodisch robuster Evaluationen mit möglichst experimentellen Methoden, die valide Erkenntnisse darüber erlauben, ob durch die Einführung von Expertenstandards ein relevanter Nutzen für die Pflegeempfänger zu erwarten ist, in welchem Maße mit adversen Effekten zu rechnen ist und von welchen Kontext- und Prozessfaktoren diese Ergebnisse abhängen. Solange solche Daten nicht vorliegen, ist es unmöglich, eine rationale, also vernunftgeleitete Abwägung von Nutzen und Schaden dieser ressourcenintensiven Implementierungsaktivitäten vorzunehmen.

Schaden aus gesundheitsökonomischer Perspektive

Der Schaden ist selbstverständlich nicht immer ein individueller. Die Bindung von Personalressourcen oder des Budgets durch unwirksame Interventionen oder Verfahrensweisen impliziert einen Schaden auf gesellschaftlicher, betriebs- und volkswirtschaftlicher Ebene. Gerade für die Einführung von Expertenstandards finden sich zahlreiche Publikationen, in denen die umfangreichen Implementierungsaktivitäten beschrieben werden (DNQP, 2014). Hierbei steht meist die Darstellung der Überführung der Aussagen des Expertenstandards in hausinterne Verfahrensweisen oder Algorithmen im Vordergrund (Jansen-Flügel, 2004; Müller et al., 2004; Neubert, 2005), oftmals wird im Nebensatz aber auch erwähnt, dass die Einführung mit hohem Ressourcenverbrauch verbunden gewesen sei.

Für die Einführung des Expertenstandards zur Förderung der Harnkontinenz in einem Pflegeheim mit 250 Pflegeplätzen ermittelte Wolke (2011) bezogen auf einen dreijährigen Einführungszeitraum direkte Interventionskosten von rund 58.000 Euro, wovon knapp die Hälfte auf Schulungsmaßnahmen entfiel. In einer früheren Analyse der Einführung des Expertenstandards Dekubitusprophylaxe in einem Pflegeheim mit 78 vollstationären Pflegeplätzen und knapp 35 Vollzeitstellen im Pflegepersonalbereich ermittelten der gleiche Autor und Kollegen (Wolke et al.,

2007) direkte Interventionskosten in Höhe von knapp 35.000 Euro, wovon rund 90 % die erforderlichen Schulungen und begleitende Veranstaltungen ausmachten. Einschränkend ist anzumerken, dass die Berechnungsgrundlagen in Teilen nicht transparent sind, etwa zur angenommenen Häufigkeit bestimmter Pflegeinterventionen. Diese Intransparenz setzt sich fort in der in beiden Arbeiten vorgenommenen Kosten-Nutzen-Analyse (*cost benefit analysis*). In diesen Analysen wurden den ermittelten Kosten monetäre Annahmen hinsichtlich potenzieller positiver Effekte gegenübergestellt: der Verringerung des Verbrauchs von Inkontinenzversorgungsmaterial bzw. eines geringeren Aufwands für die Versorgung von Dekubitus. Die Ergebnisse signalisieren jeweils deutliche Einsparpotenziale, sind jedoch von überaus fraglicher Validität. Die Unsicherheiten resultieren zum einen aus dem einseitigen Fokus auf die genannten positiven Effekte ohne Berücksichtigung möglicher adverser Ereignisse oder zusätzlichen Versorgungsaufwands durch die Umsetzung der Inhalte des Expertenstandards (z. B. häufigeres Toilettentraining), zum anderen aus der unklaren Validität der Annahmen zur Größe und Richtung der positiven Effekte.

Diese Unsicherheiten sind eine direkte Folge des oben bereits beschriebenen Fehlens robuster empirischer Daten zum Nutzen und Schaden der Einführung von Expertenstandards. Valide Schätzungen des Kostenaufwands im Verhältnis zum Nutzen einer Intervention setzen voraus, dass inhaltlich gültige und statistisch ausreichend zuverlässige Informationen über die zu erwartenden Effekte sowie vollständige Daten zu Art, Umfängen und Intensität der Implementierungsprozesse vorliegen.

Die unzureichende Evaluation von ressourcenintensiven Initiativen zur Qualitätsentwicklung in der Pflege ist keine »deutsche Krankheit«. Ein internationales Beispiel: Obwohl in den letzten 20 Jahren weltweit zahlreiche Projekte zur Implementierung evidenzbasierter Empfehlungen für die Dekubitusprophylaxe in der Praxis durchgeführt wurden, mangelt es nach wie vor an wissenschaftlich beweiskräftigen Belegen dafür, dass hierdurch die Dekubitusinzidenz in einem klinisch relevanten Maße gesenkt werden kann (Niederhauser et al., 2012; Soban et al., 2011). Vorhandene Ergebnisse sind heterogen, die Studien zumeist Vorher-Nachher-Vergleiche und dadurch in ihrer Beweiskraft limitiert, und Daten zur Umsetzung der Implementierungsstrategien, zu möglichen Effektmediatoren wie das Wissen und die Einstellungen der Pflegenden sowie zu den Auswirkungen auf die Versorgungsprozesse und den damit verbundenen Ressourcenverbrauch sind rar.

9.6 Fazit und Ausblick

An dieser Stelle ist der Punkt gekommen, den dritten Merksatz des einführend genannten Mantras von Muir Gray (1997) aufzugreifen: *Start things starting right – start introducing interventions with proven efficacy.* Denn er vereint zwei Kernbotschaften des vorliegenden Beitrags: Erstens, mit der breiten Implementierung von Veränderungen in der Routineversorgung sollte nach Möglichkeit erst dann begonnen werden, wenn nach vorliegender Datenbasis mit guten Gründen von einem positiven Nutzen-Schaden-Verhältnis ausgegangenen werden kann. Zweitens, jeder Start von Veränderungen sollte gleichzeitig der Start für eine weitere begleitende systematische Evaluation sein.

Beide Botschaften wenden sich an die Praxis wie an die Wissenschaft. Diejenigen, die vor der Aufgabe stehen, das Nutzen-Schaden-Verhältnis einer (komplexen) Intervention auf der Grundlage bisheriger Erkenntnisse zu bewerten, sind gefordert, hierbei die Gesamtheit der relevanten theoretischen und empirischen Evidenz zu berücksichtigen (Noyes et al., 2013). Dies umfasst mehr als die Beantwortung der Frage, ob und in welchem Maße die interessierende Intervention voraussichtlich die erwünschten Effekte generieren kann und welche adversen Ereignisse auftreten können. Zu prüfen ist etwa auch, welche förderlichen oder hemmenden Faktoren das Interventionsergebnis beeinflussen und welche Komponenten der Intervention gegebenenfalls überflüssig sind. Für die Auswahl, Formulierung und Integration geeigneter Teilfragen im Rahmen von Evidenzsynthesen zu komplexen Interventionen liegen inzwischen erste Empfehlungen vor (Squires et al., 2013).

Die Validität von Nutzen-Schaden-Abwägungen hängt maßgeblich von der Berichtsqualität der Primärstudien und systematischen Übersichtsarbeiten ab. Infolge der aufgedeckten Unzulänglichkeiten in der Berichterstattung adverser Ereignisse (Ioannidis & Lau, 2001) wurde 2004 das CONSORT Harms Statement publiziert, die erste Erweiterung des CONSORT Statements für randomisierte kontrollierte Studien (Ioannidis et al., 2004). Zehn Aspekte sollen die Berichterstattung transparenter machen. Diese CONSORT Kriterien werden jedoch nicht oder, besser gesagt, nur unzureichend berücksichtigt, wie eine systematische Übersichtsarbeit kürzlich belegt (Hodkinson et al., 2013). Systematische Übersichtsarbeiten mit dem primären Anliegen, den Schaden einer Intervention zu beurteilen, machen nur ca. 10 % aller jährlich publizierten systematischen Übersichtsarbeiten aus (Zorzela et al., 2014). Jede systematische Übersichtsarbeit soll den Schaden einer Intervention berichten, so das Reporting Statement für systematische Übersichtsarbeiten, das sogenannte PRISMA Statement (Moher et al., 2009). Doch selbst in prominenten Publikationsorganen wie dem British Medical Journal erscheinen Übersichtsarbeiten, die den Schaden einer Intervention nicht berichten (Meyer & Köpke 2009a). Eine Erweiterung des PRISMA Statements zur Berichterstattung von systematischen Übersichtsarbeiten befindet sich in der Vorbereitung (Zorzela et al., 2014). Eine verbesserte Berichterstattung von Schadensrisiken ist auch Voraussetzung für eine angemessene Berücksichtigung adverser Ereignisse in gesundheitsökonomischen Evaluationen (Craig et al., 2009).

So komplex die Implementierung von Veränderungen in der Praxis ist, so komplex sind die erforderlichen Erkenntnisprozesse für die Entwicklung und Evaluation effektiver Implementierungsstrategien. Wie in diesem Beitrag unter Bezugnahme auf das MRC-Rahmenmodell (Craig et al., 2008) dargelegt, hören diese Erkenntnisprozesse nicht mit dem Nachweis eines günstigen Nutzen-Schaden-Verhältnisses unter möglichst experimentellen Studienbedingungen auf. Auch bei der anschließenden Implementierung unter Routinebedingungen ist eine systematische Erfassung der Veränderungen auf der Prozess- und der Ergebnisebene, einschließlich der Überwachung möglicher adverser Ereignisse, unentbehrlich. Erst diese Informationen erlauben eine valide und zuverlässige Bewertung der realistisch und langfristig zu erwartenden positiven und negativen Effekte.

Literatur

Bachner, D., Haas, W., Schaffner, S., Semlitsch, B., Uhl, C. & Weiß R. (2009). *Evidence-based Leitlinie »Sturzprophylaxe für ältere und alte Menschen in Krankenhäusern und Langzeitpflegeeinrichtungen«*. http://www.ebn.at/cms/dokumente/10154106_5081774/7dd7df8a/Leitline_Langversion_Jan_09.pdf [letzter Zugriff: 27.06.2014].

Balzer, K., Junghans, A., Behncke, A. & Lühmann, D. (2013). Literaturanalyse. In: Deutsches Netzwerk für Qualitätsentwicklung in der Pflege (Hrsg.). Expertenstandard Sturzprophylaxe in der Pflege. 1. Aktualisierung 2013. Osnabrück: DNQP.

Balzer, K., Bremer, M., Schramm, S., Lühmann, D. & Raspe, H. (2012). *Sturzprophylaxe bei älteren Menschen in ihrer persönlichen Wohnumgebung*. HTA-Bericht 116. Köln: DIMDI. http://portal.dimdi.de/de/hta/hta_berichte/hta255_bericht_de.pdf [letzter Zugriff: 27.06.2014].

Battles, J. B. & Lilford, R. J. (2003). Organizing patient safety research to identify risks and hazards. *Qual Saf Health Care; 12*(Suppl 2), ii2–ii7.

Bleijlevens, M., Hendriks, M., van Haastregt, J., van Rossum, E., Kempen, G., Diederiks, J., Crebolder, H. & van Eijk, J. (2008). Process factors explaining the ineffectiveness of a multidisciplinary fall prevention programme: a process evaluation. *BMC Public Health, 8*(1), 332.

Campbell, M., Fitzpatrick, R., Haines, A., Kinmonth, A. L., Sandercock, P., Spiegelhalter, D. & Tyrer, P. (2000). Framework for design and evaluation of complex interventions to improve health. *BMJ, 321*(7262), 694–696.

Chalmers, I., Bracken, M. B., Djulbegovic, B., Garattini, S., Grant, J., Gülmezoglu, A. M., Howells, D. W., Ioannidis, J. P. & Oliver, S. (2014). How to increase value and reduce waste when research priorities are set. *Lancet, 383*(9912), 156–165.

Close, J., Ellis, M., Hooper, R., Glucksman, E., Jackson, S., Swift, C. (1999). Prevention of falls in the elderly trial (PROFET): a randomised controlled trial. *Lancet, 353*(9147), 93–97.

Craig, D., McDaid, C., Fonseca, T., Stock, C., Duffy, S. & Woolacott, N. (2009). Are adverse effects incorporated in economic models? An initial review of current practice. *Health Technol Assess 13*(62), 1–181.

Craig, P., Dieppe, P., Macintyre, S., Michie, S., Nazareth, I. & Petticrew, M. (2008). Developing and evaluating complex interventions: the new Medical Research Council guidance. *BMJ, 337*, a1655.

DNQP – Deutsches Netzwerk für Qualitätsentwicklung in der Pflege (2014). Beiträge zur Implementierung von Expertenstandards aus der Praxis: Veröffentlichungs-Liste zu den Expertenstandards des DNQP. http://www.wiso.hs-osnabrueck.de/fileadmin/groups/607/Literaturliste_-_Beitraege_zur_Implementierung_von_Expertenstandards.pdf [letzter Zugriff: 11.06. 2014].

DNQP – Deutsches Netzwerk für Qualitätsentwicklung in der Pflege (Hrsg.) (2013). *Expertenstandard Sturzprophylaxe in der Pflege*. Osnabrück: DNQP.

Forbes, D., Thiessen, E. J., Blake, C. M., Forbes, S. C. & Forbes, S. (2013). Exercise programs for people with dementia. *Cochrane Database Syst Rev, 2013*(12), Art. No.: CD006489.

Gøtzsche, P. C. (1996). Blinding during data analysis and writing of manuscripts. *Control Clin Trials, 17*(4), 285–290.

Greer, N., Foman, N. A., MacDonald, R., Dorrian, J., Fitzgerald, P., Rutks, I. & Wilt, T. J. (2013). Advanced wound care therapies for nonhealing diabetic, venous, and arterial ulcers: a systematic review. *Ann Intern Med, 159* (8), 532–542.

Hendriks, M. R., Bleijlevens, M. H., van Haastregt, J. C., Crebolder, H. F., Diederiks, J. P., Evers, S. M., Mulder, W. J., Kempen, G. I., van Rossum, E., Ruijgrok, J. M., Stalenhoef, P. A. & van Eijk, J. T. (2008). Lack of effectiveness of a multidisciplinary fall-prevention program in elderly people at risk: a randomized, controlled trial. *J Am Geriatr Soc, 56*(8), 1390–1397.

Hillman, K., Chen, J., Cretikos, M., Bellomo, R., Brown, D., Doig, G., Finfer, S., Flabouris, A. & MERIT study investigators (2005). Introduction of the medical emergency team (MET) system: a cluster-randomised controlled trial. *Lancet, 365*(9492), 2091–2097.

Hodkinson, A., Kirkham, J. J., Tudur-Smith, C. & Gamble, C. (2013). Reporting of harms data in RCTs: a systematic review of empirical assessments against the CONSORT harms extension. *BMJ Open, 3*, e003436.

Hoffmann, T., Glasziou, P., Boutron, I., Milne, R., Perera, R., Moher, D., Altman, D., Barbour, V., Macdonald, H., Johnston, M., Lamb, S., Dixon-Woods, M., McCulloch, P., Wyatt, J.,

Chan, A. & Michie, S. (2014). Better reporting of interventions: template for intervention description and replication (TIDieR) checklist and guide. *BMJ, 348*, g1687.

Hollenbach, A (2014). Die Implementierung des nationalen Expertenstandards zum Schmerzmanagement in der Pflege aus der Sicht examinierter Pflegefachkräfte: Eine komparative Evaluationsstudie in Einrichtungen der stationären Altenpflege in Baden-Württemberg. *Pflege, 27*(1), 51–53.

Ioannidis, J. P. (2009). Adverse events in randomized trials: neglected, restricted, distorted, and silenced. *Arch Intern Med, 169*(19), 1737–1739.

Ioannidis, J. P., Mulrow, C. D. & Goodman, S. N. (2006). Adverse events: the more you search, the more you find. *Ann Intern Med, 144*(4), 298–300.

Ioannidis, J. P. A., Evans, S. J. W., Gotzsche, P. C., O'Neill, R. T., Altman, D. G., Schulz, K., Moher, D. & for the CONSORT Group (2004). Better reporting of harms in randomized trials: an extension of the CONSORT Statement. *Ann Intern Med, 141*(10), 781–788.

Ioannidis, J. P. & Lau, J. (2001). Completeness of safety reporting in randomized trials: an evaluation of 7 medical areas. *JAMA, 285*(4), 437–443.

Jansen-Flügel, K. (2004). Integratives Dekubitusmanagement: Gemeinsames Qualitätsprojekt der DRK Schwesternschaft Essen e. V. und AirSystems Medizinische Produkte GmbH, 2. Teil. *Die Schwester Der Pfleger, 43*(7), 504–510.

Järvinen, T. L. N., Sihvonen, R., Bhandari, M., Sprague, S., Malmivaara, A., Paavola, M., Schünemann, H. J. & Guyatt, G. H. (2014). Blinded interpretation of study results can feasibly and effectively diminish interpretation bias. *J Clin Epidemiol, Biostatistics, 67*(7), 769–772.

Jolley, D. J., Wright, R., McGowan, S., Hickey, M. B., Campbell, D. A., Sinclair, R. D. & Montgomery, K. C. (2004). Preventing pressure ulcers with the Australian Medical Sheepskin: an open-label randomised controlled trial. *Med J Aust, 180*(7), 324–327.

Justice, A., Covinsky, K. & Berlin, J. (1999). Assessing the generalizability of prognostic information. *Ann Intern Med, 130*(6), 515–524.

Kahnemann, D. (2012). *Thinking, fast and slow.* London: Penguin.

Kerse, N., Butler, M., Robinson, E. & Todd, M. (2004). Fall prevention in residential care: a cluster, randomized, controlled trial. *J Am Geriatr Soc, 52*(4), 524–531.

Kirkevold, M., Bronken, B. A., Martinsen, R. & Kvigne, K. (2012). Promoting psychosocial well-being following a stroke: developing a theoretically and empirically sound complex intervention. *Int J Nurs Stud, 49*(4), 386–397.

Köpke, S., Mühlhauser, I., Gerlach, A., Haut, A., Haastert, B., Möhler, R. & Meyer, G. (2012). Effect of a guideline-based multi-component intervention on use of physical restraints in nursing homes: a cluster randomized controlled trial. *JAMA, 307*(20), 2177–2184.

Köpke, S. & Meyer, G. (2011). Sturzrisikoassessment. In: Reuschenbach, B. & Mahler, C. (Hrsg.), *Pflegebezogene Assessmentinstrumente* (S. 169–190). Bern u. a.: Huber.

Köpke, S., Gerlach, A., Möhler, R., Haut, A. & Meyer, G. (2009). *Leitlinie FEM – Evidenzbasierte Praxisleitlinie: Vermeidung von freiheitseinschränkenden Maßnahmen in der beruflichen Altenpflege.* Universität Hamburg & Universität Witten/Herdecke. http://www.leitlinie-fem.de/downloads/LeitlinieFEM.pdf [letzter Zugriff: 17.07.2014].

Köpke, S. & Meyer, G. (2006). The Tinetti test: Babylon in geriatric assessment. *Z Gerontol Geriat, 39*(4), 288–291.

Koczy, P., Becker, C., Rapp, K., Klie, T., Beische, D., Buechele, G., Kleiner, A., Guerra, V., Rissmann, U., Kurrle, S. & Bredthauer, D. (2011). Effectiveness of a multifactorial intervention to reduce physical restraints in nursing home residents. *J Am Geriatr Soc, 59*(2), 333–339.

Koczy, P., Klie, T., Kron, M., Bredthauer, D., Rissmann, U., Branitzki, S., Guerra, V., Klein, A., Pfundstein, T., Nikolaus, T., Sander, S. & Becker, C. (2005). Effektivität einer multifaktoriellen Intervention zur Reduktion von körpernaher Fixierung bei demenzerkrankten Heimbewohnern: Ziele und Studiendesign einer prospektiven clusterrandomisierten Interventionsstudie. *Z Gerontol Geriatr, 38*(1), 33–39.

Kottner, J. & Gefen, A. (2012). Incidence of pressure ulcers as primary outcomes in clinical trials: a comment on McInnes et al. (2012). *Int J Nurs Stud, 49*(3), 372–374.

McGowan, S., Montgomery, K., Jolley, D. & Wright, R. (2000). The role of sheepskins in preventing pressure ulcers in elderly orthopaedic patients. *Primary Intention, 127*(Nov.), 127–134.

Meyer, G. & Köpke, S (2009a). Vitamin D and falls: information on harm is missing. *BMJ, 339*, b4395.

Meyer, G. & Köpke, S. (2009b). Assessment des Sturzrisikos älterer Menschen: Methodische und klinische Betrachtungen sowie kritische Würdigung des STRATIFY Instrumentes. In: Bartholomeyczik, S. & Halek, M. (Hrsg.), *Assessmentinstrumente in der Pflege: Möglichkeiten und Grenzen* (S. 201–212). Hannover: Schlütersche.

Meyer, G., Köpke, S., Haastert, B. & Mühlhauser, I. (2009). Comparison of a fall risk assessment tool with nurses' judgement alone: a cluster-randomised controlled trial. *Age Ageing, 38* (4), 417–423.

Mistiaen, P., Achterberg, W., Ament, A., Halfens, R., Huizinga, J., Montgomery, K., Post, H., Spreeuwenberg, P. & Francke, A. L. (2010). The effectiveness of the Australian Medical Sheepskin for the prevention of pressure ulcers in somatic nursing home patients: a prospective multicenter randomized-controlled trial (ISRCTN17553857). *Wound Repair Regen, 18*(6), 572–579.

Möhler, R., Bartoszek, G. & Meyer, G. (2013). Quality of reporting of complex healthcare interventions and applicability of the CReDECI list: a survey of publications indexed in PubMed. *BMC Med Res Methodol, 13*(1), 125.

Möhler, R., Richter, T., Köpke, S. & Meyer, G. (2011). Interventions for preventing and reducing the use of physical restraints in long-term geriatric care. *Cochrane Database Syst Rev, 2011*(2), Art. No.: CD007546.

Moher, D., Hopewell, S., Schulz, K. F., Montori, V., Gøtzsche, P. C., Devereaux, P. J., Elbourne, D., Egger, M. & Altman, D. G. (2010). CONSORT 2010 explanation and elaboration: updated guidelines for reporting parallel group randomised trials. *BMJ, 340*, c869.

Moher, D., Liberati, A., Tetzlaff, J., Altman, D. G. & The PRISMA Group (2009). Preferred reporting items for systematic reviews and meta-analyses: the PRISMA statement. *Ann Intern Med, 151*(4), 264–269.

Müller, B. (2004). Implementierung des nationalen Dekubitusprohylaxestandards am Beispiel eines Krankenhauses der Maximalversorgung. *Die Schwester Der Pfleger, 43*(6), 410–416.

Muir Gray, J. A. (1997). *Evidence-based healthcare: how to make health policy and management decisions*. Edinburgh: Churchill Livingstone.

Neubert, T. R., Fischer, M. & Toellner-Bauer, U. (2005). Algorithmen sorgen für Transparenz. *Pflege Z, 57*(6), 376–379.

Niederhauser, A., VanDeusen, L. C., Parker, V., Ayello, E. A., Zulkowski, K. & Berlowitz, D. (2012). Comprehensive programs for preventing pressure ulcers: a review of the literature. *Adv Skin Wound Care, 25*(4), 167–88.

Noyes, J., Gough, D., Lewin, S., Mayhew, A., Michie, S., Pantoja, T., Petticrew, M., Pottie, K., Rehfuess, E., Shemilt, I., Shepperd, S., Sowden, A., Tugwell, P. & Welch, V. (2013). A research and development agenda for systematic reviews that ask complex questions about complex interventions. *J Clin Epidemiol, 66*(11), 1262–1270.

Oliver, D. (2004). Falls risk-prediction tools for hospital inpatients: time to put them to bed? *Age Ageing, 37*(3), 248–250.

Oliver, D., Papaioannou, A., Giangregorio, L., Thabane, L., Reizgys, K. & Foster, G. (2008). A systematic review and meta-analysis of studies using the STRATIFY tool for prediction of falls in hospital patients: how well does it work? *Age Ageing, 37*(6), 621–627.

Oliver, D., Daly, F., Martin, F. & McMurdo, M. (2004). Risk factors and risk assessment tools for falls in hospital in-patients: a systematic review. *Age Ageing, 33*(2), 122–130.

Pereira, T., Horwitz, R. & Ioannidis, J. (2012). Empirical evaluation of very large treatment effects of medical interventions. *JAMA, 308* (16), 1676–1684.

Prasad, V., Vandross, A., Toomey, C., Cheung, M., Rho, J., Quinn, S., Chacko, S. J., Borkar, D., Gall, V., Selvaraj, S., Ho, N. & Cifu, A. (2013). A decade of reversal: an analysis of 146 contradicted medical practices. *Mayo Clin Proc, 88*(8), 790–798.

Pitrou, I., Boutron, I., Ahmad, N. & Ravaud, P. (2009). Reporting of safety results in published reports of randomized controlled trials. *Arch Intern Med, 169*(19), 1756–1761.

Raeder, K., Siegmund, U., Grittner, U., Dassen, T. & Heinze, C. (2010). The use of fall prevention guidelines in German hospitals: a multilevel analysis. *J Eval Clin Pract, 16*(3), 464–469.

Saunders, D. H., Sanderson, M., Brazzelli, M., Greig, C. A. & Mead, G. E. (2013). Physical fitness training for stroke patients. *Cochrane Database Syst Rev, 2013*(10), Art. No.: CD003316.

Schulz, K., Altman, D., Moher, D. & for the CONSORT Group (2011). CONSORT 2010: Aktualisierte Leitlinie für Berichte randomisierter Studien im Parallelgruppen-Design. *Dtsch Med Wochenschr, 136*(8), e20–e23.

Shepperd, S., Lewin, S., Straus, S., Clarke, M., Eccles, M. P., Fitzpatrick, R., Wong, G. & Sheikh, A. (2009). Can we systematically review studies that evaluate complex interventions? *PLoS Med, 6*(8), e1000086.

Sitzia, J. (2002). Barriers to research utilisation: the clinical setting and nurses themselves.

Intensive and Critical *Care Nursing*, 18(4), 230–243.

Soban, L. M., Hempel, S., Munjas, B. A, Miles, J. & Rubenstein, L. V. (2011). Preventing pressure ulcers in hospitals: a systematic review of nurse-focused quality improvement interventions. *Jt Comm J Qual Patient Saf, 37*(6), 245–252.

Squires, J. E., Valentine, J. C. & Grimshaw, J. M. (2013). Systematic reviews of complex interventions: framing the review question. *J Clin Epidemiol, 66*(available online 14. August 2013).

Tsang, R., Colley, L. & Lynd, L. D. (2009). Inadequate statistical power to detect clinically significant differences in adverse event rates in randomized controlled trials. *J Clin Epidemiol, 62*(6), 609–616.

van Meijel, B., Gamel, C., van Swieten-Duijfjes, B. & Grypdonck, M. H. (2004). The development of evidence-based nursing interventions: methodological considerations. *J Adv Nurs, 48*(1), 84–92.

Wilborn, D., Grittner, U., Dassen, T. & Kottner, J. (2010a). The National Expert Standard Pressure Ulcer Prevention in Nursing and pressure ulcer prevalence in German health care facilities: a multilevel analysis. *J Clin Nurs, 19*(23–24), 3364–3371.

Wilborn, D. & Dassen, T. (2010b). Pressure ulcer prevention in German healthcare facilities: Adherence to National Expert Standard? *J Nurs Care Qual, 25*(2), 151–159.

Wolke, R. (2011). Kosten-Nutzen Analyse zum Nationalen Expertenstandard »Förderung der Harnkontinenz in der Pflege«. *Gesundh ökon Qual manag, 16*(1), 27–34.

Wolke, R., Elsbernd, A. & König, M. (2012). Expertenstandard Kontinenzförderung: Studie belegt Wirksamkeit. *Die Schwester Der Pfleger, 51*(06), 564–567.

Wolke, R., Hennings, D. & Scheu, P. (2007). Gesundheitsökonomische Evaluation in der Pflege: Analyse von Kosten und Nutzen der Einführung des Nationalen Expertenstandards Dekubitusprophylaxe in der Pflege in einer Stationären (Langzeit-)Pflegeeinrichtung. *Z Gerontol Geriatr, 40*(3), 158–177.

Zorzela, L., Golder, S., Liu, Y., Pilkington, K., Hartling, L., Joffe, A., Loke, Y. & Vohra, S. (2014). Quality of reporting in systematic reviews of adverse events: systematic review. *BMJ, 348*, f7668.

III Methodische Aspekte der Implementierungswissenschaft im Kontext der Pflege und Gerontologie

10 Interventionserfolg versus Implementierungserfolg: Der implementierungswissenschaftliche Fokus in Interventionsstudien am Beispiel kommunaler Maßnahmen zu Bewegungsförderung und Sturzprävention

Diana Klein, Clemens Becker und Kilian Rapp

Einführung: Über Bewegungsförderung und Sturzprävention

Bei Erwachsenen steigt das Risiko zu stürzen mit dem Alter an. Aufgrund des demografischen Wandels ist deshalb in den westlichen Industrieländern in Zukunft mit einem deutlichen Anstieg der absoluten Zahl an Stürzen zu rechnen. Problematisch sind die weitreichenden Folgen, die durch Stürze auf individueller und gesellschaftlicher Ebene entstehen. So führt im höheren Alter etwa jeder zehnte Sturz zu behandlungspflichtigen Verletzungen, wobei die Hälfte davon Frakturen sind. Typische Lokalisationen sind Hüfte, Oberarm, Unterarm und Becken. Daraus resultieren nicht selten Pflegebedürftigkeit, erhöhte Mortalität und ausgeprägte Angst vor weiteren Stürzen (Campbell et al., 1990; Kannus et al., 1999; Rubenstein & Josephson, 2002). Stürze stellen aber nicht nur für das Individuum, sondern auch für das Gesundheitssystem ein zunehmendes Problem dar. So werden etwa 10 % der Transporte in Notfallaufnahmen durch Stürze ausgelöst. Belaufen sich die durch Stürze verursachten Kosten derzeit noch auf etwa 1 % der Gesundheitsausgaben (Heinrich et al., 2010), so wird deren Anteil aufgrund der demografischen Alterung unserer Gesellschaft voraussichtlich deutlich ansteigen (Bleibler et al., 2013).

In den vergangenen Jahren konnte im Rahmen von Beobachtungsstudien eine Reihe von Risikofaktoren benannt werden. Beispiele sind verminderte Muskelkraft, eingeschränkte Sehfähigkeit, kognitive Einschränkungen, Sturzanamnese oder Grunderkrankungen wie Parkinson (Deandrea et al., 2010). In der Folge wurden Interventionen entwickelt, deren Wirksamkeit mittlerweile in zahlreichen randomisierten kontrollierten Studien nachgewiesen werden konnte (Gillespie et al., 2012). Für zu Hause lebende Personen besteht derzeit für ein standardisiertes progressives Kraft- und Gleichgewichtstraining die höchste Evidenz (Sherrington et al., 2008). Unter Studienbedingungen ließen sich dadurch 20–30 % der Stürze verhindern. Würde nun ein Großteil der älteren Bevölkerung regelmäßig an derartigen Trainingsmaßnahmen teilnehmen, könnte zumindest ein Teil der zu erwartenden Zunahme an Stürzen und vermutlich auch der sturzbedingten Verletzungen abgefangen werden. Dieses Szenario scheint jedoch aus folgenden Gründen wenig realistisch: Zunächst stehen derzeit in Deutschland viel zu wenige Trainingsangebote zur Verfügung, um einen Großteil der älteren Bevölkerung damit versorgen zu können. Selbst wenn genügend Angebote zur Verfügung stünden, wäre es fraglich, ob eine Mehrzahl der älteren Bevölkerung an spezifisch auf Sturzprävention ausgerichteten Programmen teilnehmen würde. Hinzu kommt, dass sich die Trainingsprogramme meist an bereits funktionell eingeschränkte Personen richten und deshalb viele der noch fitteren älteren

Personen vermutlich unterfordern würden. Unklar ist auch, inwieweit sich die unter Studienbedingungen gewonnene Effizienz der Maßnahmen auf Alltagsbedingungen übertragen lässt. Außerdem besteht generell ein Problem darin, bisher eher inaktive Personen im höheren Alter zu Bewegungsprogrammen zu motivieren.

Daran wird deutlich, dass eine Reduktion von Stürzen auf Populationsebene aufgrund logistischer und motivationaler Faktoren kaum zu erreichen wäre – obwohl diese aus gesundheitspolitischer Sicht relevant wäre und effektive Maßnahmen verfügbar sind. Aufgrund dessen stellte sich in der Vergangenheit immer wieder die Frage, ob es nicht möglich wäre, das Sturzrisiko der gesamten älteren Bevölkerung unabhängig von der Teilnahme an spezifischen Sturzpräventionskursen relevant und nachhaltig zu senken.

Prospektive Beobachtungsstudien zeigten, dass körperliche Aktivität z. B. zu einer Reduktion des Hüftfrakturrisikos führte (Feskanich et al., 2002). Zudem konnte eine positive Wirkung auf das Auftreten kardiovaskulärer Erkrankungen, auf die kognitive Leistungsfähigkeit (Liu-Ambrose et al., 2010) oder die gesundheitsbezogene (Bize et al., 2007) und subjektive Lebensqualität (Rejeski & Mihalko, 2001) gezeigt werden. Der Einfluss auf Kraft und Gleichgewichtsfähigkeit, zwei herausragende Risikofaktoren für Stürze, liegt ohnehin auf der Hand. Deshalb lag es nahe, Programme zu entwickeln, die das Aktivitätsniveau der Bevölkerung erhöhen und so mittelfristig u. a. zur Reduktion von Stürzen führen. Zudem könnten Umgebungsfaktoren so verändert werden, dass das Risiko zu stürzen sinkt und ein bewegungsfreundliches Lebens- und Wohnumfeld entsteht.

Ein solcher Ansatz wurde im Rahmen einer dreijährigen Studie modellhaft in der süddeutschen Stadt Reutlingen (112.000 Einwohner) durchgeführt. Ziel war die Entwicklung, Implementierung und Evaluation eines bevölkerungsbezogenen Programms zur Reduktion von Stürzen und sturzbedingten Verletzungen (Klein et al., 2014). Dieses Projekt, das unter dem Namen »Schritt halten – aktiv älter werden in Reutlingen« firmierte, dient im Folgenden als Beispiel, um die Begriffe Intervention und Implementierung sowie Interventions- und Implementierungserfolg zu definieren und voneinander abzugrenzen sowie die Schwierigkeiten der Evaluation eben solcher Projekte zu diskutieren.

10.1 Intervention, Implementierung und Evaluation

Intervention

Maßnahmen, die auf der Ebene von Nutzern oder Zielpersonen vorab festgelegte Ziele erreichen sollen, werden allgemein als Interventionen definiert (Fixsen et al., 2005). Es kann sich um verschiedene Maßnahmen, wie etwa medikamentöser, therapeutischer oder pädagogischer Art, handeln. Adressat ist jeweils diejenige Person (oder die Personengruppe), die vom zu beeinflussenden Problem oder der Krankheit betroffen ist. Voraussetzung ist ein kausaler Zusammenhang zwischen der eingesetzten Intervention und dem festgelegten Ziel. In anderen Worten: Die Intervention sollte sich positiv auf den/die Zielparameter auswirken. Der kausale Zusammenhang sollte vorab immer anhand von Studien überprüft werden. Die höchste Evidenz haben dabei Ergebnisse, die als Folge randomisierter kontrollierter Studien gewonnen wurden. Der Interventionserfolg, also inwieweit die Zielparameter beeinflusst wurden, wird dann auf Ebene der Personen, auf die die Intervention fokussierte, gemessen (Fixsen et al., 2005).

Das Projekt »Schritt halten – aktiv älter werden in Reutlingen«

In Reutlingen wurde als (mittelfristiges) Ziel die Reduktion von Stürzen und Frakturen innerhalb der über 65-jährigen Bevölkerung angestrebt. Als Intervention diente ein Bündel an Maßnahmen, wie die Steigerung körperliche Aktivität, die Reduktion modifizierbarer Risikofaktoren, wie z. B. Defizite in Kraft und Balance, die Beseitigung (außer-)häuslicher Stolperfallen, Überprüfung der Sehfähigkeit oder der sichere Umgang mit Hilfsmitteln. Die involvierten lokalen Akteure erhielten keine zusätzlichen finanziellen Mittel, vielmehr sollten vorhandene Strukturen und Ressourcen in der Kommune zur Implementierung genutzt werden. Zur breiten Verankerung wurden als Organisationsstruktur drei Handlungsebenen geschaffen. Eine übergeordnete Lenkungsgruppe sollte Ziele formulieren und Umsetzungsstrategien priorisieren. Mitglieder waren lokale Entscheidungsträger, wie z. B. Vertreter der kommunalen Verwaltung, des Gesundheitswesens (Kreisärzteschaft, Geriatrischer Schwerpunkt, Pflegedienste), der Sportvereine, der Bildungsträger oder der Wohlfahrtsverbände. Themenbezogene Fokusgruppen erarbeiteten mögliche Handlungsstrategien. Die Teilnehmer sollten über praktische Erfahrungen in den entsprechenden Bereichen verfügen. Themenfelder waren u. a. Bewegungsangebote, Gesundheitswesen oder Stadt- und Verkehrsplanung. Die Lenkungsgruppe bewertete und priorisierte die Ideen zunächst, ehe die praktische Umsetzung in Projektgruppen erfolgte (Klein et al., 2014). Im Folgenden werden ausgewählte Maßnahmen aus dem Projekt als Beispiele zur Erläuterung der Evaluation der Implementierung herangezogen.

Probleme der Messung des Interventionserfolgs in Reutlingen

Die Annahme war also, dass durch ein solches populationsbasiertes Projekt (mittelfristig) eine Reduktion von Stürzen und sturzbedingten Verletzungen auf Ebene der über 65-jährigen Bevölkerung in Reutlingen erreicht werden kann. Soweit lag eine klare Hypothese vor, die Einfluss- und Zielparameter konnten benannt werden, der Messung des Interventionserfolgs sollte also nichts im Wege stehen. Allerdings zeigte sich bereits während der Projektplanung, dass eine reine Ergebnisevaluation mit einer Reihe von Problemen verbunden ist:

Wie lässt sich die Anzahl von Stürzen in einer Kommune mit 112.000 Einwohnern, von denen 20 % der Personen (22.000) über 65 Jahre sind, exakt erheben? Denkbar wäre, eine repräsentative Stichprobe von Personen nach ihrer Sturzanamnese im vergangenen Jahr zu befragen. Allerdings ist es schwierig, bei populationsbasierten Erhebungen angemessene Teilnahmeraten zu erreichen. So sind Teilnahmeraten über 20 % die Ausnahme, und gerade Personen mit hohem Sturzrisiko sind in solchen Erhebungen in der Regel unterrepräsentiert. Zudem wird zur zuverlässigen Sturzerfassung eine Dokumentation mittels Sturzkalender gefordert (Hauer et al., 2006). Eine Alternative wäre die Auswertung von Krankenhausroutinedaten, z. B. die Anzahl an Personen, die aufgrund sturzbedingter Verletzungen behandelt wurden oder die Erfassung von Hüftfrakturen anhand von Krankenkassendaten. Ersteres hängt stark von der Art der Dokumentation in den Notaufnahmen ab und ist deshalb unzuverlässig, da diese in verschiedenen Krankenhäusern variieren kann. Die Erfassung von Hüftfrakturen ist dagegen grundsätzlich möglich, allerdings handelt es sich um einen Endpunkt, der entweder hohe Effektstärken oder hohe Fallzahlen erfordert. Eine Reduktion der Hüftfrakturen um z. B. 15 % wäre gesundheitspolitisch zwar absolut relevant, würde aber unter Studienbedingungen bei einer angenommenen durchschnittlichen Frakturrate von 6/1.000 Personen und Jahr eine Fallzahl von mehr als 65.000 Personen erfordern, sofern eine Nachbeobachtungszeit von einem Jahr zur Verfügung stünde. Hier würde die Bevölkerungszahl der über 65-Jährigen im Reutlinger Stadtgebiet nicht ausreichen, um signifikante Veränderungen der Frakturraten innerhalb weniger Jahre messen zu können. Die Datenbereitstellung aller Kostenträger wäre kaum zu erreichen und würde die Fallzahl noch einmal erhöhen. Da zudem ein säkularer Trend[1] über die Zeit nicht ausgeschlossen werden kann, wäre zusätzlich eine Kontrollkommune mit ähnlichen Eigenschaften erforderlich. Und selbst dann wäre die Interpretation der Ergebnisse möglicherweise schwierig, da sie durch andere Faktoren, Programme oder Ereignisse in der Interventions- bzw. Kontrollkommune beeinflusst sein könnten. Randomisierte Interventionsstudien mit vielen teilnehmenden Kommunen könnten zwar Teile der methodischen Probleme lösen, sind aber logistisch sowie finanziell unrealistisch. Hinzu kommt, dass sich Einstellungen und (Bewegungs-)Gewohnheiten einer Kommune innerhalb eines so kurzen Projektzeitraums kaum so stark beeinflussen lassen, dass sich dies bereits nach kurzer Zeit in einer Reduktion harter Endpunkte niederschlägt. Auch in anderen Bereichen des Gesundheitswesens, wie z. B. den Herz-Kreislauf-Erkrankungen, haben sich u. a. Änderungen im Ernährungsverhalten über viele Jahre/Jahrzehnte hingezogen. Im vorgestellten Projekt betrug die Laufzeit lediglich drei Jahre. Doch allein die Veränderung kommunaler Strukturen und Prozesse dauern bereits erheblich länger. Mit Interventionserfolgen kann also erst verzögert gerechnet werden.

Deshalb stellt sich die Frage, ob so grundsätzliche Dimensionen wie das Bewegungsverhalten einer Population sich durch eine isolierte Intervention so signifikant beeinflussen lassen, dass sich dies rasch in einer Veränderung harter Endpunkte niederschlägt, oder ob solche populationsbezogenen Interventionen nicht eher als Katalysator einer langfristigen gesellschaftlichen Entwicklung verstanden werden sollten. Aus diesem Grund sah sich »Schritt halten« als Pilotprojekt, das nicht den Anspruch hatte, während der Projektlaufzeit harte Endpunkte wie Frakturen so signifikant zu verändern, dass dies analysierbar gewesen wäre.

Implementierung und Evaluation von Implementierungsprozessen

Welches Ziel verfolgt das Projekt dann, wenn nicht die Veränderung harter Endpunkte? Es sollte getestet werden, welche Maßnahmen, von denen angenommen wird, dass sie einen Effekt auf Ebene der Zielpersonen haben, unter den Bedingungen einer deutschen Kommune implementiert werden können. Zudem sollte analysiert werden, mit welchen Strategien dies am besten gelingt. Die Frage war also, »was funktioniert in der Praxis und was nicht«. Diese Erkenntnisse sollten im Anschluss anderen Kommunen verfügbar gemacht werden. Hierfür waren die Dokumentation und kritische Evaluation der Implementierungsschritte notwendig. Anstelle einer Ergebnisevaluation stand also eine Prozessevaluation im Vordergrund, um beurteilen zu können, welche Faktoren Anteil am Erfolg bzw. Misserfolg hatten. Wurden die Interventionen z. B. planmäßig umgesetzt? Konnten die eingesetzten Maßnahmen die entsprechende Zielgruppe überhaupt erreichen? So wäre z. B. denkbar, dass Übungsleiter die in Schulungen gelernten

1 Entwicklungen und Trends, die sich innerhalb einer mehr oder weniger langen Zeitspanne hinweg vollziehen.

Kraft- und Gleichgewichtsübungen anschließend in ihren Seniorensportkursen gar nicht umsetzten oder aber dass die Dozenten die Inhalte während der Schulungen bereits falsch vermittelt haben. Kennen ältere Menschen und deren Angehörige die örtlichen Bewegungsangebote überhaupt? Besteht ein Bewusstsein über die Bedeutung körperlicher Aktivität und über das Sturzrisiko im Alter? Wurden Zeitungsartikel oder ausgelegte Broschüren gelesen? Eine wirksame Intervention ist zwar notwendig, aber nicht alleinig hinreichend. Im Rahmen der Prozessevaluation könnte nun analysiert werden, ob die gewählten Strategien z. B. planmäßig umgesetzt oder die jeweilige Zielgruppe tatsächlich erreicht wurde. So definieren z. B. Steckler und Linnan (2002, xi) Prozessevaluation wie folgt: »[Process evaluation] [...] focuses on the extent to which the intervention was implemented with the content, accuracy, coverage, and quality that was planned.«

Voraussetzung für den Erfolg einer Intervention ist also letztlich eine gelungene Implementierung. Fixsen et al. (2005) fassen allgemein unter Implementierung Bemühungen verschiedener Art zusammen, mittels derer Interventionen nachhaltig in ein Setting (z. B. kommunale Strukturen oder Organisationen) eingebettet und umgesetzt werden. Diese Prozesse finden nun nicht auf Nutzerebene (Personen auf die die Intervention letztlich wirken soll), sondern auf Akteurs-/Strukturebene statt. Die Akteurs-/Strukturebene umfasst diejenigen Strukturen und Prozesse eines Settings, in dem die Interventionen umgesetzt werden sowie die in Implementierungsprozesse involvierten Akteure. Zur Implementierung werden, entsprechend der jeweiligen Intervention, verschiedene Strategien eingesetzt (z. B. Politikentwicklung, Schulungskonzepte, Öffentlichkeitsarbeit). Da Implementierungsprozesse nicht auf Ebene der Nutzer stattfinden, ist die Verwendung derselben Messmethoden wie bei der Erfassung des Interventionserfolgs nicht möglich. Die Datenerhebung und Überprüfung der Abläufe erfolgen bereits vor und während der Implementierungsphase und orientieren sich in ihrer Methodik maßgeblich an den jeweiligen umgesetzten Interventionen und Umsetzungsstrategien. Aufgrund dessen sind möglicherweise entsprechende Rahmenkonzepte, die zur Entwicklung von Prozessevaluationsvorhaben als Hilfestellung dienen, bislang wenig verbreitet (Saunders et al., 2005). Baranowski und Stables (2000) liefern einen der wenigen systematischen Ansätze, der grundlegende Komponenten der Prozessevaluation beschreibt und zur Orientierung bei der Evaluationskonzeptentwicklung dienen kann (► **Tab. 10.1**).

Tab. 10.1: Mögliche Komponenten einer Prozessevaluation (Darstellung nach Baranowski und Stables (2000) und Steckler und Linnan (2002). Die Originalformulierungen wurden aus Gründen der Einheitlichkeit und Wiedererkennbarkeit (z. B. im Rahmen von Recherchen) beibehalten.)

Component	Definition
Context	Aspects of the larger social, political and economic environment that may influence intervention implementation or study outcomes.
Reach (participation rate)	Proportion of intended target audience that participates in (each) intervention. Often measured by attendance.
Dose delivered (completeness)	Number or amount of intended units of each intervention or component delivered or provided by interventionists.
Dose received (exposure)	Extent to which participants actively engage with, interact with, are receptive to, and/or use materials or recommended resources.

Tab. 10.1: Mögliche Komponenten einer Prozessevaluation (Darstellung nach Baranowski und Stables (2000) und Steckler und Linnan (2002). Die Originalformulierungen wurden aus Gründen der Einheitlichkeit und Wiedererkennbarkeit (z. B. im Rahmen von Recherchen) beibehalten.) – Fortsetzung

Component	Definition
Dose received (satisfaction)	Participant satisfaction with program, interactions with staff and/or investigators.
Fidelity (quality)	Extent to which the intervention was delivered as planned.
Implementation	A composite score that indicates the extent to which the intervention has been implemented and received by the intended audience.
Recruitment	Procedures used to approach and attract participants. Recruitment often occurs at the individual and organizational/community levels.

Im Rahmen dieses Ansatzes meint *context* Bedingungen des Umfeldes, die die Implementierung oder die Ergebnisse beeinflussen können (z. B. politische Trends). Die Projektreichweite (*reach*) wird meist durch Partizipationsraten ermittelt. *Dose delivered* überprüft, ob die Interventionen im geplanten Umfang angeboten werden. Ob und in welchem Umfang Maßnahmen die Zielpopulation erreichen, genutzt und umgesetzt werden und die Teilnehmer mit den Maßnahmen, Stakeholdern u. a. zufrieden sind, stellt eine weitere Komponente dar (*dose received – exposure, satisfaction*). Ausmaß und Qualität der Umsetzung der Intervention (*fidelity*) können am besten durch Experten bewertet werden. Gesamtgüte der *implementation* ergeben sich aus der Kombination der Faktoren *reach*, *dose delivered*, *dose received* und *fidelity*. *Recruitment* bezieht sich auf die Effektivität der Rekrutierungsmethoden (Steckler & Linnan, 2002; Saunders et al., 2005).

Komponenten der Intervention im Detail: Implementierung und Evaluation

Im Folgenden wird dargestellt, durch welche Strategien in Reutlingen erreicht werden sollte, dass ältere Menschen sich tatsächlich vermehrt bewegen, regelmäßig Kraft- und Gleichgewichtstraining durchführen oder Sturzrisikofaktoren reduzieren. Zudem wird erläutert, wie versucht wurde, Implementierungserfolg zu erfassen und zu bewerten.

Um die sehr heterogene Gruppe der über 65-jährigen Einwohner gut zu erreichen, bedarf es vielfältiger Strategien, die auf breiter Ebene gestreut und sorgfältig in das jeweilige Setting eingebettet werden müssen. Aufgrund dessen wurden zahlreiche Akteure und Institutionen aus verschiedenen Fachbereichen im Vorfeld aktiv in die Strategieentwicklung des Projekts mit einbezogen. Mögliche Umsetzungsstrategien sollten im Rahmen der folgenden themenbezogenen Fokusgruppen erarbeitet werden: 1. Bewegungsangebote, 2. Gesundheitswesen, 3. Stadt- und Verkehrsplanung, 4. Menschen mit Pflege- und Hilfsbedarf, 5. Wohnen und 6. *Social Marketing*. Die Teilnehmer wurden aufgefordert, kreative Ideen zu sammeln, ohne sich durch Finanzierungs- und Machbarkeitsfragen einschränken zu lassen. Im nächsten Schritt wurden die gesammelten Strategien vom Lenkungsausschuss im Rahmen eines Abstimmungsverfahrens priorisiert und autorisiert. Durch diese Vorgehensweise sollten die getroffenen richtungsweisenden Entscheidungen an Verbindlichkeit gewinnen sowie politisch verankert werden. Die praktische Umsetzung der ausgewählten

Strategien erfolgte durch kleinere Projektgruppen, bestehend aus lokalen Akteuren, die im jeweiligen Praxisfeld arbeiteten. So konnten bestehende Strukturen und Abläufe vor Ort kennengelernt und die Kleinprojekte bereits von Beginn an gut eingebettet werden. Tabelle 10.2 zeigt die Übersicht der aus den umfangreichen Ideenportfolios ausgewählten und umgesetzten Implementierungsstrategien.

Anhand einiger Beispiele werden im Folgenden verschiedene Strategien, deren Implementierung und deren Evaluation auf Akteurs-/Strukturebene beschrieben.

Tab. 10.2: Übersicht der umgesetzten Strategien im Projekt

Bewegungsangebote	Angebotsübersicht	Webbasierte Übersicht lokaler Bewegungsangebote Printbroschüre lokaler Bewegungsangebote
	Aufsuchendes Angebot	Otago Trainingsprogramm (evidenzbasiertes Kraft- und Gleichgewichtstrainingsprogramm für zu Hause lebende gebrechliche Personen)
	Vernetzung/ Vermittlung	Spendenlauf Aktionstag Bewegung im Alter Probetage/-wochen für Bewegungsangebote
	Schulungen	Sturzprävention für Übungsleiter und Rehasport-Trainer Bewegungsförderung für ehrenamtlich Engagierte Bewegungsförderung für Pflege- und Betreuungskräfte Bewegungsförderung und Sturzprävention in der Hausarztpraxis
Mobilität	Öffentlicher und privater Nahverkehr (ÖPNV)	Broschüre »Sicher unterwegs mit dem Bus«
Bewusstseinsbildung/*Social Marketing*		Beiträge in Printmedien und im Rundfunk Schritt-halten-Journal E-Mail-Rundbrief Übungsbroschüren für Kraft- und Gleichgewichtstraining für ältere Menschen Vorträge Plakataktion Aktionstag Bewegung im Alter Spendenlauf

Webbasierte Suchmaschine für Bewegungsangebote für ältere Menschen

Strategie

Die für ältere Menschen geeigneten Bewegungsangebote in der Projektregion wurden gesammelt und in Form einer internetbasierten Suchmaschine dargestellt. Die Webseite soll zum einen Senioren selbst als Informationsbasis dienen, zum anderen aber auch Angehörigen, Therapeuten, Ärzten oder Sozialarbeitern helfen, Senioren an geeignete Bewegungsangebote zu vermitteln. Die Angebote können nach Stadtteil oder nach Bewegungsform (z. B. Gymnastik, Rehabilitationssport, Bewegung im Freien) gesucht werden. Zudem sind Informationen über u. a. Inhalte und Zielgruppe, Ort, Zeit, Kosten, Barrierefreiheit, Parkmöglichkeiten sowie Kontaktdaten hinterlegt.

Implementierung

Die Bewegungsangebote wurden fragebogenbasiert in Kooperation mit örtlichen Vereinen und Institutionen erfasst. Durch die enge Einbindung der Akteure zu Beginn sollten zum einen die lückenlose Angebotserfassung sichergestellt und Bewegungsinitiativen, die auf ehrenamtlichen Strukturen basieren, identifiziert und aufgenommen werden. Zum anderen sollten durch die kooperative Herangehensweise die anschließende Verbreitung der Suchmaschine sowie deren Nutzung durch lokale Akteure beschleunigt werden. Die Webseite wurde in Printmedien, im Radio, im Rahmen von Vorträgen sowie einer Plakataktion (siehe Plakataktion) und weiteren Veranstaltungen beworben. Auch hier sollten die lokalen Experten als Katalysatoren mitwirken.

Evaluation

Um den Implementierungserfolg zu messen, wurden die Anzahl der Webseitenaufrufe sowie die Anzahl der eingetragenen Bewegungsangebote über die Projektlaufzeit hinweg dokumentiert. Durchschnittlich verwendeten ca. 160 Besucher pro Monat die Suchmaschine. Die Anzahl der Seitenaufrufe war schwankend und stieg z. B. nach der Durchführung entsprechender Veranstaltungen und Werbeaktionen deutlich an. Nach etwa einem halben Jahr waren ca. 330 Bewegungsangebote für ältere Personen eingetragen, ausgehend von anfänglich 90 Einträgen. Weiterhin wurden die Verlinkungen der Suchmaschine auf den Webseiten weiterer kommunaler Akteure dokumentiert. Im Projektverlauf nahmen die Verlinkungen (auch im Zuge der Öffentlichkeitsarbeit) stetig zu. Die Stadtverwaltung verlinkte die Suchmaschine auf verschiedenen Internetpräsenzen der Ämter, ebenso vernetzte sich z. B. der Kreisseniorenrat, die Berufsfachschule für Ergotherapie, das Ärztenetz oder die lokale Presse mit der Webseite. Auf Wunsch kommunaler Akteure wurde mit finanzieller Unterstützung einer örtlichen Stiftung eine Printbroschüre realisiert, was eine zusätzliche Akzentuierung der Implementierung bedeutete. Weiterhin erfolgte die Beratung zweier Kommunen (Ludwigsburg und Heidelberg) bezüglich des Aufbaus einer ähnlich konzeptionierten Suchmaschine. Hinsichtlich der Nachhaltigkeit ist bislang unklar, ob die Webseite durch lokale Akteure übernommen wird, die die Seite auch über die Projektlaufzeit hinaus aktualisieren und finanzieren.

Fortbildungsreihe für ehrenamtlich Engagierte

Strategie

In der Altenarbeit ehrenamtlich engagierte Bürger (z. B. bei Besuchsdiensten) wurden im Bereich der Bewegungsförderung geschult. Ziel war es, Besuchsdienste auch im Sinne der Gesundheitsförderung einzusetzen und ihnen Basiskompetenzen für die Durchführung einfacher Bewegungsübungen zu vermitteln.

Implementierung

Die Schulungsreihe wurde im Programm eines von der Kommune regelmäßig organisierten Fortbildungsangebots für Ehrenamtliche ausgeschrieben. Durch die Einbettung in diese bereits etablierte lokale Weiterbildungsstruktur konnte die Veranstaltungsreihe optimal in den bestehenden lokalen Werbeplattformen ausgeschrieben werden. Insbesondere Mitarbeiter der städtischen Abteilung für Ältere akquirierten für die Fortbildung ehrenamtlich engagierte Bürger durch direkte Ansprache. Die Unterrichtseinheiten erfolgten entsprechend eines zuvor festgelegten Schulungscurriculums über vier Termine à 3,5 Stunden. Die ersten drei Einheiten fanden im ein- bis zweiwöchigen Rhythmus statt. Der letzte Termin wurde im

Abstand von drei Monaten geplant, um den Teilnehmern Gelegenheit zu geben, das bislang Gelernte in der Praxis zu testen und Rückfragen zu stellen.

Evaluation

14 ehrenamtlich Engagierte nahmen an der Schulung teil, wobei am letzten Schulungstermin nur noch sieben Personen anwesend waren. Dies könnte auf einen zu großen Zeitabstand zwischen den letzten beiden Terminen hindeuten. Allerdings zeigte sich bei den verbliebenen Teilnehmern, dass zahlreiche Inhalte zu diesem Zeitpunkt bereits umgesetzt wurden. Um dies zu erfassen, war in der letzten Einheit ein Themenblock geplant, in dem die Teilnehmer über bereits umgesetzte Inhalte und bisherige Erfahrungen berichten und noch offene Fragen stellen sollten. Die planmäßige Umsetzung der Schulung wurde evaluiert, indem die Dozentin den Schulungsablauf hinsichtlich der geplanten Inhalte und des vorgesehenen Zeitumfangs dokumentierte. Die Frage einer nachhaltigen Umsetzung kann erst im weiteren Verlauf geklärt werden. Die städtische Abteilung für Ältere bewertete die Schulung als Bereicherung des Weiterbildungsprogramms und sucht derzeit nach geeignetem Schulungspersonal, um die Fortbildungsreihe auch nach Ende der Projektphase weiter durchzuführen und als festen Bestandteil des Programms zu erhalten. Dies würde Erfolg und Nachhaltigkeit der Implementierung stärken.

Plakataktion

Strategie

Eine Plakataktion sollte das Bewusstsein in der Bevölkerung schärfen, dass auch bei älteren Menschen körperliche Aktivität wesentlich zur Teilhabe und zum Erhalt der Lebensqualität beiträgt. Plakate (Format DIN A2 und A3) zeigten Bilder älterer Menschen, die sich in unterschiedlichen Situationen bewegen. Sätze in Sprechblasen sollten zur Selbstreflektion anregen und neue Impulse zum Thema Bewegung geben. Zudem war am unteren Bildrand ein Hinweis auf die oben beschriebene Suchmaschine eingefügt.

Implementierung

Die Plakate sollten in möglichst unterschiedlichen Einrichtungen und Stadteilen zu sehen sein, um eine große Bandbreite älterer Menschen, deren Angehörige und wichtige Vermittlungspersonen (u. a. Therapeuten, Ärzte) anzusprechen. Der Aushang erfolgte in Bussen der Stadtverkehrsgesellschaft, Apotheken, Sanitätshäusern, Arztpraxen, im Klinikum, Geriatrischen Schwerpunkt, Einzelhandel, Kreisgesundheitsamt, Pflegestützpunkt, in Seniorentreffs, Kirchengemeinden, Übungsräumen der Vereine, des Deutschen Roten Kreuzes und der Volkshochschule, der Abteilung für Ältere der Stadtverwaltung, Filialen der Kreissparkasse und Krankenkassen.

Evaluation

Zur Kontrolle der Implementierungsschritte wurde die Mehrheit der Plakate durch Projektmitarbeiter selbst sowie durch Kooperationspartner verteilt und aufgehängt. Die verschiedenen Aushängestellen sowie die Anzahl tatsächlich ausgehängter Plakate wurden in Listen dokumentiert. Von 620 gedruckten Plakaten wurden ca. 580 ausgehängt. Zudem erfolgte der durch eine örtliche Stiftung gesponserte Druck von 5.000 Flyern mit denselben Motiven. Hiervon wurden bislang ca. 3.000 Stück verteilt und ausgelegt. Flyer wurden mehrfach von örtlichen Einrichtungen nachgefordert. Zudem erreichten die Projektmitarbeiter zahlreiche Plakatanfragen von überregionalen Einrichtungen, die die Poster als Anschauungsmaterial und zum Aushängen verwenden wollten. Dies wurde ebenfalls schriftlich dokumentiert.

Übungsbroschüren

Strategie

Übungsbroschüren mit bebilderten Anleitungen zum Kraft- und Gleichgewichtstraining für ältere Menschen sollten in der Kommune in größerer Zahl verfügbar gemacht werden. Ziel war, dass ältere Menschen (gemeinsam mit Angehörigen) selbstständig zu Hause trainieren.

Implementierung

Die Übungsbroschüren wurden durch verschiedene kommunale Institutionen und Akteure verteilt und ausgelegt, um möglichst viele ältere Bürger zu erreichen (u. a. Abteilung für Ältere der Stadtverwaltung, Sanitätshäuser, Krankenkassen, Apotheken, Ärzte, Kreisklinikum, Geriatrischer Schwerpunkt). Zudem wurden die Broschüren aktiv im Rahmen aller Veranstaltungen des Projekts verteilt.

Evaluation

Die genaue Anzahl der verteilten Broschüren wurde nicht erfasst. Doch konnte eine deutlich steigende Nachfrage während des Projektverlaufs verzeichnet werden. Zahlreiche kommunale Akteure, wie z. B. die städtische Abteilung für Ältere, Therapiepraxen und Ärzte, bestellten aus Eigeninitiative regelmäßig Broschüren zur Auslage nach und sicherten so die kontinuierliche Verteilung. Dies wurde in schriftlicher Form dokumentiert. Das Interesse der Zielgruppe selbst sowie die engagierte Mitarbeit der örtlichen Partner weisen auf eine erfolgreiche Implementierung hin. Zuletzt übernahm eine örtliche Krankenkasse die Finanzierung des Drucks der Broschüren und liefert diese auch an die städtische Abteilung für Ältere, deren Mitarbeiter sich um Auslage und Verteilung bemühen.

Rundbrief

Strategie

Ein E-Mail-basierter Rundbrief des Projekts wurde regelmäßig über einen Verteiler an lokale und überregionale interessierte Akteure (Übungsleiter, Verantwortliche in Vereinen, Behörden, Verbände, Ärzte, Pflegedienste u. a.) versendet. Primäres Ziel war die Dissemination der Erfahrungen aus dem Projekt. Weiterhin sollte Transparenz geschaffen und Möglichkeiten zur Kontaktaufnahme und Vernetzung bereitgestellt werden.

Implementierung

Der Rundbrief erschien regelmäßig wie geplant alle 2–4 Monate. Von November 2011 bis September 2013 wurden zwölf Ausgaben versandt. Neben den Projektmitarbeitern stellten 14 weitere externe und lokale Experten Beiträge zur Verfügung. Es wurden Veranstaltungen und Angebote vor Ort bekannt gemacht sowie Berichte mit Fachinformationen, Hintergründen, beispielhaften Projekten und (inter-)nationalen Aktivitäten versandt.

Evaluation

Die Anfragen nach Aufnahme in den Verteiler nahmen im Projektverlauf stetig zu, was auf eine gute Implementierung dieses Informationsmediums hindeutet. Bis zur zwölften Ausgabe waren 374 Adressen hinterlegt. Hiervon war bei 73 Adressen die überregionale/internationale Herkunft bekannt. Die Erstausgabe wurde bis Ende September 2013 rund 1.300-mal aufgerufen. Die planmäßige Umsetzung hinsichtlich

Umfang und Inhalten dokumentierten die verantwortlichen Projektmitarbeiter. Während der Laufzeit des Projekts diente der Rundbrief als Informations- und Kommunikationsmedium und konnte in dieser Hinsicht auch gut implementiert werden. Die Initiative zur Versendung des Rundbriefs erfolgte durch die Projektmitarbeiter und verlief außerhalb der kommunalen Kommunikationsstrukturen. Wäre der Rundbrief z. B. als Rubrik in regelmäßig erscheinenden Medien eingebettet, hätte eine Chance zur Verstetigung bestanden. In dieser Hinsicht wurden allerdings keine Bemühungen unternommen, weshalb der Rundbrief nicht über das Projektende hinaus erhalten blieb.

Einbezug von Entscheidungsträgern in Form einer Lenkungsgruppe

Strategie

Zu Projektbeginn wurde eine Lenkungsgruppe bestehend aus lokalen Entscheidungsträgern gegründet (u. a. Verwaltung, Vereine, Gesundheitswesen). Diese sollten Ziele formulieren, Implementierungsstrategien priorisieren und somit die Projektaktivitäten lokal verankern.

Implementierung

Die Auswahl der einzuladenden Personen erfolgte gemeinsam mit Mitarbeitern der kommunalen Verwaltung. Potenzielle Mitglieder wurden von den Projektmitarbeitern kontaktiert und in persönlichen Erstgesprächen über das Vorhaben informiert und um Partizipation an der Lenkungsgruppe gebeten. Im Projektverlauf fanden fünf Sitzungen statt. Die Einladung, Durchführung und Nachbereitung der Treffen erfolgte durch die Projektmitarbeiter.

Evaluation

Die Entscheidungsträger waren mit unterschiedlichem Engagement beteiligt. Ebenso wurde deutlich, dass die Relevanz des Projektvorhabens von den Vertretern der jeweiligen Fachbereiche unterschiedlich bewertet wurde. Dies zeigte sich anhand der Anwesenheitslisten sowie durch die Dokumentation der Gespräche, die mit den abwesenden Mitgliedern im Nachgang geführt wurden. Hier wird einerseits deutlich, dass viel Überzeugungsarbeit geleistet werden muss. Andererseits zeigt sich aber auch deutlich, dass gute und nachhaltige Implementierung solcher Gremien immer auch vom Engagement der beteiligten Akteure abhängt. Weiterhin wurde festgestellt, dass verbindliche Zusagen und Interessensbekundungen zu bestimmten Themen nicht im Rahmen offizieller Sitzungen sondern verstärkt in vorausgehenden/nachfolgenden bilateralen Gesprächen gegeben wurden. Diese Gespräche wurden in Protokollen ebenfalls dokumentiert. Hinsichtlich der Nachhaltigkeit planten mehrere Mitglieder der Lenkungsgruppe sich auch über das Projektende hinaus, einmal jährlich im Rahmen des Geriatrietags, zu treffen.

Einbezug der Einzelhändler als Multiplikatoren

Strategie

Einzelhändler sollten als Multiplikatoren ins Projekt miteinbezogen werden. In einer Fokusgruppe sollten Möglichkeiten erarbeitet werden, die zur Steigerung der körperlichen Aktivität älterer Menschen beitragen könnten. Denkbare Ideen waren z. B. Kraft- und Gleichgewichtsübungen auf Einkaufstüten, Toilettenzugangsmöglichkeiten oder ein Bonuspunktesystem für Bewegungsangebote.

Implementierung

Zahlreiche Einzelhändler wurden postalisch über das Vorhaben informiert und zur Teilnahme an einer Fokusgruppe eingeladen. Die Ansprache erfolgte in Kooperation mit dem Amt für Stadtmarketing, das das Vorhaben grundsätzlich unterstützte und positiv bewertete.

Evaluation

Die Resonanz der Einzelhändler war allerdings so gering, dass hier im Projekt kein Implementierungserfolg erzielt werden konnte. Die Rückmeldungen der Einzelhändler an das Amt für Stadtmarketing lassen darauf schließen, dass die Relevanz des Themas nur unzureichend vermittelt werden konnte. Dies wurde durch Gespräche mit der Amtsleiterin deutlich. Zur ausreichenden Motivation dieser Akteure stand im weiteren Projektverlauf jedoch nicht ausreichend Personalkapazität zur Verfügung. Aufgrund dessen wurde beschlossen, dem Einzelhandel keine ungewollten Maßnahmen aufzudrängen, da unter diesen Voraussetzungen kaum Implementierungserfolge erwartet werden konnten.

Im Beitrag wird zwischen den Ebenen Implementierungserfolg und Interventionseffekten differenziert und dabei das Augenmerk auf den Implementierungserfolg gelegt. In der Tabelle 10.3 werden die auf dieser Ebene erfassten Parameter sowie die jeweils eingesetzten Erhebungsmethoden übersichtlich dargestellt.

Tab. 10.3: Variablen und Erhebungsmethoden zur Evaluation des Implementierungserfolgs

Strategie	Evaluationsaspekt	Erfassung
Webbasierte Suchmaschine	Anzahl eingetragener Angebote	Routinedaten der Webseite
	Anzahl Seitenaufrufe	Routinedaten der Webseite
	Anzahl Verlinkungen auf anderen Webseiten	Regelmäßige Recherche und Dokumentation in einer Liste durch Projektmitarbeiter
	Planmäßige Umsetzung (Vollständigkeit von Inhalt/Umfang)	Dokumentation der Rückmeldungen der Multiplikatoren ans Projektteam während der Erarbeitung der Webseitenstruktur und Erhebung der Inhalte
	Nachhaltigkeit/Einbettung in lokale Strukturen	Dokumentation der Gespräche über mögliche Finanzierung und selbstständige Weiterführung durch lokale Akteure nach Projektende
	Dissemination	Dokumentation der Anfragen und Beratungen anderer Kommunen
	Entwicklungstendenzen/Engagement lokaler Akteure	Dokumentation der Anfragen lokaler Akteure nach Realisierung einer Printversion
Fortbildungsreihe für Ehrenamtliche	Anzahl Teilnehmer	Dokumentation der Anmeldungen in Listen
	Planmäßige Umsetzung (Inhalt/Umfang)	Dokumentation des Schulungsablaufs und der Inhalte durch Dozentin
	Umsetzung der Schulungsinhalte durch Teilnehmer	Befragung der Teilnehmer beim letzten Schulungstermin
	Nachhaltigkeit/Einbettung in lokale Strukturen	Ausschreibung in bestehendem Weiterbildungsprogramm
	Entwicklungstendenzen/Engagement lokaler Akteure	Dokumentation der Gespräche mit lokalen Akteuren über den Wunsch nach fester Integration ins Weiterbildungsprogramm
Plakataktion	Planmäßige Umsetzung (Anzahl Aushänge/Vielfalt Aushängestellen)	Dokumentation in Listen durch Projektmitarbeiter
	Dissemination	Dokumentation der Anfragen (über-)regionaler Akteure
	Entwicklungstendenzen/Engagement lokaler Akteure	Dokumentation der Telefongespräche mit einer lokalen Stiftung über ein Finanzierungsangebot für den Druck von Flyern und dessen Umsetzung

Tab. 10.3: Variablen und Erhebungsmethoden zur Evaluation des Implementierungserfolgs – Fortsetzung

Strategie	Evaluationsaspekt	Erfassung
Übungs-broschüren	Planmäßige Umsetzung (stete Auslage/Vielfalt der Auslagestellen) Nachhaltigkeit/Einbettung in lokale Strukturen	Regelmäßige Nachlieferung der Broschüren, Dokumentation der Vielfalt der Auslagestellen in Listen Dokumentation der Gespräche über die Übernahme der Druckkosten durch Krankenkasse und Kooperation mit städtischer Abteilung für Ältere zur Verteilung auch nach Projektende
Rundbrief	Anzahl Abonnenten und Neuanfragen zur Aufnahme Planmäßige Umsetzung (Inhalt/Umfang)	Routinedaten des E-Mail-Verteilers Dokumentation durch Projektmitarbeiter
Lenkungsgruppe	Planmäßige Umsetzung (Inhalt/Umfang) Anzahl und Fachbereiche der Teilnehmer Nachhaltigkeit/Einbettung in lokale Strukturen	Dokumentation von Planung, Durchführung und Ergebnissen durch Projektmitarbeiter Anwesenheitslisten während der Sitzungen Weiterführung der Treffen nach Projektende; Integration des Themas in bestehende Strukturen, wie z. B. Runde Tische; Dokumentation im Sitzungsprotokoll
Einbezug der Einzelhändler	Planmäßige Umsetzung	Gespräche mit Amt für Stadtmarketing über Rückmeldungen der Einzelhändler an Amtsleiterin (Gesprächsprotokolle), Dokumentation der eingeladenen Einzelhändler in Listen durch Projektmitarbeiter

10.2 Diskussion

Populationsbasierte Maßnahmen haben aus theoretischer Sicht für das Gesundheitsverhalten und den Gesundheitszustand der Bevölkerung einen hohen Stellenwert. Allerdings stellt deren Komplexität sowohl bei der Implementierung als auch bei der Evaluation eine besondere Herausforderung dar, und nicht selten ist es schwierig, deren Effektivität durch die zur Verfügung stehenden Instrumente unmittelbar zu erfassen. Sie sind daher methodisch nur bedingt mit klassischen medizinischen Interventionen wie z. B. randomisierten Medikamentenstudien zu vergleichen. Einige der Aspekte bei der Implementierung und Evaluation populationsbasierter Maßnahmen werden im Folgenden diskutiert und, wo sinnvoll, mit Empfehlungen versehen.

Implementierung

Bei der Implementierung sind einige Determinanten von grundlegender Bedeutung. So spielt es eine erhebliche Rolle, ob das Projekt durch Akteure aus den eigenen Reihen oder durch externe Experten in die Wege geleitet wurde. Beides hat Vor- und Nachteile: Externe Experten verfügen über Unvoreingenommenheit und Neutralität und besitzen in der Regel hohe fachliche Autorität. Allerdings bedarf es dann einer, bezogen auf den Projektzeitraum, recht langen Einarbeitungszeit in die internen Strukturen einer Kommune. Weiterhin haben Entscheidungen externer Experten nur bedingt Verbindlichkeit, da hierfür die Befugnisse und Handlungsdirektiven fehlen. Stammt der Impuls dagegen aus der Kommune, sind Engagement, Verbindlichkeit und Nachhaltigkeit möglicherweise stärker ausgeprägt.

Eine weitere Determinante stellt die gewählte Handlungsstruktur dar (*top down* oder *bottom up*). So bieten offizielle Beschlüsse von Entscheidungsträgern oft bessere Handlungsoptionen und politische Verbindlichkeit (*top down*). Andererseits sind die in *bottom up*-Ansätzen einbezogenen Personen in der Regel sehr engagiert und verfügen über wertvolles Detailwissen aus den jeweiligen Praxisfeldern. Das oben geschilderte Projekt verfolgte zunächst einen *top down*-Ansatz. Trotzdem war die Gewinnung engagierter Mitarbeiter verschiedenster Einrichtungen vor Ort von großer Bedeutung. Obwohl die Mehrzahl der Akteure keine Experten im Bereich Bewegungsförderung und Sturzprävention waren, hing die nachhaltige Umsetzung der Strategien doch maßgeblich von deren Offenheit, Kooperationsbereitschaft und Engagement ab. Für ein Gelingen war es deshalb wichtig, die Strategien bestmöglich auf die relevanten Arbeitsabläufe und Strukturen der Organisationen abzustimmen, damit die beteiligten Personen diese gut in ihre Tätigkeit integrieren konnten und sie nicht als Mehraufwand und Belastung erlebten. Dies war insbesondere dann der Fall, wenn sowohl das Projektteam als auch lokale Akteure den Eindruck hatten, dass sie jeweils von den Maßnahmen profitierten.

Weitere Erfolgsfaktoren für eine nachhaltige Implementierung sind die kommunalpolitischen Gegebenheiten und der vorhandene Finanzierungsspielraum. So ist es beispielsweise sinnvoll, kommunale Projekte schon im Vorfeld auf die jeweilige Haushaltsplanung abzustimmen, um die Akquise weiterer Mittel zu ermöglichen. Dies erfordert aber eine weit vorausschauende Planung, die im Rahmen relativ kurzer Förderspannen häufig schwierig zu realisieren ist. So war in Reutlingen zum Projektbeginn der Doppelhaushalt bereits beschlossen und das Projekt konnte finanziell durch die Kommune nur geringfügig unterstützt werden. Die fehlenden finanziellen Mittel trugen teilweise dazu bei, dass die Nachhaltigkeit einiger Maßnahmen nicht gesichert werden konnte oder die Übernahme durch kommunale Akteure bislang unklar ist (z. B. die Übernahme der webbasierten Suchmaschine durch die Kommune, Vereine oder andere lokale Akteure).

Ergebnisevaluation

Grundsätzlich ist zu fordern, dass sich Interventionen, die erfolgreich implementiert werden, in einer Veränderung »harter« Endpunkte wie z. B. einer Reduktion von Hüftfrakturen niederschlagen. Wie bereits oben dargelegt, ist es fraglich, inwieweit Interventionen auf Populationsebene, die das Verhalten der Bevölkerung tiefgreifend beeinflussen sollen, aber auf eine eng begrenzte Region ausgerichtet sind, überhaupt in der Lage sind, innerhalb kurzer Zeit Parameter wie die Rate an Hüftfrakturen zu verändern und somit einen gegenüber der Umgebung isolierten Trend zu verursachen. So wurde das Pilotprojekt in Reutlingen eher als Beitrag einer langfristigen gesellschaftlichen Entwicklung, bei der der Erfassung und Bewertung der Implementierungsprozesse der höhere Stellenwert zukam, gesehen.

Allerdings wäre es neben der Erfassung von Implementierungsprozessen grundsätzlich möglich, zusätzliche Faktoren zu erfassen, von denen auszugehen ist, dass sie als Intermediärvariablen zwischen der Intervention und den angestrebten Endpunkten fungieren. Ein Beispiel hierfür wäre der Einfluss der Intervention auf die Veränderung der körperlichen Aktivität in der älteren Bevölkerung. Instrumente könnten Fragebögen oder Bewegungstagebücher sein. Allerdings wäre auch dies mit erheblichen methodischen Schwierigkeiten verbunden. So dürften semiquantitative Verfahren zu ungenau sein und für eine repräsentative Erhebung der Zielgruppe fehlen geeignete Zugangswege. Ein anderes Beispiel wäre eine Erfassung der Teilnehmerzahlen in organisierten Bewegungsangeboten. Hier bestehen aber ebenfalls methodische Grenzen. Dies betrifft z. B. die Datenqualität, die insbesondere bei niederschwelligen Angeboten für eine Evaluation nicht ausreicht.

Prozessevaluation

Der Evaluation von Implementierungsprozessen kommt in kommunalen Interventionsprojekten also eine hohe Bedeutung zu. Dies ist insbesondere dann der Fall, wenn eine größere Zahl von Akteuren unterschiedlicher Gruppen und Settings mit jeweils unterschiedlichem Antrieb und Erwartungen daran beteiligt ist und miteinander interagiert. Beispiele sind Angestellte oder Selbstständige, Ehrenamtliche oder professionelle Kräfte, direkt Betroffene oder Angehörige. Handlungsebenen können der öffentliche Raum, Gesundheitsangebote, Vereine, das häusliche Umfeld oder Pflegeheime sein. Da solche Interventionen aus vielen interagierenden Komponenten bestehen und nicht identisch von einer Kommune auf die andere übertragen werden können, ist es sinnvoll, nicht nur das Gesamtkonstrukt einer Intervention sondern auch deren Teilprozesse zu evaluieren. Auf diese Weise können die Erfahrungen für andere Kommunen besser nutzbar gemacht und auch innerhalb der Interventionskommune weiter verwendet werden. Im vorgestellten Projekt können die Erfahrungen detailliert und nach Inhalten strukturiert über eine Webseite eingesehen werden (www.schritthalten.info).

Der oben beschriebene Mix aus verschiedenen Methoden, Settings und Akteuren findet sich nicht nur in kommunalen Projekten sondern genauso in den meist interdisziplinär angelegten pflegerischen und gerontologischen Interventionsstudien im Allgemeinen. Das Zusammenspiel dieser komplexen Faktoren kann den Interventionserfolg beeinflussen und bedarf daher einer Evaluation der Implementierungsprozesse.

Mittels welcher Methoden der Implementierungserfolg erfasst wird, sollte bereits im Zuge der Strategieplanung festgelegt werden. So können einzelne Aspekte der jeweiligen Strategie/Maßnahme gezielt auf die Evaluation abgestimmt und die Datenerhebung somit erheblich vereinfacht werden (z. B. automatische Datenerfassung, Erstellung von Teilnehmerlisten oder Schulungscurricula). Eine Vielzahl an Informationen kann retrospektiv nicht mehr erhoben werden. Es empfiehlt sich deshalb auch, während der Implementierungsphase die bislang erhobenen Daten in regelmäßigen Abständen zu analysieren. Problembereiche oder besonders erfolgversprechende Aspekte können so frühzeitig erkannt werden. Insbesondere Abweichungen von den jeweiligen Zielsetzungen können rasch erfasst und im Sinne eines Managementzirkels zeitnah korrigiert werden.

Die Erfassung und Auswertung von Routinedaten (z. B. Webseitenaufrufe) sind noch mit einem vergleichsweise geringen Aufwand verbunden. Wenn aber nicht auf Routinedaten zurückgegriffen werden kann, so sollte die Evaluation bereits bei der Planung von Interventionselementen mitbedacht werden. Werden Veranstaltungen, Schulungen oder Vorträge durchgeführt, ist es z. B. sinnvoll, standardmäßig Teilnehmerzahlen, Absagen und durchgeführte Werbemaßnahmen im Detail zu dokumentieren. Liegen entsprechende Dokumente als Vorlagen bereit, ist der Aufwand auch hier nicht allzu groß.

Im Rahmen komplexer Interventionen sollten zusätzlich qualitative Methoden zur Evaluation der Implementierungsprozesse genutzt werden. Kooperation und regelmäßiger, auch informeller, Austausch mit lokalen Akteuren können wichtige Informationen zur Evaluierung beisteuern. So erhält man in Gesprächen mit wenigen Teilnehmern in geschütztem Rahmen oft hilfreiche Hinweise über die Gründe für das Gelingen oder Scheitern einzelner Maßnahmen. Dabei empfiehlt es sich, kurze Gesprächsprotokolle anhand vorgefertigter Protokollbögen anzufertigen.

Die sorgfältige und lückenlose Dokumentation aller Implementierungsschritte, insbesondere wenn viele dieser Schritte gleichzeitig stattfinden, stellt nach Erfahrung der Autoren eine große Herausforderung dar. Es empfiehlt sich deshalb bereits vorab möglichst viele standardisierte Listen und Übersichten zu erstellen, um die Dokumentation der einzelnen Arbeitsschritte später zu erleichtern. Außerdem ist es sinnvoll, bereits frühzeitig Zuständigkeiten für die Evaluation der jeweiligen Implementierungsschritte zu definieren.

10.3 Fazit und Ausblick

Die Messung des Erfolgs einzelner Maßnahmen und Strategien zur Bewegungsförderung und Sturzprävention im kommunalen Setting sowie des Erfolgs auf Populationsebene ist schwierig. Zudem sind häufig längere Zeiträume zu veranschlagen, bis Veränderungen überhaupt messbar sind. Hierfür reichen Laufzeiten, wie sie für Forschungsprojekte in Deutschland in der Regel üblich sind, nicht aus. Wird allerdings der Erfolg von Implementierungsprozessen erfasst, kann über diese Intermediärvariablen auf den (möglichen späteren) Erfolg der Intervention geschlossen werden. Wie der Implementierungserfolg erfasst wird, hängt maßgeblich von den jeweiligen im Projekt ausgewählten Maßnahmen und Umsetzungsstrategien ab.

Sturzprävention und Bewegungsförderung sind und werden aufgrund der demografischen Alterung der Gesellschaft auch in den kommenden Jahren hochrelevante Themen sein. »Die« eine Intervention, die optimal auf alle Gegebenheiten in jeder Kommune angepasst und in dieser implementiert werden kann, wird es wohl kaum geben. Kommunen, die einen ähnlichen Weg beschreiten wollen, müssen ihre Strategien also an die jeweiligen örtlichen und zeitlichen Gegebenheiten anpassen. Wie oben bereits beschrieben, werden die Ergebnisse und Erfahrungen aus dem Projekt in Reutlingen in Form eines webbasierten »Baukastens« (www.schritthalten.info) dargestellt und diskutiert. Hier sind alle umgesetzten, aber auch nicht umgesetzten Strategien und Ideen aufgelistet. Dieser »Baukasten« soll anderen Kommunen als Ideengeber dienen und insbesondere hinsichtlich der Implementierungsprozesse Erfahrungen, Umsetzungsprobleme und Lösungsmöglichkeiten weitergeben. Wir hoffen, dass durch dieses Instrument eine Dissemination der Maßnahmen und Strategien auf überregionaler Ebene erfolgt, die dazu beiträgt, dass es mittelfristig zu einer populationsweiten Zunahme der Bewegung älterer Menschen und einer Abnahme von Stürzen und sturzbedingten Verletzungen kommt.

Literatur

Baranowski, T. & Stables, G. (2000). Process evaluations of the 5-a-day projects. *Health Educ Behav, 27*(2), 157–166.

Bize, R., Johnson, J. A. & Plotnikoff, R. C. (2007). Physical activity level and health-related quality of life in the general adult population: a systematic review. *Prev Med, 45*(6), 401–415.

Bleibler, F., Konnopka, A., Benzinger, P., Rapp, K. & Konig, H. H. (2013). The health burden and costs of incident fractures attributable to osteoporosis from 2010 to 2050 in Germany: a demographic simulation model. *Osteoporos Int, 24*(3), 835–847.

Campbell, A. J., Borrie, M. J., Spears, G. F., Jackson, S. L., Brown, J. S. & Fitzgerald, J. L. (1990). Circumstances and consequences of falls experienced by a community population 70 years and over during a prospective study. *Age Ageing, 19*(2), 136–141.

Deandrea, S., Lucenteforte, E., Bravi, F., Foschi, R., La Vecchia, C. & Negri, E. (2010). Risk factors for falls in community-dwelling older people: a systematic review and meta-analysis. *Epidemiology, 21*(5), 658–668.

Feskanich, D., Willett, W. & Colditz, G. (2002). Walking and leisure-time activity and risk of hip fracture in postmenopausal women. *JAMA, 288*(18), 2300–2306.

Fixsen, D. L., Naoom, S. F., Blase, K. A., Friedman, R. M. & Wallace, F. (2005). *Implementation research: A synthesis of the literature.* FMHI Publication 231. Tampa: University of South Florida, Louis de la Parte Florida Mental Health Institute, The National Implementation Research Network.

Gillespie, L. D., Robertson, M. C., Gillespie, W. J., Sherrington, C., Gates, S., Clemson, L. M. & Lamb, S. E. (2012). Interventions for preventing falls in older people living in the community. *Cochrane Database Syst Rev, 2012*(9), Art. No.: CD007146.

Hauer, K., Lamb, S. E., Jorstad, E. C., Todd, C., Becker, C. & PROFANE-Group (2006). Systematic review of definitions and methods of measuring falls in randomised controlled fall prevention trials. *Age Ageing, 35*(1), 5–10.

Heinrich, S., Rapp, K., Rissmann, U., Becker, C. & Konig, H. H. (2010). Cost of falls in old age: a systematic review. *Osteoporos Int, 21*(6), 891–902.

Kannus, P., Parkkari, J., Koskinen, S., Niemi, S., Palvanen, M., Jarvinen, M. & Vuori, I. (1999). Fall-induced injuries and deaths among older adults. *JAMA, 281*(20), 1895–1899.

Klein, D., Rapp, K., Küpper, M., Becker, C., Fischer, T., Büchele, G. & Benzinger, P. (2014).

A population based intervention for the prevention of falls and fractures in home-dwelling people 65 years and older in south Germany – protocol. *JMIR Res Protoc, 3*(1):e19.

Liu-Ambrose, T. Y., Ashe, M. C. & Marra, C. (2010). Independent and inverse association of healthcare utilisation with physical activity in older adults with multiple chronic conditions. *Br J Sports Med, 44*(14), 1024–1028.

Rejeski, W. J. & Mihalko, S. L. (2001). Physical activity and quality of life in older adults. *J Gerontol A Biol Sci Med Sci, 56* (Spec. No. 2), 23–35.

Rubenstein, L. Z. & Josephson, K. R. (2002). The epidemiology of falls and syncope. *Clin Geriatr Med, 18*(2), 141–158.

Saunders, R. P., Evans, M. H. & Joshi, P. (2005). Developing a process-evaluation plan for assessing health promotion program implementation: a how-to guide. *Health Promot Pract, 6* (2), 134–147.

Sherrington, C., Whitney, J. C., Lord, S. R., Herbert, R. D., Cumming, R. G. & Close, J. C. (2008). Effective exercise for the prevention of falls: a systematic review and meta-analysis. *J Am Geriatr Soc, 56*(12), 2234–2243.

Steckler, A. & Linnan, L. (eds.) (2002). *Process evaluation for public health interventions and research*. San Francisco: Jossey-Bass.

11 Outcomes in Implementierungsprozessen und standardisierte Instrumente zu deren Messung

Matthias Hoben und Marion Bär

Einführung

In diesem Kapitel geht es um »implementierungsrelevante Variablen« sowie um »standardisierte Erhebungsinstrumente«, mit denen diese Variablen »gemessen« werden sollen. Hierzu vorab drei grundsätzliche Klärungen:

1. *Implementierungsrelevante Variablen* sind einerseits Faktoren/Bedingungen, die den Implementierungserfolg beeinflussen (also *Einflussfaktoren in Implementierungsprozessen*, ► **Kap.** 7) und andererseits Größen, anhand derer der *Implementierungserfolg* bestimmt werden kann. Letzteren widmen wir uns im ersten Teil dieses Kapitels. Die Einflussfaktoren in Implementierungsprozessen zählen zu den sogenannten *unabhängigen Implementierungsvariablen* (von ihnen hängt der Implementierungserfolg ab). Bei den Größen zur Erfassung des Implementierungserfolgs handelt es sich um *abhängige Implementierungsvariablen* (sie hängen von den Einflussbedingungen ab).
2. *Standardisierte Erhebungsinstrumente* sind solche, bei denen festgelegt ist, wie und unter welchen Bedingungen sie anzuwenden sind und wie die Auswertung und Interpretation der Ergebnisse zu erfolgen haben. Anwendung und Ergebnisauswertung sind bei diesen Instrumenten vereinheitlicht, um sicherzustellen, dass diese so *objektiv* wie möglich sind (d. h., dass die Ergebnisse möglichst unabhängig von verschiedenen Anwendern und Anwendungsbedingungen sind). Bei solchen Instrumenten kann es sich um standardisierte Interviews oder Beobachtungen handeln oder um Fragebögen, die von den Probanden selbst auszufüllen sind (Bühner, 2011).
3. *Messen* bedeutet, dass die zu bestimmenden Größen quantitativ erfasst werden, dass also dem zu erhebenden Merkmal oder Phänomen ein Zahlenwert zugeordnet wird (Bühner, 2011). Beispiele sind etwa die Berufserfahrung einer Pflegenden in Jahren (Eigenschaft eines Individuums als Einflussfaktor in Implementierungsprozessen), die Komplexität einer Innovation, die z. B. mit einer mehrstufigen Skala von »0 = überhaupt nicht komplex« bis »5 = extrem komplex« bestimmt werden könnte (Eigenschaft der Innovation als Einflussfaktor in Implementierungsprozessen) oder die Verbreitung einer Innovation, letztere gemessen z. B. an der Zahl der Individuen oder Institutionen, die die Innovation nutzen im Verhältnis zu allen potenziell für die Nutzung in Frage kommenden Individuen oder Institutionen (Beispiel für eine Größe zur Erfassung des Implementierungserfolgs). Um die Güte einer Messung zu bestimmen, sind vor allem zwei statistische Größen relevant – die Reliabilität, die den Grad der Messgenauigkeit angibt, und die Validität, die Auskunft darüber gibt, inwieweit das Instrument tatsächlich das misst, was es zu messen intendiert (Bühner, 2011).

Die standardisierte Erfassung von Variablen in Implementierungsprozessen mittels reliabler und valider Messinstrumente ermöglicht es, theoretische Annahmen über Zusammenhänge in diesen Prozessen sowie die Effektivität von Implementierungsstrategien mittels statistischer Methoden in großen Stichproben zu testen – und trägt damit zu einem besseren Verständnis dieser Prozesse und zur Theoriebildung bei (Proctor & Brownson, 2012). Wie Quasdorf und Riesner in Kapitel 12 in diesem Buch ausführlich darlegen, können implementierungsrelevante Phänomene auch mittels qualitativer Methoden erfasst werden. Je nach Fragestellung und Forschungsfokus sind diese sogar besser geeignet und eher indiziert als quantitative Erhebungsverfahren. Die beiden Autorinnen benennen aber ebenfalls Beispiele, in denen quantitative Erhebungsmethoden bzw. die Kombination qualitativer und quantitativer Verfahren am besten geeignet sind. Genau dies jedoch – die reliable und valide Messung von Implementierungsvariablen – stellt für Implementierungswissenschaftler eine der großen Herausforderungen dar (Chaudoir et al., 2013). Es sind unzählige Instrumente verfügbar, die sich in Güte, Fokus und Systematik stark unterscheiden und die Messung von Implementierungsvariablen ist ein komplexes Themenfeld (Proctor & Brownson, 2012; Chaudoir et al., 2013).

Daher wird diesem Themenkomplex im vorliegenden Buch ein eigenes Kapitel gewidmet. Dieses hat zum Ziel, einen Überblick über die international und im deutschen Sprachraum verfügbaren Instrumente zur quantitativen Erfassung implementierungsrelevanter Variablen zu geben. Zunächst werden wir einen kurzen Überblick über abhängige Implementierungsvariablen geben. Hierfür stellen wir u. a. zwei Modelle zu deren Einteilung vor. Im Anschluss daran werden Instrumente zur Erfassung dieser Form von Implementierungsvariablen behandelt. Deren Erfassung ist stark von der konkreten Innovation und ihren Eigenschaften abhängig. Daher wird nahezu in jeder Studie ein eigenes Erhebungsinstrument bzw. -verfahren entwickelt und es existieren kaum Instrumente, die für ein breites Spektrum an Innovationen anwendbar sind. Übersichtsarbeiten, die diese Instrumente systematisieren sind ebenfalls rar. Eine umfassende Darstellung des Gesamtbestands dieser Instrumente ist daher in diesem Kapitel nicht leistbar. Für die drei Hauptformen abhängiger Implementierungsvariablen (Anwendung von Forschungswissen, Umsetzungstreue und Verstetigung der Innovation) wird daher beispielhaft je ein Instrument vorgestellt und anschließend kurz die entsprechende internationale Gesamtsituation erläutert. In einem zweiten Schritt werden Instrumente zur Erfassung unabhängiger Implementierungsvariablen (Einflussfaktoren) behandelt. Zur Illustration wird auch hier ein Instrument beispielhaft vorgestellt, anschließend wird die internationale Situation anhand der Erkenntnisse einer systematischen Übersichtsarbeit zusammengefasst.

11.1 Abhängige Implementierungsvariablen: Endpunkte im Implementierungsprozess

Die im vorangegangenen Kapitel 10 vorgestellte Studie zeigt eine Vielfalt an Outcomes auf, die sich bei komplexen Interventionen finden und überprüfen lassen. Auch wenn das Design explorativ war und keine hypothesentestenden statistischen Prozeduren angewendet wurden, so geben die geprüften Variablen gleichwohl wichtige Hinweise auf die Implementierbarkeit der einzelnen Interventionen und auf die Passung von ausgewählten Implementierungsstrategien.

Unter implementierungsbezogenen Outcomes verstehen die Autoren mit Proctor et al. (2011, 38) die »Effekte geplanter und gezielter Aktivitäten, um neue Behandlungsmethoden, Praktiken oder Dienstleistungen zu implementieren« (eigene Übers.). Sie stellen Endpunkte des Implementierungsprozesses oder einzelner Abschnitte desselben dar und haben, so Proctor et al. (2011) drei wesentliche Funktionen. Sie sind:

a) Indikatoren für erfolgreiche oder weniger Implementierung (z. B. die getreue Anwendung von Hüftprotektoren bei sturzgefährdeten Personen),
b) proximale (i. e., sehr frühzeitig auftretende) Indikatoren, die Auskunft über Implementationsprozesse geben (z. B. Einstellungen der involvierten Akteure) und
c) wichtige »Zwischenoutcomes«, die ihrerseits die Effekte von Interventionen (z. B. die Wirksamkeit des oben angesprochenen Hüftprotektors, Frakturen zu vermeiden) beeinflussen.

Die Identifikation und Erfassung von Prozessendpunkten ist in jedem Implementierungsvorhaben bedeutsam, selbst dann, wenn es nicht implementierungswissenschaftlich untersucht wird. Stellenwert und Bedeutung der Outcomes im Untersuchungsdesign variiert dabei zwischen unterschiedlichen Projekt- bzw. Studienformen (Peters et al. 2013).

Zunächst ist es notwendig, implementierungsbezogene Outcomes von anderen Outcomes abzugrenzen, die ebenfalls in Implementierungsprozessen erfasst werden. Genannt wurden hier bereits Parameter, die die von einer Intervention intendierten Wirkungen auf Zielpersonen erfassen (z. B. Verbesserung der subjektiven Lebensqualität alter Menschen in einer Pflegeeinrichtung als Ergebnis eines entsprechenden Pflegekonzepts). Auch Seitens der Interventionserbringer können sich Auswirkungen zeigen (z. B. die Arbeitszufriedenheit Pflegender, die ein solches Pflegekonzept anwenden), und auf Ebene der Institution können sich ebenfalls Wirkungen manifestieren (z. B. Kostenreduktion oder bessere Qualitätsbewertungen). Diese Wirkungen sind ebenfalls von unmittelbar implementierungsbezogenen Outcomes abzugrenzen (Graham et al., 2010). Proctor et al. (2011) identifizieren drei Typen von Outcomes in Implementierungsprozessen:

a) Implementierungsbezogene Outcomes
b) Service-Outcomes (z. B. Effektivität, Effizienz, Sicherheit, Patientenorientierung)
c) Klientenbezogene Outcomes (z. B. Zufriedenheit, verbesserte Funktionsfähigkeit)

Die Implementierung einer Innovation führt hier zu messbaren Veränderungen der Leistungserbringung, und über diese wiederum wirkt sie sich auf die Zielpersonen aus. In diesem Schema ist allerdings nicht berücksichtigt, dass implementierungsbezogene Outcomes auch auf Zielpersonenebene bedeutsam sein können. Man denke nur an ein Programm zur Bewegungsförderung im Alter, das auf Erbringerseite im Rahmen einer Institution implementiert und von den handelnden Akteuren wiederum an die Zielpersonen weitervermittelt wird: Auch bei den älteren Menschen muss eine solche Intervention zunächst erst einmal »angekommen« sein, damit sie die gewünschten Effekte erzielt. Hinsichtlich Erfassungsmethodik und Auswertung ergibt sich hier ein äußerst komplexes Modell.

Eine weitere wichtige Differenzierung betrifft den Implementierungsprozess selbst. Implementierungsbezogene Outcomes dürfen keinesfalls nur als finale Endpunkte des gesamten Prozesses verstanden werden: Für jede einzelne Phase, von der erste Idee über die Planung, die Umsetzung, bis hin zur Verstetigung lassen sich Endpunkte definieren, anhand derer sich der Erfolg von Implementierung überprüfen lässt.

Bislang ist die Konzeptualisierung implementierungsbezogener Outcomes noch sehr uneinheitlich (Proctor et al. 2011). Dennoch sind in den letzten zwei Jahrzehnten erste Klassifikationssysteme entwickelt worden, um diese Outcomeparamter zu systematisieren. Zwei neuere Modelle sollen im Folgenden kurz eingeführt werden. Beide beziehen sich auf Implementierungsprozesse in institutionellen Settings.

Die Taxonomie implementierungsbezogener Outcomes

Eine Taxonomie implementierungsbezogener Outcomes wurde 2011 in den USA von einem Autorenteam um die Implementierungswissenschaftlerin Enola Proctor publiziert. Diese Klassifikation umfasst acht differenzierbare Outcome-Konzepte und wurde auf Basis eines narrativen Review-Ansatzes entwickelt (Proctor et al., 2011). Zielsetzung war, die Konzeptualisierung implementierungsbezogener Outcomes voranzubringen, die in der Studienliteratur verwendeten Definitionen und Operationalisierungen zu reflektieren und durch deren Klassifizierung zu einer Präzisierung der Terminologie beizutragen. Darüber hinaus sollten Forschungsdesiderate abgeleitet werden. Im Folgenden werden die einzelnen Outcome-Konzepte dieser Taxonomie dargestellt.

Akzeptierbarkeit, Annehmbarkeit (*acceptability*)

Dieser Parameter erfolgreicher Implementierung ist ausgeprägt, wenn eine neue Innovation von den handelnden Akteuren in einem Praxisfeld als annehmbar und ansprechend erlebt wird. Ist dies nicht gegeben, wird die Innovation entweder erst gar nicht eingeführt, oder die handelnden Personen reagieren mit Widerstand. Alternativ wird auch von der Zufriedenheit handelnder Akteure mit unterschiedlichen Merkmalen der Innovation (z. B. ihren Inhalten oder ihrer Komplexität) gesprochen.

Die Bewertung der Akzeptierbarkeit wird unterschiedlich ausfallen, je nachdem, wie viel die handelnden Akteure über die Neuerung wissen und wie viel praktische Erfahrung sie damit haben. Akzeptierbarkeit ist somit ein Outcome, das in unterschiedlichen Stadien des Implementierungsprozesses variiert und somit wiederholt erfasst werden sollte. Ebenfalls werden die einbezogenen Personen variieren: Betrifft es im Anfangsstadium vor allem Entscheidungsträger, von deren Votum die Implementierung abhängt, so kommen im weiteren Verlauf die mit der Erbringung der Intervention befassten Akteure hinzu, sowie gegebenenfalls die Zielpersonen, die die Akzeptierbarkeit einer Intervention bewerten.

Übernahme (*adoption*)

Dieser Parameter bezeichnet zwei unterschiedliche Konstrukte. Einerseits ist die Absicht oder initiale Entscheidung gemeint, eine Innovation zu implementieren. Ein verwandtes Konstrukt ist hier die Anwendungsabsicht (*intention to try*). Diese ist am Anfang des Implementierungsprozesses angesiedelt bzw. kann ein zweites Mal relevant werden, wenn z. B. nach einer Pilotphase zu entscheiden ist, ob die Intervention in weiteren Bereichen einer Institution umgesetzt werden soll. Welche Personen an dieser Entscheidung partizipieren, und wer demzufolge in die Erfassung dieses Parameters einbezogen werden muss, hängt von den individuellen Gegebenheiten der Organisation und der Innovation ab. Zum anderen umfasst Übernahme im weiteren Verlauf auch die konkret durchgeführten Handlungen zur Anwendung der Innovation. Verwandte Konstrukte sind z. B. Aufgreifen (*uptake*) und Nutzung (*utilization*). Diese Parameter können auf Organisations-/Settingebene erfasst werden, z. B. durch ein Implementierungsprotokoll.

Angemessenheit (*appropriateness*)

Unter Angemessenheit wird die wahrgenommene Passung, Relevanz oder Kompatibilität einer Intervention für eine bestimmte Organisation, ein Praxissetting oder für die Situation einer Zielperson verstanden. Damit kann auch die Wahrnehmung gemeint sein, dass mit der einzuführenden Innovation ein bestimmtes Problem sinnvoll gelöst werden kann. Trotz einer gewissen Nähe zur oben angesprochenen Akzeptierbarkeit sind die beiden Parameter zumindest teilweise unabhängig voneinander. Ein Beispiel: Ein neues Assessmentverfahren mag den handelnden Akteuren als sehr angemessen erscheinen, um Lebensqualität von Bewohnern stationärer Pflegeeinrichtungen zu erfassen. Gleichzeitig erscheint es aufgrund spezifischer, vor Ort bestehender Rahmenbedingungen (z. B. das verwendete, nicht kompatible Dokumentationssystem) als nicht realisierbar, also als nicht akzeptabel für die eigene Einrichtung.

Kosten der Implementierung (*implementation cost*)

Mit diesem Parameter können unterschiedliche Kostenbereiche erfasst werden: die Kosten, die durch die regelhafte Anwendung der neuen Intervention entstehen, und die Kosten der Implementierung selbst. Beide Kostenarten variieren mit der Größe und Komplexität des Settings. Um Rückschlüsse auf den Implementierungserfolg zu ziehen, werden sie häufig ins Verhältnis gesetzt mit dem Nutzen, den eine bestimmte Neuerung erbringt (*cost-effectiveness*). Durch die Erfassung der kalkulierten oder tatsächlichen Kosten lässt sich z. B. prüfen, ob der Kostenrahmen eines Implementierungsvorhabens eingehalten werden konnte oder mit welchen Kosten unterschiedliche Implementierungsstrategien einhergehen.

Umsetzbarkeit (*feasibility*)

Auch dieser Parameter kann auf zwei Ebenen erfasst werden: als *zugeschriebenes* Merkmal einer Innovation und als das Ausmaß der *tatsächlichen* Umsetzung. Auch wenn eine Innovation als angemessen und umsetzbar erscheint, kann sich im Verlauf der Implementierung herausstellen, dass sie nur teilweise oder überhaupt nicht in den Alltag integrierbar ist, z. B. weil die hierzu erforderlichen personellen Ressourcen nicht verfügbar sind. Die Erfassung der Umsetzbarkeit flankiert also sinnvollerweise den Prozess der schrittweisen Übernahme der Innovation.

Umsetzungstreue (*fidelity*)

Umsetzungstreue ist der Grad, in dem eine Intervention so umgesetzt wird, wie vorgesehen bzw. von den Entwicklern intendiert. Diese Parameter lässt sich, entsprechend den Ausführungen von Proctor et al. (2011), in weitere Dimensionen unterteilen, z. B. den Grad der *Adhärenz* (wie strikt halten sich die Akteure an die Vorgaben) oder die Qualität der Umsetzung. Auch die Umsetzungstreue sollte in den verschiedenen Stadien des Implementierungsprozesses kontinuierlich überprüft werden.

Durchdringung (*penetration*)

Hier geht es darum, wie weitgehend eine neue Intervention ein Setting und seine Subsysteme durchdrungen hat. Wie viele Personen haben z. B. ein entsprechendes Training durchlaufen? Welcher Anteil der prinzipiell hierfür in Frage kommenden Personen setzt die Intervention um? Dieser Parameter wird eher im späteren Stadium eines Implementierungsprozesses erfasst.

Nachhaltigkeit (*sustainability*)

Dieser Parameter bezeichnet den Grad, in dem eine Intervention über die Projektphase hinaus über einen längeren Zeitraum aufrechterhalten wird. Dass sich eine Neuerung nachhaltig verstetigen lässt und innerhalb der Organisation lebendig bleibt, ist letztes Ziel und finales Outcome von Implementierungsprozessen. Die Autoren verweisen hier auf eine Arbeit von Rabin et al. (2008), in der drei Stufen nachhaltiger Verstetigung definiert werden:

a) die Neuerung muss den Übergang aus der Projektphase in die Regelversorgung überstehen,
b) sie muss für die handelnden Akteure zur Routine werden und
c) sie muss eine Institution ausreichend durchdrungen haben, um im Arbeitsalltag langfristig wirksam sein zu können (letzteres verweist auf konzeptuelle Bezüge zwischen dem Grad der Durchdringung und dem der Nachhaltigkeit).

Diese Taxonomie ist heuristischer Natur. Die Beziehungen der verschiedenen Parameter zueinander werden dabei nicht thematisiert. Dies ist einer jener Punkte, den die Autoren des Modells als Desiderat identifizieren: Theorieentwicklung mit dem Ziel, die mutmaßlich komplexen Beziehungen und Abhängigkeiten zwischen den einzelnen Outcomes zu beleuchten. Klar erscheint, dass fast jeder der beschriebenen Parameter nicht nur eine abhängige Variable darstellt, sondern auch als Einflussfaktor auf nachgelagerte Outcomes einwirkt.

Eine Erfassung der aufgeführten Parameter erfordert in der Regel eine Spezifizierung mit Blick auf den jeweiligen Implementierungsgegenstand, das jeweilige Setting und weitere Aspekte. Dies bedeutet, dass auch das entsprechende Instrumentarium adaptiert oder gar neu entwickelt werden muss. In der Forschungspraxis führt dies häufig zum Einsatz einer Vielzahl unterschiedlicher und häufig nicht standardisierter Verfahren, mit problematischen Folgen für Interpretierbarkeit und Vergleichbarkeit von Studienergebnissen.

Für den Parameter der Umsetzungstreue ergibt sich noch eine weitere Herausforderung: Viele Neuerungen durchlaufen auf ihrem Weg in den Praxisalltag notwendigerweise diverse Anpassungen (Transformationen, Dewe, 2006), um überhaupt nachhaltig umgesetzt werden zu können. Solche Änderungen des ursprünglichen Protokolls können bei unreflektierter Erfassung der Umsetzungstreue als Beeinträchtigung des Implementierungserfolgs erscheinen, während sie aus systemischer Perspektive im Gegenteil Ausdruck evidenzbasierten Handelns darstellen können. Es ist deshalb im Einzelfall abzuwägen, was der unveränderliche Kern der jeweiligen Innovation ist und welche Teile modifiziert werden dürfen, ohne dass deshalb der Grad der Umsetzungstreue geringer würde.

Implementierungserfolg im Spiegel der Anwendung neuen Wissens

Das 2010 von Graham et al. publizierte Modell hat zum Ziel, den Implementierungsgrad evidenzbasierter Praxis (EBP) zu überprüfen. Wie bereits in anderen Kapiteln dieses Buches ausgeführt, bezeichnet EBP ein Praxishandeln, das wissenschaftlich generiertes Wissen (externe Evidenz) unter Berücksichtigung der konkreten Gegebenheiten vor Ort und der je individuellen Situation (interne Evidenz) systematisch nutzt. Inwieweit EBP insgesamt oder eine spezifische, evidenzbasierte Neuerung in einem bestimmten Setting erfolgreich etabliert ist, lässt sich nach diesem Modell erfassen über das Ausmaß, indem neues Wissen innerhalb des Settings diffundiert ist und angewendet wird. Dabei beziehen sich die Autoren auf ein etabliertes Modell von Estabrooks et al. (1999a), das drei Formen der Wissensanwendung differenziert:

1. Instrumentelle oder direkte Wissensanwendung

Hier geht es um Manifestationen des Wissens in konkreten, beobachtbaren Handlungen. Inwieweit werden z. B. die in einer Leitlinie vorgesehenen Arbeitsschritte durchgeführt oder inwieweit sind vorgesehene organisationale Veränderungsprozesse (Verbesserung der Ausstattung, Veränderungen auf personeller Ebene) wirklich vollzogen worden?

2. Konzeptuelle oder indirekte Wissensanwendung

Hier geht es um das Verständnis der handelnden Akteure für eine Neuerung bzw. für die Nutzung wissenschaftlichen Wissens, um ihre Einstellung dazu und ihre Intentionen, solches Wissen zu nutzen. Erfasst wird dieser Parameter z. B. über Wissens- und Verständnistests hinsichtlich der neu eingeführten Intervention. Geht es um EBP, so kann die Haltung der Mitarbeiter gegenüber wissenschaftlichem Wissen generell erfasst werden, und ihre Erfahrung, inwieweit sie solches Wissen als hilfreich erlebt haben, z. B. um neue Impulse für den eigenen Arbeitsalltag zu gewinnen.

3. Argumentative Wissensanwendung

Hier wird das neue Wissen als Instrument genutzt, um eigenes Handeln zu begründen, oder um andere Personen von der Nützlichkeit der Anwendung zu überzeugen. Dies ist sowohl intern (z. B. gegenüber Kollegen) als auch gegenüber externen Stellen wie z. B. dem Medizinischen Dienst der Krankenkassen von Bedeutung.

Eine Stärke des Modells ist, dass es Aussagen trifft über mögliche Zusammenhänge dieser Formen der Wissensanwendung zueinander, sowie dazu, wie diese Formen mit möglichen Effekten in Verbindung stehen. Wissensanwendung – so die Annahme – folgt einem Kontinuum: Am Anfang dominiert die konzeptuelle Wissensanwendung. Die Akteure müssen wissenschaftliches Wissen generell oder eine bestimmte Innovation erst einmal als etwas begreifen, das ihrer Arbeit nützt und sie selbst darin weiterbringt. Eine solche Einstellung ist Voraussetzung für eine entsprechend konsequente Umsetzung im Alltag. Und erst über diese, also erst durch instrumentelle Wissensanwendung, sind Effekte erreichbar. Eine reine »positive Haltung« gegenüber dem Neuen reicht nicht aus. Für die Überprüfung des Implementierungsprozesses im konkreten Fall bedeutet dies, neben der Erfassung der Perspektive der Akteure, soweit möglich, auch Parameter der Umsetzung zu berücksichtigen, z. B. durch teilnehmende Beobachtung oder durch Dokumentenanalyse.

Die argumentative wiederum wirkt auf die konzeptuelle Wissensanwendung: Durch Überzeugungsarbeit kommen andere Akteure zu einem verbesserten Verständnis oder einer positiveren Haltung gegenüber der neuen Intervention. Damit ist diese Form der Wissensanwendung selbst eine wichtige Intervention in Implementierungsprozessen und wird z. B. genutzt, wenn Schlüsselpersonen innerhalb einer Einrichtung als *change agents* eingesetzt werden.

Auch wenn es also starke Zusammenhänge zwischen den einzelnen Formen der Wissensanwendung gibt, plädieren die Autoren dafür, sie als unabhängige Outcomes zu betrachten. So kann neues Wissen zwar von den Akteuren als gewinnbringend erlebt werden (erfasst z. B. in einer Befragung unmittelbar nach Ende einer Fortbildung), ohne dass es in irgendwelche Verhaltensänderungen mündet (indem z. B. der Arbeitsalltag als hierfür ungeeignet angesehen wird). Oder es kann vorkommen, dass Wissen rein instrumentell (quasi ohne innere Überzeugung) angewendet wird, wenn z. B. ein äußerer Zwang die Einführung einer Neuerung vorschreibt, ohne dass die handelnden Akteure diese als sinnvoll erachten würden. In beiden Fällen ist die Wissensanwendung suboptimal.

Alle Formen der Wissensanwendung sollten nach Einschätzung der Autoren nicht nur einmalig, sondern wiederholt im Verlauf einer Implementierung erhoben werden. Wissensanwendung kann dabei direkt (Beobachtung) oder indirekt (z. B. Dokumentenanalyse) erfasst werden. Sie kann subjektive (z. B. Selbstberichte von Akteuren) und objektive (z. B. Vorhandensein einer bestimmten Ausstattung in der Einrichtung) Parameter einschließen. Auch hier ergibt sich für viele Studiendesigns die Notwendigkeit der Operationalisierung: Woran lässt sich die instrumentelle Wissensanwendung z. B. bei einer Intervention zur Förderung der Lebensqualität alter Menschen in der stationären Langzeitpflege konkret festmachen? Welche Einstellungen können auf Mitarbeiterseite überprüft werden, um konzeptuelle Wissensanwendung zu messen? Und welche Personen sind hier potenzielle Zielgruppe für strategische Wissensanwendung? Auch hier ergibt sich somit das Problem einer Vielzahl heterogener eingesetzter Instrumente. Geht es hingegen um die Überprüfung von Wissensanwendung allgemein, so steht mittlerweile eine Reihe standardisierter Instrumente zur Verfügung. Diese werden im weiteren Verlauf des Kapitels dargestellt.

11.2 Instrumente zur Erfassung abhängiger Implementierungsvariablen

Instrumente zur Messung der Anwendung von Forschungswissen in der Praxis

Ein Beispiel für ein solches Instrument sind *Estabrooks' Kinds of RU Items* (Estabrooks, 1999a, 1999b). Das Instrument ist u. a. in einer Version für den stationären Altenpflegebereich verfügbar (Estabrooks et al., 2009) und dort in zwei Ausführungen: eine für Pflegehilfskräfte und eine für die besser ausgebildeten Berufsgruppen (Pflegefachkräfte, Therapie- bzw. Betreuungspersonen, Experten wie z. B. Qualitätsbeauftragte, Führungspersonen und Ärzte). Es misst die vier eingangs erläuterten Formen der Anwendung von Forschungswissen durch Pflegende: a) *instrumental* oder *direct RU* (direkte Anwendung), b) *conceptual RU* (konzeptuelle Anwendung), c) *symbolic* oder *persuasive RU* (argumentative Anwendung) sowie d) *overall RU* (Anwendung im Allgemeinen). Diese Klassifikation wurde in den 1970er und 1980er Jahren von verschiedenen Autoren für die Translation von Wissen im Allgemeinen diskutiert und von Estabrooks (1999a) auf die spezifische Wissensform »Forschungswissen« übertragen.

Das Instrument besteht aus vier Einzelitems (eines für jede RU-Form), die jeweils separat behandelt werden. Das heißt, es wird kein Summenscore oder Mittelwert aus den vier Items gebildet. Jedem Item ist zunächst die Definition der jeweiligen RU-Form vorangestellt – illustriert durch Beispiele. Das zugehörige Item fragt die Probanden dann danach, wie häufig sie Forschungswissen auf die eben beschriebene Weise in ihrem Alltag anwenden. Beantwortet wird die Frage mittels einer fünfstufigen Skala von 1=10 % der Zeit oder weniger (bzw. »nie« in der Version für Pflegehilfskräfte) bis 5 = fast 100 % der Zeit (bzw. »fast immer« in der Version für Pflegehilfskräfte).

Da vor allem das Item der konzeptuellen RU von Pflegehilfskräften schlecht verstanden wurde, entwickelten die Autoren eine weitere Skala, die ausschließlich dieses Konstrukt erfasst – die *Conceptual Research Utilization (CRU) Scale* (Squires et al., 2011a). Diese beinhaltet fünf Items und liegt ebenfalls in je einer Version für Pflegehilfskräfte und die anderen genannten Berufsgruppen vor. Die Items fragen danach, wie häufig Forschungswissen bei den Probanden in ihrem Alltag bestimmte Dinge bewirkt – z. B. dass sie neue Ideen erhalten haben, wie sie Bewohner versorgen können oder dass ihnen Dinge jetzt klarer sind als zuvor. Die Skala zur Beantwortung der Fragen ist die gleiche wie bei den *Estabrooks'* items.

Diese beiden Instrumente sind vor allem deshalb interessant, weil sie die einzigen in deutscher Sprache verfügbaren RU-Skalen sind, deren psychometrische Güte mittels fortgeschrittener statistischer Methoden untersucht und nachgewiesen wurde. Die Originalinstrumente wurden vom Autor dieses Kapitels auf Deutsch übersetzt, an den Kontext der deutschen stationären Altenpflege adaptiert und umfassend validiert (Hoben et al., 2013; Hoben, 2014; Hoben et al., 2014).

International sind sehr viel mehr solcher Skalen verfügbar. Squires et al. (2011b) identifizierten in einer systematischen Übersichtsarbeit 60 verschiedene. Nur fünf davon wurden jedoch bisher ausreichend validiert.

Wenngleich international einige RU-Skalen akzeptabler psychometrischer Güte verfügbar sind, ist diesen doch eine wichtige Limitation inhärent: Diese Skalen fragen danach, wie häufig in einem bestimmten Zeitraum Forschungswissen auf die jeweils beschriebene Weise angewendet wurde. Ob das, an was die Probanden dachten, wirklich Forschungswissen war, welche Güte dieses Forschungswissen aufwies, ob es für die jeweilige Situation angemessen war und ob es korrekt umgesetzt wurde, bleibt offen. Dies gilt auch für die zuvor beschriebenen Outcomes der Anwendung und Verbreitung von Innovationen. Solche Fragen fallen in den Bereich der nun zu erörternden Konstrukte der Umsetzungstreue.

Instrumente zur Messung der Umsetzungstreue einer Innovation

Als Beispiel für eine Skala zur Erfassung der Umsetzungstreue einer Innovation soll hier die *Supported Employment Fidelity Scale (SEFS)* (Becker et al., 2011) vorgestellt werden. In Australien werden körperlich und geistig behinderte Menschen durch sogenannte *supported employment services* dabei unterstützt, Arbeit zu finden (Cocks & Boaden, 2009). Die Skala wurde entwickelt, um zu evaluieren, inwieweit diese sozialen Leistungen evidenzbasiert erbracht werden (Cocks & Boaden, 2009). Leider sind dem Autor dieses Kapitels keine entsprechenden Skalen aus dem Bereich der Pflege oder Gerontologie bekannt.

Das Instrument beinhaltet 15 Items, die drei Konstrukte repräsentieren: Personal (3 Items), Organisation (3 Items) und Serviceleistungen (9 Items). Jedes der Items beinhaltet ein kurzes Statement, das anhand einer fünfstufigen Likert-Skala bewertet wird – von 1 = sehr geringe Umsetzungstreue bis 5 = sehr hohe Umsetzungstreue. Die Stufen 1–5 sind zudem unterlegt mit konkreten Kriterien für jedes Item. Tabelle 11.1 beinhaltet Beispielitems und zugehörige Bewertungskriterien für jedes der drei Konstrukte.

Tab. 11.1: Konstrukte, Beispielitems und Bewertungskriterien der *Supported Employment Fidelity Scale (SEFS)* (Becker et al, 2011, eigene Übersetzung)

Konstrukt	Beispielitem	Kriterien
Personal	*Fallzahl:* Die Fallzahl eines jeden Beraters ist definiert. Die Maximale Fallzahl eines Beraters mit Vollzeitstelle beträgt 20 Klienten	1. Fallzahl von 41 oder mehr Klienten pro Berater 2. Fallzahl von 31–40 Klienten pro Berater 3. Fallzahl von 26–30 Klienten pro Berater 4. Fallzahl von 21–25 Klienten pro Berater 5. Fallzahl von 20 oder weniger Klienten pro Berater
Organisation	*Integration der arbeitsbezogenen Rehabilitation in die Gesamtbehandlung:* • Berater nimmt an den wöchentlichen Sitzungen des Behandlungsteams teil • Berater ist aktiv an der Entscheidungsfindung in diesen Sitzungen beteiligt • Dokumentation des Beraters ist in die Behandlungsakte des Klienten integriert • Büro des Beraters befindet sich in räumlicher Nähe zu den Büros der anderen Behandlungsteammitglieder • Berater unterstützt das Behandlungsteam dabei, Personen mit Unterstützungsbedarf zu identifizieren, die bisher noch keine Unterstützungsleistungen erhalten	1. Eines oder keines der Kriterien ist erfüllt 2. Zwei der Kriterien sind erfüllt 3. Drei der Kriterien sind erfüllt 4. Vier der Kriterien sind erfüllt 5. Alle fünf Kriterien sind erfüllt
Serviceleistungen	*Vielfalt der angebotenen Beschäftigungen:* Berater unterstützt die Klienten dabei, eine große Bandbreite verschiedener Angebote zu finden	1. Trifft in weniger als 50 % der Zeit zu 2. Trifft in 50–59 % der Zeit zu 3. Trifft in 60–69 % der Zeit zu 4. Trifft in 70–84 % der Zeit zu 5. Trifft in 85–100 % der Zeit zu

Auch für die Konstrukte der Umsetzungstreue sind keine allgemeinen, für ein breites Spektrum zu implementierender Innovationen nutzbare Instrumente verfügbar (Gearing et al., 2011; Schoenwald et al., 2011). Studien, die Umsetzungstreue erheben, entwickeln regelmäßig ihre eigenen Kriterien und Erhebungsinstrumente, und es gibt kaum ein Instrument, das in mehr als einer Studie angewendet wurde (Schoenwald et al., 2011). Eine Schwierigkeit besteht darin, dass diese Konstrukte – genauer: die Kriterien dafür, was als getreue bzw. weniger getreue Umsetzung gilt – stark abhängig sind von a) der normativ geprägten Sichtweise und Definition der Entwickler und b) der Beschaffenheit der Innovation (Schoenwald et al., 2011). Ob sich z. B. Pflegende in allen Situationen die Hände desinfizieren, in denen dies indiziert ist, und ob dies immer auf die vorgeschriebene Weise geschieht, unterliegt vollkommen anderen Kriterien und Messgrößen, als z. B. die Frage, ob sie mit Menschen mit Demenz, die herausfordernde Verhaltensweisen zeigen, angemessen umgehen. Dennoch gibt es gemeinsame Dimensionen, anhand derer die Umsetzungstreue vieler unterschiedlicher Innovationen evaluiert werden kann, wie Carroll et al. (2007) anhand verschiedener Kriterien aufzeigen.

Einen weiteren wertvollen Beitrag zur Entwicklung von *fidelity*-Instrumenten leisten Schoenwald et al. (2011). Sie diskutieren – zugespitzt auf Instrumente zur Erfassung der Umsetzungstreue – zentrale Prinzipien, die es zu beachten gilt. Dies betrifft z. B. a) die Genauigkeit der Kodierung der Umsetzungstreuekriterien sowie die verwendete Skalierung (dichotome Kodierung versus Likert-Skala, Zahl der Stufen einer Likert-Skala und ihre Benennung, Kodierung durch organisationsexterne oder -interne Beobachter oder durch die Anwender selbst etc.), b) Scoringverfahren (z. B. einfache Summenscores oder Mittelwerte, gewichtete Summen oder Durchschnitte etc.) oder c) die Praxistauglichkeit und Anwendbarkeit der Instrumente. Die Artikel von Carroll et al. (2007) und Schoenwald et al. (2011) sind wichtige Grundlagen für die Entwicklung robuster Instrumente zur Erfassung der Umsetzungstreue für künftige Studien.

Instrumente zur Messung der Verstetigung einer Innovation

Als Beispiel für ein Instrument zur Erfassung der Verstetigung von Innovationen wird hier der *Program Sustainability Index (PSI)* (Mancini & Marek, 2004) vorgestellt. Wie Wiltsey Stirman et al. (2012) in ihrer systematischen Übersichtsarbeit zum Thema Verstetigung von Innovationen herausarbeiten, ist dies eines der wenigen Instrumente, das konzeptionell gut fundiert ist und das verschiedene Facetten des breiten und mehrdimensionalen Phänomens Verstetigung erfasst.

Der PSI wurde entwickelt, um die Verstetigung sogenannter *community-based programs* – also bürgernaher, kommunalorientierter Beratungs-, Bildungs-, Präventions- oder Gesundheitsprogramme – zu erfassen (Mancini & Marek, 2004).

Es enthält 29 Items, die sechs Faktoren repräsentieren. Jedes der Items wird bewertet anhand einer dreistufigen Likert-Skala (überhaupt nicht, teilweise oder auf jeden Fall). Die sechs Faktoren werden mit je einem Beispielitem vorgestellt (eigene Übersetzung):

1. Kompetenz der Führungspersonen (5 Items):
   Beispielitem: Mission und Vision des Projekts wurden von den Führungspersonen klar und eindeutig dargelegt und umgesetzt.
2. Effektive Kooperation (10 Items):
   Beispielitem: Rollen und Verantwortlichkeiten der Kooperationspartner sind klar definiert.
3. Aufzeigen der Programmergebnisse (4 Items):
   Beispielitem: Es werden regelmäßig Evaluationen des Programms durchgeführt.
4. Strategische Finanzierung (3 Items):
   Beispielitem: Die Finanzierung ist für längere Zeit (mindestens zwei Jahre) gesichert.
5. Einbindung und Beteiligung der Mitarbeiter (4 Items):
   Beispielitem: Die Mitarbeiter sind an projektbezogenen Entscheidungen beteiligt.
6. Veränderungssensibilität (3 Items):
   Beispielitem: Sobald Veränderungen erforderlich sind, werden Programmteile modifiziert bzw. neu entwickelt.

Reliabilität und Validität des Instruments wurden evaluiert[1] (Mancini & Marek, 2004), bedürfen aber der weiteren Analyse (Wiltsey Stirman et al., 2012). Was für die Instrumente zur Erfassung der Umsetzungstreue gilt, trifft auch auf die Instrumente zur Erfassung der Verstetigung zu: Nahezu in jeder Studie wird ein eigenes Instrument entwickelt und die Berichtspraxis sowie die Güte der Instrumente sind suboptimal (Wiltsey Stirman et al., 2012). Pflege- oder gerontologiespezifische Instrumente sind rar. Diese zu entwickeln und zu evaluieren ist eine wichtige Aufgabe zukünftiger Implementierungsforschung.

11.3 Instrumente zur Erfassung unabhängiger Implementierungsvariablen

Unter den vielen Faktoren, die bzgl. ihres Einflusses auf Implementierungsprozesse untersucht werden, kommt, wie Hoben in Kapitel 7 ausführlich darlegt, Faktoren des organisationalen Kontexts eine besondere Bedeutung zu. Sie sind potenziell besser beeinflussbar als z. B. individuelle Merkmale wie die Berufserfahrung oder Umweltbedingungen wie die rechtliche Situation und sie beeinflussen die Situation der Individuen in einer Einrichtung und damit ganze Teams. Daher soll hier als Beispiel für ein Instrument zur Erfassung von Einflussfaktoren in Implementierungsprozessen das *Alberta Context Tool (ACT)* in der Version für stationäre Altenpflegeeinrichtungen (Estabrooks et al., 2011) vorgestellt werden. Es ist international das einzige verfügbare Instrument, das

a) konsequent auf Basis anerkannter Theorie, Evidenz und Methoden entwickelt wurde,
b) eine breite Palette potenziell beeinflussbarer Faktoren des organisationalen Kontexts erfasst,
c) in einer speziell angepassten Version vorliegt für verschiedene Berufsgruppen in der stationären Altenpflege,
d) so kurz wie möglich gehalten ist, um die Anwendung bei knappen Ressourcen zu erleichtern und
e) akzeptable psychometrische Eigenschaften aufweist (Hoben et al., 2013).

Wie die oben angesprochenen RU-Instrumente wurde auch dieses Instrument vom Verfasser dieses Kapitels ins Deutsche übertragen, an den hiesigen Kontext der stationären Altenpflege angepasst und umfassend validiert (Hoben et al., 2013; Hoben, 2014; Hoben et al., 2014). Kein anderes auf Deutsch verfügbares Instrument zur Erfassung von Einflussfaktoren in Implementierungsprozessen wurde bisher ähnlich umfassend auf seine psychometrischen Eigenschaften hin untersucht. Auch international wurde

---

1 Eine konfirmatorische Faktorenanalyse ergab eine noch akzeptable Passung dieses Sechs-Faktoren-Modells. Auch die Interne-Konsistenz-Reliabilität (Cronbach's α) erwies sich – mit Ausnahme des Faktors Veränderungssensibilität ($\alpha = 0{,}67$) – als akzeptabel (zwischen $\alpha = 0{,}76$ für strategische Finanzierung und $\alpha = 0{,}88$ für effektive Kooperation). Außerdem fanden die Autorinnen signifikante Korrelationen in erwarteter Richtung zwischen den Skalenscores (Mittelwert der zugehörigen Itemwerte) und drei Programmoutcomes: a) Programm erfüllt die Bedürfnisse der Zielpersonen, b) Planung des Verstetigungsprozesses erfolgte frühzeitig und c) Vertrauen, dass das Programm auch in fünf Jahren noch umgesetzt wird.

das ACT in verschiedenen Studien umfassend validiert und weitere Validierungen (z. B. auf Basis von Item-Response-Modellen) sind geplant (Squires et al., 2013b).

Das ACT enthält je spezifische Fragebögen für Pflegehilfskräfte, Pflegefachkräfte, Therapie- und Betreuungskräfte, klinische Experten (z. B. Qualitätsbeauftragte, Dozenten für Fort- und Weiterbildung oder *Advanced Practice Nurses*), Führungspersonen und Ärzte (Squires et al., 2013b). Die Fragebögen unterscheiden sich nur leicht bzgl. Anzahl der enthaltenen Items, Struktur und Formulierung der Einleitungstexte und den verwendeten Beispielen (Estabrooks et al., 2011). Die Version für Ärzte wurde nicht ins Deutsche übersetzt, da die Probanden in den Einrichtungen angestellt sein müssen, um den organisationalen Kontext bewerten zu können. In deutschen Pflegeheimen sind jedoch so gut wie nie Ärzte angestellt.

Die Items reflektieren zehn Konzepte (Führung, Kultur, Rückmeldung, Miteinander im Team, informeller Austausch, formale Zusammenkünfte, strukturelle/elektronische Ressourcen und verfügbare Ressourcen – letzteres repräsentiert durch die drei Subkonzepte Personalbesetzung, Räumlichkeiten und Zeit) (Estabrooks et al., 2011). In Tabelle 11.2 sind die Konzepte des ACT dargestellt, jeweils mit einem Beispielitem und Verweis auf die zugehörige Bewertungsskala.

Tab. 11.2: Konzepte des ACT mit Beispielitem

Konzept	Beispielitem
Führung[1]	Die Führungsperson geht mit stressigen Situationen gelassen um.
Kultur[1]	Meiner Einrichtung gelingt es, sowohl optimale Pflege- und Betreuungsqualität sicherzustellen als auch wirtschaftlich zu arbeiten (d. h. die zur Verfügung stehenden Mittel – z. B. Zeit, Geld, Personal etc. – optimal einzusetzen).
Rückmeldung[1]	Unser Team überwacht regelmäßig unsere Arbeitsleistung auf Basis von Handlungsplänen.
Miteinander im Team[1]	Die Teammitglieder tauschen Informationen untereinander aus.
Informeller Austausch[2] (in der deutschen Version aufgeteilt in zwei Konstrukte)	Wie häufig tauschen Sie sich mit jemandem aus, der sich für die Anwendung wissenschaftlicher Erkenntnisse in der Praxis stark macht und diese fördert?
Formale Zusammenkünfte[2]	Wie häufig nehmen Sie teil an Fallbesprechungen über Bewohner außerhalb der Übergabe?
Strukturelle/elektronische Ressourcen[3] (in der deutschen Version aufgeteilt in drei Konstrukte)	Wie häufig nutzen Sie eine Pinnwand/ein schwarzes Brett während Ihrer Arbeit?
Verfügbare Ressourcen	
• Personalbesetzung[1] • Räumlichkeiten[1] • Zeit[1]	• Wir haben genügend Personal, um gute Qualität zu leisten. • Wie häufig nutzen Sie [eine bestimmte Art] Räumlichkeiten? • Wie oft haben Sie Zeit, um für die Bewohner auch mal etwas zusätzlich zu tun?

[1] Skala 1: (1) Stimme überhaupt nicht zu, (2) Stimme nicht zu, (3) Weder noch, (4) Stimme zu, (5) Stimme voll und ganz zu

[2] Skala 2: (1) Nie, (2) Selten, (3) Gelegentlich, (4) Häufig, (5) Fast immer

[3] Skala 3: Wie Skala 1 + (6) Nicht verfügbar

Im Gegensatz zur Situation im deutschsprachigen Raum – hier liegen, wie Hoben et al. (in Druck) aufzeigen, kaum Instrumente zur Erfassung von Einflussfaktoren in Implementierungsprozessen vor – sind international zahlreiche Instrumente verfügbar. In ihrer systematischen Übersichtsarbeit identifizierten Chaudoir et al. (2013) 62 dieser Tools. Die Forscher gehen davon aus, dass die Implementierung von Neuerungen ein komplexer Prozess ist, der von Einflussfaktoren auf mehreren Ebenen beeinflusst wird: Merkmale der Patienten, der professionell Helfenden, der Innovation, der Organisation und der Umwelt. Um die komplexen Interaktionen dieser verschiedenen Faktoren und ihre Wirkmechanismen besser zu verstehen, sollten möglichst Faktoren all dieser Ebenen simultan erfasst und ausgewertet werden. Nur eines der von Chaudoir et al. (2013) identifizierten Instrumente – das niederländische *Barriers and Facilitators Assessment Instrument* (de Vos et al., 2010) – erfasst Faktoren auf all diesen fünf Ebenen. 30 der eingeschlossenen Instrumente berichten keinerlei Untersuchung der Kriteriumsvalidität – also, inwieweit die erhobenen Faktoren signifikant mit einer abhängigen Implementierungsvariablen (z. B. Anwendung oder Umsetzungstreue) assoziiert sind. Insofern werden Instrumente, die eigentlich dafür gedacht sind, Zusammenhänge zu untersuchen, rein deskriptiv verwendet. Hier besteht sicher großes Verbesserungspotenzial. Die am häufigsten genutzte Variable zur Bestimmung der Kriteriumsvalidität war Annahme der Innovation (29 Instrumente), gefolgt von *fidelity* (5 Instrumente). Für keines der Instrumente wurde der Zusammenhang mit Verstetigung untersucht. Dies spiegelt die implementierungswissenschaftliche Lücke wider, die bzgl. des Verständnisses von Verstetigungsprozessen herrscht (Chaudoir et al., 2013).

Während also international zahlreiche Instrumente zur Erfassung von Einflussfaktoren in Implementierungsprozessen verfügbar sind, lässt deren Qualität doch oft zu wünschen übrig. Dies schränkt die Auswahl in Frage kommender Instrumente ein.

11.4 Diskussion

Die reliable und valide Messung implementierungsrelevanter Variablen ist eine der großen Herausforderungen der Implementierungswissenschaft. Dies gilt für den deutschsprachigen Raum wie auch international. Zugleich ist dieser Bereich jedoch von großer Wichtigkeit für die Entwicklung des sich gerade erst etablierenden Forschungs- und Wissenschaftsfeldes. International stehen zahlreiche Erhebungsinstrumente zur Verfügung, doch deren Qualität ist überwiegend verbesserungswürdig bzw. wird schlicht nicht berichtet. Für nahezu jede Studie werden eigene Instrumente entwickelt, die dann wiederum auch nur bedingt auf andere Studien und Kontexte übertragbar sind. So entsteht ein unübersichtlicher »Wildwuchs« an Erhebungstools, der die Auswahl geeigneter Instrumente erschwert.

Ein wichtiges Kriterium für die Neuentwicklung von Instrumenten ist, dass diese auf robusten Theorien (in diesem Fall implementierungswissenschaftlichen bzw. implementierungswissenschaftlich relevanten Theorien) sowie auf robusten Entwicklungsmethoden beruhen (z. B. Bühner, 2011; Raykov & Marcoulides, 2011; Moosbrugger & Kelava, 2012). In beiden Fällen – der Übersetzung internationaler Instrumente wie auch der Neuentwicklung von Instrumenten – ist entscheidend, dass diese letztendlich rigorosen psychometrischen Untersuchungen unterzogen werden (Raykov & Marcoulides, 2011; Squires et al., 2013a).

Den Beispielen von Squires et al. (2011b), Wiltsey Stirman et al. (2012) und Chaudoir et al. (2013) folgend sind systematische Übersichtsarbeiten zu wünschen – insbesondere zu Verfahren und Skalen für die Erfassung der Annahme und Verbreitung sowie für die Umsetzungstreue von Innovationen. Erste wichtige Hinweise enthalten diesbezüglich z. B. die Arbeit von Greenhalgh et al. (2005) und Gearing et al. (2011). Hier werden zwar keine einzelnen Instrumente vorgestellt und diskutiert, jedoch zahlreiche Studien, in denen Implementierungsvariablen erhoben wurden (Greenhalgh et al., 2005) bzw. wichtige Kriterien und Indikatoren für die Erfassung der Variablen (Gearing et al., 2011, mit Bezug zur Umsetzungstreue). Dennoch sind systematische Übersichtsarbeiten zu bestimmten Gruppen implementierungswissenschaftlicher Messinstrumente ein wichtiges künftiges Aufgabenfeld für Implementierungsforscher.

Im deutschsprachigen Raum besteht das Problem der zu großen Fülle an Instrumenten nicht – im Gegenteil. Die Auswahl ist durchaus übersichtlich und bis auf wenige Ausnahmen sind auch diese Instrumente unzureichend auf ihre testtheoretische Güte hin untersucht bzw. weisen entsprechenden Optimierungsbedarf auf. Diese Ausgangslage bietet Chancen. Wissenschaftler, die im deutschen Sprachraum Implementierungsforschung betreiben wollen, haben viel Raum, entsprechende Instrumente zu entwickeln. Hier stehen ihnen im Wesentlichen zwei Optionen zur Verfügung: die Neuentwicklung eigener Instrumente oder die Übersetzung und Adaptation internationaler Tools. Internationale Instrumente zu übersetzen, bringt den Vorteil mit sich, dass internationale Vergleiche der erhobenen Daten möglich sind. Voraussetzung dafür ist jedoch, wie Hoben et al. (2013; 2014) diskutieren, dass diese Instrumente kulturelle Äquivalenz aufweisen – dass also beide Instrumente

a) die gleiche Art und Anzahl von Konstrukten beinhalten, die gleich definiert sind, und dass diese Konstrukte den Zielpersonen beider Kulturen bekannt sind sowie von ihnen akzeptiert und als relevant bewertet werden (konzeptuelle Äquivalenz),
b) Items beinhalten, die für die Nutzer beider Kulturen das gleiche bedeuteten (semantische Äquivalenz)
c) das gleiche Format aufweisen und auf die gleiche Weise verteilt und eingesetzt werden (z. B. schriftliche oder mündliche Befragung, Papier-Stift- versus Online-Befragung etc.); dies betrifft weiterhin auch die Äquivalenz der Instruktionen, der Item- und Skalenformate, den Aufwand für und die Anforderungen an die Befragten etc. (operationale Äquivalenz) sowie
d) vergleichbare psychometrische und akzeptable psychometrische Eigenschaften aufweisen (psychometrische Äquivalenz) (Stewart & Nápoles-Springer, 2000; Acquadro et al., 2008).

Um dies zu gewährleisten, sind robuste und ressourcenintensive Übersetzungsmethoden auf Basis internationaler *Best-Practice*-Leitlinien für Übersetzungsprozesse erforderlich (vgl. z. B. Hoben et al. (2013) und Hoben et al. (2014) für ein Beispiel und methodische Details). Ein so konzipierter Übersetzungs- und Adaptationsprozess stellt somit keinesfalls eine Zeitersparnis gegenüber der Neuentwicklung eines Instruments dar und ist nur dann sinnvoll und gerechtfertigt, wenn der Mehrwert des internationalen Ergebnisvergleichs realisiert werden soll (Mahler et al., 2009; Hoben et al., 2013; 2014).

Um all die verschiedenen Facetten in Implementierungsprozessen erfassen zu können und um alle relevanten Ebenen abzubilden bzw. zu berücksichtigen, ist vermutlich die Kombination verschiedener Instrumente erforderlich (Proctor & Brownson, 2012). Voraussetzung dafür ist jedoch, dass ein Pool solcher Instrumente in adäquater Qualität verfügbar ist. Dem sollte sich die deutschsprachige Implementierungswissenschaft künftig verstärkt widmen.

Abschließend sei noch ein Aspekt erwähnt, der in diesem Kapitel aus Gründen der Schwerpunktsetzung und der begrenzten Platzverhältnisse nicht ausführlich diskutiert werden konnte: Die Erfassung der Auswirkungen von Implementierungsprozessen auf den verschiedensten Ebenen. Nur wenn die Einführung und Nutzung der Neuerung tatsächlich Vorteile für die Institution, die Mitarbeiter und vor allem für die Zielpersonen (alte oder pflegebedürftige Menschen und ihre Angehörige) mit sich bringt, sind Aufwand und Risiken, die mit Implementierungsprozessen verbunden sind, gerechtfertigt. Auch für die Erfassung von Outcomes der Evaluation von Implementierungsprozessen sind qualitativ hochwertige Instrumente erforderlich (z. B. zur Erfassung der Kosten des Implementierungsprozesses) (Proctor & Brownson, 2012). So können die in diesem Kapitel diskutierten abhängigen Implementierungsvariablen (z. B. Anwendung oder Umsetzungstreue) selbst zu unabhängigen Variablen umdefiniert und ihr Einfluss auf die Auswirkungen des Implementierungsprozesses (z. B. Steigerung der Lebensqualität der Bewohner, Belastungsreduktion der Mitarbeiter oder bessere Wirtschaftlichkeit der Einrichtung) untersucht werden. Dies wird mit Sicherheit ebenfalls ein wichtiger Schwerpunkt künftiger Implementierungsforschung sein.

11.5 Fazit und Ausblick

So zentral die reliable und valide Messung von Implementierungsvariablen für den Fortschritt der Implementierungswissenschaft ist, so groß sind die Herausforderungen und Verbesserungsbedarfe in diesem Bereich. Zwar stehen international zahlreiche Instrumente zur Verfügung – sowohl zur Erfassung abhängiger Implementierungsvariablen (Anwendung, Verbreitung, Umsetzungstreue und Verstetigung einer Innovation), als auch zur Messung unabhängiger Implementierungsvariablen (Einflussfaktoren in Implementierungsprozessen). Deren Qualität ist jedoch oft suboptimal oder wird schlicht nicht berichtet. Dies trifft ebenfalls für die deutschsprachigen Instrumente zu, wobei deren Zahl insgesamt gering ist. Als vielversprechende deutschsprachige Instrumente erwiesen sich drei kanadische Tools für den stationären Altenpflegebereich, die in einem dreiphasigen Prozess auf Deutsch übersetzt, an den deutschen Kontext adaptiert und umfassend validiert wurden: die *Conceptual Research Utilization (CRU) Scale*, *Estabrooks Kinds of Research Utilization Items* und das *Alberta Context Tool (ACT)*. Auch bezüglich dieser Instrumente besteht weiterer Forschungsbedarf. Gleichwohl handelt es sich um die einzigen auf Deutsch verfügbaren Instrumente, die umfassend mittels fortgeschrittener Methoden untersucht wurden. Ihre psychometrischen Eigenschaften sind überwiegend akzeptabel und können künftig sicher weiter optimiert werden. Die Entwicklung eigener oder die Übersetzung internationaler Messinstrumente sowie deren ausführliche psychometrische Testung ist eines der bedeutendsten Felder der künftigen deutschsprachigen Implementierungsforschung in Pflege und Gerontologie. Diese

Instrumente sind eine entscheidende Voraussetzung, um theoretische Annahmen über Implementierungsprozesse sowie die Effektivität von Implementierungsstrategien quantitativ und in großen Stichproben zu evaluieren.

Literatur

Acquadro, C., Conway, K., Hareendran, A. & Aaronson, N. (2008). Literature review of methods to translate health-related quality of life questionnaires for use in multinational clinical trials. *Value Health, 11*(3), 509–521.

Becker, D. R., Swanson, S., Bond, G. R. & Merrens, M. R. (2011). *Evidence-based supported employment fidelity review manual.* 2. ed. Dartmouth Psychiatric Research Center.

Bühner, M. (2011). *Einführung in die Test- und Fragebogenkonstruktion.* 3. Aufl. München: Pearson Studium.

Carroll, C., Patterson, M., Wood, S., Booth, A., Rick, J. & Balain, S. (2007). A conceptual framework for implementation fidelity. *Implement Sci, 2*(1), 40.

Chaudoir, S. R., Dugan, A. G. & Barr, C. H. (2013). Measuring factors affecting implementation of health innovations: A systematic review of structural, organizational, provider, patient, and innovation level measures. *Implement Sci, 8*(1), 22.

Cocks, E. & Boaden, R. (2009). Evaluation of an employment program for people with mental illness using the Supported Employment Fidelity Scale. *Aust Occup Ther J, 56*(5), 300–306.

Dewe, B. (2006). Transfer, Transformation oder Relationierung von Wissen: Theoretische Überlegungen zur berufsbezogenen Wissensforschung. In: Schaeffer, D. (Hrsg.), *Wissenstransfer in der Pflege: Ergebnisse eines Expertenworkshops* (S. 15–27). Universität Bielefeld, Institut für Pflegewissenschaft.

de Vos, M. L., van der Veer, S. N., Graafmans, W. C., de Keizer, N. F., Jager, K. J., Westert, G. P. & van der Voort, P. H. (2010). Implementing quality indicators in intensive care units: Exploring barriers to and facilitators of behaviour change. *Implement Sci, 5*(1), 52.

Estabrooks, C. A. (1999a). The conceptual structure of research utilization. *Res Nurs Health, 22*(3), 203–216.

Estabrooks, C. A. (1999b). Modeling the individual determinants of research utilization. *West J Nurs Res, 21*(6), 758–772.

Estabrooks, C. A., Squires, J. E., Hayduk, L. A., Cummings, G. G. & Norton, P. G. (2011). Advancing the argument for validity of the Alberta Context Tool with healthcare aides in residential long-term care. *BMC Med Res Methodol, 11*(1), 107.

Estabrooks, C. A., Squires, J. E., Cummings, G. G., Teare, G. F. & Norton, P. G. (2009). Study protocol for the translating research in elder care (TREC): building context – an organizational monitoring program in long-term care project (project one). *Implement Sci, 4*(1), 52.

Gearing, R. E., El-Bassel, N., Ghesquiere, A., Baldwin, S., Gillies, J. & Ngeow, E. (2011). Major ingredients of fidelity: a review and scientific guide to improving quality of intervention research implementation. *Clin Psychol Rev, 31*(1), 79–88.

Graham, I. D., Bick, D., Tetroe, J., Straus, S. E. & Harrison, M. B. (2010). Measuring outcomes of evidence-based practice: distinguishing between knowledge use and its impact. In: Bick, D. & Graham, I. D. (eds.), *Evaluating the impact of implementing evidence based practice* (pp. 19–37). Chichester: Wiley-Blackwell.

Greenhalgh, T., Glenn, R., Bate, P., Macfarlane, F. & Kyriakidou, O. (2005). *Diffusion of innovations in health service organisations: a systematic literature review.* Massachusetts: Blackwell.

Hoben, M. (2014). *Organisationskontext und Forschungsanwendung in deutschen Pflegeheimen messen: Übersetzung, Adaptation und psychometrische Testung dreier kanadischer Assessmentinstrumente.* Dissertation. Halle/Saale: Institut für Gesundheits- und Pflegewissenschaft, Medizinische Fakultät, Martin-Luther-Universität Halle-Wittenberg.

Hoben, M., Berendonk, C., Buscher, I., Quasdorf, T., Riesner, C., Wilborn, D. & Behrens, J. (in Druck). Scoping review of nursing-related dissemination and implementation research in German-speaking countries: mapping the field. *Int J Health Prof.*

Hoben, M., Bär, M., Mahler, C., Berger, S., Squires, J. E., Estabrooks, C. A., Kruse, A. & Behrens, J. (2014). Linguistic validation of the Alberta Context Tool and two measures of research use, for German residential long term care. *BMC Res Notes, 7*(1), 67.

Hoben, M., Mahler, C., Bär, M., Berger, S., Squires, J. E., Estabrooks, C. A. & Behrens, J. (2013). German translation of the Alberta context tool and two measures of research use: methods, challenges and lessons learned. *BMC Health Serv Res, 13*(1), 478.

Mahler, C., Jank, S., Reuschenbach, B. & Szecsenyi, J. (2009). »Komm, lass uns doch schnell mal den Fragebogen übersetzen«: Richtlinien zur Übersetzung und Implementierung englischsprachiger Assessment-Instrumente. *Pflegewissenschaft, 11*(1), 5–12.

Mancini, J. A. & Marek, L. I. (2004). Sustaining community-based programs for families: vonceptualization and measurement. *Fam Relat, 53*(4), 339–347.

Moosbrugger, H. & Kelava, A. (Hrsg.) (2012). *Testtheorie und Fragebogenkonstruktion.* 2. Aufl. Heidelberg: Springer Medizin.

Peters, D. H., Tran, N. T. & Adam, T. (2013). *Implementation research in health: a practical guide.* Geneva: World Health Organization (WHO).

Proctor, E. K. & Brownson, R. C. (2012). Measurement issues in dissemination and implementation research. In: Brownson, R. C., Colditz, G. A. & Proctor, E. K. (Hrsg.), *Dissemination and implementation research in health: translating science to practice* (S. 261–280). Oxford: Oxford University Press.

Proctor, E., Silmere, H., Raghavan, R., Hovmand, P., Aarons, G., Bunger, A., Griffey, R. & Hensley, M. (2011). Outcomes for implementation research: conceptual distinctions, measurement challenges, and research agenda. *Adm Policy Ment Health, 37*(1), 65–76.

Rabin, B. A., Brownson, R. C., Haire-Joshu, D., Kreuter, M. W. & Weaver, N. L. (2008). A glossary for dissemination and implementation research in health. *J Public Health Manag Pract, 14*(2), 117–123.

Raykov, T. & Marcoulides, G. A. (2011). *Introduction to Psychometric Theory.* New York & Hove: Routledge.

Schoenwald, S. K., Garland, A. F., Chapman, J. E., Frazier, S. L., Sheidow, A. J. & Southam-Gerow, M. A. (2011). Toward the effective and efficient measurement of implementation fidelity. *Adm Policy Ment Health, 8*(1), 32–43.

Squires, A., Aiken, L. H., van den Heede, K., Sermeus, W., Bruyneel, L., Lindqvist, R., Schoonhoven, L., Stromseng, I., Busse, R., Brzostek, T., Ensio, A., Moreno-Casbas, M., Rafferty, A. M., Schubert, M., Zikos, D. & Matthews, A. (2013a). A systematic survey instrument translation process for multi-country, comparative health workforce studies. *Int J Nurs Stud, 50*(2), 264–273.

Squires, J. E., Hayduk, L., Hutchinson, A. M., Cranley, L. A., Gierl, M., Cummings, G. G., Norton, P. G. & Estabrooks, C. A. (2013b). A protocol for advanced psychometric assessment of surveys. *Nurs Res Pract, 2013*(1), Article ID: 156782.

Squires, J. E., Estabrooks, C. A., Newburn-Cook, C. V. & Gierl, M. (2011a). Validation of the conceptual research utilization scale: An application of the standards for educational and psychological testing in healthcare. *BMC Health Serv Res, 11*(1), 107.

Squires, J. E., Estabrooks, C. A., O'Rourke, H. M., Gustavsson, P., Newburn-Cook, C. V. & Wallin, L. (2011b). A systematic review of the psychometric properties of self-report research utilization measures used in healthcare. *Implement Sci, 6*(1), 83.

Stewart, A. L. & Nápoles-Springer, A. (2000). Health-related quality-of-life assessments in diverse population groups in the United States. *Med Care, 38*(9 Suppl. II), II102–II124.

Wiltsey Stirman, S., Kimberly, J., Cook, N., Calloway, A., Castro, F. & Charns, M. (2012). The sustainability of new programs and innovations: a review of the empirical literature and recommendations for future research. *Implement Sci, 7*(1), 17.

12 *Mixed Methods* in der Implementierungswissenschaft in Pflege und Gerontologie: Ein Überblick zu Chancen und Herausforderungen

Tina Quasdorf und Christine Riesner

Einführung

Die hinreichend diskutierte Lücke zwischen Theorie und Praxis im Bereich der Gesundheitsversorgung (Roes et al., 2013), wie auch speziell im Bereich der Pflege und Gerontologie, macht einen Bedarf an Forschung deutlich, die sich mit der Umsetzung von Implementierungsprozessen befasst: die Implementierungsforschung. Zahlreiche theoretische Modelle verdeutlichen, dass Implementierungsprozesse von vielfältigen Faktoren beeinflusst werden (▸ **Kap.** 7). Bekannte Modelle der Implementierungsforschung differenzieren hier a) die Eigenschaften der Intervention, b) die beteiligten Individuen c) den Prozess der Implementierung und d) den Kontext als einflussnehmende Faktoren für Implementierungsprozesse (Quasdorf et al., 2013). Hieraus ergibt sich ein komplexes Geschehen mit entsprechend multiplen Einflussfaktoren für jedes individuelle Praxissetting.

Eine besondere Bedeutung kommt der Implementierungsforschung im Kontext der Pflege und Gerontologie zu. Ein längeres Leben ist immer häufiger mit einer oder mehreren chronischen Krankheiten verbunden, die das Risiko der Pflegebedürftigkeit erhöhen (Wille et al., 2009). Pflege und Gerontologie müssen daher Leistungen »nicht mehr erkrankungsfokussiert, sondern personenfokussiert« erbringen (Wille et al., 2009, 440). Es ergeben sich verschiedene Problemfelder der Versorgung, zu denen auch die Problematik der Translation interdisziplinären Wissens und die Problematik der interdisziplinären Zusammenarbeit im Rahmen der *evidence based practice* gehören. Die entscheidenden Fragen sind erstens: Wie können die Implementierung und Dissemination von evidenzbasiertem Wissen in die interdisziplinäre Praxis gut gelingen (Wilson et al., 2010; Baumann et al., 2011)? Und zweitens: Wie kann evidenzbasiertes Wissen im Rahmen von Praxisprozessen gut in Handeln überführt werden (Goldner et al., 2011; Peirson et al., 2012; Scott et al., 2012)?

Empirisches Wissen zu erfolgreichen Implementierungsprozessen ist allerdings noch begrenzt und beruht häufig auf Studien mit niedrigem Qualitätsniveau (Palinkas et al., 2011a). Die Implementierungsforschung steht daher vor der Herausforderung, Phänomene zu untersuchen, die komplex und bislang unzureichend verstanden sind. Gleichzeitig sieht sich die Implementierungsforschung durch ihre Ausrichtung auf die Praxis mit zahlreichen methodischen Problemen, wie zum Beispiel dem *small n* Problem oder dem Fehlen angemessener Instrumente konfrontiert (Proctor et al., 2009). Vor diesem Hintergrund werden in der Implementierungsforschung häufig qualitative Methoden verwendet und in jüngster Vergangenheit zunehmend auch Forschungsstrategien, die unterschiedliche Methoden miteinander kombinieren, um so ein weitreichendes Verständnis der zugrunde liegenden Mechanismen zu erlangen (Palinkas et al., 2011a).

Angelehnt an Liamputtong (2013) soll in diesem Kapitel zwischen qualitativer Forschung als der »Wissenschaft der Worte« und quantitativer Forschung als der »Wissenschaft der Zahlen« unterschieden werden. Qualitative Forschung beruht wesentlich auf Texten – seien es nun Transkripte verbaler Daten, Dokumentationen visueller Eindrücke (z. B. Beobachtungsprotokolle oder Transkripte von Videoaufzeichnungen) oder sonstige Schriftstücke –, die interpretativ ausgewertet werden. Quantitative Forschung hingegen operiert mit Zahlen, die mit standardisierten Messinstrumenten erhoben und mittels statistischer Methoden ausgewertet werden (Liamputtong, 2013). Werden qualitative und quantitative Verfahren kombiniert, um einen bestimmten Forschungsgegenstand zu beleuchten, sprechen wir von *Mixed Methods* (Johnson et al., 2007).

Genau genommen sprechen wir also von qualitativen oder quantitativen Erhebungs- und Analysemethoden bzw. von deren Kombination, die nicht gleichzusetzen sind mit qualitativen oder quantitativen Studiendesigns. Diese analytische Unterscheidung ist bedeutsam, gerade im Hinblick auf das zu diskutierende Thema der *Mixed-Methods*-Anwendung. Zu »quantitativen Studiendesigns« zählen viele Methodenlehrbücher (z. B. Behrens & Langer, 2010), typischerweise randomisierte kontrollierte Studien (*randomized controlled trials, RCTs*), kontrollierte Studien (*controlled trials, CTs*), Vorher-Nachher-Studien, Kohorten- oder Fall-Kontroll-Studien und Querschnittsstudien, um nur die gängigsten zu nennen. Unter die »qualitativen Studiendesigns« fallen z. B. *Grounded-Theory*-Studien, ethnografische Studien, sowie phänomenologisch, hermeneutisch oder biografisch orientierte Designs. Im Rahmen von »quantitativen« Studiendesigns können jedoch sowohl qualitative wie auch quantitative Erhebungs- und Analysemethoden eingesetzt werden. Eine Studie kann eine, zwei oder mehrere Untersuchungsgruppen aufweisen und kann die Studienprobanden den Gruppen zufällig oder nach festgelegten Kriterien zuteilen. Die zu erhebenden Daten können je nach Erkenntnisinteresse mittels standardisierter Skalen oder im Rahmen halbstrukturierter Interviews erhoben werden. Das gleiche gilt für die »qualitativen« Studiendesigns, z. B. bei der *Grounded Theory* ist die Integration qualitativer und quantitativer Daten erwünscht (Corbin & Strauss, 2008).

Fragen nach dem Studiendesign sind natürlich bedeutsam – auch im Rahmen der Implementierungswissenschaft. So wird dort z. B. kritisch diskutiert, inwieweit Randomisierung in solch komplexen *real world settings*, wie sie für die pflegerische und gerontologische Praxis typisch sind, möglich und sinnvoll ist (z. B. Landsverk et al., 2012) oder inwieweit eine komplexe Intervention (z. B. eine Implementierungsstrategie wie der gezielte Einsatz von Schlüsselpersonen) überhaupt »standardisiert« werden kann (Seers, 2007).

Dieses Kapitel wird ein spezielles Augenmerk auf die Rolle von *Mixed-Methods*-Ansätzen in der Implementierungsforschung in Pflege und Gerontologie richten. Dafür werden zunächst die Möglichkeiten und Grenzen monomethodischer Forschungsansätze in diesem Kontext diskutiert. Es wird aufgezeigt, bei welcher Art von Forschungsproblemen *Mixed-Methods*-Ansätze indiziert und potenziell gewinnbringend sind. Im Anschluss daran sollen *Mixed-Methods*-Ansätze im Kontext der Implementierungsforschung ausführlicher vorgestellt werden. Einleitend wird dazu die Entwicklungsgeschichte dieser Ansätze im Überblick dargestellt und es wird eine detaillierte Begriffsbestimmung vorgenommen. Die allgemeine Relevanz von *Mixed-Methods*-Ansätzen im Kontext der Disziplinen Pflege und Gerontologie wird dargestellt, daran anknüpfend werden verschiedene Designs von *Mixed-Methods*-Studien vorgestellt und jeweils mit einem Studienbeispiel der Implementierungsforschung veranschaulicht.

12.1 Möglichkeiten und Grenzen monomethodischer Ansätze im Kontext der Implementierungsforschung in Pflege und Gerontologie

Längst nicht für jedes Forschungsprojekt, so machen Creswell und Plano Clark (2011) deutlich, sind Mixed Methods indiziert. Forschende müssen schlüssig begründen, warum diese Ansätze für ihr jeweiliges Vorhaben am besten geeignet sind. Beispielsweise, so Creswell und Plano Clark (2011), gibt es Forschungsfragen, für die rein qualitative Ansätze am besten geeignet sind: Ein Phänomen soll im Detail exploriert werden oder bestimmte Akteure sollen selbst zu Wort kommen. Ebenso gibt es Beispiele für Forschungsfragen, die am besten mit rein quantitativen Methoden zu bearbeiten sind: Die statistischen Zusammenhänge zwischen Variablen sollen untersucht werden oder standardisierte Outcomes wie z. B. Schmerzen sollen zwischen verschiedenen Gruppen verglichen werden (Creswell & Plano Clark, 2011).

Dies gilt auch für die Implementierungsforschung. Landsverk et al. (2012) machen die Bedeutung und den Nutzen der verschiedenen Ansätze in diesem Forschungsfeld folgendermaßen deutlich: 1. Quantitative Methoden können eingesetzt werden, um die Implementierungsoutcomes zu messen, qualitative Methoden eignen sich hingegen in besonderem Maße dazu, den Implementierungsprozess zu untersuchen; 2. qualitative Methoden eignen sich zur Entwicklung von Implementierungsmodellen (exploratives Vorgehen), quantitative Methoden können zu deren Bestätigung genutzt werden (konfirmatives Vorgehen); 3. *Mixed Methods* können genutzt werden, um einerseits den Inhalt einer Intervention zu messen (quantitativ, zusätzlich zu den Implementierungsoutcomes) und um andererseits den Kontext der Implementierung zu untersuchen (qualitativ); 4. *Mixed Methods* können angewendet werden, um die Perspektive potenzieller Konsumenten zu erfassen; 5. *Mixed Methods* eignen sich außerdem dazu, Grenzen und Schwächen quantitativer oder qualitativer Methoden zu kompensieren (z. B. bei kleinen Fallzahlen, die sich aus dem *real-life setting* ergeben).

Es gibt zahlreiche Beispiele für bedeutsame, rein qualitativ bzw. rein quantitativ orientierte Arbeiten der Implementierungsforschung. So beruht etwa eine der wenigen wirklich spezifischen und dezidiert ausgearbeiteten Implementierungstheorien – die *Normalization Process Theory* (May & Finch, 2009; May, 2013) – auf einer Reanalyse der Daten von 23 ethnografischen bzw. interviewbasierten qualitativen Studien (May, 2006). Die Analyse zeigte wichtige Faktoren auf, die die Integration einer komplexen Intervention (z. B. partizipative Entscheidungsfindung zwischen professionellen Akteuren und Patienten) in die Alltagsroutine beeinflussen.

Beispiele für bedeutsame Implementierungsforschungsstudien, in denen rein quantitative Methoden zum Einsatz kamen, sind etwa Arbeiten, in denen standardisierte Erhebungsinstrumente entwickelt und validiert wurden – z. B. das verbreitete und vielfach untersuchte *Alberta Context Tool (ACT)* zur Erfassung implementierungsrelevanter Organisationskontextfaktoren (z. B. Führung, Organisationskultur, Miteinander im Team u. ä.) (vgl. für einen Überblick Squires et al., 2013). Aus Studien, in denen dieses (und ähnliche) Instrumente zum Einsatz kamen, ergaben sich wichtige Erkenntnisse für die Implementierungsforschung. Basierend auf Fragebögen von 1.258 Pflegehilfskräften aus 25 kanadischen Pflegeheimen konnten Estabrooks et al. (2011) z. B. mittels hierarchisch-linearer Mehrebenenmodelle zeigen, dass der Kontext eines Wohnbereichs in Implementierungsprozessen stärker zum Tragen kommt als der Einrichtungskontext.

Im Bereich der Implementierungsforschung gibt es auch zahlreiche Beispiele für Studien, in denen monomethodische Ansätze an ihre Grenzen stoßen. Ein wichtiger Aspekt in diesem Zusammenhang ist die Prozessevaluation im Rahmen von Interventionsstudien. Um die Wirksamkeit einer pflegerischen oder gerontologischen Intervention einzuschätzen – z. B. inwieweit durch ein Konzept zur »Verstehenden Diagnostik« herausfordernde Verhaltensweisen von Menschen mit Demenz in der stationären Langzeitpflege reduziert werden können (Hardenacke et al., 2011) –, muss die Umsetzung dieser Intervention evaluiert werden. Ohne diese Umsetzungsevaluation bleibt unklar, ob ein ausbleibender Effekt (also keine signifikante Reduktion der herausfordernden Verhaltensweisen in der Interventionsgruppe, verglichen mit der Kontrollgruppe) durch eine korrekt umgesetzte, aber wirkungslose Intervention bedingt ist oder ob die Intervention nicht angemessen umgesetzt wurde (Fixsen et al., 2005; Bartholomeyczik, 2012). Aufgrund der sehr komplexen, dynamischen und interagierenden Kontextbedingungen in pflegerischen und gerontologischen Settings (Buckwalter et al. (2009) sprechen von »highly unstable environments«) ist auch für die Interpretation eingetretener Effekte (signifikante Reduktion der herausfordernden Verhaltensweisen in der Interventionsgruppe, verglichen mit der Kontrollgruppe) eine Umsetzungsevaluation unerlässlich: Ist wirklich die angemessen umgesetzte Intervention für die Effekte verantwortlich oder treten diese auf, obwohl die Intervention nicht umgesetzt wurde (z. B. weil sich in einigen Interventionseinrichtungen die Rahmenbedingungen verbessert haben) (Fixsen et al., 2005; Bartholomeyczik, 2012)? Über die Umsetzungsevaluation hinaus ist es zudem erforderlich, die kontextuellen Rahmenbedingungen in den Studiensettings zu evaluieren, für die Umsetzung förderliche und hinderliche Bedingungen zu erheben und zu untersuchen, warum und wie eine wirksame Intervention wirkt (Fixsen et al., 2005; Buckwalter et al., 2009; Bartholomeyczik, 2012). Um all diese vielfältigen Aspekte angemessen zu berücksichtigen und in einen Gesamtzusammenhang sinnvoll einzuordnen, ist eine Kombination qualitativer und quantitativer Methoden unabdingbar (Palinkas et al., 2011a; Albright et al., 2013).

Auch monomethodische Studien, in denen Implementierungsstrategien selbst untersucht wurden, stießen an Grenzen, wie Greenhalgh et al. (2005) sehr anschaulich am Beispiel des Einsatzes von Meinungsbildnern (*opinion leaders*) veranschaulichen: ein *Cochrane Review* (Thomson O'Brien et al., 2003), das acht RCTs einschloss, kam zu dem Schluss, dass die Studienlage bzgl. der »Wirksamkeit« von Meinungsbildnern (gemessen z. B. an der *Bereitschaft* des Personals, klinische Leitlinien wie vorgesehen umzusetzen) heterogen und tendenziell gering war. Der Einsatz von Meinungsbildnern führte zu gemischten Ergebnissen, wobei die Studien durchgehend von eher schlechter Qualität waren. Insbesondere, so bemängelten die Autoren, sei oft unklar, wie diese Schlüsselpersonen identifiziert wurden, wer diese waren und was sie genau taten. Diese Schlussfolgerung hat sich auch in der aktuellen Version des *Cochrane Reviews* (Flodgren et al., 2011) nicht verändert. Im Kontrast zu diesen Ergebnissen stehen die Befunde qualitativer Studien, die Greenhalgh et al. (2005) identifizierten: Dopson et al. (1999), Locock et al. (2001), Fitzgerald et al. (2002) und Ferlie et al. (2000). Diese kommen zu dem Schluss, dass Meinungsbildner zwar eine äußerst heterogene und komplexe Intervention darstellen, die sich von Situation zu Situation und von Setting zu Setting unterscheidet – dass jedoch erfolgreiche Implementierungsprojekte kaum ohne diese Personen auskamen. Greenhalgh et al. (2005) verweisen hier auf die Grenzen beider Methoden im isolierten Einsatz, diesen Widerspruch aufzuklären. Sie ermutigen Forscher, künftig die komplexen Interaktionen und Bedingungen in Form einer Prozessevaluation und durch *Mixed-Methods*-Ansätze näher zu untersuchen.

Sowohl qualitativen als auch quantitativen monomethodische Datenerhebungs- und -analysemethoden kommt in der Implementierungsforschung ein wichtiger Stellenwert zu. Es gibt Fragestellungen, für deren Beantwortung monomethodische Ansätze eher indiziert und besser geeignet sind, als *Mixed Methods*. Ebenso stoßen die monomethodischen Ansätze jedoch in vielen Fällen an Grenzen. Im Bereich der Implementierungsforschung in Pflege und Gerontologie sind diese oft bedingt durch die dynamischen und durch zahlreiche interagierende Faktoren bestimmten Kontextbedingungen sowie durch die häufig sehr komplexe Natur pflegerischer und gerontologischer Interventionen. Genau hier können *Mixed Methods* ihr Potenzial entfalten.

12.2 Integration qualitativer und quantitativer Methoden (*Mixed Methods*)

Kurz gefasst bezeichnet *Mixed Methods* Untersuchungen zu einem gemeinsamen Forschungsgegenstand, die sich sowohl qualitativer als auch quantitativer Elemente bedienen. Ziel dieses Vorgehens ist es, ein möglichst breites und tiefgehendes Verständnis des untersuchten Gegenstands zu erlangen (Johnson et al., 2007).

Die *Mixed-Methods*-Idee hat sich in den vergangenen Jahren vor allem im angloamerikanischen Raum etabliert (Kelle, 2008). Eine stetig größer werdende Anzahl an Lehrbüchern und Sammelbändern steht hier zur Verfügung (Tashakkori & Teddlie, 1998; Plano Clark & Creswell, 2008; Andrew & Halcomb, 2009; Tashakkori & Teddlie, 2010; Creswell & Plano Clark, 2011; Plowright, 2011; Padgett, 2012). Zusätzlich wurde erstmalig im Jahr 2007 das *Journal of Mixed Methods Research* herausgegeben (Tashakkori & Creswell, 2007).

Festzustellen ist in der Auseinandersetzung mit der Integration qualitativer und quantitativer Methoden eine deutliche Uneinheitlichkeit von Begriffen, die verwendet werden. Vor allem die Begriffe *Mixed Methods* und Triangulation sind hierbei häufig nicht gut voneinander abzugrenzen. Im Rahmen dieses Beitrags wird im Folgenden der Begriff *Mixed Methods* verwendet. Referenzen werden jedoch unter Verwendung der Originalbegriffe wiedergegeben.

Entwicklungsgeschichte

Während über Jahrzehnte hinweg eine deutliche Distanz zwischen Vertretern der qualitativen Methoden und der quantitativen Methoden bestand und im Zuge der sogenannten »Paradigmenkriege« Abgrenzungsdebatten um die Inkommensurabilität und Inkompatibilität beider Paradigmen geführt wurden (Tashakkori & Teddlie, 1998; Johnson & Onwuegbuzie, 2004; Kelle, 2008), findet heute ein umfangreicher wissenschaftlicher Diskurs um die Integration quantitativer und qualitativer Methoden statt.

Als Ausgangspunkt für die heutige *Mixed-Methods*-Forschung wird häufig eine Arbeit von Campbell & Fiske aus dem Jahr 1959 genannt, in der sie das Konzept der *Multitrait-Multimethod-Analyse* vorstellen. Im Rahmen dieser Arbeit erstellten sie eine

Interkorrelationsmatrix, um psychologische Merkmal-Testungen zu validieren (Campbell & Fiske, 1959). Die unterschiedlichen Methoden wurden genutzt, weil Unsicherheiten hinsichtlich der Einflussnahme der Untersuchungsmethode auf den Forschungsgegenstand bestanden. Eine Validierung der Ergebnisse wurde durch die Anwendung einer Kombination unterschiedlicher quantitativer Instrumente angestrebt. Multiple Methoden einzusetzen schuf eine größere Sicherheit bezüglich der »tatsächlichen« Merkmalseigenschaften. Die Kombination unterschiedlicher Methoden etablierte sich im weiteren forschungstheoretischen Diskurs unter dem Begriff *Triangulation*. Denzin entwickelte hierzu 1970 eine bis heute weit verbreitete Typologie für Triangulation in der Forschung. Er unterscheidet hierbei zwischen vier Typen von Triangulation: Datentriangulation (Datenerhebung auf der Grundlage verschiedener Samplingstrategien, so dass unterschiedliche Zeiten, soziale Situationen und Personen repräsentiert sind), Forschertriangulation (Datenerhebung, -analyse und -interpretation werden von mehr als einem Forscher durchgeführt), Theorientriangulation (bei der Interpretation der Daten werden mehr als eine theoretische Position berücksichtigt) und Methodentriangulation (mehrere Methoden werden zur Datenerhebung genutzt) (Denzin, 1970).

Der Einsatz der Methodentriangulation fand in der qualitativen Forschung breite Beachtung, wurde aber auch kritisiert. Die Annahme, dass verschiedene Methoden dasselbe Phänomen von verschiedenen Seiten beleuchten könnten, wurde in Abrede gestellt, weil eine gewählte Methode ihr Phänomen durch die notwendige Interaktion konstruiert. Mehrere Methoden kreieren daher, so die Kritik, eher verschiedene Phänomene (Johnson et al., 2007; Flick, 2010). Dieser Diskurs führte zu der Güte-Anforderung in der Methodentriangulation, dass die Interpretationen zur Beantwortung der gegebenen Forschungsfrage offen gelegt werden müssen. Das Ziel des Ansatzes soll darin bestehen, eine Verständniserweiterung zum gegebenen Phänomen zu erreichen. Damit geht die Anforderung einher, dass die Methodenwahl und die Interpretation sinnvoll begründet werden muss.

Seit den 1980er Jahren wird die Integration von qualitativen und quantitativen Methoden insbesondere im angloamerikanischen Bereich unter dem Begriff *Mixed Methods* diskutiert (Creswell & Plano Clark, 2011). Im Fokus der Debatte steht hier nicht mehr die Integration von Methoden innerhalb eines Forschungsparadigmas, sondern vielmehr die Integration der Methoden über Paradigmengrenzen hinweg (Morse, 1991; Tashakkori & Teddlie, 1998).

Historisch gesehen knüpfte diese Entwicklung an bekannte Studien der frühen Jahre des 20. Jahrhunderts an, in denen qualitative und quantitative Forschungselemente ganz selbstverständlich und in pragmatischer Weise miteinander kombiniert wurden (Kelle, 2008; Schreier & Odag, 2010). So wurden beispielsweise in der sogenannten *Marienthal-Studie*, in der die psychologische Situation einer Arbeitslosenpopulation in Marienthal in Österreich untersucht wurde, sowohl qualitative (z. B. Interviews, Tagebucheinträge, Beobachtungsprotokolle) als auch quantitative Daten (z. B. statistische Daten) verwendet (Jahoda et al., 1975). Weitere Beispiele sind die *Hawthorne-Experimente* (vgl. Roethlisberger & Dickson, 1939) und frühe Arbeiten der *Chicago School* (Bulmer, 1984). Während im Rahmen dieser Arbeiten des frühen 20. Jahrhunderts ein reflektierter Diskurs hinsichtlich des methodischen Vorgehens und der Entwicklung forschungsmethodischer Strategien ausblieb (Kelle, 2008), steht diese Debatte heute im Vordergrund der Nutzung integrierter Forschungsdesigns.

Deutlich wird in der bisherigen Darstellung, dass die Auseinandersetzung zwischen dem interpretativen und dem naturwissenschaftlichen Paradigma im Diskurs um den

Methodenmix zumindest im Hintergrund bestehen bleibt. Die Debatte um philosophische Grundlagen stellt hierbei einen wesentlichen Schwerpunkt der forschungstheoretischen Auseinandersetzung mit Mixed Methods dar (z. B. Johnson & Onwuegbuzie, 2004; Morgan, 2007; Biesta, 2010; Greene & Hall, 2010).

Weitere Schwerpunkte des forschungstheoretischen Diskurses zu *Mixed Methods* werden durch Begriffsbestimmungen und Definitionen sowie durch die Entwicklung von Typologien und Klassifikationssystemen gebildet. Hierzu soll im Folgenden ausführlicher berichtet werden.

Begriffsbestimmung

Der weitreichende forschungstheoretische Diskurs um die Nutzung von *Mixed Methods* hat auch dazu geführt, dass der Begriff nicht klar einzugrenzen ist, bzw. dazu, dass eine Vielfalt von Begriffen, z. B. *blended research*, *integrative research* oder *multiple methods*, verwendet wird. Eine einheitliche und allgemein anerkannte Definition für *Mixed Methods* steht bislang aus. Johnson et al. (2007) haben auf der Grundlage einer Befragung führender Forscher im *Mixed-Methods*-Diskurs neunzehn Definitionen von Mixed Methods Research zusammengetragen und diskutiert. Basierend auf ihrer Analyse schlagen sie die folgende vereinheitlichende Definition vor:

> »Mixed methods research is the type of research in which a researcher or team of researchers combines elements of qualitative and quantitative research approaches (e. g., use of qualitative and quantitative viewpoints, data collection, analysis, inference techniques) for the broad purposes of breadth and depth of understanding and corroboration« (Johnson et al., 2007, 123).

Sie schlagen weiter vor, die drei Forschungsparadigmen als eine Art Kontinuum zu verstehen, bei dem *Mixed-Methods*-Forschung in der Mitte angesiedelt ist. Danach würden Designs, in denen qualitative und quantitative Anteile gleichwertig vertreten sind, als *pure Mixed* (Johnson et al., 2007, 124) verstanden und andere, die mehr qualitativ (qual.) respektive quantitativ (quan.) angesiedelt sind, werden auf dem Kontinuum-Strang eher zu diesen Paradigmen hin angeordnet. Die Sinnhaftigkeit einer Abgrenzung unterschiedlicher Paradigmen kann vor dem Hintergrund dieses Verständnisses kritisch diskutiert werden. Vielmehr stellt sich die Frage, ob nicht die Angemessenheit der Methoden vor dem Hintergrund des jeweiligen Forschungsgegenstands und der damit einhergehenden Fragestellung wesentlicher Inhalt der Debatte sein muss.

Abzugrenzen ist der Begriff *Mixed Methods* von verwandten bzw. gegensätzlichen Begriffen, wie etwa *multi-method research* und *mono-method research*. *Multi-method research* entspricht hierbei am ehesten der Idee der Methodentriangulation. In Abgrenzung zu *Mixed Methods* beschränkt sich die Verwendung unterschiedlicher Methoden auf diejenigen innerhalb eines Forschungsparadigmas (qualitativ oder quantitativ) (Johnson et al., 2007). *Mono-method research* meint hingegen die klassische Ausrichtung innerhalb entweder des qualitativen oder des quantitativen Forschungsparadigmas unter Nutzung einer einzigen Methode (Tashakkori & Teddlie, 1998). Ein weiterer Begriff, der von Abbas Tashakkori und Charles Teddlie (1998) eingebracht wurde, ist der Begriff der *Mixed Model Studies*. Hierunter verstehen sie eine optimale Integration qualitativer und quantitativer Forschungselemente in unterschiedlichen Phasen des Forschungsprozesses:

> »These are studies that are products of the pragmatist paradigm and that combine the qualitative and quantitative approaches within different phases of research process« (Tashakkori & Teddlie, 1998, 19).

Ähnlich verwendete John W. Creswell zuvor den Begriff *mixed methodology designs* (Tashakkori & Teddlie, 1998).

Zusammenfassend kann festgestellt werden, dass einhergehend mit der rasanten Entwicklung von *Mixed Methods* und mit der umfassenden theoretischen Debatte zum Thema eine Vielzahl von Begriffen mit zum Teil wenig einheitlicher Definition entstanden ist. Der Begriff *Mixed Methods* ist hierbei zentral in der Debatte um die Integration von quantitativen und qualitativen Forschungselementen. Der oben genannten Definition von Johnson et al. (2007) gelingt es hierbei aus Sicht der Autoren zum jetzigen Zeitpunkt am ehesten, wichtige Aspekte von Mixed Methods widerzuspiegeln. Gleichwohl ist an dieser Stelle festzuhalten, dass das Forschungsfeld von einer Einheitlichkeit der Definitionen zum jetzigen Zeitpunkt weit entfernt scheint. Insbesondere die Abgrenzung des Triangulationsbegriffs zum Begriff der *Mixed Methods* scheint bislang häufig unklar.

Unter *Mixed Methods* wird also eine Kombination von qualitativen und quantitativen Methoden im Rahmen der Untersuchung eines gemeinsamen Forschungsgegenstands verstanden. Qualitative und quantitative Elemente können hierbei zu unterschiedlichen Zeitpunkten im Forschungsprozess berücksichtigt werden und in unterschiedlicher Relation zueinander stehen. Daher soll nun dem Design einer *Mixed-Methods*-Studie die Aufmerksamkeit gegeben werden.

Mixed Methods in der Implementierungswissenschaft in Pflege und Gerontologie

Der weitreichende forschungstheoretische Diskurs um die Integration von qualitativen und quantitativen Forschungselementen erstreckt sich heute auf zahlreiche Forschungsfelder. Hierzu gehörten etwa Vertreter der Soziologie, der Evaluationsforschung, des Managements oder aber der Pädagogik (Creswell & Plano Clark, 2011). Neben Vertretern anderer Fachdisziplinen bringen sich auch Vertreter der Pflege und des Gesundheitswesens in den theoretischen Diskurs um die Kombination unterschiedlicher Forschungsmethoden ein (Morse, 1991; Begley, 1996; Kinn & Curzio, 2005; Andrew & Halcomb, 2009). Auch in der Forschungspraxis werden *Mixed Methods* im Feld der Gesundheitsversorgungsforschung zunehmend eingesetzt. Dixon-Woods et al. (2005) betonen dabei den Zusammenhang zwischen Forschungsergebnissen und politischer Entscheidungsebene, denn politische Entscheidungen werden fundierter getroffen, wenn möglichst viele Aspekte des Gegenstands bekannt sind. Dies ist bei *Mixed-Methods*-Ansätzen gegeben (Dixon-Woods et al., 2005).

Darüber hinaus begründet sich diese Entwicklung auch in der Komplexität der im Rahmen der Pflegeforschung und Gerontologie zu untersuchenden Phänomene (Happ, 2009). Hierzu gehören auch immer komplexer werdende Herausforderungen der Gesundheitsversorgung, die vor dem Hintergrund zunehmend schneller Wandlungsprozesse der Gesellschaft, der Entwicklung neuer Wohn- und Lebensformen, dem Altern der Gesellschaft sowie der Zunahme komplexer und chronischer Erkrankungen entstehen (Andrew & Halcomb, 2009). Damit einher geht, wie eingangs beschrieben, die Forderung nach einer *evidence based practice*. Unbestritten ist, dass neben anderen Quellen eine wesentliche Voraussetzung hierfür Forschungsergebnisse sind, die auf der Grundlage eines präzisen und gründlichen methodischen Vorgehens entstanden sind (Andrew & Halcomb, 2009). Eine Diskussion um die Grenzen, aber auch die Stärken der einzelnen Methoden (sowohl qualitativer als auch quantitativer) und ihrer sinnvollen Kombination entsteht hieraus als logische Konsequenz.

Mit dem 1991 durch Morse publizierten Klassifikationssystem zur Triangulation qualitativer und quantitativer Forschungselemente etablierte sich bereits früh eine Vertreterin der Pflegeforschung im theoretischen Diskurs um *Mixed Methods* (Morse, 1991). Morse stellt in ihrer Arbeit fest, dass in den Journals der Pflegewissenschaft zunehmend über die Angemessenheit sowie die Vor- und Nachteile der Integration qualitativer und quantitativer Forschungselemente diskutiert wird. Gleichzeitig würde eine wachsende Zahl von Pflegeforschungsprojekten publiziert, die die Nutzung sowohl qualitativer als auch quantitativer Methoden beschreiben (Morse, 1991). Das von Morse entwickelte Klassifikationssystem wird bis heute als grundlegend für die Diskussion um Typologien von *Mixed-Methods*-Designs erachtet und wurde in unterschiedlicher Weise ausdifferenziert und weiterentwickelt (vgl. z. B. Tashakkori & Teddlie, 1998; Creswell & Plano Clark, 2011; Padgett, 2012).

Auch andere Vertreter der Pflegeforschung beteiligen sich in der Folge am forschungstheoretischen Diskurs um *Mixed Methods*, bzw. um die Anwendung von Triangulationsansätzen in der Pflegeforschung. Begley (1996) publizierte beispielsweise eine Arbeit, die sich mit den verschiedenen Typen der Triangulation, wie sie durch Denzin (1970) beschrieben wurden, und mit ihrer Relevanz für die Pflegeforschung auseinander setzt. Darüber hinaus werden in der Arbeit Vorteile und Nachteile der Anwendung einer Kombination aus qualitativen und quantitativen Ansätzen in der Pflegeforschung diskutiert. Nachteile, die aufgeführt werden, sind beispielsweise Güteprobleme, Kosten und Schwierigkeiten der Replikation. Als Vorteile führen sie unter anderem größere Validität der Ergebnisse, vollständigeres Verständnis des untersuchten Phänomens und eine Kompensation von Verzerrungen, die durch einseitige Methodenanwendung entstehen, auf.

Risjord et al. setzen sich in einer 2001 publizierten Arbeit mit dem Phänomen der Methodentriangulation in der Pflegeforschung auseinander (Risjord et al., 2001). In ihrem Artikel diskutieren sie, dass Pflegeforschung naturgemäß auf unterschiedlichen Forschungstraditionen basiert – einerseits der naturwissenschaftlichen und andererseits der sozialwissenschaftlichen Forschungstradition. Dies ist ihrer Ansicht nach der Tatsache geschuldet, dass Pflegeforschung sich sowohl mit Forschungsgegenständen befasst, die ein quantitatives Vorgehen (naturwissenschaftliche Orientierung) erfordern (z. B. Outcomes von Prozeduren, biologische Marker etc.), als auch mit Forschungsgegenständen, die ein qualitatives Vorgehen (sozialwissenschaftliche Orientierung) erfordern (z. B. Beobachtung von Interaktion zwischen Patient und Familie oder zwischen Patient und Pflegekraft). Sie argumentieren in ihrem Artikel weiter, dass trotz dieser scheinbar obligatorischen Trennung der unterschiedlichen Forschungstraditionen in der Pflege eine Vielzahl von Forschungsgegenständen existiert, die eine Integration beider Forschungsansätze sinnvoll macht.

Neben diesen beispielhaft dargestellten Arbeiten existiert eine größer werdende Anzahl von Beiträgen aus der Pflegeforschung und auch der Gerontologie, die sich in den forschungstheoretischen Diskurs um *Mixed Methods* einbringen (vgl. z.B. Mitchell, 1986; Corner, 1991; Cowman, 1993; Kettles et al., 2011). Der Fokus der Beiträge wird hierbei zunehmend spezifischer. So werden beispielweise Beiträge publiziert, die die Anwendung und Relevanz von *Mixed Methods* im Zusammenhang mit bestimmten Fachdisziplinen der Pflege, wie etwa der gerontologischen Pflege, in den Blick nehmen (Happ, 2009).

Neben dem forschungstheoretischen Diskurs lässt sich eine wachsende Anzahl an Studien in der Gesundheitsversorgungsforschung und auch der Pflegeforschung beobachten, die sich sowohl qualitativer als auch quantitativer Forschungselemente bedienen.

So schlossen beispielsweise Ostlund et al. (2011) 168 Studien aus den Jahren 1999 bis 2009 in ein systematisches Review zur Anwendung von *Mixed Methods* in englischsprachigen Artikeln der Gesundheitsversorgungsforschung ein, das im *International Journal of Nursing Studies* veröffentlicht wurde. In ihrem Review untersuchten sie, welche analytischen Ansätze in *Mixed-Methods*-Studien der Gesundheitsversorgungsforschung angewendet werden. Sie stellten fest, dass am häufigsten eine parallele Analyse der einzelnen Datensätze stattfindet. Sie kritisieren, dass in den Studien häufig die Zielsetzung des *Mixed-Methods*-Ansatzes nicht deutlich benannt ist.

Darüber hinaus können zahlreiche Einzelbeispiele zu Studien mit *Mixed-Methods*-Ansatz aus dem Gegenstandsbereich der Gerontologie benannt werden (vgl. z. B. Robinson et al., 2011; Lehning, 2012; Bail et al., 2013; Suitor et al., 2013).

Insgesamt wird deutlich, dass Pflege und Gerontologie, aber zunehmend auch spezifische Fachdisziplinen der Pflege einerseits im forschungstheoretischen Diskurs zu *Mixed Methods* vertreten sind. Andererseits werden auch in der Forschungspraxis zunehmend *Mixed-Methods*-Designs genutzt.

Die Implementierungswissenschaft als vergleichsweise junge und spezifische Wissenschaft ist im forschungstheoretischen Diskurs um *Mixed Methods* weniger prominent vertreten als die Pflegewissenschaft und die Gerontologie. Nichtsdestotrotz ist ihr Gegenstandsbereich aufgrund seiner großen Komplexität prädestiniert für den Einsatz unterschiedlicher Forschungselemente und deren Integration. Anwendungsbereiche monomethodischer Studien, aber auch deren Grenzen und die daraus resultierenden Gründe für eine Kombination qualitativer und quantitativer Forschungselemente wurden bereits in Kapitel 12.1 umfassend diskutiert. In jüngster Vergangenheit war daher die Anwendung von Mixed Methods in Implementierungstudien verstärkt zu beobachten. So identifizierten etwa Palinkas et al. (2011a) in einem Literaturreview zur Anwendung von *Mixed Methods* in der Implementierungsforschung 22 Artikel aus den Jahren 2005 bis 2009, die in *peer-reviewed* Journals publiziert worden waren. Ihr Fokus lag hierbei auf *mental health service research studies*. Sie identifizierten unterschiedliche *Mixed-Methods*-Strukturen, unterschiedliche Funktionen der *Mixed-Methods*-Anwendung sowie unterschiedliche Prozesse der *Mixed-Methods*-Anwendung. Zahlreiche weitere Mixed-Methods-Studien der Implementierungsforschung finden sich auch zu Themen der Pflege und Gerontologie oder zu weiteren Fachbereichen der Gesundheitsversorgung.

Im Folgenden werden Anwendungsformen von *Mixed Methods* in der Implementierungsforschung vor dem Hintergrund unterschiedlicher *Mixed-Methods*-Designs vorgestellt.

Mixed-Methods-Designs und ihre Anwendung in der Implementierungswissenschaft

Die bisher dargestellte Diskussion um *Mixed-Methods*-Designs und deren Einsatzgebiete deutet schon darauf hin, dass sich in diesem vielschichtigen Ansatz auch verschieden einzusetzende Designs entwickelt haben. Diese werden in Abhängigkeit vom jeweiligen Forschungsgegenstand und der damit einhergehenden Fragestellung genutzt. Die Entwicklung dieser Designs und entsprechender Typologien stellt einen weiteren Schwerpunkt in der Debatte um *Mixed Methods* dar. Der weitreichende theoretische Diskurs hat unterschiedliche Klassifikationen der verschiedenen *Mixed-Methods*-Designs hervorgebracht (Greene et al., 1989; Morse, 1991; Morgan, 1998; Tashakkori & Teddlie, 1998; Johnson & Onwuegbuzie,

2004; Creswell & Plano Clark, 2011). Die bestehenden Klassifikationssysteme weisen hierbei verschiedene Schwerpunkte auf. Hierzu gehören etwa die Funktion der Methodenkombination, die Untersuchungsphase, in der die Methodenintegration stattfindet, die Reihenfolge quantitativer und qualitativer Elemente, die Gewichtung von quantitativen und qualitativen Elementen in Relation zueinander sowie die Art und Weise der Kombination (z. B. *merging*, *embedding*, *connecting*) (Schreier & Odag, 2010).

Im Folgenden wird die von Creswell und Plano Clark (2011) entwickelte Klassifikation vorgestellt, die nach Ansicht der Autoren am ehesten die wesentlichen Elemente der *Mixed-Methods*-Anwendung widerspiegelt. Sie unterscheiden sechs grundlegende *Mixed-Methods*-Designs, deren wichtigste Merkmale im Folgenden skizziert werden. Zu jedem Design werden Anwendungsbeispiele der Implementierungswissenschaft genannt. Sofern für ein Design keine Anwendungsbeispiele verfügbar sind, werden Anwendungsmöglichkeiten erörtert.

Das *convergent parallel design* (▸ **Abb. 12.1**): Qualitative und quantitative Daten werden zeitgleich erhoben und haben die gleiche Priorität. Die Datenanalyse erfolgt unabhängig voneinander mit der jeweils angemessenen Methode. Die Zusammenführung der Daten findet in der Interpretationsphase statt.

Quantitative Datenerhebung und Analyse
Qualitative Datenerhebung und Analyse
Vergleichen oder in Beziehung setzen
Interpretation

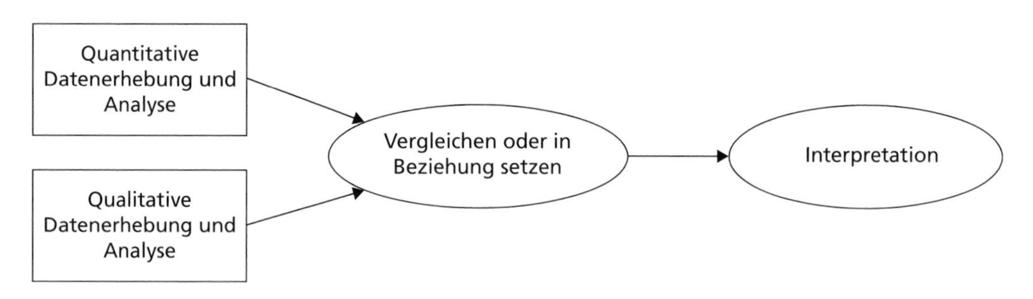

Abb. 12.1: *Convergent parallel design* (adaptiert nach Creswell & Plano Clark, 2011)

Die Anwendung dieser Designs bietet sich in der Implementierungsforschung z. B. für die Durchführung von Prozessevaluationen an. Elemente dieses Designs finden sich beispielweise in einer Studie von Halek et al. (2013), die in einer quasi-experimentellen Studie zum Nachweis der Wirksamkeit von *Dementia Care Mapping* auch eine umfangreiche Prozessevaluation durchführten. Es wurde im Rahmen der Prozessevaluation zum einen untersucht, ob die Implementierung der Intervention erfolgreich umgesetzt werden konnte. Zum anderen wurde untersucht, welche Faktoren im Implementierungsprozess fördernd oder hemmend gewirkt haben.

Zur Untersuchung der beiden Forschungsfragen wurde mit einem Modell gearbeitet, das sich aus theoretischen Vorannahmen zum Umsetzungserfolg (Dusenbury et al., 2003) und zu Einflussfaktoren in Implementierungsprozessen (Damschroder et al., 2009) zusammensetzte. Das theoretische Modell umfasst folglich zahlreiche Dimensionen, die mit einem monomethodischen Vorgehen nicht in ihrer Gesamtheit hätten erfasst werden können.

Die Rekonstruktion des Implementierungsprozesses in den neun an der Studie teilnehmenden Wohnbereichen verschiedener stationärer Altenpflegeeinrichtungen erfolgte auf der Grundlage unterschiedlicher Daten. Die quantitativen Daten bestanden beispielsweise aus Strukturdaten der Organisation und des Wohnbereichs, Daten aus einem

Mitarbeiterfragebogen und Daten einer Milieubegehung mittels eines standardisierten Erhebungsinstruments. Als qualitative Daten standen z. B. Interviews mit Wohnbereichsleitungen und Mitarbeitenden sowie Dokumentationsanalysen zufällig ausgewählter Bewohnerdokumentationen zur Verfügung.

Die Daten wurden entsprechend des *Convergent Parallel Mixed Methods Designs* zunächst separat mit einer jeweils angemessenen Analysemethode ausgewertet und danach vor dem Hintergrund des theoretischen Rahmens zueinander in Beziehung gesetzt.

Das *explanatory sequential design* (▸ **Abb. 12.2**): Das Design umfasst zwei Phasen. Zunächst werden quantitative Daten erhoben und analysiert. Auf der Grundlage der so gewonnenen Erkenntnisse werden in einer zweiten Phase qualitative Daten erhoben und analysiert. Die qualitativen Ergebnisse werden dann zur Erklärung und Interpretation der quantitativen Ergebnisse genutzt.

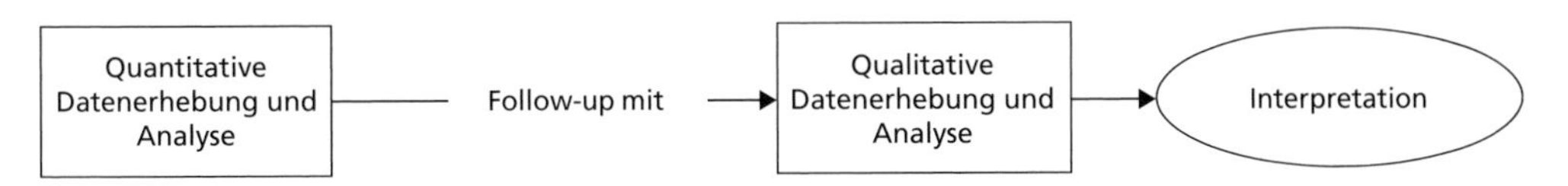

Abb. 12.2: *Explanatory sequential design* (adaptiert nach Creswell & Plano Clark, 2011)

Dieses Design ist in ganz unterschiedlichen Zusammenhängen der Implementierungsforschung denkbar. Evans und Kollegen (2013) nutzten es beispielsweise für die Untersuchung der Implementierung einer nationalen Strategie zum Management chronischer Erkrankungen in Wales. Ziel der Studie war es, am Beispiel dieser nationalen Strategie die Rolle von Forschungswissen (*research evidence*) zu untersuchen. Die Frage war, welche Rolle Forschungswissen in lokalen Zusammenhängen einnimmt, wenn nationale Strategien interpretiert und implementiert werden müssen.

In einem ersten Schritt wurde hierzu ein strukturierter Fragebogen an die 22 *Local Health Boards (LHBs)* in Wales gegeben, um einen Überblick über Einstellungen und Haltungen sowie zu Erfahrungen im Zusammenhang mit der nationalen Strategie zu gewinnen. In einem weiteren Schritt wurden Interviews mit Vertretern gezielt ausgewählter *LHBs* geführt, um die Ergebnisse der standardisierten Befragung zu vertiefen und um diese besser interpretieren zu können. Die Analyse der Daten erfolgte separat voneinander mit unterschiedlichen Methoden. Ein Mix der Methoden fand durch die Generierung der Interviews auf der Grundlage der quantitativen Ergebnisse sowie in der gemeinsamen Interpretation beider Datensätze statt.

Das *exploratory sequential design* (▸ **Abb. 12.3**): Das Design umfasst ebenfalls zwei Phasen. In der ersten Phase werden hier qualitative Daten erhoben und analysiert. Die qualitativen Ergebnisse werden dann genutzt, um standardisierte Erhebungsinstrumente zu entwickeln, mit deren Hilfe in der zweiten Studienphase Daten einer größeren Stichprobe erhoben werden können.

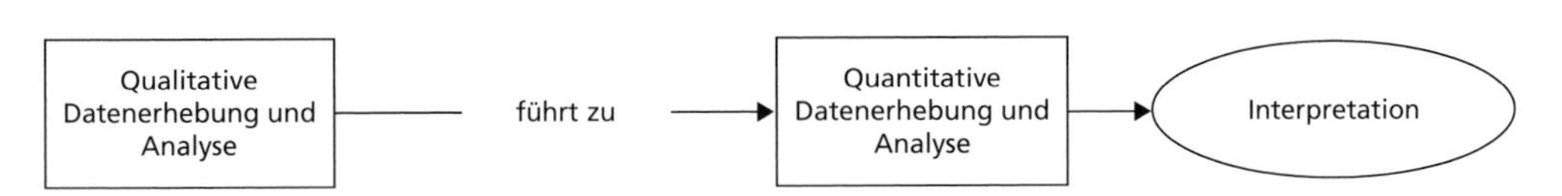

Abb. 12.3: *Exploratory sequential design* (adaptiert nach Creswell & Plano Clark, 2011)

Ein Beispiel für dieses Design stellen Gifford und Kollegen (2008) in einem Studienprotokoll vor. In ihrer Studie wollen sie den Einfluss von Implementierungsstrategien, die auf die Rolle von Führungskräften ausgerichtet sind, bezüglich der Implementierung von Empfehlungen aus einer Leitlinie zum Assessment und Management diabetischer Fußulzerationen untersuchen.

Auch sie beschreiben ein 2-Phasen Design. In diesem Fall werden im ersten Schritt jedoch qualitative Interviews geführt, um hemmende Faktoren der Leitlinienanwendung zu erfassen. Die Ergebnisse dieser Interviews bilden die Grundlage für die Entwicklung der Implementierungsstrategie. In der zweiten Phase wird die Wirksamkeit dieser Implementierungsstrategie dann in einer randomisierten kontrollierten Studie anhand quantitativer Outcomes überprüft.

Das *embedded design* (▸ **Abb. 12.4**): Hier wird entweder ein qualitatives oder ein quantitatives Primärdesign genutzt. Ein entsprechend ergänzender quantitativer bzw. qualitativer Ansatz wird begleitend genutzt. In Abgrenzung zum *convergent parallel design* ist entweder der qualitative oder der quantitative Datensatz prioritär im Sinne der Bestimmung des Studienverlaufs.

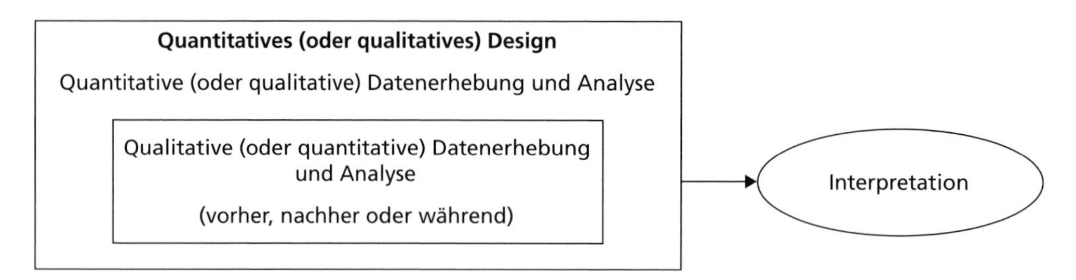

Abb. 12.4: *Embedded design* (adaptiert nach Creswell & Plano Clark, 2011)

Kaasalainen und Kollegen (2010) untersuchten in einer Studie Einflussfaktoren für die Bereitschaft von Langzeitpflegeeinrichtungen unterschiedliche forschungsbasierte Interventionen zu implementieren. Sie wollten außerdem Strategien entwickeln, um die Implementierung dieser Innovationen zu fördern.

Sie nutzten hierfür ein simultanes *Mixed-Methods-Vorgehen*, bei dem die qualitativen Aspekte im Vordergrund standen und handlungsleitend waren. Sie nutzten Fokusgruppen und qualitative Interviews als primäre Methoden der Datenerhebung. Eingebettet in diese qualitative Ausrichtung war die Anwendung zweier Surveys. Mit einem wurde erfasst, wie Mitarbeiter die Bereitschaft ihrer jeweiligen Langzeitpflegeeinrichtung für Forschungswissen beurteilten. Mit dem anderen wurden Bedeutsamkeit und Anwendbarkeit der entwickelten Interventionen überprüft.

Das *transformative design* (▸ **Abb. 12.5**): Die Ausgestaltung des Studiendesigns geht von einem transformativen theoretischen *Framework* zum jeweils zu untersuchenden sozialen Phänomen aus. Ein solches Framework kann beispielsweise eine feministische Theorie, eine Theorie zur sexuellen Orientierung oder aber eine ethnisch-kulturelle Theorie sein. Das transformative theoretische *Framework* bestimmt den weiteren Studienverlauf. Entscheidungen über Datenerhebung, Datenanalyse, Datenzusammenführung und Abfolge werden vor dem Hintergrund des *Frameworks* getroffen. In Abbildung 12.5 unterstreicht der gestrichelte Rahmen den Stellenwert des theoretischen

Frameworks. Das dargestellte Studiendesign ist als ein Beispielhaftes zu verstehen, das vor dem Hintergrund des theoretischen *Frameworks* im Studienverlauf entwickelt wurde. Ebenso können Elemente aus allen anderen Mixed-Methods-Designs in ein transformatives Design eingebettet sein.

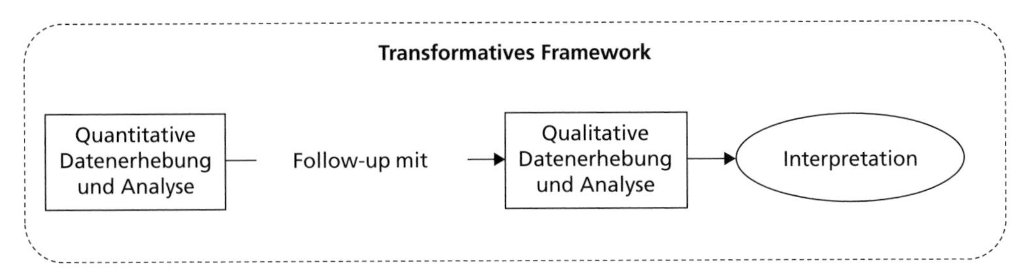

Abb. 12.5: *Transformative design* (adaptiert nach Creswell & Plano Clark, 2011)

Im Kontext der Implementierungswissenschaft konnte kein konkretes Beispiel zu diesem Design identifiziert werden. Jedoch ist anzumerken, dass in der Implementierungsforschung zahlreiche theoretische Modelle zur Verfügung stehen, die im Rahmen von Implementierungsstudien Anwendung finden können. Ein Studiendesign, das ausgehend von einem theoretischen Modell der Implementierungsforschung, im Studienverlauf flexibel und unter Nutzung unterschiedlicher Methoden gestaltet wird, ist daher für Fragestellungen der Implementierungsforschung gut denkbar.

Das *multiphase design* (► **Abb. 12.6**): Dieses Design wird vor allem in langfristigen Studienprogrammen angewendet, die sich einem bestimmten Forschungsgegenstand über einen längeren Zeitraum widmen. Sie umfassen verschiedene Phasen und Ziele. So können beispielsweise zunächst eine explorative Erforschung des Gegenstandsbereichs sowie eine Erhebung des Forschungsbedarfs erfolgen. Im Anschluss können die Entwicklung einer Intervention und deren Evaluation geplant sein sowie möglicherweise eine darauf folgende nachhaltige Verbreitung dieser Intervention. In all diesen Phasen des Studienprogramms können sowohl qualitative als auch quantitative Elemente enthalten sein.

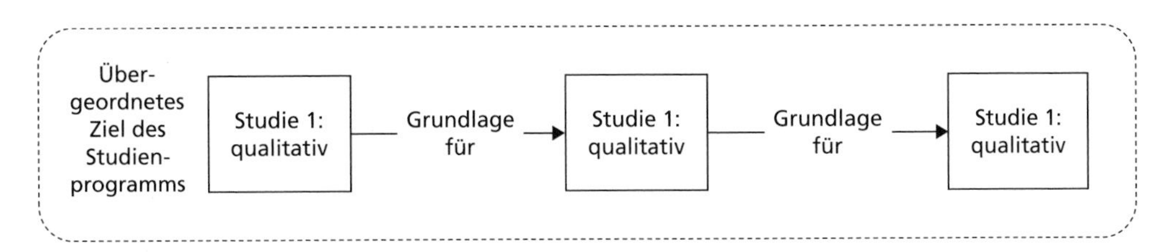

Abb. 12.6: *Multiphase design* (adaptiert nach Creswell & Plano Clark, 2011)

Gerade dieses Design ist prädestiniert für die Anwendung in der Implementierungsforschung, da Implementierungsprozesse häufig langwierig sind und verschiedene Phasen umfassen. Gerade in der Kombination mit Interventionsstudien bieten sich derartige langfristige Studienprogramme an, die den langfristigen Prozess der Interventionsentwicklung bis hin zur gelungenen Implementierung einer Intervention begleiten. Die im Zusammenhang mit den anderen Designs genannten Beispielstudien greifen häufig nur einen isolierten Aspekt im Zusammenhang mit Implementierungsprozessen auf. Ein *multiphase Design*, das die unterschiedlichen Phasen und Aspekte von Implementierung in den Blick nimmt, kann daher sozusagen als »Goldstandard« der Implementierungsforschung bezeichnet werden.

Anhand der genannten Designs und der dazu angeführten Beispiele der Implementierungsforschung wird deutlich, dass die Implementierungsforschung *Mixed-Methods-Ansätze* in unterschiedlichen Zusammenhängen nutzt. Die genannten Beispielstudien sind recht deutlich den unterschiedlichen Designs zuzuordnen. Gleichzeitig ist jedoch anzumerken, dass eine Vielzahl von Studien existiert, die lediglich einzelne Elemente der genannten Designs aufweisen oder aber Elemente unterschiedlicher Designs miteinander kombinieren. In der Forschungsrealität können Typologien und Klassifikationssysteme von Designs daher lediglich als grober Orientierungsrahmen betrachtet werden. Obwohl in der Vergangenheit die Entwicklung von Typologien und Klassifikationssystemen eine wesentliche Rolle in der *Mixed-Methods*-Debatte spielte, wird daher inzwischen auch Kritik an deren Sinnhaftigkeit und Nutzen laut. So kritisiert beispielsweise Guest (2013), dass Klassifikationssysteme zwar im Rahmen einfacher *Mixed-Methods*-Studien sinnvoll genutzt werden können, dass sie sich jedoch im Zusammenhang komplexerer Studienzusammenhänge als weniger hilfreich erweisen. Als problematisch beschreibt er vor allem, dass derartige Typologien es notwendig machen, komplette Studien einem einzigen Design zuzuordnen. Alternativ hierzu schlägt er vor, die Terminologie an den einzelnen Punkten einer Studie auszurichten, an denen qualitative und quantitative Elemente Berührungspunkte haben.

12.3 Diskussion

Wie eingangs beschrieben, stehen sowohl das Forschungsfeld Pflege und Gerontologie als auch das Forschungsfeld Implementierung vor der Herausforderung, sehr komplexe und multifaktorielle Phänomene zum Gegenstand zu haben (Andrew & Halcomb, 2009; Bartholomeyczik, 2012). Die Anwendung von *Mixed-Methods-Designs* wird daher in beiden Bereichen empfohlen (vgl. z. B. Palinkas et al., 2011b; Bartholomeyczik, 2012) und vielfach praktiziert. Die zu Beginn dieses Kapitels dargestellten Möglichkeiten (und Grenzen) monomethodischer Ansätze ergänzen diese Empfehlungen dahingehend, dass die entwickelte Fragestellung in einem Forschungsprojekt die Anwendung eines geeigneten Designs formt.

Die Darstellung der Entwicklung und Funktionen von *Mixed Methods* hat gezeigt, dass es sich um Ansätze handelt, die aus der Notwendigkeit entstanden sind, möglichst breite Erkenntnisse zu den zu untersuchenden Forschungsgegenständen zu gewinnen. Die Implementierungsforschung umfasst natürlich Fragestellungen, für die quantitative Methoden erforderlich sind. Diese können bei anderen Fragenstellungen der Implementierungsforschung einem Mangel an Spezifizierung unterliegen. Ebenso gibt es in der Implementierungsforschung Fragestellungen, die durch rein qualitative Vorgehensweisen nicht zu beantworten sind. So können z. B. Implementierungsoutcomes mit quantitativen Methoden untersucht werden, Informationen über den Implementierungsprozess und -kontext können auf diese Weise hingegen nur schwierig gewonnen werden, da die einbezogenen Settings für eine standardisierte Vorgehensweise zu heterogen sind (Landsverk et al., 2012). Darüber hinaus gerät quantitative Forschung in diesen Feldern an Grenzen, die sich etwa aus der *small n* Problematik oder dem Fehlen angemessener Instrumente ergeben (Proctor et al., 2009). Die Instrumentenentwicklung, basierend auf der Anwendung qualitativer und quantitativer Methoden, kann hier Abhilfe schaffen (Landsverk et al., 2012). Eine Kombination von quantitativer, in die Fläche gehender Forschung mit qualitativer, in die Tiefe gehender Forschung bietet sich daher, wie zuvor dargestellt, mit ganz unterschiedlichen Zielsetzungen und Funktionen an.

Es konnte aufgezeigt werden, dass die Anwendung von *Mixed-Methods*-Designs sowohl im Bereich der Pflege und Gerontologie als auch im Bereich der Implementierungsforschung bereits häufig praktiziert wird. Insbesondere in der Pflegeforschung, aber zunehmend auch in den Bereichen Gerontologie und Implementierungsforschung spielt nicht nur die Anwendung in der Forschungspraxis eine Rolle, sondern es findet vielmehr auch ein forschungstheoretischer Diskurs statt.

Gleichzeitig stellen sich im Zusammenhang mit *Mixed Methods* auch Herausforderungen dar. So zeigt sich etwa am Beispiel der fehlenden Einheitlichkeit von Begriffsdefinitionen und der Vielzahl an Begriffen, die verwendet werden, dass sich der forschungstheoretische Diskurs um *Mixed Methods* in einem vergleichsweise frühen Entwicklungsstadium befindet. Allerdings weist die Vielzahl an Beiträgen zu diesen Themen auf die Relevanz des Themas hin.

Zunehmend werden Entwicklungen im Rahmen der *Mixed-Methods*-Forschung auch kritisch diskutiert. So wird etwa der Nutzen von Typologien in Frage gestellt (Guest, 2013) oder aber Kritik darüber geäußert, dass in der praktischen Anwendung die Diskussion der Funktion eines *Mixed-Methods*-Designs oder aber eine kritische methodische Auseinandersetzung ausbleiben (Ostlund et al., 2011; Mayer, 2013). Weiterhin wird kritisiert, dass die *Mixed-Methods*-Forschung die Idee der Methodenkombination immer in einer Kombination quantitativer und qualitativer Methoden versteht. Methodenintegration innerhalb eines Forschungsparadigmas wird hierbei vernachlässigt (Flick, 2010). Kritik wird auch daran geübt, dass die *Mixed-Methods*-Debatte sich in erster Linie vor dem Hintergrund eines pragmatischen Wissenschaftsverständnisses bewegt, das davon ausgeht, dass die simple Kombination qualitativer und quantitativer Methoden einen Ausgleich der jeweiligen Schwächen erzielen kann. Die Entwicklung eines methodischen Programms, das definiert, welche Stärken und welche Schwächen einzelne methodische Zugänge aufweisen und in welcher Weise Methoden in erfolgreicher, methodisch begründeter Weise miteinander kombiniert werden können, wird daher als wesentlich erachtet (Kelle, 2008).

Auch die Tatsache, dass die erfolgreiche Anwendung von *Mixed Methods* eine Expertise des Forschers sowohl in qualitativer als auch in quantitativer Forschung voraussetzt, ist nicht zu vernachlässigen (Schreier & Odag, 2010). Den Gütekriterien einer *Mixed-Methods*-Studie muss besondere Aufmerksamkeit geschenkt werden, denn aus quantitativer Perspektive werden andere Kriterien zur Güte einer Studie gefordert, als aus qualitativer Perspektive. Erste Ansätze zur Entwicklung spezifischer Anforderungen an die Validität einer *Mixed-Methods*-Studie bestehen (Creswell, 2010) und müssen weiter entwickelt werden. Für die Planung und

Durchführung von *Mixed-Methods*-Studien kann die Zusammenstellung eines Forschungsteams mit sich ergänzenden Expertisen auch im Hinblick auf die sich aus dem gewählten Design ergebenden Güteanforderungen sinnvoll sein.

Zusammenfassend wird deutlich, dass *Mixed Methods* einen Forschungsansatz darstellt, der sich vor allem aus forschungspraktischen Problemen der Komplexität der zu untersuchenden Forschungsgegenstände ergibt. In der Implementierungsforschung in Pflege und Gerontologie werden *Mixed-Methods*-Ansätze daher bereits vielfach angewendet. Dennoch wird deutlich, dass die Fortsetzung auch des forschungstheoretischen Diskurses unabdingbar ist.

12.4 Fazit und Ausblick

In Ergänzung zu monomethodischen Vorgehensweisen sind *Mixed Methods* unabdingbar, um Fragestellungen der Implementierungsforschung in Pflege und Gerontologie zu bearbeiten. Bereits zum jetzigen Zeitpunkt wird dies vielfach praktiziert. In der zukünftigen Anwendung der Integration qualitativer und quantitativer Methoden muss jedoch vor allem die kritische Reflexion des methodischen Vorgehens eine größere Rolle spielen. So könnte etwa eine zunehmende Auseinandersetzung mit Gütekriterien für *Mixed-Methods*-Studien einen wesentlichen Beitrag leisten. Gefordert sind hier beispielsweise nachvollziehbare Begründungen für gewählte Designs oder aber die transparentere Darstellung insbesondere der Datenanalyse und -interpretation.

Im Fazit ist die Integration der unterschiedlichen methodischen Vorgehensweisen aus diesem Forschungsfeld nicht mehr weg zu denken. Gerade deshalb besteht im Hinblick auf das Ziel, einen größtmöglichen Erkenntnisgewinn zu erzielen, der dringende Bedarf kritischer Auseinandersetzung mit jeder der angewendeten Methoden.

Literatur

Albright, K., Gechter, K. & Kempe, A. (2013). Importance of Mixed Methods in Pragmatic Trials and Dissemination and Implementation Research. *Acad Pediatr, 13*(5), 400–407.

Andrew, S. & Halcomb, E. J. (Hrsg.) (2009). *Mixed methods research for nursing and the health science.* Oxford: Wiley-Blackwell.

Bail, K., Hudson, C., Grealish, L., Shannon, K., Ehsen, S., Peut, A., Gibson, D., Draper, B. & Karmel, R. (2013). Characteristics of rural hospital services for people with dementia: findings from the Hospital Dementia Services Project. *Aust J Rural Health, 21*(4), 208–215.

Bartholomeyczik, S. (2012). Nutzenbewertung in der Pflegeforschung: Beispiele und offene Fragen. *Z Evid Fortbild Qual Gesundhwes, 107*(3), 242–247.

Baumann, A., Doran, D., Noonan, T., Kennedy, L., Laporte, D. & Koh, M. (2011). *Environmental scan: stakeholder preferences for dissemination.* Hamilton: National Health Services Research Unit.

Begley, C. M. (1996). Using triangulation in nursing research. *J Adv Nurs, 24*(1), 122–128.

Behrens, J. & Langer, G. (2010). *Evidence-based Nursing and Caring: Methoden und Ethik der Pflegepraxis und Versorgungsforschung.* 3. Aufl. Bern u. a.: Huber.

Biesta, G. (2010). Pragmatism and the philosophical foundations of mixed methods research. In: Tashakkori, A. & Teddlie, C. (eds.), *SAGE Handbook of mixed methods in social & behavioral research* (pp. 95–117). 2. ed. Thousand Oaks, CA: SAGE.

Buckwalter, K. C., Grey, M., Bowers, B., McCarthy, A. M., Gross, D., Funk, M. & Beck, C. (2009). Intervention research in highly unstable environments. *Res Nurs Health, 32*(1), 110–121.

Bulmer, M. (1984). *The chicago school of sociology: institutionalization, diversity, and the rise of sociological research.* Chicago & London: University of Chicago Press.

Campbell, D. T. & Fiske, D. W. (1959). Convergent and discriminant validation by the multitrait-multimethod matrix. *Psychol Bull, 56*(2), 81–105.

Corbin, J. & Strauss, A. (2008). *Basics of qualitative research.* Los Angeles, CA: SAGE.

Corner, J. (1991). In search of more complete answers to research questions. Quantitative versus qualitative research methods: is there a way forward? *J Adv Nurs, 16*(6), 718–727.

Cowman, S. (1993). Triangulation: a means of reconciliation in nursing research. *J Adv Nurs, 18*(5), 788–792.

Creswell, J. W. (2010). Mapping the developing landscape of mixed methods research. In: Tashakkori, A. & Teddlie, C. (eds.), *SAGE handbook of mixed methods in social & behavioural research.* 2. ed. Thousand Oaks, CA: SAGE.

Creswell, J. W. & Plano Clark, V. L. (2011). *Designing and conducting mixed methods research.* Thousand Oaks, CA: SAGE.

Damschroder, L. J., Aron, D. C., Keith, R. E., Kirsh, S. R., Alexander, J. A. & Lowery, J. C. (2009). Fostering implementation of health services research findings into practice: a consolidated framework for advancing implementation science. *Implement Sci, 4*(1), 50.

Denzin, N. K. (1970). *The research act in sociology.* Chicago, IL: Aldine.

Dixon-Woods, M., Agarwal, S., Jones, D., Young, B. & Sutton, A. (2005). Synthesising qualitative and quantitative evidence: a review of possible methods. *J Health Serv Res Policy, 10*(1), 45–53.

Dopson, S., Gabbay, J., Locock, L. & Chambers, D. (1999). *Evaluation of the PACE Programme: Final Report.* Southampton: Templeton College.

Dusenbury, L., Brannigan, R., Falco, M. & Hansen, W. B. (2003). A review of research on fidelity of implementation: implications for drug abuse prevention in school settings. *Health Educ Res, 18*(2), 237–256.

Estabrooks, C. A., Morgan, D. G., Squires, J. E., Bostrom, A. M., Slaughter, S. E., Cummings, G. G. & Norton, P. G. (2011). The care unit in nursing home research: evidence in support of a definition. *BMC Med Res Methodol, 11*, 46.

Evans, B. A., Snooks, H., Howson, H. & Davies, M. (2013). How hard can it be to include research evidence and evaluation in local health policy implementation? Results from a mixed methods study. *Implement Sci, 8*(1), 17.

Ferlie, E., Fitzgerald, L. & Wood, M. (2000). Getting evidence into clinical practice: an organisational behaviour perspective. *J Health Serv Res Policy, 5*(2), 96–102.

Fitzgerald, L., Ferlie, E., Wood, M. & Hawkins, C. (2002). Interlocking interactions: The diffusion of innovations in health care. *Hum Relat, 55*(12), 1429–1449.

Fixsen, D. L., Naoom, S. F., Blase, K. A., Friedman, R. M. & Wallace, F. (2005). *Implementation research: A synthesis of the literature.* FMHI Publication 231. Tampa: University of South Florida, Louis de la Parte Florida Mental Health Institute, The National Implementation Research Network.

Flick, U. (2010). Triangulation. In: Mey, G. & Mruck, K. (Hrsg.), *Handbuch qualitative Forschung in der Psychologie.* Wiesbaden: Verlag für Sozialwissenschaften.

Flodgren, G., Parmelli, E., Doumit, G., Gattellari, M., O'Brien Mary, A., Grimshaw, J. & Eccles Martin, P. (2011). Local opinion leaders: Effects on professional practice and health care outcomes. *Cochrane Database Syst Rev, 2011* (8), Art. No.: CD000125.

Gifford, W. A., Davies, B., Graham, I. D., Lefebre, N., Tourangeau, A. & Woodend, K. (2008). A mixed methods pilot study with a cluster randomized control trial to evaluate the impact of a leadership intervention on guideline implementation in home care nursing. *Implement Sci, 3*(1), 51.

Goldner, E. M., Jeffries, V., Bilsker, D., Jenkins, E., Menear, M. & Petermann, L. (2011). Knowledge translation in mental health: a scoping review. *Healthc Policy, 7*(2), 83–121.

Greene, J. C. & Hall, J. N. (2010). Dialectics and pragmatism. In: Tashakkori, A. & Teddlie, C. (eds.), *SAGE handbook of mixed methods in social & behavioral research* (pp. 119–143). 2. ed. Thousand Oaks, CA: SAGE.

Greene, J. C., Caracelli, V. J. & Graham, W. F. (1989). Toward a conceptual framework for mixed-method evaluation designs. *Educ Eval Policy Anal, 11*(3), 255–274.

Greenhalgh, T., Glenn, R., Bate, P., Macfarlane, F. & Kyriakidou, O. (2005). *Diffusion of innovations in health service organisations: A systematic literature review*. Massachusetts u. a.: Blackwell.

Guest, G. (2013). Describing mixed methods research: an alternative to typologies. *J Mix Methods Res, 7*(2), 141–151.

Halek, M., Dichter, M., Quasdorf, T., Riesner, C. & Bartholomeyczik, S. (2013). The effects of dementia care mapping on nursing home residents' quality of life and staff attitudes: design of the quasi-experimental study Leben-QD II. *BMC Geriatr, 13*(1), 53.

Happ, M. B. (2009). Mixed methods in gerontological research. *Res Gerontol Nurs, 2*(2), 122–127.

Hardenacke, D., Bartholomeyczik, S. & Halek, M. (2011). Einführung und Evaluation der »Verstehenden Diagnostik« am Beispiel des Leuchtturmprojektes InDemA. *Pflege & Gesellschaft, 16*(2), 101–115.

Jahoda, M., Lazarsfeld, P. F. & Zeisel, H. (1975). *Die Arbeitslosen von Marienthal: Ein soziographischer Versuch*. Frankfurt/Main: Suhrkamp.

Johnson, B. & Gray, R. (2010). A history of philosophical and theoretical issues for mixed methods research. In: Tashakkori, A. & Teddlie, C. (eds.), *SAGE Handbook of mixed methods in social & behavioral research* (pp. 69–94). 2. ed. Thousand Oaks, CA: SAGE.

Johnson, B. R., Onwuegbuzie, A. J. & Turner, L. A. (2007). Toward a definition of mixed methods research. *J Mix Methods Res, 1*(2), 112–133.

Johnson, B. R. & Onwuegbuzie, A. J. (2004). Mixed methods research: a research paradigm whose time has come. *Educ Res, 33*(7), 14–26.

Kaasalainen, S., Williams, J., Hadjistavropoulos, T., Thorpe, L., Whiting, S., Neville, S. & Tremeer, J. (2010). Creating bridges between researchers and long-term care homes to promote quality of life for residents. *Qual Health Res, 20*(12), 1689–1704.

Kelle, U. (2008). *Die Integration qualitativer und quantitativer Methoden in der empirischen Sozialforschung*. 2. Aufl. Wiesbaden: Verlag für Sozialwissenschaften.

Kettles, A. M., Creswell, J. W. & Zhang, W. (2011). Mixed methods research in mental health nursing. *J Psychiatr Ment Health Nurs, 18*(6), 535–542.

Kinn, S. & Curzio, J. (2005). Integrating qualitative and quantitative research methods. *J Res Nurs, 10*(3), 317–336.

Landsverk, J., Brown, C. H., Chamberlain, P., Palinkas, L., Ogihara, M., Czaja, S., Goldhaber-Fibert, J. D., Rolls Reutz, J. A. & Horwitz, S. M. (2012). Design and analysis in dissemination and implementation research. In: Brownson, R. C., Colditz, G. A. & Proctor, E. K. (eds.), *Dissemination and implementation research in health: translating science to practice* (pp. 225–260). New York, NY: Oxford University Press.

Lehning, A. J. (2012). City governments and aging in place: community design, transportation and housing innovation adoption. *Gerontologist, 52*(3), 345–356.

Liamputtong, P. (2013). *Research methods in health: foundations for evidence-based practice*. 2. ed. Melbourne: Oxford University Press.

Locock, L., Dopson, S., Chambers, D. & Gabbay, J. (2001). Understanding the role of opinion leaders in improving clinical effectiveness. *Soc Sci Med, 53*(6), 745–757.

May, C. (2013). Agency and implementation: understanding the embedding of healthcare innovations in practice. *Soc Sci Med, 78*, 26–33.

May, C. (2006). A rational model for assessing and evaluating complex interventions in health care. *BMC Health Serv Res, 6*(1), 86.

May, C. & Finch, T. (2009). Implementing, embedding, and integrating practices: an outline of Normalization Process Theory. *Sociology, 43*(3), 535–554.

Mayer, H. (2013). Das methodologische Schweigen?: Ein Blick in die Forschungslandschaft der Mixed Methods Studies. *Pflege, 26*(5), 299–302.

Mitchell, E. S. (1986). Multiple triangulation: a methodology for nursing science. *ANS Adv Nurs Sci, 8*(3), 18–26.

Morgan, D. L. (2007). Paradigms lost and pragmatism regained: methodological implications of combining qualitative and quantitative methods. *J Mix Methods Res, 1*(1), 48–76.

Morgan, D. L. (1998). Practical strategies for combining qualitative and quantitative methods: applications to health research. *Qual Health Res, 8*(3), 362–376.

Morse, J. M. (1991). Approaches to qualitative-quantitative methodological triangulation. *Nurs Res, 40*(2), 120–123.

Ostlund, U., Kidd, L., Wengstrom, Y. & Rowa-Dewar, N. (2011). Combining qualitative and quantitative research within mixed method research designs: a methodological review. *Int J Nurs Stud, 48*(3), 369–383.

Padgett, D. K. (2012). *Qualitative and mixed methods in public health*. Thousand Oaks, CA: SAGE.

Palinkas, L. A., Aarons, G. A., Horwitz, S., Chamberlain, P., Hurlburt, M. & Landsverk, J. (2011a). Mixed method designs in implementation research. *Adm Policy Ment Health, 38*(1), 44–53.

Palinkas, L. A., Holloway, I. W., Rice, E., Fuentes, D., Wu, Q. & Chamberlain, P. (2011b). Social networks and implementation of evidence-based practices in public youth-serving systems: a mixed methods study. *Implement Sci, 6*(1), 113.

Peirson, L., Ciliska, D., Dobbins, M. & Mowat, D. (2012). Building capacity for evidence informed decision making in public health: a case study of organizational change. *BMC Public Health, 12*(1), 137.

Plano Clark, V. L. & Creswell, J. W. (2008). *The mixed methods reader*. Thousand Oaks, CA: SAGE.

Plowright, D. (2011). *Using mixed methods: Frameworks for an integrated methodology*. London: SAGE.

Proctor, E. K., Landsverk, J., Aarons, G., Chambers, D., Glisson, C. & Mittman, B. (2009). Implementation research in mental health services: an emerging science with conceptual, methodological, and training challenges. *Adm Policy Ment Health, 36*(1), 24–34.

Quasdorf, T., Hoben, M., Riesner, C., Dichter, M. N. & Halek, M. (2013). Einflussfaktoren in Disseminations- und Implementierungsprozessen. *Pflege & Gesellschaft, 18*(3), 235–252.

Risjord, M., Moloney, M. & Dunbar, S. (2001). Methodological triangulation in nursing research. *Philos Soc Sci, 31*(1), 40–59.

Robinson, A. L., Emden, C. G., Croft, T. D., Vosper, G. C., Elder, J. A., Stirling, C. & Vickers, J. C. (2011). Mixed methods data collection in dementia research: a »Progressive Engagement« approach. *J Mix Methods Res, 5*(4), 330–344.

Roes, M., Buscher, I. & Riesner, C. (2013). Implementierungs- und Disseminationswissenschaft: Konzeptionelle Analyse von Gaps zwischen Wissenschaft, Politik und Praxis. *Pflege & Gesellschaft, 18*(3), 213–234.

Roethlisberger, F. J. & Dickson, W. J. (1939). *Management and the worker: an account of a research program conducted by the Western electric company, Hawthorne works, Chicago*. Cambridge, MA: Harvard University Press.

Schreier, M. & Odag, Ö. (2010). Mixed Methods. In: Mey, G. & Mruck, K. (Hrsg.), *Handbuch Qualitative Forschung in der Psychologie*. Wiesbaden: Verlag für Sozialwissenschaften.

Scott, S. D., Albrecht, L., O'Leary, K., Ball, G. D., Hartling, L., Hofmeyer, A., Jones, C. A., Klassen, T. P., Kovacs Burns, K., Newton, A. S., Thompson, D. & Dryden, D. M. (2012). Systematic review of knowledge translation strategies in the allied health professions. *Implement Sci, 7*(1), 70.

Seers, K. (2007). Evaluating complex interventions. *Worldviews Evid Based Nurs, 4*(2), 67–68.

Squires, J. E., Hayduk, L., Hutchinson, A. M., Cranley, L. A., Gierl, M., Cummings, G. G., Norton, P. G. & Estabrooks, C. A. (2013). A protocol for advanced psychometric assessment of surveys. *Nurs Res Pract, 2013*, 156782.

Suitor, J. J., Gilligan, M. & Pillemer, K. (2013). The role of violated caregiver preferences in psychological well-being when older mothers need assistance. *Gerontologist, 53*(3), 388–396.

Tashakkori, A. & Teddlie, C. (eds.) (2010). *SAGE handbook of mixed methods in social & behavioral research*. 2. ed. Thousand Oaks, CA: SAGE.

Tashakkori, A. & Creswell, J. W. (2007). Editorial: the new era of mixed methods. *J Mix Methods Res, 1*(1), 3–7.

Tashakkori, A. & Teddlie, C. (1998). *Mixed methodology: combining qualitative and quantitative approaches*. Thousand Oaks, CA: SAGE.

Thomson O'Brien, M. A., Oxman, A. D., Davis, D. A., Haynes, R. B. & Freemantle, N. (2003). Local opinion leaders: Effects on professional practice and health care outcomes. *Cochrane Database Syst Rev, 2003*(2), Art. No.: CD 000125.

Ward, R. & Campbell, S. (2013). Mixing methods to explore appearance in dementia care. *Dementia, 12*(3), 337–347.

Wille, E., Schrappe, M., Gerlach, F. M., Glaeske, G., Haubitz, M., Kuhlmey, A. & Rosenbrock, R. (2009). *Koordination und Integration: Gesundheitsversorgung in einer Gesellschaft des längeren Lebens, Sondergutachten 2009*. Bonn: Sachverständigenrat zur Begutachtung der Entwicklung im Gesundheitswesen.

Wilson, P. M., Petticrew, M., Calnan, M. W. & Nazareth, I. (2010). Does dissemination extend beyond publication: a survey of a cross section of public funded research in the UK. *Implement Sci, 5*(1), 61.

IV Handlungsfelder der pflegerischen und gerontologischen Implementierungswissenschaft und -praxis: Zugänge, Erfahrungen, Beispiele

13 Partizipative Altersforschung als Mittel zur Förderung des Implementierungserfolgs

Stefanie Eicher, Caroline Moor, Florian Riese und Mike Martin

Einführung

Die Förderung von Gesundheit und die Erhöhung der Zahl und Qualität gesunder Lebensjahre sind explizites Ziel der Gesundheitspolitik. Dies spiegelt sich in den strategischen Schwerpunkten der Forschungsförderung der Europäischen Union wider, die sowohl eine *European Research Area in Ageing* (ERA-AGE: http://era-age.group.shef.ac.uk/) definiert als auch dem Thema *Gesundheit und demografischer Wandel* in ihrem Forschungsrahmenprogramm eine herausgehobene Stellung einräumt. Damit ist die Erforschung von Gesundheit und Lebensqualität im Alter ein zentrales gesellschaftliches Anliegen. Ebenso ist es ein wichtiges Anliegen der Politik in Europa, die Partizipation Älterer in gesellschaftlich zentralen Bereichen zu fördern (s. Programm der Europäischen Kommission *Europa für Bürgerinnen und Bürger*, 2007–2013). Dies gilt auch für die gerontologische Forschung, deren zentrale Themen die Faktoren und Prozesse des Erhalts von Lebensqualität und Gesundheit bis ins hohe Alter sind. Beide politischen Ziele zusammen unterstreichen die Wichtigkeit partizipativer Forschungsmethoden in der Altersforschung.

Der Begriff »partizipative Forschung« steht für eine Reihe von Forschungsansätzen, denen die Grundhaltung gemeinsam ist, von der Forschung »betroffene« Personen nicht primär als Gegenstand der Forschung, sondern als aktive Partner zu begreifen, die auf den gesamten Forschungsprozess Einfluss nehmen und diesen mitgestalten. Ziel ist ein Dialog, bei dem das Wissen von Forschenden mit dem Wissen von »Betroffenen« kombiniert wird. Partizipative Forschung kann deswegen als Demokratisierung jener Prozesse verstanden werden, mit denen neues Wissen generiert wird. Da die von der Forschung betroffenen Personen traditionellerweise als »Untersuchungsobjekte« keinen Einfluss auf das Forschungsgeschehen nehmen, stellt der Partizipationsansatz einen grundlegenden Paradigmenwechsel des gängigen Forschungsbegriffs dar, der großes Potenzial hat, die gesellschaftliche Relevanz von Forschung zu erhöhen.

Das Ausmaß der Partizipation älterer Menschen in Forschungsprojekten kann variieren. Diese Varianz wird oft als ein Kontinuum dargestellt (Walker, 2007), das ältere Menschen auf der einen Seite als reine Informanten, die nur beratend miteinbezogen werden, etwa in Form von Fokusgruppen (Endpunkt *consumerism* mit geringem Partizipationsgrad) und auf der anderen Seite als »Bemächtigte« beschreibt, die sich in allen Phasen des Forschungsprojekts wesentlich beteiligen (Endpunkt *empowerment* mit hohem Partizipationsgrad). Werden ältere Menschen ausschließlich im Sinne von Ratgebern in den Forschungsprozess einbezogen, dient dies unter Umständen vor allem der Erhöhung des »Verkaufswerts« des Projekts (*tokenistic approach*; Dewar, 2005). Erst wenn ältere Menschen als »Bemächtigte« in den Forschungsprozess integriert werden, werden sie als gleichwertige Partner verstanden, die

(Ko-)Leitungsfunktionen übernehmen und auf Planungs- und Umsetzungsentscheide einwirken. Im Idealfall führt ein solcher, gleichberechtigter Dialog zu einer inspirierenden Kombination des auf beiden Seiten vorhandenen Wissens und Könnens. Weltweit sind jedoch nur wenige Beispiele partizipativer Altersforschung bekannt, bei denen ältere Personen ausdrücklich als gleichberechtigte, aktive Partner (*owner*) eines Forschungsvorhabens begriffen werden und als solche über die (Mit-)Definitionsmacht verfügen, welche Fragestellungen beforscht und welche Forschung gefördert werden sollten.

Der Einbezug älterer Menschen in Forschungsprojekte ist grundsätzlich in jeder Projektphase möglich und sinnvoll (Israel et al., 1998; Minkler & Wallerstein, 2003; Fudge et al., 2007; Blair & Minkler, 2009). Vor dem Projektstart ist Partizipation insbesondere bei der Antragsentwicklung sinnvoll, wenn es darum geht, den Forschungsgegenstand zu definieren und das Studiendesign zu entwerfen. Auch auf politischer Ebene, z. B. bei der Aushandlung von Forschungsprioritäten und der Zuweisung von Forschungsgeldern, kann die Partizipation älterer Menschen wichtige Impulse setzen. Während der Projektdurchführung sind partizipative Forschungsansätze vor allem im Bereich der Methodik (z. B. Instrumentenauswahl, und -entwicklung), Datensammlung (Rekrutierung, Datenerhebung), Datenanalyse und Dateninterpretation fruchtbar. Nach Abschluss des Forschungsprojekts hilft ein partizipativer Ansatz, wenn es um die Bekanntmachung der Resultate bei den »Endnutzern« geht. Hier verfügen partizipierende ältere Menschen im Idealfall bereits über Kontakte zur entsprechenden Zielgruppe oder neue Informationskanäle können leichter eröffnet werden. Aber auch andere Funktionen in der Öffentlichkeitsarbeit, wie eine Ko-Autorenschaft beim Publizieren der Forschungsresultate, sind denkbar. Um die entsprechenden Kompetenzen zu fördern, wurde eine Vorbereitung und Schulung der Teilnehmenden von akademischer Seite immer wieder gefordert und auch erfolgreich umgesetzt (z. B. Leamy & Clough, 2006).

13.1 Gründe für die Anwendung partizipativer Forschungsmethoden

Da die von der Forschung betroffenen Personen traditionellerweise als »Untersuchungsobjekte« keinen Einfluss auf das Forschungsgeschehen nehmen, stellt der Partizipationsansatz einen grundlegenden Paradigmenwechsel in der empirischen Humanforschung dar. Für eine vermehrte Anwendung partizipativer Forschungsmethoden im Bereich der Altersforschung sprechen fünf Hauptgründe:

1. *Das Recht der von Forschung Betroffenen auf Beteiligung*: Die praktische Bedeutung der Beteiligung älterer Personen wird auch im Kontext der Wissenschaft zunehmend diskutiert und erprobt (Fudge et al., 2007; Walker, 2007). Die European Research Area in Ageing (ERA-AGE) hat zur Forschungspartizipation 2009 einen *Good Practice Guide* publiziert (Barnes & Taylor, 2009). Damit wird von wissenschaftlicher Seite grundsätzlich anerkannt, dass ältere Menschen als »Endnutzer« gerontologischer Erkenntnisse bzw. als von gerontologischer Forschung Betroffene auch

grundsätzlich ein Recht darauf haben, diese mitzugestalten.

2. *Die Relevanz von Forschungsfragen sicherstellen*: Ein Kriterium guter Forschung kann darin gesehen werden, real existierende Problemstellungen und empirische Forschungsfragen in ein möglichst enges Verhältnis zu bringen. Im besten Fall führt die Beteiligung älterer Menschen an Forschungsprojekten dazu, dass gerontologische Forschung von der älteren Bevölkerung als relevant betrachtet wird. Und dies kann die Bereitschaft zur Teilnahme an (partizipativen) Forschungsprojekten steigern.
3. *Innovation*: Partizipative Forschung geht dann mit Innovation einher, wenn es gelingt, das Aufeinandertreffen unterschiedlicher Perspektiven fruchtbar zu nutzen. Die Wissenschaft profitiert von der Zusammenarbeit mit der Zielgruppe, weil sie mit ihrer Hilfe die Lebenswelten und Probleme besser verstehen und in ihrer Komplexität erfassen kann. Durch die Berücksichtigung unterschiedlicher Blickwinkel wird es auch möglich, einen Sachverhalt systemisch zu erklären, was wiederum die Formulierung neuer Hypothesen stimuliert. Dabei können aber insbesondere Diskussionen über wissenschaftliche Kriterien und Konzepte sowie Debatten zum Spannungsfeld Wissenschaft versus Praxis beide Parteien herausfordern.
4. *Interventionen maßschneidern*: Gerade in der Altersforschung, wo Gesundheit und Lebensqualität als Outcome-Größen eine zentrale Rolle spielen, ist der Einbezug der Zielgruppe entscheidend, weil nur die Personen selbst darüber Auskunft geben können, was gute Gesundheit und hohe Lebensqualität für sie persönlich bedeuten. Der systematische Einbezug der Zielgruppe hat darum nicht nur zur Folge, dass Fragestellungen aus der Lebenswelt der betroffenen Gruppe erforscht werden, sondern auch, dass aufgrund der Ergebnisse Interventionen besser auf die Zielgruppe zugeschneidert werden können. Die so gesteigerte Wirksamkeit von praktischen Interventionen führt im besten Fall zu Kosteneinsparungen im Gesundheitswesen.
5. *Gesteigerter Wirkungsradius*: Partizipative Forschung kann helfen, den Wirkungsradius von Altersforschung zu erweitern, indem die Ergebnisse in der Praxis auf größere und breitere Akzeptanz stoßen und in der Folge besser implementiert werden können. Wenn unterschiedliche Sichtweisen verstanden, akzeptiert und in einen gemeinsamen Konsens integriert werden können, so führen partizipative Verfahren schließlich zu höherer Glaubwürdigkeit von Forschungsergebnissen und zu einer nachhaltigeren Verankerung derselben in der Praxis. Gelungene partizipative Projekte werden denn auch von Forschenden und älteren Menschen gleichermaßen als inspirierende und lohnende Erfahrung bewertet (z. B. Martin & Kliegel, 2014; Moor et al., 2010).

Potenziellen Vorteilen des Ansatzes wie etwa der Nutzung des Wissenspotenzials und das Engagement bei der Umsetzung von Ergebnissen von Betroffenen stehen jedoch auch Herausforderungen gegenüber. So sind beispielsweise Unterschiede in den Rollen und den Kompetenzen von freiwillig engagierten Laien und professionell Forschenden (z. B. bezüglich wissenschaftlich-methodischer Kompetenzen) oft nicht in kurzer Zeit überbrückbar. Ebenso können die unterschiedlichen Interessen der am Forschungsprozess Beteiligten für Forschende einen zusätzlichen Aufwand bedeuten. Wo für Forschende eine standardisierte und ressourcenschonende Datenerhebung im Vordergrund steht, auf deren Basis hochrangige Publikationen in disziplinären Fachzeitschriften veröffentlicht werden können, stehen für Nicht-Forschende praktisch nützliche und nachhaltige Erkenntnisse, die gegebenenfalls mit neu zu entwickelnden Methoden gewonnen werden, im Zentrum des Interesses.

Die Autoren haben deshalb bei zwei Forschungsprojekten mit unterschiedlichem Partizipationsgrad Aufwand und Ertrag miteinander verglichen (▶ Tab. 13.1). Dabei gehen die Autoren davon aus, dass bei insgesamt gleichem Aufwand und Ertrag der partizipativen Vorgehensweise Vorrang eingeräumt werden sollte. Der Vergleich bietet sich hier an, weil in den Studien in der gleichen Region zu vergleichbaren Zeiten mit gleichem Studienziel gearbeitet wurde. Die Arbeit von Braun et al. (2010) mit geringem Partizipationsgrad (Studie 1) wie auch die Arbeit von Moor et al. (2010) mit hohem Partizipationsgrad (Studie 2) hatten zum Ziel, mögliche Faktoren zu untersuchen, die sich auf die Lebensqualität von Ehepaaren auswirken, bei denen jeweils ein Partner von einer Demenzerkrankung betroffenen war.

Tab. 13.1: Vergleich von zwei Studien mit unterschiedlichem Partizipationsgrad zum Thema Lebensqualität bei von Demenz betroffenen Ehepaaren

	Studie 1	**Studie 2**
Partizipation	*Geringer Partizipationsgrad* Studienteilnahme, Information über Ergebnisse	*Hoher Partizipationsgrad* Konzeption, Instrumentenauswahl, Projektplanung, Rekrutierung, Datensammlung, -erhebung, -analyse, -interpretation, Ergebnisdissemination (für eine detaillie Projektbeschreibung siehe Martin & Kliegel, 2014)
Aufwand		
Dauer Konzeptionsphase	3 Monate	12 Monate, zusätzlicher Moderationsaufwand
Dauer Rekrutierung von Probanden	24 Monate	6 Monate
Dauer Datenerhebung	24 Monate	12 Monate
Dauer Auswertung	3 Monate	9 Monate
Ertrag		
Ursprünglich nicht vorgesehene Messinstrumente	0	2
Rekrutierte Paare	28 Paare	89 Paare
Fachpublikationen bis einschließlich 2013	3	5
Weitere Publikationen	0	2
Drittmittelgeförderte Folgeprojekte	1	3
(inkl. Beantragte)	1	6

Der Vergleich zeigt, dass der Aufwand bei partizipativen Projekten insbesondere zu Beginn sehr hoch ist und zusätzliche Moderation erfordert. Zwar ist eine Reduzierung des Aufwands möglich, wenn man auf Forschende und Betroffene mit Vorerfahrung in der partizipativen Forschung zurückgreifen kann, dies war in der Studie 2 jedoch nicht der Fall. Die Gesamtdauer der Studie 2 war im Vergleich zur Studie 1 nicht länger und der Rekrutierungserfolg und die Zahl der aus dem Projekt entstandenen Fachpublikationen höher. Die Zahl der von den beteiligten Wissenschaftlern konzipierten Folgeprojekte deutet auf die Innovationskraft des Projekts hin, die sich unter anderem auch durch den Perspektivenwechsel und die damit verbundenen Einsichten erklären lässt, den die Forschenden durch den Austausch mit Betroffenen erlangen konnten. Der Vergleich bietet also keinen Anhalt für Nachteile partizipativer Alternsforschung im Hinblick auf den wissenschaftlichen Ertrag solcher Vorhaben. Aufbauend auf dieser positiven Erfahrung wird am Zentrum für Gerontologie der Universität Zürich aktuell die prospektive Längsschnittstudie ZULIDAD (Züricher Verlaufsstudie zu Leben und Sterben mit fortgeschrittener Demenz) von partizipativen Forschungsmethoden begleitet.

13.2 Diskussion

Der Einsatz partizipativer Forschungsmethoden leistet einen wesentlichen Beitrag zu mehr Praxisrelevanz von Forschungsprojekten. Der Vergleich von zwei Forschungsprojekten mit unterschiedlichem Grad an Partizipation im Kapitel 13.1 zeigt, dass sich der Aufwand, der mit partizipativer Forschung einhergeht, auch im Hinblick auf den wissenschaftlichen Output lohnen kann. Die Wirksamkeit von partizipativen Forschungsmethoden ist aber grundsätzlich schwierig zu messen und erfordert in erster Linie eine lückenlose und konsequente Dokumentation. Fragebogen, die während der Studiendauer regelmäßig eingesetzt werden, können bestimmte Prozesse im Verlauf dokumentieren und Aufschluss darüber geben, welche Effekte partizipative Forschungsmethoden haben. Bis heute existieren im deutschsprachigen Raum aber nur sehr wenige empirische Belege zur Wirksamkeit partizipativer Forschungsmethoden im gerontologischen Bereich, etwa hinsichtlich der Datenqualität, der effizienten und effektiven Dissemination und Implementierung der Studienergebnisse oder in Bezug auf die subjektive Lebensbewertung teilnehmender Personen (z. B. Dewar, 2005). Argumente zur Wirksamkeit berufen sich darum bisher fast ausschließlich auf anekdotische Berichte. Diese beinhalten Erfahrungswerte, die für das Gelingen partizipativer Forschungsprojekte entscheidend sind, beispielsweise eine sorgfältige Abklärung von Erwartungen und Fähigkeiten auf Seiten der Partizipierenden wie auch auf Seiten der Forschenden. Bisherige Erfahrungen haben hierzu gezeigt, dass die Berücksichtigung von Prinzipien wie Fairness, Gleichheit, Reziprozität, Zielbezug oder die beidseitige Bereitschaft zu lernen, wichtiger sind als eine völlig gleichmäßige Verteilung der Rollen in der Zusammenarbeit zwischen Wissenschaftlern und älteren Menschen (z. B. Dewar, 2005; Fudge et al., 2007; Martin & Kliegel, 2014). Ältere Menschen können so als gleichwertige Partner angesehen werden, unabhängig davon, welche Rolle sie zu welchem Zeitpunkt im Rahmen eines Forschungsprojekts einnehmen.

13.3 Fazit und Ausblick

Trotz der zahlreichen Vorteile partizipativer Alternsforschung ist im deutschsprachigen Raum bisher kaum Literatur verfügbar, die interessierte Forschende motiviert, das Potenzial partizipativer Methoden zu nutzen und die auf der Basis vorhandener Erfahrungen konkrete Anleitungen zur Konzipierung und Durchführung partizipativer Forschungsprojekte bietet. Ebenso existieren, zumindest in der Schweiz, keine Informationsmöglichkeiten für die ältere Bevölkerung hinsichtlich einer Mitwirkung an partizipativer gerontologischer Forschung.

Um den Einbezug partizipativer Forschungsmethoden vom Sonderfall zum Regelfall zu machen, braucht es in erster Linie systematische Wirksamkeitsprüfungen, die Forschende motivieren und gewissermaßen auch verpflichten, die erforschte Zielgruppe in den Forschungsprozess miteinzubeziehen. Forschende müssen ein Eigeninteresse an partizipativen Forschungsmethoden entwickeln, weil sie die Qualität ihrer Forschung erhöhen. Gleichzeitig ist aber auch eine Ausweitung des Repertoires an partizipativer Forschungsmethoden um innovative Methoden wünschenswert, wie auch deren systematische Dokumentation und Evaluation. Ziel ist, Forschenden einen Werkzeugkasten zur Verfügung zu stellen, der es ihnen ermöglicht, entsprechend ihres Forschungsvorhabens die geeignetste Methode partizipativer Forschung auszuwählen. Dazu braucht es wiederum geeignete Strukturen, die bestehendes Wissen bündeln, neues Wissen und neue Kompetenzen generieren und als Anlaufstelle für alle interessierten Parteien dienen. Eine langfristig angelegte Plattform also, die Grundlagen für zukünftige partizipative Projekte bietet, die durch Öffentlichkeitsarbeit ein breites Publikum erreicht und inspiriert, die durch ihr Netzwerk vermittelnd tätig ist und die aufgrund ihrer Kompetenzen Projekte begleiten und evaluieren kann. Eine solche Plattform würde interessierten älteren Menschen sowie weiteren Akteuren im Bereich der Altersarbeit eine nachhaltige Mitarbeit in laufenden Projekten ermöglichen. Interessierten Forschenden würde sie einerseits die Durchführung partizipativer Forschungsprojekte erleichtern und andererseits aussagekräftigere und breiter abgestützte Forschungsergebnisse garantieren.

Literatur

Barnes, M. & Taylor, S. L. (2009). *Good practice guide: involving older people in research: examples, purposes and good practice.* ERA-AGE – European Research Area in Ageing Research. http://envejecimiento.csic.es/documentos/documentos/eraage-guide-01.pdf [letzter Zugriff: 29.04.2014].

Blair, T. & Minkler, M. (2009). Participatory action research with older adults: key principles in practice. *Gerontologist, 49*(5), 651–662.

Braun, M., Scholz, U., Hornung, R. & Martin, M. (2010). The burden of spousal caregiving: a preliminary psychometric evaluation of the German version of the Zarit burden interview. *Aging Ment Health, 14*(2), 159–167.

Dewar, B. J. (2005). Beyond tokenistic involvement of older people in research: a framework for future development and understanding. *J Clin Nurs, 14* (Suppl. 1), 48–53.

Fudge, N., Wolfe, C. D. & McKevitt, C. (2007). Involving older people in health research. *Age Ageing, 36*(5), 492–500.

Israel, B. A., Schulz, A. J., Parker, E. A. & Becker, A. B. (1998). Review of community-based research: assessing partnership approaches to improve public health. *Annu Rev Public Health, 19*, 173–202.

Leamy, M. & Clough, R. (2006). *How older people become researchers: training, guidance and practical action.* York: Joseph Rowntree Foundation.

Martin, M. & Kliegel, M. (2014). *Psychologische Grundlagen der Gerontologie.* 4. Aufl. Stuttgart: Kohlhammer.

Minkler, M. & Wallerstein, N. (2003). *Community-based participatory research for health.* San Francisco: Jossey-Bass.

Moor, C., Waldner, R. & Schelling, H. R. (2010). Partizipative Erforschung der Lebensqualität bei Demenz: Der Runde Tisch Science et Cité zum Thema Demenz. In: Christen, M., Osman, C. & Baumann-Hölzle, R. (Hrsg.), *Herausforderung Demenz* (S. 163–177). Bern: Lang.

Sabir, M., Breckman, R., Meador, R., Wethington, E., Reid, M. C. & Pillemer, K. (2006). The CITRA research-practice consensus-workshop model: exploring a new method of research translation in aging. *Gerontologist, 46*(6), 833–839.

Walker, A. (2007). Why involve older people in research? *Age Ageing, 36*(5), 481–483.

14 Implementierung in der Interventionsforschung am Beispiel des Projekts »Wirksamkeit des Qualitätsniveaus Mobilität und Sicherheit bei Menschen mit demenziellen Einschränkungen in stationären Einrichtungen«

Martina Schäufele, Andreas Hoell und Ingrid Hendlmeier

Einführung

Medizinische Leitlinien und Pflegestandards gelten als unverzichtbare Instrumente einer hochwertigen Gesundheitsversorgung. Auf der Basis der besten verfügbaren Evidenz und des professionellen Konsenses entwickelt, geben Leitlinien einen Korridor möglichen, sachgerechten professionellen Handelns an. Sie umschreiben in der Regel die Minimalanforderungen, die erfüllt sein müssen, um bei gleich gelagerten Problemen oder Indikationsstellungen professionelles medizinisches oder pflegerisches Handeln sicherzustellen (Bieback, 2004). Durch die Anwendung von Leitlinien wird die Versorgungspraxis jedoch nicht zwangsläufig verbessert, sondern mitunter sogar verschlechtert (Linden, 2005). Vor diesem Hintergrund mehren sich die Forderungen, dass Leitlinien vor ihrer Dissemination auf ihre Wirkungen hin zu überprüfen sind (z. B. Linden, 2005).

Anders als in den USA existieren in Deutschland bisher kaum systematische Untersuchungen zur Wirksamkeit implementierter medizinischer Leitlinien. Die Wirksamkeit pflegerischer Leitlinien bzw. Expertenstandards wurde unseres Wissens hierzulande noch in keiner Interventionsstudie überprüft. Darüber hinaus wird die Auffassung vertreten, Leitlinien seien nicht nur für die einzelne Profession zu entwickeln, sondern die Perspektive sei disziplinübergreifend auszurichten (Burgers et al., 2003). Diese Forderung ist der Tatsache geschuldet, dass die Versorgung eines kranken Menschen häufig nicht nur durch eine Profession, z. B. die Medizin, erfolgt, sondern durch eine Reihe unterschiedlicher Berufsgruppen. Den Blickwinkel für interdisziplinäre Leitlinienentwicklung zu öffnen, wird umso zwingender, je mehr Erkrankungen ein Mensch hat und je mehr diese Erkrankungen funktionelle Einschränkungen zur Folge haben.

Hochaltrige Menschen mit demenziellen Erkrankungen in Pflegeheimen sind in den Industrieländern diejenige Bevölkerungsgruppe, die, wie kaum eine andere, von Multimorbidität und schwerer Pflegebedürftigkeit betroffen ist. Einer bundesweiten Repräsentativstudie zufolge sind im Durchschnitt 68,6 % (95 %-Konfidenzintervall: 67,0–69,8) der Pflegeheimbewohner an einer Demenz erkrankt. Davon befindet sich über die Hälfte im schweren Krankheitsstadium, das mit erheblichen funktionellen Einschränkungen und Mobilitätseinbußen assoziiert ist (Schäufele et al., 2013).

Vor dem Hintergrund wachsender Anforderungen an stationäre Pflegeeinrichtungen im Hinblick auf die Pflege und Betreuung von Menschen mit Demenz wurde das sogenannte Qualitätsniveau »Mobilität und Sicherheit bei Menschen mit demenziellen Beeinträchtigungen in stationären Pflegeeinrichtungen (QN I)« entwickelt (Schäufele et al., 2008). Das QN I wurde von der Bundeskonferenz zur Qualitätssicherung im

Gesundheits- und Pflegewesen e. V. (BUKO-QS) im Rahmen des Modellversuchs »Qualität in der Pflege und Betreuung« beauftragt.

Das Qualitätsniveau I »Mobilität und Sicherheit bei Menschen mit demenziellen Beeinträchtigungen in stationären Pflegeeinrichtungen« (QN I)

Das QN I (Schäufele et al., 2008) wurde systematisch und evidenzbasiert in Anlehnung an breit akzeptierte Qualitätsanforderungen wie die der Arbeitsgemeinschaft der wissenschaftlichen medizinischen Fachgesellschaften (AWMF, 2005) entwickelt und konsentiert. Die Besonderheit des Qualitätsniveaus und seine Abgrenzung gegenüber den üblicherweise monodisziplinär ausgerichteten Standards (z. B. den Expertenstandards in der Pflege des DNQP) oder Leitlinien liegt darin, dass es nicht nur den Verantwortungsbereich einer einzelnen Berufsgruppe, z. B. den der Pflege oder einer medizinischen Fachrichtung, beschreibt, sondern alle Verantwortlichen einbezieht, die zur Versorgung beitragen. Das heißt, das QN I ist multi- bzw. interdisziplinär angelegt und richtet sich an *alle* beteiligten Personen und Funktionsträger im System »stationäre Pflegeeinrichtung«.

Das QN I zielt auf die Prävention von Mobilitätseinschränkungen, Förderung von Mobilität, Sicherheit und andere Aspekte der gesundheitsbezogenen Lebensqualität bei Menschen mit Demenz in stationären Pflegeeinrichtungen:

- Explizierte Ziele in den Bereichen Mobilität und Sicherheit, die für die Bewohnerschaft mit Demenz zu erreichen sind (z. B. Schaffung der infrastrukturellen Voraussetzungen, dass sich die Bewohner entsprechend ihren Bedürfnissen und Bedarfen uneingeschränkt fortbewegen können, Vorhalten adäquater Angebote zur Erhaltung und Förderung der Mobilität, Erkennen und Minimieren von Risiken für Mobilitätseinschränkungen wie Stürze).
- Benennung der professionsgebundenen Verantwortung aller relevanten Akteure, die an der Erreichung der Ziele zentral beteiligt sind: Bewohner/gesetzliche Vertretung, Einrichtungsträger/Management, Heimmitarbeiter, Ärzteschaft, Richter, Therapeuten sowie Laien (Angehörige, Freiwillige).
- Handlungsempfehlungen zur Umsetzung der Ziele für alle Akteure, einschließlich der Anwendung von existierenden professionsgebundenen Leitlinien.

Im Vergleich zu direkten mobilitätsfördernden Interventionen (z. B. standardisierte Trainings), denen bei Pflegeheimbewohnern mit mehrheitlich fortgeschrittener Demenz oft enge Grenzen gesetzt sind, eröffnet das QN I eine praktikable Alternative: Der Fokus liegt auf niederschwelligen, oft indirekten Interventionen, die z. B. in der Anpassung von Umgebungsbedingungen und spezifischem Verhalten (motivierend, individuelle Bedürfnisse berücksichtigend) von Bezugspersonen bestehen.

Ziele des Kapitels

Die Ziele des Kapitels bestehen darin, zentrale Methoden und Ergebnisse zusammenfassend vorzustellen zu: a) der Evaluation der Implementierung und b) der Untersuchung der Wirksamkeit des QN I im Hinblick auf die Primärprävention von Einschränkungen der Mobilität und Sicherheit bei Pflegeheimbewohnern mit Demenz (zentrale Ergebnismerkmale: Erhalt der Gehfähigkeit, Minimierung der Sturzhäufigkeit, Förderung von Wohlbefinden).

Das Projekt wurde vom Bundesministerium für Bildung und Forschung (BMBF) zur

Gesundheitsförderung und Primärprävention von älteren Menschen im Rahmen des Regierungsprogramms »Gesundheitsforschung: Forschung für den Menschen« gefördert (ausführliche Darstellung in Schäufele et al., 2011).

14.1 Methoden und Durchführung

Rekrutierung der Pflegeheime

Aus verschiedenen Gründen (u. a. Praktikabilität) wurden die Einrichtungen nicht per Zufall, sondern durch Ankündigung (bei wissenschaftlichen Konferenzen, Fachtagungen) und Informationsschreiben an Träger stationärer Pflegeeinrichtungen, die Interesse an der Implementierung des QN I bekundeten rekrutiert. Aufgrund der komplexen Anforderungen des QN I wurden folgende Einschlusskriterien definiert: Die DNQP-Expertenstandards Dekubitusprophylaxe und Sturzprävention sind implementiert, es existiert ein aktives Qualitätsmanagement (u. a. finden regelmäßig Qualitätszirkel statt) und es gibt ausreichende zeitliche und personelle Ressourcen für die Implementierung (z. B. Benennung einer Fachkraft als Ansprechpartnerin für IT und Forschungsteam und die zudem in der Lage ist, Wissenstransfer und Implementierung zu fördern).

32 Pflegeheime (von 15 Trägern) in unterschiedlichen Regionen Deutschlands nahmen am Projekt teil. Die angestrebte Cluster-Randomisierung der Einrichtungen in Implementierungs- (IG) und Kontrollgruppe (KG) wurde von den Altenhilfeträgern abgelehnt (Hauptgrund: ungleiche Verteilung von personellen und zeitlichen Ressourcen). Deshalb musste ein quasi-experimentelles Design mit einer von den Trägern getroffenen Zuordnung zu IG (20 Heime) und KG (12 Heime) umgesetzt werden.

Implementierung des QN I

Die Implementierung in den 20 Heimen der IG wurde von der Hans-Weinberger-Akademie (HWA) und der Hochschule Bremen im Auftrag der BUKO-QS konzipiert und gesteuert. Das Implementierungskonzept integrierte verschiedene methodische Ansätze, eine ausführliche Darstellung findet sich bei Roes et al. (2010). Folgende Charakteristika waren zentral:

- Partizipatives Vorgehen, d. h. die Einrichtungen legten nach Stärke-Schwäche-Analysen die für sie am besten passenden Ziele und Interventionen sowie die Reihenfolge fest, es erfolgte kein passiver Wissenstransfer (z. B. keine Vorträge).
- Anwendung der »Breakthrough-Methode« (Kilo, 1998), d. h. die Ergebnisse der einrichtungsinternen Qualitätszirkel wurden in trägerübergreifenden Workshops im Sinne des kollegialen Lernens ausgetauscht und bewertet (»Best-Practice«-Beispiele).
- SMARTe-Zielformulierung (= **S**pezifisch, **M**essbar, **A**kzeptiert oder **A**ttraktiv, **R**ealisierbar und **T**erminierbar).

Das Implementierungskonzept wurde im Rahmen von fünf, durch Mitglieder des Implementierungsteams (IT) moderierte, trägerübergreifende regionale Workshops umgesetzt. Ergänzt wurden die Workshops durch einrichtungsinterne Qualitätszirkel, die bei Bedarf durch das externe IT unterstützt wurden.

Das IT führte eine eigene begleitende Evaluation, insbesondere des Implementierungsprozesses (z. B. durch Instrumente zur Selbstreflexion und zum Prozessaudit), durch und meldete die Ergebnisse in den Workshops zurück. Die Implementierungsdauer lag im Mittel bei 16 Monaten.

Forschungsdesign

Evaluation der Implementierung

Mit Blick auf die Wirksamkeitsstudie lag der Schwerpunkt dieses Evaluationsteils auf dem Implementierungsergebnis in der IG. Zu diesem Zweck wurde von den Autoren pro Einrichtung ein globales Rating des Implementierungsgrads (dreistufig) anhand eines dafür entwickelten Verfahrens vorgenommen. Das Ratingverfahren setzte sich aus mehreren Dimensionen zusammen, die die Ziele (teilweise auch zentrale Handlungsempfehlungen) des QN I repräsentierten. Bei der Planung des Forschungsdesigns gingen die Autoren davon aus, dass die finanziellen und personellen Ressourcen der Heime nicht ausreichen, um in dem – im Verhältnis zur Komplexität des QN I – relativ kurzen Evaluationszeitraum alle Zielpersonen in die Interventionen einzubeziehen. Der Implementierungsgrad gibt deshalb nur Auskunft darüber, inwieweit die Ziele des QN I in der Einrichtung umgesetzt wurden, unabhängig davon, ob von den damit verbundenen Interventionen bereits alle Personen der Zielgruppe profitierten. Das heißt, er bildet nicht ab, wie viele Bewohner in welchem Maß in die Interventionen einbezogen waren.

Sowohl das Forschungsteam der Autoren als auch das IT schätzten anhand des Ratingverfahrens pro Einrichtung (der IG) und unabhängig voneinander zunächst den Implementierungsgrad bezüglich der einzelnen Dimensionen ein. Dafür wurden alle verfügbaren Daten (s. u.) herangezogen. Aus den dimensionsbezogenen Ratings wurde dann für jede Einrichtung – nach einem vorher festgelegten Algorithmus – der vorläufige globale Implementierungsgrad abgeleitet. Nach einer Konsensuskonferenz mit dem IT wurde schließlich für jede Einrichtung der endgültige globale Implementierungsgrad festgelegt.

Überdies wurden von den Autoren förderliche und hinderliche Bedingungen des Implementierungserfolgs mit Hilfe des PARiHS-Konzepts (Kitson et al., 2008) bestimmt. Die Datenbasis für sämtliche Einschätzungen und Auswertungen im Rahmen der Implementierungsevaluation bildeten: Protokolle im Rahmen der regionalen Workshops (Dokumentation der durchgeführten Interventionen zur Umsetzung des QN I, der Umsetzungsprobleme, der förderlichen Bedingungen) sowie ein standardisiertes Assessment im Rahmen einer Begehung und ein Interview mit einer Leitungsperson. Mit Hilfe der Assessments und Interviews wurden einfache Struktur- und Prozessmerkmale der Heime erhoben. Letztere wurden vor der Implementierung (T0) und nach der Implementierung (T1), durchschnittlich 16 Monate später, erhoben.

Wirksamkeitsstudie

Hauptinstrument der Wirksamkeitsstudie war das auf den einzelnen Bewohner bezogene Pflege- und Verhaltensassessment (PVA), das von examinierten Bezugspflegekräften zu bearbeiten war. Es umfasst unterschiedliche Fremd- sowie selbstentwickelte Skalen zur Erhebung personen- und versorgungsbezogener Merkmale, u. a.: Vorliegen eines Demenz-Syndroms, Grad der Alltagskompetenz, verschiedene Mobilitätsindikatoren, Wohlbefinden. Das PVA hat sich als praktikabel erwiesen, seine methodische Güte ist zufriedenstellend (Köhler et al., 2007; 2010). Das vollständige PVA wurde zu T0 und zu T1 (16 Monate später) in der IG sowie in der KG eingesetzt. Darin enthaltene wichtige Mobilitätsmaße wurden monatlich erhoben.

In die Wirksamkeitsstudie einbezogen wurden alle Personen, die a) zum Stichtag in den Interventions- und Kontrollheimen lebten und b) mittels PVA zu T0 als zur Zielgruppe gehörend identifiziert wurden: Menschen mit Demenz, in der Lage mindestens 10 m (auch in Begleitung) zu gehen. Die Studie wurde von der medizinischen Ethik-Kommission II der Universitätsmedizin Mannheim der Ruprecht-Karls-Universität Heidelberg als unbedenklich eingestuft. Aufgrund der Art der Datenerhebung (Bearbeitung des PVA durch Pflegekräfte und anschließende Anonymisierung) wurde kein *informed consent* der Bewohner gefordert. Die Auswertungen erfolgten ausschließlich quantitativ, das zentrale Analyseverfahren waren *Generalized Estimating Equations (GEE)*. Mittels GEE konnten sowohl institutionelle Faktoren methodisch korrekt als auch die im Verlauf ausscheidenden Beteiligten (*drop-outs*) berücksichtigt werden.

14.2 Ergebnisse

Implementierung

Bei den 20 Einrichtungen der IG gab es keine Ausfälle, alle implementierten das QN I bis zum Ende des vorgesehenen 16-monatigen Zeitraums und beteiligten sich an der Evaluation. Ungeachtet der Einschlusskriterien offenbarte die Analyse der Baselinedaten (T0) große Unterschiede zwischen den Einrichtungen im Ausgangsniveau (bezogen auf die von den Autoren geforderten Qualitätsmerkmale). Auch im Hinblick auf die Interventionen zur Umsetzung des QN I wies die Auswertung der Workshopprotokolle sowie der einrichtungsbezogenen Assessments (T1) und Interviews auf ein heterogenes Vorgehen der Einrichtungen hin. Entsprechend dem bedarfsorientierten Implementierungskonzept setzten die Einrichtungen zur Umsetzung der Ziele des QN I unterschiedliche Schwerpunkte, wählten jeweils eine andere Reihenfolge und verschiedene Interventionen zur Implementierung desselben Ziels, wie z. B. Einsatz von: speziellen Gehwagen, die die Mobilität fördern und die Sturzgefahr minimieren, Hanteln und Niedrigbetten oder Gründung einer Rehasportgruppe. Die umgesetzten Maßnahmen waren großteils an die Handlungsempfehlungen des QN I angelehnt, wurden aber mitunter modifiziert und an die Rahmenbedingungen der Heime (z. B. mangelnde personelle Ressourcen) angepasst. Des Weiteren erfolgten die Interventionen in den Heimen oft einzelfallbezogen und bei Personen, die nicht der Zielgruppe angehörten: nicht demenzkranke oder im Verlauf neuaufgenommene Bewohner. Es ist deshalb anzunehmen, dass viele Zielpersonen (= *alle* gehfähigen Bewohner mit Demenz der Ausgangspopulation T0) nur in geringem Maß von den Interventionen profitierten. Eine Quantifizierung dieses Aspekts war nicht möglich.

Nach den Ergebnissen des globalen Ratingverfahrens verteilten sich die globalen Implementierungsgrade folgendermaßen: zehn Einrichtungen hatten das QN I »weitgehend«, sieben »teilweise« und drei Einrichtungen »ansatzweise« umgesetzt.

Nach dem PARiHS-Konzept (Kitson et al., 2008) wurden folgende Bedingungen als förderlich (▸ Tab. 14.1) bzw. hinderlich (▸ Tab. 14.2) identifiziert.

Tab. 14.1: Förderliche Bedingungen für die Implementierung (stark zusammengefasst)

Ebene Qualitätsniveau und Ebene Implementierungskonzept und -methoden
• Praxisnähe der Inhalte (Handlungsempfehlungen) • Workshops (regelmäßiger kollegialer Austausch, Fallarbeit), enge Begleitung durch IT • »Breakthrough«-Ansatz, SMARTe Zielformulierung, »Best-Practice«-Beispiele
Ebene Rahmenbedingungen (Kosten(-träger), Einrichtungen, Akteure)
• Hohes Ausgangsniveau (Struktur-, Prozess-, Ergebnisqualität der Pflege) • Unterstützende Leitungskräfte, Innovationsbereitschaft, funktionierendes Qualitätsmanagement • Vorhandene Strukturen und Offenheit für interdisziplinäres Arbeiten, Bereitschaft zur Erprobung • Ausreichende personelle und zeitliche Ressourcen, regelmäßige Teilnahme an Workshops • Hoher Partizipationsgrad externer Akteure (v. a. Ärzte, Therapeuten, Angehörige)

Tab. 14.2: Hinderliche Bedingungen für die Implementierung (stark zusammengefasst)

Ebene Rahmenbedingungen (Kosten(-träger), Einrichtungen, Akteure)
• Kosten für relevante Hilfsmittel/Ausstattung (z. B. Niedrigbetten, Hüftprotektoren) oft zu hoch, keine Finanzierung durch SGB V, XI • Keine Kostenerstattung für interdisziplinäre Kooperation (z. B. Fallbesprechungen) • Fehlende einrichtungsinterne Qualitätsstruktur, fehlende Dissemination der neuen Inhalte • Negative Überzeugungen bzgl. der Inhalte des QN I, unzureichender Wissenstand der Akteure • Geringer Partizipationsgrad externer Akteure (v. a. Ärzte)
Ebene Qualitätsniveau und Ebene Implementierungskonzept und -methoden
• Mangelnde Berücksichtigung aktueller (finanzieller) Rahmenbedingungen • Mangelnder Einbezug externer Akteure, Pflege als alleinige Adressatin der Implementierung

Wirksamkeitsstudie

In die Analysen einbezogen wurden alle Zielpersonen (zu T0 demenzkrank, gehfähig), die in den 17 Einrichtungen mit mindestens teilweiser Implementierung lebten, und für die das PVA zu T0 und weitere Verlaufsdaten vorlagen (N = 397) sowie alle Personen aus der KG mit denselben Zielmerkmalen (N = 310). Personen aus Heimen mit »ansatzweiser« Umsetzung wurden von den Analysen ausgeschlossen (Per-Protokoll-Analyse). Die Probanden (PB) der IG waren zu T0 mit durchschnittlich 85 Jahren etwas älter als die PB der KG (83,6 Jahre); im Hinblick auf die Anteile von Frauen (jeweils rund 78 %), PB mit schwerer Demenz (rund 57 % vs. 50 %) und mittlerem Barthel-Index (51 vs. 54) bestanden keine signifikanten Gruppenunterschiede.

Zu T1, nach rund 16 Monaten Implementierung, war mit jeweils rund 36 % ein hoher Verlust von PB in IG und KG zu verzeichnen (Hauptgrund: Tod). In die wichtigsten Analysen zur Wirksamkeit des QN I, die u. a. mittels GEE durchgeführt wurden, wurden die ausgeschiedenen Beteiligten einbezogen. Auf der Basis der monatlichen Mobilitätsabfrage wurde als abhängige Variable pro PB der prozentuale Anteil der Zeit an der insgesamt beobachteten Zeit bestimmt, in dem die Zielkriterien (z. B. Gehfähigkeit) erfüllt waren.

Wie Tabelle 14.3 zeigt, war die Implementierung des QN I unter Kontrolle der potenziell konfundierenden Variablen (höherer Mobilitätsgrad, geringerer Hilfebedarf und Vorliegen von Apathie bei T0) mit einer signifikant längeren Gehfähigkeit der PB der IG im Vergleich zu denen der KG verbunden – sowohl im Vergleich IG/KG insgesamt als auch bei den Vergleichen IG vollständig implementiert vs. KG sowie IG teilweise implementiert vs. KG. Die PB der Heime mit teilweiser Implementierung wiesen beim Prä-Post-Vergleich zusätzlich eine signifikant geringere Sturzhäufigkeit auf (nicht in der Tabelle dargestellt). Im Hinblick auf weitere Zielmerkmale, die ebenfalls nicht in der Tabelle dargestellt sind (z. B. Transferfähigkeit, Wohlbefinden, Rate freiheitseinschränkender Maßnahmen), gab es jedoch keine Hinweise auf Effekte des QN I.

Tab. 14.3: Zusammenhang zwischen Implementierung des QN I und Gehfähigkeit[1] der Bewohner mit Demenz sowie potenziell konfundierenden Merkmalen

Unabhängige Variablen	p[2]
Implementierung (vs. KG)	**
Implementierungsgrad: vollständig implementiert (vs. KG)	*
Implementierungsgrad: teilweise implementiert (vs. KG)	*
Höherer Mobilitätsgrad T0	***
Abnehmender Hilfebedarf (kontinuierlicher Barthel-Index) T0	***
Vorliegen von Apathie T0	*

[1] Abhängige Variable: Anteil der Zeit mit Gehfähigkeit im Verlauf von 16 Monaten

[2] Ergebnisse der *Generalized Estimating Equations (GEE)*: nicht signifikant $p > 0.05$, * $p < 0.05$, ** $p < 0.01$, *** $p < 0.001$

Kein signifikanter Zusammenhang mit folgenden Merkmalen zu T0: Alter, Geschlecht, nicht kognitive Symptome (Gesamtwert), Sturz mit Folgen, Demenzschwere, gerontopsychiatrische Fachkraft, bewegungsfördernde Umgebung

14.3 Diskussion

Bei der Evaluation der Implementierung mittels qualitativer Methoden wurden bestimmte, für die Umsetzung einer komplexen interdisziplinären Leitlinie in der stationären Pflege förderliche Faktoren extrahiert, die a) notwendige Rahmenbedingungen (z. B. unterstützendes Leitungspersonal in den Einrichtungen) und b) Charakteristika der Implementierungsinhalte (QN I), des Konzepts und der Methoden (z. B. stark partizipative Orientierung, SMARTe Ziele) betreffen. Die Befunde, einschließlich der identifizierten Implementierungsbarrieren, stimmen mit den Erkenntnissen der modernen Implementierungs- und Transferforschung auf diesem Gebiet überein (Euler, 2001; Rogers, 2003; Sachs, 2010; Schäufele & Feuerhack-Conrad, 2012).

Die in diesem Projekt zentrale Wirksamkeitsstudie sollte Aufschluss darüber geben, ob die – zumindest teilweise – Implementierung des QN I tatsächlich die erwarteten Effekte auf Pflegeheimbewohner mit Demenz hat: im Vergleich zur KG eine verbesserte Geh- und Transferfähigkeit, geringere Sturzhäufigkeit, geringere Rate freiheitseinschränkender Maßnahmen und größeres Wohlbefinden. Tatsächlich waren die nachweisbaren Effekte des QN I auf wenige Ergebnismerkmale (Gehfähigkeit, Sturzhäufigkeit) begrenzt und die Effektstärke war eher gering. Im Vergleich zu den positiven Befunden aktueller randomisiert kontrollierter Studien (RCT) zur Mobilitätsförderung, die häufig auf hoch standardisierten und elaborierten Interventionen bei definierten und homogenen (z. B. hinsichtlich Alter, Grad körperlicher und kognitiver Morbidität) Stichproben beruhen (z. B. Pitkalä et al., 2013), können sie kaum als deutlich bezeichnet werden.

Neben der gezwungenermaßen schwächeren Forschungsmethodik (quasi-experimentelles Design, Datenerhebung durch PVA, d. h. Assessment der Pflegekräfte, das im Vergleich zu den objektiven Tests in den RCT anfälliger ist für Beurteilungsfehler) könnten folgende Aspekte zu den bescheidenen Effekten beigetragen haben: a) die PB der vorliegenden Studie waren im Mittel deutlich eingeschränkter (kognitiv, physisch, höhere Mortalität) und b) hinsichtlich dieser Merkmale heterogener als diejenigen in den RCT. Beide Faktoren verringern die Wahrscheinlichkeit statistisch nachweisbarer Veränderungen. Des Weiteren waren c) die von den Heimen gewählten Interventionen zur Umsetzung des QN I in der Regel weder fachlich hoch entwickelt noch erfolgten sie standardisiert (die Heime setzten häufig verschiedene Interventionen zur Erreichung desselben Ziels ein). Anders als in einigen der erwähnten RCT, die rehabilitationsmedizinisch hoch entwickelte Trainingseinheiten standardisiert umsetzten, beruhten die Interventionen zumeist auf im Pflegealltag relativ einfach zu realisierenden Maßnahmen zur Mobilitätsförderung. Teilweise entsprachen sie den niederschwelligen Handlungsempfehlungen aus dem QN I, teilweise wurden sie modifiziert bzw. selbst entwickelt. Aufgrund des relativ kurzen Beobachtungszeitraums profitierten d) nicht alle Zielpersonen (= *alle* gehfähigen Bewohner mit Demenz, die zur Ausgangspopulation gehörten), die später in die Analyse eingingen, von den Interventionen. Unerwartet war hingegen, dass e) die Interventionen in einigen Heimen auf andere Personen (nicht demenzkranke, neuaufgenommene) fokussiert wurden, wodurch die Zielgruppe mit Interventionen weiter geschrumpft sein dürfte (eine Quantifizierung dieses Aspekts war nicht möglich).

In einigen der genannten Aspekte offenbart sich ein wichtiges Spannungsfeld: zwischen den Vorzügen von innovativen, bedarfsorientierten Implementierungsmethoden und den Anforderungen quantitativer Interventionsforschung. Partizipative Konzepte gehen häufig mit einem hohen Beteiligungs- und Transfererfolg einher, gleichzeitig aber auch mit geringer Steuerung und Einschränkungen beim Evaluationsdesign (u. a. keine Randomisierung möglich, geringe Standardisierung, Modifikation der Interventionen während des Verlaufs). Die Aussagekraft einer quantitativ-statistischen Wirksamkeitsstudie, die von der rigiden Einhaltung bestimmter Designvoraussetzungen und des Studienprotokolls abhängt, wird durch letztere Faktoren herabgesetzt. Aufgrund der diskutierten Limitationen können keine endgültigen Schlussfolgerungen zur Wirksamkeit des QN I bei hochaltrigen demenzkranken Pflegeheimbewohnern gezogen werden. Die in der Studie sichtbar gewordenen Potenziale zum Erhalt und zur Wiedererlangung motorischer Funktionen treten möglicherweise stärker hervor, wenn:

ein methodisch hochwertiges Evaluationsdesign (RCT) eingehalten und die Zielgruppe umfassend in standardisiert durchgeführte Interventionen des QN I einbezogen werden kann.

14.4 Fazit und Ausblick

In diesem Projekt manifestierten sich zahlreiche methodische Probleme, die unseres Erachtens innerhalb der noch jungen Implementierungsforschung, zumindest in Deutschland, (noch) nicht gelöst sind. Eine erschöpfende Darstellung dieser Probleme war in diesem Artikel nicht möglich. Aus unserer Sicht liegt eine der wichtigsten Herausforderungen für die Weiterentwicklung im Spannungsverhältnis zwischen relevanten Faktoren des Transfer- und Implementierungserfolgs und den Anforderungen evidenzorientierter Wirksamkeitsforschung. Für die zukünftige Forschung auf diesem Gebiet gilt es, neue Wege zu einem besseren Ausgleich dieses Spannungsverhältnisses zu beschreiten.

Literatur

AWMF – Arbeitsgemeinschaft der wissenschaftlichen medizinischen Fachgesellschaften (2005). *AWMF-Regelwerk Leitlinien.* http://www.awmf.org/leitlinien/awmf-regelwerk.html [letzter Zugriff: 28.04.2014].

Bieback, K.-J. (2004). *Qualitätssicherung in der Pflege im Sozialrecht.* Heidelberg: Müller.

Burgers, J., Grol, R., Klazinga, N., van der Bij, A., Mäkelä, M., Zaat, J. & The AGREE Collaborative Group (2003). Internationaler Vergleich von 19 Leitlinien-Programmen – Eine Übersicht der AGREE Collaboration. *Z Ärztl Fortbild Qualitätssich, 97*(1), 81–88.

Euler, D. (2001). *Transferförderung in Modellversionen (Version 2.0): Kooperation der Lernorte in der beruflichen Bildung (KOLIBRI).* Sankt Gallen.

Kilo, C. M. (1998). A framework for collaborative improvement: lessons from the Institute for Healthcare Improvement's Breakthrough Series. *Qual Manag Health Care, 6*(4), 1–13.

Kitson, A. L., Rycroft-Malone, J., Harvey, G., McCormack, B., Seers, K. & Titchen, A. (2008). Evaluating the successful implementation of evidence into practice using the PARiHS framework: theoretical and practical challenges. *Implement Sci, 3*(1), 1.

Köhler, L., Schäufele, M., Hendlmeier, I. & Weyerer, S. (2010). Praktikabilität und Reliabilität eines Pflege- und Verhaltensassessments (PVA) für stationäre Pflegeeinrichtungen. *Klin Diagnostik Eval, 3*(4), 294–321.

Köhler, L., Weyerer, S. & Schäufele, M. (2007). Proxy screening tools improve the recognition of dementia in old-age homes: results of a validation study. *Age Ageing, 36*(5), 549–554.

Linden, M. (2005). Leitlinien und die Psychologie medizinischer Entscheidungsprozesse bei der Behandlung depressiver Erkankungen. *Fortschr Neurol Psychiatr, 5*(73), 249–258.

Pitkalä, K., Savikko, N., Poysti, M., Strandberg, T. & Laakkonen, M.-L. (2013). Efficacy of physical exercise intervention on mobility and physical functioning in older people with dementia. *Exp Gerontol, 48*(1), 85–93.

Roes, M., Heislbetz, C., Bäuerle, D. & Frommelt, M. (2010). Implementierung einer multiprofessionellen Versorgungsleitlinie mittels Breakthrough-Methode am Beispiel des BUKO-Qualitätsniveau I. In: Frommelt, M., Roes, M. &

Schmidt, R. (Hrsg.), *Implementierung wissensbasierter Qualitätsniveaus* (S. 107–140). Heidelberg: medhochzwei.

Rogers, E. M. (2003). *Diffusion of innovations*. 5. ed. New York: Free Press.

Sachs, M. (2010). Best Practice Guidelines: Implementierungskonzepte und Einflussfaktoren auf den Implementierungserfolg. In: Frommelt, M., Roes, M. & Schmidt, R. (Hrsg.), *Implementierung wissensbasierter Qualitätsniveaus* (S. 47–89). Heidelberg: medhochzwei.

Schäufele, M., Köhler, L., Hendlmeier, I., Hoell, A. & Weyerer, S. (2013). Prävalenz von Demenzen und ärztliche Versorgung in deutschen Pflegeheimen: Eine bundesweite repräsentative Studie. *Psychiatr Prax, 40*(4), 200–206.

Schäufele, M. & Feuerhack-Conrad, M. (2012). Vom Modellprojekt zur Regelversorgung. In: Wahl, H.-W., Tesch-Römer, C. & Ziegelmann, J. (Hrsg.), *Angewandte Gerontologie: Interventionen für ein gutes Altern in 100 Schlüsselbegriffen* (S. 654–659). 2. Aufl. Stuttgart: Kohlhammer.

Schäufele, M., Bauer, A., Hendlmeier, I., Hoell, A. & Weyerer, S. (2011). *Erhaltung und Förderung von Mobilität, Sicherheit und anderen Komponenten der Lebensqualität bei Menschen mit Demenz: Eine Evaluationsstudie zur Primärprävention in Pflegeheimen*. Schlussbericht zum Projekt. Förderkennzeichen BMBF 01EL0708 - Verbund-Nr. 01060433. Hannover: Technische Informationsbibliothek, Deutsche Forschungsberichte. http://opac.tib.uni-hannover.de/DB=1/LNG=DU/SID=5021ccd6-4/CMD?ACT=SRCHA&IKT=1016&SRT=YOP&TRM=01el0708 [letzter Zugriff: 28.04.2014].

Schäufele, M., Hendlmeier, I., Teufel, S. & Weyerer, S. (2008). Qualitätsniveau I: Mobilität und Sicherheit bei Menschen mit demenziellen Einschränkungen in stationären Einrichtungen. In: Bundeskonferenz zur Qualitätssicherung im Gesundheits- und Pflegewesen (BUKO-QS) (Hrsg.), *Qualitätsniveaus in der stationären Altenpflege*. Heidelberg: Economica.

15 Implementationsforschung am Beispiel der Evaluation der Pflegeberatung gem. § 7a SGB XI

Thomas Klie, Claus Heislbetz, Mona Frommelt und Ulrich Schneekloth

Einführung

Das Thema Case Management in der Altenhilfe und Langzeitpflege ist seit Jahrzehnten Gegenstand von Modellprogrammen und Landesförderungen (Frommelt et al., 2008). Der unübersichtlichen Hilfelandschaft und den segmentierten Hilfen und Zuständigkeiten soll mit dem aus der Sozialen Arbeit stammenden Arbeitsansatz begegnet werden, den auf Hilfe angewiesenen Menschen und ihren Familien in komplexen Fallkonstellationen eine wirksame und effiziente Hilfe zuteilwerden zu lassen (Monzer, 2013). Überdies sollen nicht notwendige Heimaufenthalte vermieden und Krankenhausentlassungen in die eigene Häuslichkeit unterstützt werden. In zahlreichen Modellprojekten konnten die positiven Wirkungen des Case Managements nachgewiesen werden. Mit dem Pflegeweiterentwicklungsgesetz wurde Case Management als sog. Pflegeberatung gem. § 7a SGB XI eingeführt. Seit 2009 hat jeder Pflegebedürftige in Deutschland einen Anspruch auf individuelle Pflegeberatung durch die Pflegekassen. Der Gesetzgeber hatte bereits im Gesetz bestimmt, dass über die Erfahrungen mit der Pflegeberatung durch den Spitzenverband Bund der Pflegekassen dem Bundesministerium für Gesundheit bis zum 30.06.2011 ein unter wissenschaftlicher Begleitung zu erstellender Bericht vorgelegt werden muss. Diese Implementationsforschung wird im Folgenden beispielhaft vorgestellt. Gegenstand der Evaluation war die Implementation durch die für die Einführung und Realisierung verantwortlichen Akteure. Dies sind zuvörderst die Pflegekassen, die in einer Vollerhebung hinsichtlich ihrer Strategien, Konzepte und Maßnahmen zur Umsetzung des Rechtsanspruchs auf Pflegeberatung schriftlich befragt wurden. Für die Implementation insbesondere in den Pflegestützpunkten und in der Kooperation zwischen Kommunen und Kassen zeichnen sich die Länder, die Landesverbände der Pflegekassen und die kommunalen Spitzenverbände verantwortlich. Sie wurden jeweils in allen 16 Bundesländern befragt. Zusätzlich wurden die Dokumente analysiert, die die rechtlichen und vertraglichen Regelungen beinhalten. Schließlich wurden in ausgewählten Regionen Fallstudien durchgeführt und die Implementation der Pflegeberatung vor Ort im Zusammenwirken der jeweiligen Akteure untersucht. Das Design und die wesentlichen Ergebnisse dieser Implementationsforschung werden nachfolgend vorgestellt (Klie et al., 2012).

15.1 Die Pflegeberatung nach § 7a SGB XI: der gesetzliche Auftrag

Die Evaluation der Pflegeberatung orientierte sich streng an den vom Gesetzgeber mit der Pflegeberatung verbundenen Zielen und Intentionen. Der mit dem Pflegeweiterentwicklungsgesetz 2008 neu eingefügte § 7a SGB XI begründet einen einklagbaren individuellen Rechtsanspruch auf umfassende Beratung und Hilfestellung (Pflegeberatung). Dieser Rechtsanspruch gilt für alle Personen, die Leistungen des SGB XI beziehen oder diese beantragt haben und einen erkennbaren Hilfe- und Beratungsbedarf vorweisen. Ziel der Vorschrift ist insbesondere die Einführung eines individuellen Fallmanagements im Kontext der Pflege, das über die Pflege hinaus auch andere, für die tägliche Lebensführung bei Pflegebedürftigkeit bedeutsame Bedarfe mit in den Blick nimmt. Dazu gehört etwa die Ermöglichung der Führung eines selbstbestimmten Lebens (Schiffer-Werneburg, 2009) oder auch die Sicherstellung einer über die Pflege hinausgehenden Betreuung. Die Pflegeberatung übernimmt damit eine zentrale Rolle im Hinblick auf das Versorgungsmanagement im Einzelfall. Die Leistungsberechtigten sind nicht verpflichtet, Pflegeberatung nach § 7a SGB XI in Anspruch zu nehmen – die Inanspruchnahme ist freiwillig. Die Entscheidung, ob ein Ratsuchender zum berechtigten Personenkreis mit Anspruch auf Pflegeberatung gehört oder nicht, liegt bei den Pflegekassen wie auch den privaten Pflege-Pflichtversicherern: Sie prüfen, ob ein erkennbarer Hilfe- und Beratungsbedarf vorliegt (Schiffer-Werneburg, 2009).

Die Pflegeberatung nach § 7a SGB XI ist als individuelles Fall- bzw. Case Management angelegt (Schiffer-Werneburg, 2009). Die Pflegeberatung richtet sich direkt an die Leistungsberechtigten, bezieht aber auch die Angehörigen und Ehegatten oder Lebenspartner in die Beratung mit ein.

Zu den Aufgaben der Pflegeberatung nach § 7a SGB XI gehören:

- die Erfassung und Analyse des Hilfebedarfs unter Berücksichtigung der Feststellungen des Medizinischen Dienstes der Krankenkassen (§ 7a Abs. 1 Nr. 1 SGB XI),
- die Erstellung eines individuellen Versorgungsplans (§ 7a Abs. 1 Nr. 2 SGB XI),
- die Unterstützung bei der Durchführung des Versorgungsplans (§ 7a Abs. 1 Nr. 3 SGB XI),
- die Überwachung und Anpassung des Versorgungsplans (§ 7a Abs. 1 Nr. 4 SGB XI) und
- bei komplexen Hilfebedarfen die Auswertung und Dokumentation des Hilfeprozesses (§ 7a Abs. 1 Nr. 5 SGB XI).

Ein zentrales und für die Pflegeberatung - konstituierendes Element ist die Erstellung eines Versorgungsplans. In ihm sind die im Einzelfall erforderlichen Sozialleistungen und gesundheitsfördernden, präventiven, kurativen, rehabilitativen sowie sonstigen medizinischen, pflegerischen und sozialen Hilfen festzuhalten. Der Versorgungsplan soll Empfehlungen zu den erforderlichen Maßnahmen enthalten. Außerdem soll er auf das entsprechende regionale Leistungsangebot sowie die erforderliche Überprüfung und Anpassung der empfohlenen Maßnahmen hinweisen. Die Pflegeberater sind verpflichtet, bei der Erstellung und Umsetzung des Versorgungsplans Einvernehmen mit dem Hilfesuchenden und mit allen an der Pflege, Versorgung und Betreuung Beteiligten »anzustreben«. Dieses Einvernehmen wird man als Wirksamkeitsvoraussetzung für einen Versorgungsplan ansehen müssen, da nur bei Einvernehmen eine vertrauensvolle

Bereitschaft zur praktischen Umsetzung sowohl bei den Anspruchsberechtigten als auch bei den Angehörigen und sonstigen Helfern gegeben ist (Schiffer-Werneburg, 2009).

Die Pflegeberatung kann und soll in der Regel nicht selbst Leistungsentscheidungen treffen, sondern auf die erforderlichen Maßnahmen einschließlich deren Bewilligung durch den jeweiligen Leistungsträger »hinwirken«. Damit die Pflegeberatung die ihr übertragenen Aufgaben erfüllen kann, sind die Pflegekassen verpflichtet, so viele Pflegeberater vorzuhalten, dass die Aufgaben zeitnah und umfassend wahrgenommen werden können (§ 7a Abs. 3 SGB XI).

Die Pflegekassen sind darüber hinaus verpflichtet, den Pflegestützpunkten (so das Land die Einrichtung beschlossen hat) eine ausreichende Anzahl von Pflegeberatern zur Verfügung zu stellen (§ 7a Abs. 4 SGB XI). Die Pflegekassen können die Aufgaben zur Durchführung der Pflegeberatung in den Pflegestützpunkten auch auf andere Leistungsträger oder deren Verbände übertragen.

Die Pflegekassen haben in jedem Fall die Unabhängigkeit der Beratung sicherzustellen: »Die Pflegeberatung soll als Sachwalter der Interessen der Betroffenen fungieren« (Schiffer-Werneburg, 2014, 144). Die Unabhängigkeit der Beratung ist zu gewährleisten, um Fremdinteressen und mithin eine damit einhergehende Beeinflussung des Leistungsberechtigten ausschließen zu können – egal bei welchem Träger (Pflegekasse, Pflegestützpunkt) die Beratung angesiedelt ist.

Mit der Einführung der Pflegeberatung nach § 7a SGB XI wird das über die Summe der Einzelfälle hinausgehende Ziel verfolgt, die individuelle Pflegeberatung mit der Entwicklung einer bedarfsgerechten Infrastruktur und einer Verbesserung der Zusammenarbeit von Kostenträger und Leistungserbringer zu verbinden. Hier wurde den Bundesländern die Möglichkeit gegeben, die Errichtung von Pflegestützpunkten zur Entwicklung einer vernetzten Infrastruktur zu beschließen. Die Pflegestützpunkte dienen dann einer wohnortnahen Versorgung und Betreuung. Werden sie errichtet, haben sich die Pflege- und Krankenkassen an ihnen zu beteiligen. In die Pflegestützpunkte ist im Falle ihres Bestehens die Pflegeberatung einzubeziehen. Nach § 7a Abs. 1 S. 10 SGB XI ist sicherzustellen, dass im jeweiligen Pflegestützpunkt nach § 92c SGB XI Pflegeberatung in Anspruch genommen werden kann.

§ 7a SGB XI schreibt einerseits verbindlich die Merkmale der Pflegeberatung vor. Die Vorschrift räumt andererseits aber auch Spielraum für die Realisierung und Umsetzung der Pflegeberatung ein und dies in zweierlei Hinsicht: Zum einen für die jeweilige Kasse, zum anderen für Formen gemeinsamer Realisierung der Aufgaben der Pflegeberatung und der Integration von Pflegeberatung in Pflegestützpunkten. Dieses Spannungsverhältnis galt es in der Implementationsforschung in besonderer Weise zu beachten.

15.2 Das der Evaluation zugrunde liegende fachliche Verständnis von Pflegeberatung

Die Evaluation orientiert sich an einem auf dem Handlungskonzept Case Management basierten Verständnis der Pflegeberatung, das bei der Gesetzgebung leitend war und sich in der Gesetzesbegründung widerspiegelt (Deutscher Bundestag, 2007, 48). Der gesetzlich festgeschriebene Prozess der Pflegeberatung entspricht dem Regelkreis des

Case Managements, der auf der Fallebene die Schritte *intake* (Definition der Zielgruppe), *Assessment* (Erfassung und Bewertung des Hilfebedarfs), *planning* (Erstellen eines individuellen Serviceplans), *linking* (Umsetzung des individuellen Serviceplans), *Monitoring* (Überwachung und ggf. Anpassung der Umsetzung des individuellen Serviceplans) und *Evaluation* (Auswertung des Unterstützungsprozesses aus Nutzer-, Versorgungs- und Beraterperspektive) vorsieht (Frommelt et al., 2008). Damit kann der allgemein anerkannte Stand der Erkenntnisse in der Methode der Fallführung entsprechend den Standards der Praxis von Case Management als fachliche Referenz für die gesetzliche Regelung gelten (Wendt, 2010; 2011). Lediglich die evaluierende Nachsorge als Überprüfung der Nachhaltigkeit der arrangierten Unterstützungsleistungen wird im § 7a SGB XI nicht explizit beschrieben, ist aber in Form der Überwachung der Versorgungsplanung implizit angelegt. Evaluation und Dokumentation finden im Fallmanagement (im Sinne von Case Management) immer statt, in der gesetzlichen Regelung zur Pflegeberatung werden die Schritte des Fallmanagements dagegen nur bei besonders komplexen Hilfebedarfen komplett eingefordert, wobei für jeden Nutzer von Pflegeberatung die Erstellung, Durchführung, Überwachung und Anpassung eines individuellen Versorgungsplans auf Basis der Feststellung des individuellen Hilfebedarfs obligatorisch ist. Die Pflegeberatung ist im Sinne des Case Managements zunächst für die Fallführung der Einzelfälle verantwortlich. In der verantwortlichen Ausübung der Pflegeberatung werden damit des Weiteren die betreffenden Akteure im Rahmen der Fallführung auf der Systemebene einbezogen, sei es in der Stabilisierung und Pflege vorhandener Strukturen oder als Impulsgeber für den Aufbau neuer Strukturen, wenn notwendig auch über den Einzelfall hinaus. So wirkt die Pflegeberatung (implizit im Laufe der Fallführung) zugleich auf der Systemebene an der stetigen Verbesserung regionaler Versorgungsstrukturen für den Einzelfall mit. Um einen Versorgungsplan umsetzen zu können, bedarf es der Vernetzung mit allen informellen und formellen Akteuren, die an der Versorgung zu beteiligen sind. Damit diese Vernetzung nicht in jedem einzelnen Fall erneut her- und sicher gestellt werden muss, ist eine strukturelle Stabilisierung, die Beteiligung an regionalen Koordinierungsstrukturen, wie beispielsweise Gremien, und die Rückmeldung zu festgestellter Über-, Unter- und Fehlversorgung in der jeweiligen Versorgungsregion unabdingbar. Insofern ist eine auf Case Management basierte Pflegeberatung immer mit dem Care Management auf regionaler und lokaler Ebene verbunden, wenn sie auf eine effiziente Fallsteuerung und Effizienz des Gesamtsystems ausgerichtet sein soll. Der Gesetzgeber weist dafür ausdrücklich darauf hin, dass die Pflegeberatung auf die örtlichen Leistungsangebote in allen Bereichen möglicher Hilfeleistungen von Sozialleistungen über gesundheitsfördernde, präventive, kurative, rehabilitative oder sonstige medizinische sowie pflegerische und soziale Hilfen hinzuweisen und diese einzubeziehen hat.

Wie die Methode sind auch die Funktionen der Pflegeberatung theoretisch im Case Management basiert. Das im Gesetz benannte anzustrebende Einvernehmen bezüglich der Hilfeplanung, die die geforderte Zusammenarbeit mit anderen Stellen und nicht zuletzt die zu gewährleistende Neutralität der Pflegeberatung finden ihre Entsprechung und Ausführung in den klassischen Funktionen des Case Managements, wie Systemagenten, Versorgungsmakler und Dienstmakler (*infobroker*), Kundenanwalt (*advocacy*), Empowerment und *Social Support* (Wendt, 2010).

Dieses hier auf den Gesetzestext direkt angewendete fachliche Verständnis der Pflegeberatung lässt sich für Fallführung und Versorgungsplanung definieren als ein »Prozess der Zusammenarbeit, in dem eingeschätzt, geplant, umgesetzt, koordiniert und überwacht wird und Optionen und Dienstleistungen evaluiert werden, um dem pflegerischen Bedarf eines Individuums mittels Kommunikation und mit den verfügbaren Ressourcen auf qualitätsvolle und kostenwirksame Ergebnisse hin nachzukommen« (Wendt, 2010, 195).

Nicht jeder Klient, der sich an die Pflegeberatung wendet, benötigt ein individuelles Fallmanagement. Nicht für jeden muss ein Versorgungsplan erstellt werden. Unterschieden wird in der Case-Management-Diskussion zwischen

- Personen, denen ohne weitere Fallabklärung die Weitergabe gezielter Informationen ausreicht (Informationskunden),
- Personen, bei denen zwar eine Fallabklärung notwendig ist, eine Fallsteuerung allerdings nicht geboten ist, weil die Personen sich die Hilfen selbst zugänglich machen und koordinieren können (Beratungskunden),
- Personen, bei denen eine komplexe Hilfesituation mit einer hohen Akteursdichte vorliegt und eine individuelle Fallsteuerung erforderlich ist (Fallmanagement-Kunden) (Frommelt et al., 2008).

Wenn es sich um einen Klienten handelt, der einen entsprechenden Bedarf aufweist und mit dem eine Zusammenarbeit im Fallmanagement vereinbart wird, sind die im Gesetz niedergelegten Case Management basierten Vorgehensweisen als verbindlich zu betrachten.

Das dargelegte, dem aktuellen Stand der Case-Management-Diskussion entsprechende Konzept gilt als fachliche Referenz für die Pflegeberatung und liegt der Evaluation zugrunde. Einer solchen Explizierung des fachlichen Verständnisses von Pflegeberatung bedarf es – neben den verbindlichen gesetzlichen Vorgaben –, um über Maßstäbe für die Evaluation zu verfügen und die Empirie der Pflegeberatung anhand fachlicher Parameter diskutieren zu können.

15.3 Fragestellungen und Module der Evaluation

Die Leistungsbeschreibung »Evaluation der Pflegeberatung gem. § 7a Abs. 7 Satz 1 SGB XI« des GKV-Spitzenverbandes vom 01.11.2010 kannte dezidierte Vorgaben für die Evaluation der Pflegeberatung und sah vier zentrale Fragestellungen respektive methodische Zugänge für die Evaluation und die Erstellung des wissenschaftlichen Berichts vor. Dabei handelte es sich um die Erstellung eines bundesweiten Überblicks über die Strukturen der Pflegeberatung in den 16 Bundesländern, um eine schriftliche Kurzbefragung aller 161 Pflegekassen, eine Nutzerbefragung von mindestens 450 Nutzern der Pflegeberatung und schließlich zehn Fallstudien aus mindestens zehn Bundesländern.

Evaluationsmodul 1: Bundesweiter Überblick über die Strukturen der Pflegeberatung in den 16 Bundesländern

Da der Gesetzgeber die Umsetzung der Pflegeberatung sehr offen gestaltet und diese den Pflegekassen und im Zusammenhang mit den Pflegestützpunkten auch den Bundesländern überträgt, war in der Evaluation in einem ersten Teil eine Gesamtdarstellung der Strukturen von Pflegeberatung in Deutschland zu geben. Erkenntnisinteresse dieses Evaluationsmoduls war die Erstellung eines umfassenden bundesweiten Überblicks über die Strukturen, in denen Pflegeberatung zwei Jahre nach ihrer Einführung in den Bundesländern implementiert wurde. Dazu wurden in jedem Bundesland Expertengespräche sowie Dokumentenanalysen geführt:

In allen 16 Bundesländern wurden Experteninterviews mit Vertretern der Pflegekassen, der kommunalen Spitzenverbände und des Landes geführt. Hierzu wurden Personen recherchiert und angefragt, die über umfangreiches Sachwissen in Bezug auf die Pflegeberatungsstrukturen des jeweiligen Landes verfügen. Es wurden 29 persönliche oder telefonische Interviews geführt, die 34 thematische Befragungsfelder abdeckten (teils waren Gruppeninterviews gewünscht, teils deckten Experten mehrere Länder ab). Die Interviews wurden aufgezeichnet, transkribiert, bereinigt und codiert. Aus dem codierten Material wurden ausführliche Paraphrasen erstellt, in der die Kassenperspektive, die der Kommunen und die des Landes in einem Länderprofil zusammengeführt wurden. Für jede an einem Experteninterview beteiligte Pflegekasse wurde ein einzelnes Portrait erstellt.

Für die Dokumentenanalyse wurden zunächst die relevanten Dokumententypen und Dokumentenquellen identifiziert. Es folgte eine Recherche nach den entsprechend definierten Dokumenten, die dann datenbanktechnisch erfasst und auf ihre Relevanz in Bezug auf das Thema hin geprüft wurden. Die als relevant klassifizierten Dokumente wurden analysiert und einer synoptischen Darstellung und Charakterisierung der Pflegeberatungsstruktur auf Landesebene zugrunde gelegt.

Evaluationsmodul 2: Bundesweiter Überblick über die Strukturen der Pflegeberatung in den Pflegekassen

Vom GKV-Spitzenverband wurde eine schriftliche Kurzbefragung aller Pflegekassen zur gegenwärtigen Praxis der Pflegeberatung gefordert. Der Spitzenverband stellte dazu die Adressen der Kassen zur Verfügung und unterstützte im Vorfeld die initiale Information der Pflegekassen bezüglich der durchzuführenden Befragung. Von 156 Pflegekassen haben sich 104 an der Befragung beteiligt, was einer Rücklaufquote von 67 % entspricht, wobei die befragten Kassen 76 % aller Versicherten und 91 % der pflegebedürftigen Versicherten repräsentieren. Über eine Recherche wurde sichergestellt, dass in jeder Kasse der richtige Ansprechpartner bzw. die richtige Abteilung den Fragebogen zum Ausfüllen erhielt, so dass der Fragebogen von Personen mit entsprechender Sachkenntnis ausgefüllt wurde. Die Beantwortung der Fragen war in einem überschaubaren Zeitraum möglich.

Erhoben wurden die Organisationsstrukturen, der Personaleinsatz, die Qualifikationen der eingesetzten Berater, zugrunde liegende Konzepte sowie die tatsächliche Inanspruchnahme der Beratung und die Nutzerstruktur, so dass eine kassenspezifische Darstellung der Aufgabenwahrnehmung nach § 7a SGB XI möglich wurde. Von besonderem Interesse waren die infrastrukturellen Gegebenheiten, die auf Bundes-, Landes- und regionaler Ebene die Umsetzung der Pflegeberatung beeinflussten. Des Weiteren wurde über den Fragebogen untersucht, inwieweit sich die Pflegekassen in ihrer Größe, ihrer Organisationsstruktur und ihrer Repräsentanz vor Ort unterscheiden und inwieweit sich das auf die Umsetzung der Pflegeberatung auswirkt.

Evaluationsmodul 3: Fallstudien zu Unterschieden der Beratungspraxis

Ebenso Auftrag des GKV-Spitzenverbandes war es, Fallstudien zu mindestens zehn Einrichtungen bzw. Angeboten der Beratung in mindestens zehn Bundesländern durchzuführen, um mit Hilfe detaillierter Fragen in Anlehnung an den Kurzfragebogen zu erfahren, wie genau sich Organisationsstruktur, Nutzerstruktur, Qualifikation der Berater, konzeptionelle Vorgaben und rechtlicher Rahmen auf der Fallebene abbilden. Ziel sollte sein, sowohl förderliche als auch hinderliche Bedingungen in der Umsetzung der Aufgaben zu identifizieren und anhand der Fallstudien Beispiele für *good practice* zu allen Themen vorzustellen. Die Grundlage der Fallstudien bildeten die oben beschriebenen Merkmale einer Pflegeberatung nach § 7a SGB XI, wie sie der Gesetzgeber vorgegeben hat.

Umgesetzt wurden diese Aufgaben auf zwei Untersuchungsebenen, die hier kurz skizziert sind: Auf der ersten Ebene wurde die Organisation der Beratung bei insgesamt zwölf Beratungsangeboten untersucht. Zehn dieser zwölf Beratungsangebote wurden zudem im Detail anhand der Auswertung von je 30 Beratungsfällen betrachtet. Sieben der zwölf Beratungsangebote waren bei den Pflegekassen, fünf in einem Pflegestützpunkt angesiedelt. Die Auswahl der zwölf bzw. zehn Beratungsangebote erfolgte in enger Abstimmung mit dem GKV-Spitzenverband auf Basis vorab definierter Kriterien: Es sollte eine möglichst große Bandbreite der Diversität in der Umsetzung bundesweit berücksichtigt werden, vorrangig sollten zudem solche Beratungsangebote mit Hilfe von Fallstudien untersucht werden, die nach Ansicht unterschiedlichster Experten *Good Practice* in ihrem jeweiligen Umsetzungskontext abbilden.

Die Untersuchungen auf der Ebene der Organisation von Beratung erfolgte mit Hilfe eines standardisierten Erhebungsinstruments zur Ermittlung des Beratungsstellenprofils, zwei Leitfadeninterviews, die mit den Mitarbeitern und den Leitungen der Beratung durchgeführt wurden sowie der Analyse von Dokumenten zur Konzeption der Organisation von Beratung und der Analyse von Dokumenten zum Beratungshandeln.

Die Untersuchungen auf der Ebene der Beratungsfallebene erfolgten über die Ziehung einer zufälligen Stichprobe von je 30 laufenden und abgeschlossenen Fällen pro Beratungsangebot. Die Rücklaufquote ergab eine Gesamtzahl von n = 240 Beratungsfällen, die ausgewertet werden konnten. Bei zwei der zehn vorab ausgewählten Beratungsangebote konnten die angestrebten 30 Fälle nicht untersucht werden, so dass im Bericht acht Beratungsangebote in Form einer detaillierten Auswertung auf der Beratungsfallebene dargestellt sind.

Evaluationsmodul 4: Befragung der Nutzer einer Pflegeberatung

Auftrag des GKV-Spitzenverbandes war es, in allen Bundesländern mindestens 450 Nutzer einer Pflegeberatung zu befragen. Im Mittelpunkt der Nutzerbefragung stand die Frage, wie Pflegeberatung ausgestaltet sein muss, damit sie die Wünsche und Bedürfnisse der Menschen mit Pflegebedarf und ihrer (pflegenden) Angehörigen erfüllt und zu einer Unterstützung der häuslichen Pflege beiträgt. Dies betrifft inhaltliche Aspekte ebenso wie das Verhalten des Beraters und die Rahmenbedingungen der Beratung.

Die Nutzerbefragung wurde von TNS Infratest Sozialforschung in Form einer telefonisch gestützten CATI-Erhebung (*Computer Assisted Telephone Interviewing*) mittels eines standardisierten Instruments durchgeführt. Der Auftragnehmer wählte folgenden Zugang zur Sicherung der Repräsentativität: Zum einen wurde auf insgesamt 1.164 Privathaushalte zurückgegriffen, die als Antragsteller oder Leistungsbezieher bereits im Rahmen der Studie »Wirkungen des Pflege-weiterentwicklungsgesetzes« im Auftrag des BMG Mitte des Jahres 2010 von TNS Infratest Sozialforschung telefonisch befragt worden waren. Zum anderen wurden über entsprechende Screening-Fragen weitere Pflegebedürftige bzw. Antragsteller oder Leistungsbezieher im Rahmen von kontinuierlichen Mehrthemenbefragungen identifiziert und dann im Detail zu ihren Erfahrungen mit Pflegeberatung gefragt. So konnte sichergestellt werden, dass keine Vorauswahl der zu befragenden Nutzer seitens der Leistungserbringer von Pflegeberatung vorgenommen wurde. Die Stichprobe der befragten Haushalte, die eine ausführliche Beratung bei einer Beratungsstelle in Anspruch genommen haben (Nutzer der Pflegeberatung), betrug n = 470. Darüber hinaus war es möglich, die Aussagen der Nutzer von Pflegeberatung mit den Aussagen von Nicht-Nutzern zu vergleichen. Es konnte z. B. eine repräsentative Zahl von privaten Pflegehaushalten (n = 946) danach gefragt werden, ob die Leistung überhaupt bekannt ist. Auch konnte gefragt werden, warum Pflegehaushalte bei Kenntnis der Leistung dennoch darauf verzichteten, diese in Anspruch zu nehmen.

15.4 Ergebnisse

Die Perspektive der Länder: Unterschiedliche Lösungen

Beratung und Fallmanagement in der Pflege werden auch von den Ländern als wichtige Aufgabe gesehen. Die Analyse der Strukturen der Pflegeberatung in den 16 Bundesländern macht deutlich, dass das Pflegeweiterentwicklungsgesetz mit seinen Regelungen zur Pflegeberatung und zu Pflegestützpunkten in vielen Ländern auf eine entfaltete Beratungsinfrastruktur und entsprechende Kompetenzen von mit Beratungs- und Vernetzungsaufgaben betrauten Mitarbeitern traf. Hierbei handelt es sich allerdings um unterschiedliche föderale Infrastrukturen, Traditionen und pflegepolitische Strategien. Überwiegend – in 14 von 16 Bundesländern – wurde vom Bestimmungsrecht zur Einrichtung von Pflegestützpunkten Gebrauch gemacht. Nach dem gegenwärtigen Planungsstand kann nicht davon ausgegangen werden, dass es in der näheren Zukunft in Deutschland zu einem flächendeckenden Auf- und Ausbau von Pflegestützpunkten kommen wird. Pflegestützpunkte wurden im Hinblick auf eine wohnortnahe Versorgung flächendeckend mit einem Einzugsraum von rein rechnerisch etwa 30 Tsd. Einwohnern pro Stützpunkt in Rheinland-Pfalz, mit etwa 90 Tsd. pro Stützpunkt in Mecklenburg-Vorpommern und Berlin sowie mit 110 Tsd. bis 130 Tsd. pro Stützpunkt in Nordrhein-Westfalen, im Saarland und in Brandenburg geplant. Hierbei geht der Aufbau in Mecklenburg-Vorpommern und auch in Nordrhein-Westfalen allerdings nur langsam vonstatten. In den anderen Bundesländern ist das Einzugsgebiet in der Regel deutlich größer angelegt (200 Tsd. und mehr Einwohner pro Stützpunkt). Auch in diesem Fall geht die Umsetzung zum Beispiel in Thüringen oder auch in Bayern nur schleppend oder sogar gar nicht voran. Sachsen und Sachsen-Anhalt sehen keine Förderung von Pflegestützpunkten vor. Eine wohnortnahe Versorgung mit Pflegeberatung in Pflegestützpunkten wird damit – mit wenigen Ausnahmen (z. B. Rheinland-Pfalz) – nicht gewährleistet werden können. Insgesamt hängt der Ausbau von Pflegestützpunkten mit integrierter Pflegeberatung – neben dem Engagement von Pflege- und Krankenkassen – in hohem Maße von der pflegepolitischen Zielsetzung des jeweiligen Landes, vor allem aber von seiner finanziellen Beteiligung und der finanziellen Leistungsfähigkeit der kommunalen Gebietskörperschaften ab.

Unterschiedlich sind die auch landesrechtlich relevanten Rahmenbedingungen auf Vereinbarungs- und Gesetzesebene. Das gilt für die Rechtsqualität der Vereinbarungen und Absprachen (Rahmenverträge, Kooperationsvereinbarungen, Richtlinien). Das gilt vor allem für die Inhalte der Absprachen. Nicht in allen Bundesländern sind sich Land, kommunale Spitzenverbände und Landesverbände der Pflegekassen darin einig, wo die Aufgaben der Pflegeberatung am günstigsten zu platzieren sind. Konsens findet sich sowohl für eine Pflegestützpunktlösung (z. B. Rheinland-Pfalz) als auch für eine unter Verzicht auf Pflegestützpunkte (z. B. Sachsen). Oftmals stehen sich unterschiedliche Positionen gegenüber: Länder und (zumeist) Kommunen, die die Aufgabe der Pflegeberatung in Pflegestützpunkten (oder das individuelle Fallmanagement auf kommunaler Ebene) sehen und die (großen) Kassen, die das Angebot der Pflegeberatung allein bei der jeweiligen Pflegekassen für ihre Versicherten als richtig angesiedelt betrachten. Die Konflikte und die Auseinandersetzungen über den richtigen Weg der Pflegeberatung scheinen nach Aussage von Experten in einigen Ländern keineswegs ausgetragen und abgeschlossen. Dies führt zusammen mit den unterschiedlichen Implementationsstrategien der Pflegekassen zu einer höchst differenten regionalen Infrastruktur und Beratungslandschaft in Deutschland, behindert ein klares Profil von Pflegeberatung in der Öffentlichkeit und führt zu einem hohen Aufwand für die Pflegekassen, sich mit ihrem Pflegeberatungsangebot an die jeweilige Landesstruktur anzupassen.

Die Perspektive der Kassen: Vielfältige Implementationswege

Die Aufgabenstellung für Pflegebedürftige und deren Angehörige eine Pflegeberatung im Sinne des § 7a SGB XI sicherzustellen, wird von allen großen und auch den meisten kleinen Pflegekassen in der Praxis angenommen, das macht die Befragung der Pflegekassen deutlich. Sie wird meist als ergänzende Leistung der Kassen interpretiert, und je nach Größe der Kasse in ihrer strategischen Bedeutung unterschiedlich ausgestaltet. Die Implementierungskonzepte reichen von einem bundeszentral gesteuerten Aufbau eigener Strukturen, Kompetenzen und Standards über den forcierten regionalen Ausbau mit lokaler Präsenz bis zu einem eher zurückhaltenden Aufbau eigener Pflegeberatungsstrukturen zugunsten von Kooperationen mit anderen Kassen, mit lokalen Pflegestützpunkten bis zum Outsourcing der Aufgabe an den MDK oder private Dienstleister.

Die Mehrheit, und dabei vor allem die größeren Kassen, bieten nach eigener Auskunft ihren Versicherten verschiedene Wege an, Pflegeberatung in Anspruch zu nehmen: entweder innerhalb der Geschäftsstelle der Pflegekasse, bei der die Person versichert ist, in der Wohnung des Versicherten oder in einem Pflegestützpunkt. Dort kann in der Regel Pflegeberatung für alle Anspruchsberechtigten erfolgen, unabhängig davon, bei welcher Kasse die Person versichert ist. Hierbei ist allerdings zu beachten, dass nicht für alle Versicherten die verschiedenen Angebote vor Ort auch tatsächlich verfügbar sind. Dies gilt einerseits für die gemäß § 92c SGB XI einzurichtenden Pflegestützpunkte, die nach den Planungen in den Bundesländern weder aktuell noch in absehbarer Zeit ein flächendeckendes Angebot der Pflegeberatung sicherstellen können: Mit Stand vom 01.04.2011 waren bundesweit 378 Pflegestützpunkte in Betrieb. Weitere 192 sind in

Planung. Das gilt anderseits auch für die Pflegeberatung durch die jeweilige Pflegekasse: Etwas mehr als ein Viertel und dabei häufiger die kleineren Kassen bieten Pflegeberatung für ihre Versicherten ausschließlich in den eigenen Geschäftsstellen an. Etwa ein Fünftel und hierbei vor allem kleinere Kassen haben die Pflegeberatung an Dritte delegiert. Insgesamt kann davon ausgegangen werden, dass rein zahlenmäßig sowie in Relation zur Bevölkerung die Geschäftsstellen der Pflegekassen der primäre Ort sind, in dem Pflegeberatung als Leistung abgerufen werden kann, womit auch für diese Form der Pflegeberatung keine flächendeckende Versorgung gegeben ist.

Sowohl von Kassen als auch von Vertretern der kommunalen Spitzenverbände und der Länder wird die besondere Bedeutung des Angebots der Pflegeberatung in der eigenen Häuslichkeit der Versicherten betont. Sie wird von zahlreichen Kassen, insbesondere großen Kassen, regelhaft angeboten und teilweise als aufsuchende Beratung ausgestaltet.

Nach Einschätzung der Pflegekassen steigt die Nachfrage nach Pflegeberatung seit ihrer Einführung und sie wird in Zukunft noch weiter steigen. Nur 33 Pflegekassen, die 7 % der Versicherten repräsentieren, geben an, noch gar keine Anfragen nach Pflegeberatung seit dem 01.01.2009 registriert zu haben. Die Nachfrage tritt in Form telefonischer Kontaktaufnahme, seltener durch den Besuch von Geschäftsstellen oder Pflegestützpunkten, aber mit wachsender Bedeutung als Wunsch nach Pflegeberatung in der eigenen Häuslichkeit auf. Die meisten anspruchsberechtigten Versicherten haben im Grundsatz, sofern sie denn über das Angebot informiert sind, keine Probleme, Pflegeberatung zu den üblichen Geschäftszeiten zu erreichen: Sie ist telefonisch, in den Geschäftsstellen ihrer Pflegekassen oder in Pflegestützpunkten zugänglich. Auch die nach § 7a SGB XI auf Wunsch in der eigenen Häuslichkeit durchzuführende Pflegeberatung kann von einer Mehrheit der Kassen nach eigener Einschätzung durch Hausbesuche gewährleistet werden.

Nach Angaben der Pflegekassen sind im Aufgabenbereich der Pflegeberatung unterschiedliche Berufsgruppen tätig: überwiegend Pflegefachkräfte und Sozialversicherungsfachangestellte, in den Pflegestützpunkten eher Sozialarbeiter. Die ganz überwiegende Anzahl von ihnen befindet sich in Qualifizierungsmaßnahmen oder hat diese bereits abgeschlossen. Die zum Auf- und Ausbau der Pflegeberatung erforderlichen Qualifizierungsmaßnahmen werden im Wesentlichen von den jeweiligen Pflegekassen selbst verfolgt und orientieren sich an den Empfehlungen des GKV-Spitzenverbandes. Für die Frage der Personalbemessung finden sich bei den Kassen nach eigenen Angaben keine einheitlichen Vorgehensweisen. Zumeist überlässt man die Frage des weiteren Ausbaus sowohl bei den Kassen als auch bei den Pflegestützpunkten dem weiteren Implementationsprozess und der Bedarfsentwicklung. Die in der Pflegeberatung Tätigen sind nach Auskunft der Experten überwiegend mit ihrer Arbeit zufrieden. Sie schätzen die Wirksamkeit von professionell durchgeführten Beratungsprozessen.

Die Perspektive der Angebote der Beratung: Große Bandbreite von der Beschränkung auf reine Informations- und Leistungsberatung bis hin zu umfassender Beratung und *Good Practice*

Die Fallstudien zur Umsetzung der Pflegeberatung zeigen, dass die Arbeit der Berater von sehr unterschiedlichen Konzepten geleitet wird – und zwar sowohl in Bezug auf den Umfang und die Aufbereitung als auch inhaltlich hinsichtlich des Verständnisses der Beratung. Einige der betrachteten Angebote der Beratung (sowohl durch Pflegekassen als auch in Pflegestützpunkten) fallen durch eine Beratungspraxis auf, die sich vorwiegend auf die Beantragung von Leistungen aus der Pflegeversicherung oder auf die Inanspruchnahme von bewilligten Leistungen bezieht. Die Beratung umfasst hier häufig nur einen oder wenige Kontakte mit den Nutzern. Dritte (wie z. B. formelle und informelle Anbieter von Unterstützungsmöglichkeiten oder andere Beratungsangebote) werden selten aktiv mit in den Beratungsprozess einbezogen. Die Beratung beschränkt sich dann auf eine einmalige Information und Beratung zum Leistungsrecht im Zusammenhang mit Fragen der Pflegebedürftigkeit. Darüber hinaus ergreift ein Teil der Kassen vorrangig aus besonderem Anlass die Initiative zu Pflegeberatungen, etwa aufgrund von Hinweisen im MDK-Gutachten oder im Zusammenhang mit den Ergebnissen von Beratungsbesuchen nach § 37 Abs. 3. SGB XI. Als dysfunktional erwies sich in diesem Zusammenhang auch, wenn von den Rahmenbedingungen der Refinanzierung ein einseitiger Anreiz ausgeht, in einer möglichst großen Zahl von Fällen zu beraten – unabhängig von der Breite und Tiefe der Beratung.

Mit den *Good-Practice*-Beispielen bei einer Pflegekasse und in einem Pflegestützpunkt liegen aber auch zwei Implementierungen vor, bei der die Pflegeberatung im Sinne des § 7a SGB XI in beispielgebender Weise gelungen ist. Dies manifestiert sich dort insbesondere an der Breite der Beratungsinhalte auch über die Leistungskomplexe der Pflegeversicherung hinaus, aber auch am Verständnis von Fallbegleitungen für Nutzer mit einschlägiger Bedarfslage. Die Fallbegleitung und die Versorgungsplanung sind hier gekennzeichnet durch mehrere, in einem engen zeitlichen Zusammenhang erfolgende Beratungen und Nachfragen bei den Nutzern der Beratung aber auch bei anderen am Versorgungsprozess Beteiligten.

Im Zusammenhang mit der guten Praxis wird eine besondere Professionalität hinsichtlich der Beratungsabläufe erkennbar. So werden die Bedarfslagen der Nutzer systematisch und in das Qualitätsmanagement eingebunden erhoben. Nach Abschluss der Beratungen erfolgt ebenso systematisch eine Evaluation der Beratungsergebnisse. Die *Good Practice* eines der untersuchten Pflegestützpunkte ist außerdem geprägt von einer gelungenen Integration der zuvor bestehenden Beratungs- und Koordinierungsstelle. Die kommunalen Beschäftigten des Stützpunkts und die von den Kassen entsandten Berater arbeiten hier in einer integrierten Pflegeberatung. Diese profitiert von den unterschiedlichen Professionen und beruflichen Hintergründen sowie den teilweise langjährigen Erfahrungen der Mitarbeiter und ihrer örtlichen Vernetzung ebenso, wie von der für alle Berater zuständigen Geschäftsführung mit einheitlicher Dienst- und Fachaufsicht. Die Beratung beim *Good-Practice*-Beispiel einer Kasse kennzeichnet sich weiterhin durch eine relative Unabhängigkeit von der Sachbearbeitung der örtlichen Pflegekasse. Diese Unabhängigkeit unterstützt die Entwicklung eines eigenen professionellen Selbstverständnisses als Pflegeberatung innerhalb der Kasse.

Die Perspektive der Nutzer: Wirksamkeit ausführlicher Beratung

Die Befunde zeigen, dass es in Deutschland gegenwärtig eine vielfältige Beratungskultur im Bereich der Pflege gibt, die zumindest von einem Teil der Pflegehaushalte auch genutzt wird. Insgesamt berichten 45 % der Pflegehaushalte, schon einmal – und ohne sich hierbei explizit auf den neuen Rechtsanspruch nach § 7a SGB XI zu beziehen – eine ausführliche Beratung im Zusammenhang mit der (häuslichen) Pflege, 30 % als Beratungsklienten und 15 % als Fallmanagementklienten, in Anspruch genommen zu haben. Weitere 42 % haben sich schon einmal bei Bereitungsstellen informiert (Informationsklienten). 13 % geben hingegen an, keinerlei Kontakt zu Beratungsstellen gehabt zu haben.

Die Ergebnisse zeigen allerdings ebenfalls, dass viele Menschen mit Pflegebedarf das neue Angebot der Pflegeberatung noch immer nicht gut genug kennen oder nicht wissen, wo und wie sie im Wohnumfeld oder auf andere Weise eine individuelle und unabhängige Beratung nutzen können. 27 % der Informationsklienten und 43 % derjenigen ohne Kontakt berichten, dass ihnen nicht bekannt (gewesen) sei, dass sie einen Anspruch auf Pflegeberatung haben. 34 % der Informationsklienten sowie 53 % derjenigen ohne Kontakt verweisen darauf, dass sie nicht wüssten, wo sie eine entsprechende Beratung erhalten könnten. Auffällig ist darüber hinaus, dass 49 % der Informationsklienten sowie 61 % derjenigen ohne Kontakt darauf verweisen, dass sie bisher auch deshalb keine ausführliche Beratung genutzt hätten, weil sie glauben, dass dies ihnen bei ihren Problemen nicht weiterhelfen würde. Diese Einschätzung steht in deutlichem Gegensatz zu der positiven Bewertung einer ausführlichen Beratung – 89 % der Nutzer bewerten diese positiv – sowie deren konkrete Wirkung – 67 % der Nutzer sehen dadurch ihre individuelle Pflegesituation verbessert. Diese Beratungskultur existierte bereits vor der Einführung des umfassenden Rechtsanspruchs auf Pflegeberatung nach § 7a SGB XI. Dabei wurde ein großer Teil der nach § 7a SGB XI vorgesehenen Leistungen, und hierbei insbesondere das Fallmanagement, aus der Sicht der Nutzer auch schon vor 2009 von verschiedenen Akteuren innerhalb der Altenhilfe erbracht. Hierzu zählen neben den Pflegekassen und ab 2009 den Pflegestützpunkten vor allem die Beratungsstellen der Wohlfahrtsverbände sowie insbesondere die ambulanten Pflegedienste. Daneben erfolgt Beratung zur häuslichen Pflegesituation aber auch in kommunalen Beratungsstellen, in Kliniken und Rehabilitationseinrichtungen, in stationären Pflegeeinrichtungen sowie bei einer Vielzahl weiterer lokaler Angebote in unterschiedlicher Trägerschaft. Für den Nutzer ist es hierbei naturgemäß schwierig, die jeweiligen Träger im Einzelnen immer korrekt auseinanderzuhalten. Die vorliegenden Ergebnisse unterstreichen aber die vorhandene lokale Vielfalt der Beratungsangebote, die im Rahmen der Pflegeberatung mit der Einführung von sog. Pflegestützpunkten vernetzt und besser aufeinander abgestimmt werden sollen.

Beratung und ganz besonders Fallmanagement werden als ausgesprochen hilfreich wahrgenommen und zeigen im Hinblick auf konkrete Verbesserungen im Pflegealltag aus der Perspektive der Nutzer auch Wirkung. Je breiter und individueller die Beratung angelegt ist, desto zufriedener sind die Nutzer. Als besonders nachhaltig erweist sich die Wirkung dann, wenn die Pflegeberatung konsequent an den Interessen der pflegebedürftigen Person und deren Angehöriger ansetzt. Zum Beispiel, wenn deren Interessen sofern gewünscht vom Pflegeberater gegenüber sonstigen Dritten, wie etwa Kostenträgern und Leistungserbringern, aktiv vertreten werden (advokatorische Funktion). Wesentlich ist, dass die Pflegeberatung dabei konsequent die Bedürfnisse und Bedarfe sowie den Alltag der Menschen mit Pflegebedarf und deren (pflegender) Angehöriger als Dreh- und Angelpunkt begreift, deren Perspektiven zum Ausgangspunkt nimmt und gezielt deren Gestaltungskompetenz stärkt (Förderung von Selbstbestimmung und Selbstständigkeit, Empowerment).

Die Möglichkeiten der Beratung werden allerdings von den Beratungsstellen noch nicht hinreichend ausgeschöpft. So weisen die Befunde der Nutzerbefragung darauf hin, dass ein Teil derjenigen, die eine ausführliche Beratung genutzt haben, dort möglicherweise nicht die Informations- und Unterstützungsangebote erhalten haben, die für deren individuelle Situation optimal und damit bedarfsgerecht gewesen wären. Dies trifft insbesondere auf den geforderten umfassenden Charakter der Beratung zu, der sich auf alle im Einzelfall erforderlichen individuellen Leistungen sowie pflegerischen und sozialen Hilfen beziehen soll. In diesem Zusammenhang ist es besonders bedeutsam, dass bei den Stellen, an die sich Pflegebedürftige und ihre Angehörigen wenden, Berater eingesetzt werden, die eine Sensibilität für einen möglicherweise vorhandenen weitergehenden Beratungsbedarf haben und die entsprechend auf die Klienten zugehen können. Dies wäre ein wichtiger Schritt dahin, das vorhandene Beratungspotenzial breiter nutzbar zu machen und damit besser auszuschöpfen.

Festgehalten werden kann darüber hinaus, dass bei einem Teil der Menschen mit Pflegebedarf und deren Angehörigen nach wie vor Informationsdefizite bestehen. Hinzu kommen Nutzungsbarrieren sowie auch fehlende Wirksamkeitserwartungen. Dies führt dazu, dass trotz einer möglicherweise vorhandenen Bedarfslage keine Pflegeberatung in Anspruch genommen wird. Auch das Präventionspotenzial von Beratung kommt ebenfalls bei einem Teil der Menschen mit Pflegebedarf noch nicht in dem erforderlichen Umfang zur Entfaltung. Eine ausführliche Beratung wird hier häufig erst dann in Anspruch genommen, wenn es nicht mehr anders geht. Auch hierbei spielen Informationsdefizite, Nutzungsbarrieren und fehlende Wirksamkeitserwartungen eine wichtige Rolle. Niederschwelligkeit im Verbund mit einer aufsuchenden Beratung können hier Abhilfe schaffen, um das notwendige Vertrauen in die Wirksamkeit aufzubauen, das erforderlich ist, damit private Pflegehaushalte professionelle Unterstützung auch annehmen und bei der Gestaltung ihres individuellen Pflegearrangements bewusst mit einbeziehen.

Insgesamt lässt sich schlussfolgern, dass es für die zuständigen Pflegekassen nach wie vor eine Hauptaufgabe bleiben muss, (noch) intensiver über die Pflegeberatung zu informieren und dabei sicherzustellen, dass die Informationen die Pflegehaushalte auch erreichen. Dies gilt zum Beispiel auch für den Anspruch, dass die Pflegeberatung auf Wunsch in der eigenen häuslichen Umgebung stattfinden soll. Wichtig sind dabei wohnortnahe und möglichst niedrigschwellige Beratungsangebote, um Nutzungsbarrieren abzubauen und um die verschiedenen im Wohnumfeld vorhandenen Hilfen möglichst gut und aufeinander abgestimmt einzubinden. Im Sinne einer Sicherung der Wirkung ist es unverzichtbar, dass die Pflegeberater einen engen Bezug zum Pflegealltag haben, mit den regionalen Altenhilfestrukturen gut vertraut sind und dass die individuellen Bedürfnisse und Bedarfe der zu Beratenden der Maßstab sind. Auf diese Weise kann es gelingen, die Möglichkeiten der Pflegeberatung zur nachhaltigen Stabilisierung der Pflege zu mobilisieren und nutzbar zu machen.

15.5 Zusammenfassende Diskussion: Pflegeberatung als Antwort auf einen steigenden Unterstützungsbedarf

Umfassende Pflegeberatung ist wirksam

Die Einführung eines Rechtsanspruchs auf Pflegeberatung gemäß § 7a SGB XI und der Aufbau einer entsprechenden Angebots- und Infrastruktur stellt sich als eine fachlich fundierte und leistungsfähige Antwort auf die Notwendigkeit der Unterstützung von Menschen mit Pflegebedarf und ihren Angehörigen dar. Ein individuelles Fallmanagement kann einen wichtigen Beitrag zur Verbesserung der Lebenssituation, zur Qualifizierung der Pflege und Teilhabe und zur Entlastung Angehöriger leisten. Sowohl aus der Nutzer- als auch aus der Beraterperspektive lassen sich deutliche Effekte im Hinblick auf eine besser gelingende Bewältigung der Pflegebedürftigkeit nachweisen. Dabei gilt, dass die Beratung eine möglichst breite Angebotspalette im Hinblick auf alle relevanten Leistungen, Hilfen und lokal vorhandenen Unterstützungsangeboten umfassen sollte und dass die jeweils besonderen individuellen Problemlagen, die den Pflegebedarf und die Versorgungssituation kennzeichnen, im Mittelpunkt stehen müssen. Hierbei sollte die Pflegeberatung konsequent die Bedürfnisse und Bedarfe sowie den Alltag der Menschen mit Pflegebedarf und deren (pflegender) Angehöriger als Dreh- und Angelpunkt begreifen, deren Perspektiven zum Ausgangspunkt nehmen und gezielt und systematisch deren Gestaltungskompetenzen stärken. Aus der Nutzerperspektive wird Pflegeberatung darüber hinaus dann als besonders wirkungsvoll empfunden, wenn diese konsequent an den Interessen der pflegebedürftigen Person und deren Angehöriger ansetzt, zum Beispiel, wenn der Pflegeberater als unabhängiger Ansprechpartner fungiert und dabei die Anliegen und Interessen der Pflegebedürftigen gegenüber sonstigen Dritten, wie etwa Kostenträgern und Leistungserbringern, aktiv aufgreift und vertritt.

Es ist kein Einheitsmodell für die Implementierung der Pflegeberatung nach §7a SGB XI erkennbar

Sowohl die Kassen als auch die Länder und in ihnen Kassen und Kommunen gehen höchst unterschiedliche Wege, wie sie die Aufgabe der Pflegeberatung umsetzen und implementieren. Dabei lässt sich kein Königsweg bestimmen: Für verschiedene Umsetzungsoptionen gibt es gute Gründe und anschauliche Beispiele. Das gilt sowohl für in Pflegestützpunkte integrierte Pflegeberatung, die einheitlich gegenüber allen Versicherten wahrgenommen wird, als auch für Pflegeberatung, die als eigenständige Aufgabe von Pflegekassen aufgebaut, angeboten und als zugehende Beratung umgesetzt wird. Gute Beispiele können aber nicht darüber hinweg täuschen, dass die neue Aufgabe der Pflegeberatung in der Fläche noch längst nicht vollständig im Sinne eines individuellen Fallmanagements implementiert ist. Die Einführung der Pflegeberatung gemäß § 7a SGB XI ist noch keineswegs als abgeschlossen anzusehen.

Es fehlt noch an einer übergreifenden und effizienten, alle Pflegebedürftigen in gleicher Weise erreichenden Implementationsstrategie für die Pflegeberatung

Viele interessante Ansätze, hohe Motivation von verantwortlichen Akteuren, intelligente

Software und vielfältige Instrumentarien wurden in der Evaluation über die ersten zwei Jahre der Pflegeberatung dokumentiert. Eine aufeinander bezogene Implementationsstrategie – kassenübergreifend, auf landes- und auf örtlicher Ebene – ist eher die Ausnahme. Dort, wo sie verfolgt wird, finden sich in besonderer Weise Beispiele guter Praxis. Noch fehlt es an einer gemeinsamen Strategie im Implementierungsprozess der Pflegeberatung und der Pflegestützpunkte. Das Nebeneinander der Implementationsbemühungen erscheint nicht effizient: Es werden mit hohem Aufwand parallel von vielen Kassen und auf Landesebene Lösungen für ähnliche Fragen gesucht (Prozesssteuerung, Software, Formulare, Qualitätssicherung). Die Schnittstellen zwischen der Pflegeberatung der Pflegekassen und den Beratungsinfrastrukturen auf kommunaler und verbandlicher Ebene sind nur selten synergetisch ausgestaltet. Die schon vor Einführung der Pflegeberatung vorhandene Pflegeberatungskultur und die entsprechenden Strukturen wurden und werden nicht immer optimal bei der Implementation der Pflegeberatung gemäß § 7a SGB XI berücksichtigt und genutzt. Hier zeigen sich vielfältige Optimierungsmöglichkeiten für eine vernetzte Umsetzung der neuen Aufgabe Pflegeberatung.

15.6 Fazit und Ausblick

Die flächendeckende Einführung von Case Management in der Form der Pflegeberatung durch das Pflegeweiterentwicklungsgesetz zeigt zum einen, dass – bei entsprechendem politischem Willen – Erkenntnisse aus langjährigen Modellprojekten Eingang in die Politik finden können. Dabei spielt die begleitende Implementationsforschung von Modellprojekten eine wichtige Rolle. Gleichzeitig wirken die politischen Konstellationen im Gesetzgebungsverfahren – Vermeidung der Zustimmungspflicht der Länder für das Gesetzesvorhaben – und die damit verbundene Suche nach gesetzgeberischen Wegen für Einführung der Pflegeberatung, unmittelbar auf die Implementation ein. Ergebnis ist eine Vielfalt von kassen- und länderspezifischen Umsetzungen des Rechtsanspruchs. Die Pflegeberatung wurde somit in den Wettbewerb der Kassen und die unterschiedlichen landespolitischen Konzepte für die Pflege und Altenhilfe gestellt. Die Ergebnisse der Evaluation lassen die Effekte erkennen und erahnen, dass auch die Implementationsforschung mit der wettbewerblichen Konstellation konfrontiert wurde.

Literatur

Deutscher Bundestag (2007). *Gesetzentwurf der Bundesregierung: Entwurf eines Gesetzes zur strukturellen Weiterentwicklung der Pflegeversicherung (Pflege-Weiterentwicklungsgesetz).* Drucksache 16/7439.

Frommelt, M., Klie, T., Löcherbach, P., Mennemann, H., Monzer, M. & Wendt, W. R. (2008). *Pflegeberatung, Pflegestützpunkte und das Case Management. Die Aufgabe personen- und familienbezogener Unterstützung bei Pfle-*

gebedürftigkeit und ihre Realisierung in der Reform der Pflegeversicherung. Freiburg: FEL.
Klie, T., Frommelt, M., Schneekloth, U., Behrend, S., Göhner, A., Heislbetz, C., Hellbusch, C., Püchner, A., Riesterer, J., Schmidt, M., Schuhmacher, B. & Ziller, H. (2012). Evaluationsbericht: »Evaluation der Pflegeberatung nach § 7 1 Abs. 7 Satz 1 SGB XI«. In: GKV-Spitzenverband (Hrsg.), *Pflegeberatung: Schriftenreihe Modellprogramm zur Weiterentwicklung der Pflegeversicherung* (S. 35–402). Berlin.
Monzer, M. (2013). *Case Management: Grundlagen*. Heidelberg: medhochzwei.
Schiffer-Werneburg, M.-L. (2014). §7a SGB XI Pflegeberatung. In: Klie, T.,Krahmer, U. & Plantholz, M. (Hrsg.), *Sozialgesetzbuch XI, Soziale Pflegeversicherung: Lehr- und Praxiskommentar* (S. 122–162). 3. Aufl. Baden-Baden: Nomos.
Wendt, W. R. (2011). Care und Case Management. In: Otto, H.-U. & Thiersch, H. (Hrsg.), *Handbuch Soziale Arbeit: Grundlagen der Sozialarbeit und Sozialpädagogik* (S. 214–220). 4. Aufl. München: Reinhardt.
Wendt, W. R. (2010). *Case Management im Sozial- und Gesundheitswesen: Eine Einführung*. 5. Aufl. Freiburg im Breisgau: Lambertus.

16 Entwicklung, Implementierung, Evaluation und Verstetigung eines Instruments zur praxisnahen Erfassung von Lebensqualität im stationären Kontext: Das Projekt INSEL

Frank Oswald und Hans-Werner Wahl

Einführung

Lebensqualität in Einrichtungen der stationären Altenhilfe gehört zu den zentralen Themen einer alternden Gesellschaft. Heime stehen dabei vor großen Herausforderungen, etwa angesichts des hohen Anteils an Demenz Erkrankter (Schneekloth & Wahl, 2009). Aber auch das Bewusstsein und die Sensibilität für die Bedeutung von Lebensqualität auch im Heim waren bei Trägern, Professionellen und Angehörigen wohl noch nie so ausgeprägt wie heute. Heime brauchen allerdings wissenschaftlich fundierte Hilfestellungen und Instrumente, um die Aufgabe der Sicherstellung einer hohen Lebensqualität bei vielfach sehr vulnerablen alten und sehr alten Menschen bewältigen zu können. Gleichzeitig dürfen derartige Instrumente den Heimkontext nicht überfordern, sollten die richtige Mischung von wissenschaftlichem Anspruch und Pragmatik im Praxisalltag mitbringen, und die Praxis tatsächlich verbessern bzw. optimieren. Hier setzt INSEL (**In**strument zur praxisnahen **E**rfassung von **L**ebensqualität) an, das in Zusammenarbeit zwischen der Paul Wilhelm von Keppler-Stiftung, der Abteilung für Psychologische Alternsforschung am Psychologischen Institut der Universität Heidelberg und dem Arbeitsbereich Interdisziplinäre Alternswissenschaft der Goethe-Universität Frankfurt am Main entwickelt wurde.

16.1 Zur gesellschaftlichen Bedeutung von Leben und Lebensqualität im Heimkontext

Heime sind bedeutsame Wohnorte für ältere Menschen (Schneekloth & Wahl, 2009). Forschungsarbeiten im Bereich des Wohnens, Lebens und Alterns in Heimen stehen vor einer besonderen Herausforderung: Sie adressieren einen Forschungsgegenstand, der häufig als Alternative zum Wohnen im Privathaushalt abgelehnt bzw. als möglichst zu vermeidende »Notfallentscheidung« angesehen wird. Zudem stehen Heime in der Kritik der Öffentlichkeit. Sie sind das bevorzugte Ziel medialer Inszenierungen von Missständen in der Versorgung pflegebedürftiger alter Menschen, sie werden zum Gegenstand von Qualitätskritik, oder es wird ihre Existenzberechtigung als Wohn- und Versorgungsform für alte Menschen in Frage gestellt. Allerdings lebt ein substanzieller Teil der älteren Bevölkerung, vor allem der Hochaltrigen, in Heimen, und Heime stellen auch ein quantitativ bedeutsames Berufsfeld für die Pflege dar (Schneekloth & Wahl,

2009). Es wäre anmaßend, den in Einrichtungen lebenden Älteren ein »gutes« und qualitätsvolles Leben abzusprechen, zumal es keine empirische Grundlage dafür gibt, ein »gutes« Leben, speziell in der Situation der Hilfe- und Pflegebedürftigkeit, automatisch mit Privatwohnen gleichzusetzen.

Vielleicht hat Altern in Institutionen gerade deswegen eine wichtige Rolle in der sozial- und verhaltenswissenschaftlichen Alternsforschung gespielt, etwa wenn es darum ging, Möglichkeiten und Grenzen »guten« Alterns auszuloten (z. B. Kruse & Wahl, 1994; Mollenkopf et al., 2004). Parallel dazu entwickelte sich eine neue Forschungs-Praxis-Kultur, in der evidenzbasierte Entscheidungen und datengestützte Evaluationen zunehmend an Bedeutung gewannen. Aus Sicht der Bewohner ist ferner bedeutsam, dass diese die ihnen über Jahrzehnte vertraute räumlich-soziale Einbindungskontinuität aufgegeben und sich in ein neues professionell organisiertes Lebensumfeld begeben haben und dabei ihre Bedürfnisse mit dem Funktionieren der »Institution« in Einklang bringen müssen. Die Bewohner von Heimen sind zudem im Vergleich mit jenen in Privathaushalten nicht nur deutlich älter, sondern auch deutlich körperlich und psychisch kränker und oftmals sozial und familiär isolierter (Schäufele et al., 2009).

Konsens besteht heute trotz einer Verschiebung hin zu »Pflege«-Heimen und einem häufig schwer pflegebedürftigen Klientel darüber, dass Heime nicht nur als Pflege- und Sterbeeinrichtungen zu sehen sind, sondern als gemeinschaftlich organisierte Formen eines möglichst guten Lebens und Wohnens. Hier kommt der Begriff der Lebensqualität ins Spiel. Die Träger der stationären Altenhilfe sehen sich zunehmend dem Anspruch ausgesetzt, diesbezügliche Erwartungen von Bewohnern, Angehörigen und der Gesellschaft im Hinblick auf eine möglichst hohe Lebensqualität mit der Weiterentwicklung traditioneller Heimkonzepte zur gesellschaftlich akzeptierten »modernen« Gruppenwohnform für Ältere zu verbinden. Hinzu kommt, dass zukünftige Geburtskohorten sich verstärkt als Kunden verstanden wissen wollen und ihr Feedback zu einem wichtigen Qualitätskontrollmaßstab für Leistungserbringer wird (Oswald et al., 2014).

Seit Jahren gibt es in der Altenhilfe Versuche, bei der Qualitätssicherung die Ergebnisqualität in den Mittelpunkt zu stellen und den Kern der Ergebnisqualität in der Altenhilfe als Lebensqualität zu bezeichnen. Aber was ist gute Lebensqualität im institutionellen Kontext jenseits objektiver, pflegebezogener Kriterien aus der subjektiven Sicht der häufig schwer beeinträchtigten Bewohner? Bislang gibt es in der Altenhilfe in Deutschland wenig konkrete Umsetzungen des Konstrukts der Lebensqualität und es gibt kaum Verfahren, wie denn praxisnah Lebensqualität in der Altenhilfe erfasst werden kann (Oswald et al., 2014).

16.2 Ziele, konzeptueller Hintergrund und Durchführung von INSEL

INSEL verfolgte von Beginn an das Ziel, sich umfassend der individuellen Lebenswirklichkeit von Heimbewohnern anzunähern, speziell deren Lebensqualität zu erfassen und in den Pflege-, Wohn- und Lebensalltag im Heim zu übertragen. Konkret heißt dies:

- INSEL richtet sich an alle Bewohner und stellt deren subjektives Erleben ins Zentrum;
- INSEL ist als niederschwelliges Instrument zur pragmatischen und ökonomischen Anwendung (Training, Dokumentation) durch trainierte Professionelle konzipiert;
- INSEL arbeitet mehrperspektivisch, d. h. Lebensqualität wird aus der Sicht der Bewohner sowie von Professionellen erfasst und aushandelnd gegenübergestellt;
- INSEL stellt Daten und Einsichten mit Pflege- und Ressourcenplanungsbedeutung bereit und berücksichtigt dabei auch sich wandelnde Bedürfnisse der Zukunft (»Kohortenwandel«);
- INSEL befördert die Lebensqualitätsforschung und die Diskussion um Lebensqualitätskultur.

Die Entwicklung der zwölf Lebensqualitätsdimensionen in INSEL erfolgte auf der Basis des von Lawton entwickelten Lebensqualitätskonzepts (1991), seinem Konzept eines »guten« Lebens im Alter (*good life model*, 1983) sowie einschlägiger Modelle zur Messung von Lebensqualität in stationären Kontexten (▶ **Tab. 16.1**).

Tab. 16.1: Zwölf Dimensionen von Lebensqualität und ihre Entsprechung in unterschiedlichen Ansätzen von Lebensqualität in der bisherigen Literatur

	Dimension von Lebensqualität	Bezeichnung in der Literatur und Herkunft
1	Körperliches und psychisches Wohlbefinden	physical comfort[1]; pain, distress, comfort[2]
2	Sicherheit	security[1]; safety and security[2]
3	Unterstützung bei Einschränkungen	functional competence[1, 2]
4	Essen und Trinken	Ernährung und Hauswirtschaft[3]; food[4]
5	Anregung und sinnvolle Beschäftigung	meaningful activity[1, 2]; passing the time[4]
6	Soziale Kontakte und Beziehungen	relationships[1]; soc. interaction[2]; Kontakte[3]; social life[4]
7	Würde	dignity[1, 2]
8	Privatheit	privacy[1, 2, 3]
9	Religiosität und Sinngebung	spiritual well-being[1, 2]
10	Selbstbestimmung	autonomy[1, 2]; Autonomie und Wahlmöglichkeiten[3]
11	Wohnkomfort	the residents room/the home[5]
12	Servicequalität	resident services[5]

Anmerkung: [1] Kane (2001), Kane et al. (2003); [2] Lawton (1999); [3] Schulz-Hausgenoss et al. (2005); [4] Spalding und Frank (1985); [5] Chou et al. (2001); zusammenfassend s. auch Oswald et al. (2007)

INSEL besteht aus drei Teilen (Details zu Instrument und Befunden s. Oswald et al., 2014):

1. *Die Bewohnerbefragung (bei nicht auskunftsfähigen Bewohnern: Angehörigenbefragung):* Hierbei werden Daten zur Lebensqualität durch einen geschulten Mitarbeiter mittels eines halbstandardisierten Interviews erfragt. Das heißt, die einzelnen Lebensqualitätsdimensionen werden zwar strukturiert eingeführt und

exploriert, die Antworten werden jedoch in offener Form gegeben und entsprechend mitgeschrieben.

2. *Die moderierte Personalbefragung*: Diese dient zur Erhebung von Daten zur Lebensqualität des jeweils fokussierten Bewohners aus der Sicht des Personals. Dabei werden in einer von einem erfahrenen Mitarbeiter (häufig dem Interviewer) geleiteten Diskussion halbstandardisiert lebensqualitätsbezogene Alltagssituationen gesammelt, diskutiert und (im Konsens) den Dimensionen zugeordnet sowie diese ihrer Wichtigkeit nach sortiert.
3. *Das Auswertungsprotokoll*: In einem standardisierten Protokoll werden die Daten aus der Bewohner- und Personalperspektive gegenüber gestellt sowie konkrete Maßnahmen für den Pflegealltag abgeleitet und genau dokumentiert, um deren Umsetzung weiter zu verfolgen.

Daran schließen sich drei praxisrelevante Schritte an, die hier nicht näher ausgeführt werden:

4. *Umsetzung von konkreten Maßnahmen*
5. *Übertragung der Erkenntnisse in die Pflege- und Betreuungsplanung*
6. *Überprüfung der Ergebnisse (d. h. ggf. Durchführung eine Wiederholungsinterviews)*

Methodisch innovativ ist INSEL erstens, weil qualitative und quantitative Erhebungseinheiten vereinigt und aufeinander bezogen sind. Offen erfragte Inhalte können interpretiert und genutzt werden; andererseits werden Einschätzungen der subjektiven Wichtigkeit der zwölf Lebensqualitätsdimensionen in eine individuelle Rangfolge gebracht und die Perspektive des Bewohners und des Personals verglichen. Übereinstimmungen und Nicht-Übereinstimmungen sollen dabei nicht im Sinne einer Bewertung der vom Personal geleisteten Pflegegüte betrachtet werden, sondern als bedeutsame Hinweise zur Reflexion des pflegerischen Tuns oder Nicht-Tuns. Neuartig ist auch die Kombination möglichst breiter Anwendungsbereiche mit einer möglichst großen Anwendungstiefe, d. h. INSEL soll grundsätzlich für alle Bewohner von Heimen anwendbar zu sein, was bedeutet, dass INSEL des intensiven Trainings bedarf, auch wenn die Durchführung und Auswertung ökonomisch sind. Bei nicht auskunftsfähigen Personen wird die Sichtweise eines Angehörigen als »Proxy«-Einschätzung herangezogen. Zudem ist das Instrument offen für die Identifizierung sich wandelnder Bedürfnisse von neuen Kohorten Älterer (z. B. in den Bereichen Wohnkomfort und Servicequalität).

16.3 Von der Idee zur Umsetzung – der Implementierungsprozess von INSEL

Im Folgenden wird der Implementierungsprozess beschrieben. Der Implementierungsprozess dauerte von der ersten Idee bis zur Einführung in den Regelbetrieb zwei Jahre (2005–2007). Weitere fünf Jahre (2007–2012) dauerte es, bis INSEL dauerhaft im Regelbetrieb etabliert, wissenschaftlich vorgestellt und zur Veröffentlichung vorbereitet wurde. Die Vielschichtigkeit der dabei involvierten Prozesse soll mit Hilfe der folgenden 28 bedeutsamen Eckpunkte des Praxis-Wissenschaftsaustausches und der Implementierung von INSEL in den Regelbetrieb der stationären Altenhilfe in zeitlicher Abfolge veranschaulicht werden.

1. Entscheidung des Trägers über Lebensqualität als strategischem Schwerpunkt (02/2005)
2. Kontaktaufnahme mit der Wissenschaft und gemeinsame Zielsetzung (Mitte 2005)
3. Von da ab: Regelmäßiger Austausch zwischen Praxis und Forschung (2005–2012)
4. Einrichtung eines Steuerungskreises (Mitte 2005)
5. Vorstellung einer INSEL-Arbeitsversion auf erstem internen Fachtag (03/2006)
6. Wissenschaftliche Pilottestung von INSEL-Vorversionen (Mitte 2006)
7. Erprobung von Arbeitsversionen in ausgewählten Einrichtungen (Mitte 2006)
8. Entwicklung von Trainingsprogrammen (2006)
9. Optimierung der Vorversion(en) (bis 02/2007)
10. Vorstellungen des Instruments auf Fachtag, Mitarbeiter- und Leitungsebene (02/2007)
11. Austausch und Schulung auf Interviewer-Informationstag (05/2007)
12. Schulung eines substantiellen Teils der Mitarbeiter in INSEL (07–10/2007)
13. Vorläufige Einführung von INSEL in allen Heimen nach intensivem Training (07–12/2007)
14. Endgültige Entscheidung über den Implementierungsplan (seitens des Trägers) (Ende 2007)
15. Festlegung von Finanz-, Personal- und Zeitplanung (seitens des Trägers) (Ende 2007)
16. Vernetzung von INSEL mit Qualitätsentwicklung und -controlling (Träger) (Ende 2007)
17. Durchführung von INSEL im Regelbetrieb (seit 2008)
18. Weiterentwicklung des Instruments (z. B. Demenz-Screening-Skala) (2008)
19. Wissenschaftliche Analyse und Auswertung bisheriger Interviews (2009)
20. Vorstellung der Ergebnisse auf Leitungskonferenz und weiterem Fachtag (2009)
21. Weiterentwicklung des INSEL-Schulungskonzepts (2009)
22. Einbindung der Praxiserfahrungen in die Instrumentenoptimierung (2010)
23. Einrichtung von Arbeitsgruppen zu INSEL und Schulung weiterer Mitarbeiter (2010)
24. Vorstellung des Instruments und von INSEL-Befunden auf Tagungen (seit 2010)
25. Einführung eines INSEL-Reglements auf Trägerebene als verbindliche Grundlage des internen, INSEL-gestützten Entwicklungsprozesses in allen Einrichtungen (2010)
26. Einrichtung einer weiteren Arbeitsgruppe (INSEL-Multiplikatoren) (2011)
27. Durchführung von drei regionalen Fachtagen mit Interviewern und Leitungsteams zur Vermittlung der Forschungsergebnisse (2011)
28. Erstellung einer Buchpublikation zu INSEL (2012; jetzt als Oswald et al., 2014)

Hervorzuheben ist die enge und regelmäßige Verzahnung von Praxis und Forschungsinteressen über die gesamte Laufzeit der Projekt- und Implementierungsphase. Eine scharfe Trennung zwischen beispielsweise einer Entwicklungs- und einer Implementierungsphase ist dabei nur bedingt möglich. So wurden während der Instrumentenentwicklung (ca. Punkte 1–14) probehalber Implementierungsversuche durchgeführt (Punkt 7) und das Instrument auch nach Implementierungsentscheidung (Punkt 14) noch weiterentwickelt (Punkte 18 und 21). Auch ist eine Differenzierung dieser und anderer Aufgaben, z. B. Mitarbeiterqualifikation, organisationale Einbettung, nur schwerlich möglich, weil in der Praxis stets auf allen Ebenen weitergearbeitet wurde. Zeitweise wurde die Arbeit an INSEL als drittmittelfinanziertes Forschungsprojekt dargestellt. Führt man sich die lange Laufzeit vor Augen, wird deutlich, wie außergewöhnlich und zugleich anspruchsvoll eine Praxis-Forschungs-Kooperation in dieser Größenordnung (über den Rahmen eines Forschungsprojekts hinaus) ist. Die Erkenntnisse aus Projektphase und Regelbetrieb führen dabei trägerseitig zu folgenden konkreten Empfehlungen für den Einsatz von INSEL im mittlerweile verstetigten Regelbetrieb:

- Festlegung eines verbindlichen Anwendungszyklus von INSEL (z. B. mindestens ein INSEL-Interview/Gruppeninterview je Wohnbereich und Dienstplanzeitraum (i. d. R. vier Wochen))
- Feste Terminierung des INSEL-Interviews und der INSEL-Gruppenbefragung in den Dienstplänen der beteiligten Mitarbeitergruppen (Sicherstellung notwendiger Zeit- und Personalressourcen für die Anwendung und Umsetzung von INSEL)
- Regelmäßige zentrale Erfassung und Auswertung der statistischen Daten aus den INSEL-Interviews (u. a. zur Darstellung der Arbeit mit INSEL, zur Klärung bei Auffälligkeiten)
- Verständigung auf ein Verfahren zur Übertragung der Informationen und Ergebnisse aus dem INSEL-Interview sowie der Gruppenbefragung in die Pflege- und Betreuungsplanung und zur Sicherstellung der Maßnahmenbearbeitung
- Begleitung der Einrichtungen durch interne INSEL-Multiplikatoren (jährlich mindestens ein Gespräch mit dem Leitungsteam und den INSEL-Interviewern zur Aufnahme von Impulsen, Klärung offener Fragen). In der Folge werden regionale INSEL-Update-Tage durchgeführt zur Klärung von Verfahrensfragen, spezifischen Anwendungs- und Verhaltensfragen
- Verbindliche Verankerung und Verknüpfung von INSEL mit zentralen strategischen Prozessen. Bei der Keppler-Stiftung ist das Thema Lebensqualität (und damit auch INSEL) in die Strategieplanung eingebunden. Konkretisiert wird INSEL im strategischen Controlling (BSC) sowie den Jahreszielgesprächen und -vereinbarungen mit den Einrichtungen

Die zeitliche Abfolge der Implementierung von INSEL als Instrument für Praxis und Forschung sowie die hier exemplarisch herausgearbeiteten zentralen Erkenntnisse des Trägers aus Projekt- und Regelbetrieb machen die Komplexität der Implementierung deutlich. Sie zeigen aber auch, dass INSEL sich als nützlich für die Praxis (Umsetzung von Lebensqualität im Pflegealltag) und die Forschung (Beleg der Bedeutung von Lebensqualität) erwiesen hat und in der Folge keine zusätzliche Belastung für die Einrichtungen, sondern ein verbindliches (Regel-)Instrument zur Umsetzung der strategischen Ziele der Keppler-Stiftung geworden ist.

Auf der Praxisebene heißt dies, dass die von geschulten Mitarbeitern erhobenen Informationen nach der etwa vierstündigen Beschäftigung mit Bewohner und Betreuungsteam über den Bewohner unmittelbar in eine aktions- und maßnahmenorientierte Nutzung überführt werden können und damit der direkten Optimierung der Lebensqualität der Bewohner dienen. Deshalb werden am Ende der Teamsitzung individuelle bewohnerorientierte Maßnahmen zur Erhaltung oder Verbesserung der Lebensqualität abgeleitet, ihre Umsetzung zeitlich festgelegt und dokumentiert. Dieses Dokumentationsblatt wird den Bewohnerunterlagen beigefügt und ist im Betreuungsalltag präsent. Darüber hinaus hat sich in der Anwendung über mehrere Jahre hinweg gezeigt (und sich in der Evaluation bestätigt), dass die Anwendung von INSEL zur Reflexion der bisherigen

Arbeit und zur Verbesserung der ganzheitlichen Sicht von Bewohnern (über deren Aussagen, im Vergleich mit anderen, durch die Nutzung der Wichtigkeitsprofile) beiträgt.

Auf der Forschungsebene kann INSEL sowohl quantitativ als auch qualitativ ausgewertet werden. Die an quantitativen INSEL-Daten (aus N = 854 Interviews aus 21 Heimen) orientierte Auswertung orientieren sich u. a. an der Anzahl an Äußerungen (aus insgesamt über 41.000 Äußerungen), an Wichtigkeitsurteilen, an Übereinstimmungen und neuen Inhalten bei Vergleichen von Bewohner- und Personalsicht und an Zusammenhängen geäußerter Inhalte und Wichtigkeitsurteile mit Hintergrundvariablen, wie Geschlecht, Alter, Gesundheitssituation und Wohndauer der Bewohner. Qualitative Auswertungen basieren bislang auf Inhaltsanalysen von transkribierten Mitschriften aus 250 Bewohnergesprächen und damit auf insgesamt 8.441 Äußerungen und fokussieren auf die inhaltliche Binnenstruktur der gegebenen Antworten je Dimension (z. B. was genau wird geäußert bei sozialen Kontakten und Beziehungen oder bei Religiosität und Sinngebung) und gehen der Frage nach, ob sich Binnenstrukturen der Dimensionen vergleichen lassen, bzw. ob es Hinweise auf unterschiedliche Inhaltsprofile z. B. für Männer versus Frauen, schon lang im Seniorenzentrum wohnende versus erst vor Kurzem eingezogene Bewohner etc. gibt (zu den Ergebnissen s. Oswald et al., 2014).

16.4 Bisherige Schritte zur Evaluation von INSEL

Die Wirkung von INSEL im weitesten Sinne wurde bislang aus zwei empirischen Perspektiven beschrieben. Dabei handelt es sich nicht im strengen Sinne um eine kontrollierte Evaluationsstudie, da diese im Kontext von Seniorenzentren kaum durchführbar wäre. Vielmehr wurde zum einen eine standardisierte Befragung zur Bewertung und Wirkung von INSEL bei allen Mitarbeitern der Keppler-Stiftung vorgenommen. Zum anderen wurde eine teilstandardisierte vertiefende Untersuchung zu INSEL mit Bewohnern, INSEL-Interviewern und Angehörigen von befragten Bewohnern durchgeführt.

In einer Fragebogenstudie zeigte sich bei hoher Beteiligung der Mitarbeiter der Keppler-Stiftung (N = 776 aus 20 Senioreneinrichtungen = 41 % aller Mitarbeiter) eine differenzierte Bewertung von INSEL je nach persönlicher Kenntnis und Nähe zum Instrument und je nach erfragter Auswirkung (z. B. auf die kollegiale Zusammenarbeit, auf die Arbeit mit dem Bewohner oder auf das eigene Berufsverständnis). Inhalte und Durchführung von INSEL wurden häufig positiver bewertet, je intensiver der Kontakt zu INSEL ist, aber auch unter Mitarbeitern mit viel INSEL-Kontakt gab es kritische Einschätzungen des Instruments (z. B. die Anwendung ist zu kompliziert, die Übertragungsarbeiten dauern zu lang). Die Wirkung auf den Betreuungsalltag wurde bei grundsätzlich positiver Einschätzung von Nutzern im Vergleich zu Nicht-Nutzern von INSEL deutlich höher eingeschätzt. Hinsichtlich der Wirkung auf die Zusammenarbeit mit Kollegen zeigten sich grundsätzlich positive Tendenzen zum besseren Austausch von Wissen um den Bewohner sowie ein großes Interesse an INSEL bei den Nicht-Nutzern. Die Einschätzung der Wirkung von INSEL auf das eigene Berufsverständnis zeigte, dass INSEL aus Überzeugung angewendet wurde und zum Nachdenken anregte. Weiterführende Analysen zeigten, dass Mitarbeiter, die INSEL positiver bewerteten, häufiger auch die Wirkungen auf die kollegiale Zusammenarbeit und auch auf das eigene Berufsverständnis als größer bzw. positiver beurteilten. Fragt man nach mitarbeiterbezogenen Merkmalen, die für die Einschätzung von INSEL zudem bedeutsam waren, so zeigte sich, dass neben der Nähe des Kontakts zu INSEL auch noch der aktuelle Tätigkeitsbereich sowie die Dauer der Tätigkeit in der Einrichtung wichtig war. So gaben Betreuungspersonen eine im Vergleich zu in der Pflege Tätigen positivere Einschätzung mit Blick auf die Wirkungen von INSEL auf den Betreuungsalltag und das eigene Berufsverständnis ab. Langjährige Mitarbeiter sahen hingegen das eigene Berufsverständnis und die Zusammenarbeit mit Kollegen weniger durch INSEL beeinflusst, als neuere Mitarbeiter.

In einer vertiefenden Evaluationsstudie mit je N = 21 INSEL-Teilnehmern, Interviewern sowie Angehörigen zeigte sich beispielsweise, dass das Erleben von INSEL bei den meisten Befragten direkt nach dem Interview und auch noch vier Wochen später deutlich positiv getönt war. Nur bei sehr wenigen Personen schien vor allem mit vier Wochen Abstand auch etwas eher Unangenehmes (z. B. belastende Aspekte, die im Erstinterview zur Sprache kamen und beim Interviewer noch nachwirkten) zurückgeblieben zu sein. In den quantitativen Analysen bestätigte sich dieses positive Bild ebenso. In Bezug auf die mit INSEL befassten Professionellen unterstützen die Ergebnisse der Studie insgesamt eine Sichtweise, dass INSEL bei diesen auf unterschiedlichen Ebenen eine überwiegend positive Wirkung entfaltete und als sehr nützlich für die Qualität des eigenen professionellen Handelns und die Beziehung zu den Bewohnern erfahren wurde. So wurde deutlich, dass INSEL eine differenzierte Wahrnehmung der Bewohner förderte und neue Chancen der Beziehungsgestaltung zwischen Personal und Bewohner eröffnete bzw. ermöglichte. Die differenzierte Sicht der Bewohner und die Verbesserung des Wissens über diese wurde insgesamt als hilfreich für das eigene professionelle Handeln bzw. als Verbesserung der eigenen professionellen Kompetenz erlebt. Zudem wurde die Teamgesprächskomponente von INSEL sowohl im Hinblick auf den Umgang mit Bewohnern als auch in Bezug auf die eigene Professionalität, die Kooperation untereinander, den Austausch mit den anderen Kollegen und den Teamgeist insgesamt als deutlich förderlich beschrieben. Auch gingen viele Aussagen dahin, dass die aufgrund von INSEL besprochenen Maßnahmen konkret und hilfreich waren. Diese positive Gesamtsicht blieb auch nach vier Wochen weitgehend erhalten, und es fanden sich Hinweise darauf, dass Maßnahmen in diesem Zeitraum auch konkret umgesetzt wurden und mit beobachtbaren (positiven) Verhaltensveränderungen seitens der Bewohner einhergingen. INSEL hinterfragende oder negativ bewertende Äußerungen fanden sich eher selten. Allerdings gab es nach vier Wochen auch relativ viele Aussagen, welche in die Richtung zielten, dass keine eindeutigen Wirkungen von INSEL in diesem Zeitraum wahrgenommen wurden.

Auch im quantitativen Teil der vertiefenden Studie bestätigte sich konsistent ein positives Bewertungsbild von INSEL. In Bezug auf Angehörige zeigten die Befunde der Studie, dass diese eher ein recht pauschales Wissen über das stattgefundene INSEL-Interview besaßen, jedoch die ihnen von den Bewohnern vermittelten Erfahrungen überwiegend in eine positive, INSEL unterstützende Bewertung wiesen. Von einem kleineren Teil der Angehörigen wurde INSEL auch als Überforderung bzw. als relativ wirkungslos beschrieben. Schließlich sollten aus Sicht der Autoren Befunde über die Zeit nur sehr vorsichtig interpretiert werden. Das heißt, es ist allerdings dennoch auffällig, dass die INSEL-Teilnehmer sich hinsichtlich ihrer Gesundheitseinschätzung im Gegensatz zu Nicht-INSEL-Teilnehmern (Paarlingen) etwas verschlechterten, sich allerdings in Bezug auf Lebenszufriedenheit im Gegensatz zu

Nicht-Teilnehmern verbesserten. Sicher in hohem Maße spekulativ könnte man darin eventuell einen Hinweis erkennen, dass INSEL möglicherweise für gesundheitliche Beeinträchtigungen sensibilisiert, aber dennoch dazu beitragen kann, Lebenszufriedenheit zu erhöhen.

Insgesamt stellt sich nach den Ergebnissen der beiden Evaluationsstudien INSEL der Autoren sowohl aus der Perspektive der INSEL-Teilnehmer als auch der INSEL-Interviewer als ganz überwiegend in mehrdimensionaler Sicht positiv bewertetes Verfahren dar.

16.5 Fazit und Ausblick

INSEL kann exemplarisch für einen gelungenen Praxis-Wissenschaftsaustausch in einem gesellschaftlich bedeutsamen Handlungsfeld pflegerischer und gerontologischer Implementierungswissenschaft betrachtet werden. Maßgeblich für den Erfolg im Sinne der hier beschriebenen Implementierung in den Praxisalltag und die Evaluation von INSEL waren u. E. seitens der Forschung insbesondere die ausdauernden Bemühungen zur Entwicklung und Etablierung eines wissenschaftlich fundierten, ökonomisch anwendbaren und breit einsetzbaren Instruments sowie, seitens der Praxis, eine hohe Bereitschaft zur langfristigen Implementierung von INSEL als leitbildtragendes Instrument im Pflegealltag, der Einsatz von Zeit- und Personalressourcen und Offenheit für die dialogische Entwicklung des Instruments. Hinzu kommen der gegenseitige Wunsch nach Kooperation und konstruktivem Austausch sowie das Engagement weit über das Maß drittmittelfinanzierter Leistungen hinaus. Erfolg kann also letztlich nur gelingen durch langfristige Verschränkungen zwischen der Praxis engagierter Träger und engagierter Wissenschaft.

Literatur

Chou, S. C., Boldy, D. P. & Lee, A. H. (2001). Measuring resident satisfaction in residential aged care. *Gerontologist, 41*(5), 623–631.

Kane, R. A. (2001). Long-term care and a good quality of life: bringing them closer together. *Gerontologist, 41*(3), 293–304.

Kane, R. A., Kling, K. C., Bershadsky, B., Kane, R. L., Giles, K., Degenholtz, H. B., Liu, J. & Cutler, L. J. (2003). Quality of life measures for nursing home residents. *J Gerontol A Biol Sci Med Sci, 58*(3), 240–248.

Kruse, A. & Wahl, H.-W. (1994). Entwicklungen in der stationären Altenarbeit: Zwei gegensätzliche Szenarien des künftigen Heims. In: Kruse, A. & Wahl, H.-W. (Hrsg.), *Altern und Wohnen im Heim* (S. 237–255). Bern: Huber.

Lawton, M. P. (1999). Environmental taxonomy: generalizations from research with older adults. In: Friedman, S. L. & Wachs, T. D. (eds.), *Measuring environment across the life span* (pp. 91–124). Washington: American Psychological Association.

Lawton, M. P. (1991). A multidimensional view of quality of life in frail elders. In: Birren, J. E., Lubben, J. E., Rowe, J. C. & Deutchman, D. E. (eds.), *The concept and measurement of quality of life in the frail elderly* (pp. 3–27). San Diego: Academic Press.

Lawton, M. P. (1983). Environment and other determinants of well-being in older people. *Gerontologist, 23*(4), 349–357.

Mollenkopf, H., Oswald, F., Wahl, H.-W. & Zimber, A. (2004). Räumlich-soziale Umwelten älterer Menschen: Die ökogerontologische Perspektive. In: Kruse, A. & Martin, M. (Hrsg.), *Enzyklopädie der Gerontologie* (S. 343–361). Bern: Huber.

Oswald, F., Wahl, H.-W., Antfang, P., Heusel, C., Maurer, A. & Schmidt, H. (2014). *Lebensqualität in der stationären Altenpflege mit INSEL: Konzeption, praxisnahe Erfassung, Befunde und sozialpolitische Implikationen*. Berlin: LIT.

Oswald, F., Wahl, H.-W., Zimber, A., Teufel, S. & Langer, N. (2007). *Entwicklung eines Instruments zur praxisnahen Messung von Lebensqualität im stationären Kontext*. Projekt im Auftrag der Paul Wilhelm von Keppler-Stiftung, Sindelfingen; Abschlussbericht. Heidelberg: Psychologisches Institut, Abt. für Psychologische Alternsforschung.

Schäufele, M., Köhler, L., Lode, S. & Weyerer, S. (2009). Menschen mit Demenz in stationären Pflegeeinrichtungen: aktuelle Lebens- und Versorgungssituation. In: Schneekloth, U. & Wahl, H.-W. (Hrsg.), *Pflegebedarf und Versorgungssituation bei älteren Menschen in Heimen. Demenz, Angehörige und Freiwillige, Beispiele für »Good Practice«* (S. 159–221). Stuttgart: Kohlhammer.

Schneekloth, U. & Wahl, H.-W. (Hrsg.) (2009). *Pflegebedarf und Versorgungssituation bei älteren Menschen in Heimen. Demenz, Angehörige und Freiwillige, Beispiele für »Good Practice«*. Stuttgart: Kohlhammer.

Schulz-Hausgenoss, A., Schönberg, F. & Naegele, G. (2005). Erfassen des »patient view« von Demenzkranken in vollstationären Einrichtungen. In: Klie, T., Buhl, A., Entzian, H., Hedtke-Becker, A. & Wallrafen-Dreisow, H. (Hrsg.), *Die Zukunft der gesundheitlichen, sozialen und pflegerischen Versorgung älterer Menschen* (S. 202–213). Frankfurt a.M.: Mabuse.

Spalding, J. & Frank, B. W. (1985). Quality care from the residents' point of view. *J Am Health Care Assoc, 11*(4), 3–7.

17 Von der Intervention zum implementierbaren Konzept: Entwicklungsschritte des DEMIAN-Konzepts

Charlotte Berendonk, Marion Bär, Matthias Hoben und Andreas Kruse

Einführung

Lebensqualitätsorientierte Konzepte in der Pflege von Menschen mit Demenz

Die Pflege von Menschen mit Demenz in unterschiedlichen Versorgungskontexten ist ein Praxisfeld, das sich in den letzten zwei Jahrzehnten stark entwickelt hat. War die Versorgung von Menschen mit Demenz bis in die neunziger Jahre des 20. Jahrhunderts noch von »therapeutischem Nihilismus« (Hirsch, 1994, V) geprägt, so gibt es heute (auch wenn für den Großteil der Demenzerkrankungen noch keine kausale Therapie zu Verfügung steht) eine Fülle nicht-pharmakologischer Interventionen, die darauf abzielen, die Lebensqualität betroffener Menschen und ihrer Familien zu fördern und einem raschen Abbau kognitiver und alltagspraktischer Fähigkeiten entgegenzuwirken. Zugleich haben sich Menschen mit Demenz inzwischen zu einer zentralen Gruppe in der Altenhilfe entwickelt: In Deutschland leben bis zu 70 % der Menschen mit einer Demenz im Verlauf ihrer Erkrankung in einem Pflegeheim, und der Anteil der Menschen mit Demenz, die hierzulande in diesen Settings gepflegt werden, beträgt bis zu 60 % (Schäufele et al., 2005; Weyerer, 2005; Rothgang et al., 2010). Sowohl die gestiegene Bedeutung der Zielgruppe innerhalb der Altenhilfe wie auch die Zunahme an Pflege- und Betreuungskonzepten weisen dieses Praxisfeld als eines aus, das stark von der Einführung von Neuerungen betroffen ist. Ein nicht geringer Teil dieser Konzepte hat eine »palliative« Ausrichtung: Die Förderung der Lebensqualität und des individuellen Wohlbefindens steht im Fokus (Brooker, 2008; Palm et al., 2013). Menschen mit Demenz in dieser Weise zu unterstützen, setzt eine personzentrierte Haltung (Kitwood, 2008) aller handelnden Akteure voraus: Die Personalität des Gegenübers, seine Individualität und Bedürfnisse sowie die Beziehung stehen im Vordergrund, nicht die Erkrankung.

Im Folgenden wird ein Pflegekonzept beschrieben, das einen mehrstufigen Prozess der Evidenzprüfung durchlaufen hat. An diese schloss sich die Entwicklung eines Implementierungskonzepts an.

Das DEMIAN-Pflegekonzept

DEMIAN (**DE**emenzkranke **M**enschen in **I**ndividuellen **A**lltagssituatione**N**) ist ein organisational ausgerichtetes, pflegeprozessbezogenes Konzept, um Lebensqualität von Menschen mit Demenz situationsbezogen, kontinuierlich und gezielt zu fördern. Es zielt darauf ab, das über Beobachtungen und Gespräche gewonnene Wissen über das, was für einen Menschen mit Demenz emotional in positiver Weise bedeutsam ist, in den Pflegeprozess und in pflegerische Interaktionen einerseits und in strategische Prozesse auf Organisationsebene andererseits zu integrieren. Dabei richtet DEMIAN den Fokus auf zwei zentrale Elemente, die mit Wohlbefinden und Lebenssinn in Zusammenhang stehen: *Individuell bedeutsame Andere* und *positive Alltagssituationen.*

- Emotionale Bindungen an *individuell bedeutsame Andere*: Damit sind zum einen Personen gemeint, an die ein Mensch mit Demenz eine emotionale Bindung hat, aber auch Tätigkeiten und Projekte, die der Person etwas bedeuten, sowie materielle Dinge oder Erinnerungen, die einem Menschen am Herzen liegen. Im Kontakt zu individuell bedeutsamen Anderen – sei es real oder durch das Gespräch über sie – können Menschen unmittelbar Lebenssinn erfahren (Bär, 2010). Inwieweit etwas oder jemand individuell bedeutsam ist, kann nur durch die Ermittlung der Ersten-Person-Perspektive, also durch Gespräche, geklärt werden. Dies wird im Verlauf der Demenz sowohl durch Gedächtnis- wie aufgrund von kommunikativen Einbußen zum Problem. Deshalb der folgende zweite Zugang.
- *Positive Alltagssituationen:* Darunter werden alle im Alltag beobachtbaren Situationen verstanden, in denen Menschen mit Demenz Anzeichen der Freude, des Wohlbefindens, von Interesse und weiteren Formen positiven Befindens zeigen. Der nonverbale emotionale Ausdruck – insbesondere die Mimik – bleibt in der Regel auch bei fortgeschrittener Demenz erhalten (Re, 2003). Gehen wir weiter davon aus, dass derartige emotionale Reaktionen nicht zufällig erfolgen, sondern Reaktionen auf Situationsgegebenheiten darstellen, durch die ein Mensch auf positive Weise angesprochen wird, so geben solche Alltagssituationen wichtige Hinweise auf aktuell vorhandene individuell bedeutsame Andere eines Menschen mit Demenz.

Über verschiedene Erhebungswege, Fallbesprechungen und eine angepasste Pflegeplanung werden diese beiden Elemente in den pflegerischen Alltag und in pflegerische Interaktionen integriert. Mit dieser Ausrichtung lässt sich DEMIAN dem Spektrum jener Konzepte zuordnen, die auf einem personzentrierten Ansatz (Kitwood, 2008) aufbauen.

Die Pflege von Menschen mit Demenz – jenseits der stark ausgeprägten Unterstützung durch Familienangehörige – wird nicht ausschließlich von Pflegenden und nicht nur von Professionellen geleistet. Für die Zukunft wird gerade im Bereich der alltagsbezogenen Begleitung eine weitere Ausdifferenzierung des Helferspektrums prognostiziert (Hoberg et al., 2013). DEMIAN versucht diesen Entwicklungen Rechnung zu tragen. In seiner Kernidee ist es bewusst einfach gehalten. Es soll unter professionell pflegerischer Steuerung im multiprofessionellen Team, auch in Zusammenarbeit mit nicht ausgebildeten Kräften und ehrenamtlich tätigen Personen, umsetzbar sein.

Weiterhin versteht sich DEMIAN nicht als umfassendes, alle Aspekte der Versorgung von Menschen mit Demenz einschließendes Konzept. Es zielt – im Gegensatz zu rehabilitativ ausgerichteten Interventionen – nicht darauf ab, dem Verlust von Fähigkeiten entgegenzuwirken. Ebenso wenig geht es um den professionellen Umgang mit herausforderndem Verhalten (wo Konzepte wie beispielsweise die verstehende Diagnostik angesiedelt sind, vgl. Bräutigam et al., 2005). Primäres Ziel des DEMIAN-Konzepts ist die Steigerung des situativen Wohlbefindens und Sinnerlebens von Menschen mit Demenz. DEMIAN kann und sollte im konkreten Versorgungssetting daher indikationsgeleitet durch weitere Interventionen ergänzt werden.

Von der Interventionsidee zum implementierungsreifen Konzept

Ausgangspunkt der Interventionsidee in ihrer ersten Form waren die Befunde einer Studie zum emotionalen Erleben bei schwerer Demenz (Bär et al., 2003; Re, 2003). Um das emotionale Ausdrucksverhalten mittels Videokamera erfassen zu können, wurden Pflegende in der stationären Langzeitpflege zu emotional bedeutsamen Alltagssituationen der von ihnen begleiteten demenzkranken Personen befragt. Die Befunde dieser Studie unterstrichen nicht nur die auch in anderen Publikationen hervorgehobene Bedeutung der Emotionalität als Ressource in allen Demenzstadien (Förstl et al., 2001; Schreiner et al., 2005; Weyerer et al., 2005), sondern sie verwiesen auch auf das Potenzial der aus den Alltagssituationen gewonnenen Beobachtungen als Anknüpfungspunkt für pflegerische Interventionen.

Das Konzept in seiner heutigen Form hat einen insgesamt zehnjährigen Entwicklungsprozess durchlaufen. Den formalen Rahmen hierfür bildeten zwei konsekutive, vom Bundesministerium für Bildung und Forschung geförderte Studien, zur Wirksamkeit des Konzepts (eine quasi-experimentelle Studie, Böggemann et al., 2008 sowie eine cluster-randomisiert-kontrollierte Studie, Kruse et al., 2010). Sie werden anschließend zunächst vorgestellt. Dies verdeutlicht den Entwicklungs- und Evaluationsprozess der komplexen Intervention DEMIAN – ein vielschichtiges und nicht lineares Unterfangen. Im Anschluss wird das Konzept zur nachhaltigen Implementierung der Intervention DEMIAN eingeführt, das aus den Erfahrungen der beiden Interventionsstudien sowie der Auseinandersetzung mit der internationalen Implementierungswissenschaft resultierte. In der abschließenden Diskussion wird der derzeitige Entwicklungsstand des Konzepts reflektiert sowie die momentan bestehenden Implikationen für eine nachhaltige Implementierung und Desiderate aufgezeigt.

17.1 Entwicklung und empirische Prüfung des DEMIAN-Pflegekonzepts

Ziel der ersten Förderphase (2004–2007) des Projekts DEMIAN war es, Wege zur systematischen Nutzung der emotionalen Ressourcen von Menschen mit Demenz zu erproben. Dabei standen zwei bedeutende pflegewissenschaftliche Aufgaben im Vordergrund: Erstens sollte aufgezeigt werden, dass demenzkranke Menschen bedeutungsvolle Situationen in ihrem Alltag in der stationären Langzeitpflege erfahren können. Zweitens sollte untersucht werden, inwieweit in der Tat positive emotionale Reaktionen auf die gestalteten Situationen erfolgen und ob diese Auswirkungen auf die Grundstimmung der Person hat. Das Projekt befasste sich daher mit den Möglichkeiten, individuelle positive bedeutsame Alltagssituationen von Menschen mit Demenz in der stationären Altenpflege zu erfassen, sowie mit der Chance, solche Situationen im Pflegealltag gezielt zu gestalten. Dazu wurden umfangreiche qualitative Erhebungen mit Menschen mit Demenz, ihren Angehörigen sowie den Pflegenden in den teilnehmenden Pflegeheimen durchgeführt. Mit Hilfe dieser Informationen wurden möglichst viele Erkenntnisse über individuelle positive Alltagssituationen von Menschen mit Demenz angestrebt. In anschließenden Fallbesprechungen, die die Forschenden moderierten, wurden ausschließlich solche Situationen für den Interventionszeitraum ausgewählt, die nach Einschätzung der Pflegenden ohne großen Aufwand spontan in den Pflegealltag integrierbar erschienen. Diese erarbeiteten Möglichkeiten zur Gestaltung positiver Alltagssituationen wurden in einem individuellen Maßnahmenplan zusammengefasst. Im Interventionszeitraum sollten die Pflegenden Maßnahmen gestalten und die Umsetzung dokumentieren.

Dieser Interventionsansatz wurde in der ersten Förderphase im Rahmen einer kontrollierten Studie mit quasi-experimentellem Design und Zwei-Gruppen-Pretest-Posttest-Plan geprüft (Bär et al., 2006; Böggemann et al., 2008). Einbezogen wurden 25 Pflegeheime in Nordbaden und im Raum Weser-Ems, die eine integrative Versorgung von Menschen mit Demenz anboten. In diesen Einrichtungen wurden insgesamt 97 Bewohner per Zufallsauswahl mit Stratifizierung nach Demenzschweregraden in das Projekt integriert.

Für jeden der teilnehmenden Bewohner (Interventions- und Wartekontrollgruppe) konnten Situationen ausfindig gemacht werden, in denen sie – aus Sicht der Pflegenden – positive Emotionen zeigten (z. B. Freude beim Betrachten von Familienfotos oder genüsslicher Verzehr von Schokolade). Pflegeinterventionen, um diese Situationen herzustellen (z. B. gemeinsames Betrachten der Fotos oder Anbieten von Schokolade), konnten gefunden und in Maßnahmenpläne integriert werden. Dies zeigt die potenzielle Möglichkeit einer solchen Vorgehensweise, auch wenn über die tatsächliche Umsetzung im Alltag keine Schlüsse abgeleitet werden können. Selbst für Menschen mit fortgeschrittener Demenz ließen sich z. T. mehrere Einzelmaßnahmen zur Förderung des Wohlbefindens finden. Eine Untersuchung des Zusammenhangs zwischen Demenzschweregrad und Zahl der gefundenen Maßnahmen ergab keinen statistischen Zusammenhang.

Es zeigte sich auch, dass es eine hohe situative Erfolgsrate bei den individuell ermittelten und gestalteten positiven Alltagssituationen gab (dokumentiert durch die Pflegenden). Diese lag deutlich über der dokumentierten Erfolgsrate der allgemeinen Gespräche, die den Studienteilnehmenden in der Vergleichsgruppe angeboten wurden. Der DEMIAN-Interventionsansatz, so das Fazit, führte in der konkreten Situation zu einem vermehrten Erleben positiver Emotionen bei Menschen mit Demenz. Diese hatten jedoch keine Auswirkungen auf die Grundstimmung/das habituelle Wohlbefinden. Dieses Ergebnis könnte u. a. den methodischen Herausforderungen der Effektmessung geschuldet sein, welche als Fremdeinschätzung durch Pflegepersonen erfolgte (Böggemann et al., 2008).

Zusammenfassend lässt sich sagen, dass das Angebot individueller, positiv bedeutsamer Alltagssituationen den Studienteilnehmenden mehr positive Emotionen ermöglichte als unspezifische Zuwendungssituationen. Durch die Gestaltung individueller Alltagssituationen gelingt es demzufolge, die betroffenen Menschen in ihrem individuellen Person-Sein anzusprechen und ihre subjektive Lebensqualität im Bereich des emotionalen Wohlbefindens zu verbessern (Böggemann et al., 2008).

17.2 Überprüfung der Anwendbarkeit des Konzepts für Pflegende

Zu Beginn der zweiten Förderphase erfolgten konzeptionelle Arbeiten. Zum einen wurde die theoretische Fundierung des DEMIAN-Konzepts durch die Anlehnung an die Gefühlsarbeit nach Strauss und Kollegen (1980) (s. dazu Berendonk & Stanek, 2010), an das Konzept des Caring von Benner und Wrubel (1997) (s. dazu Stanek et al., 2010) sowie die Biografiearbeit (s. dazu Berendonk et al., 2011) vorgenommen. Darüber hinaus wurde das Pflegekonzept in die Phasen des Pflegeprozesses integriert (vgl. dazu Berendonk et al., 2010; Stanek et al., 2010). Auf diese Weise sollte die Handhabbarkeit von DEMIAN für Pflege- und Betreuungspersonen erhöht und Voraussetzungen für die Implementierung des Pflegekonzepts geschaffen werden.

Verlauf der zweiten Projektphase

In dieser zweiten Interventionsphase (2007–2010) wurde DEMIAN in randomisiert ausgewählten Pflegeheimen eingeführt. Die Einführung erfolgte für jeweils zwei Menschen mit Demenz pro teilnehmende Arbeitseinheit, bei denen nach Einschätzung der Pflegenden eine Indikation zur emotionalen Förderung vorlag. Diese Projektphase hatte zwei Forschungsschwerpunkte: *1. Überprüfung der Anwendbarkeit des Konzepts für Pflegende*: Es wurde untersucht, inwieweit es Pflegenden möglich ist, die einzelnen Konzeptschritte selbstständig durchzuführen. Das Interventionskonzept umfasste daher die Phase der Anleitung im Rahmen von Schulungen, in denen die Pflegenden mit dem Konzept vertraut gemacht wurden und die Phase der selbstständigen Anwendung im regulären Arbeitsalltag. *2. Überprüfung der Effekte der Umsetzung des Konzepts auf Pflegende*: Die Annahmen, dass sich die Integration des DEMIAN-Konzepts in den Arbeitsalltag durch a) eine Sensibilisierung für positive Erlebensräume der demenzkranken Menschen und b) die Erweiterung der Handlungsoptionen zur Steuerung solcher positiver Situationen positiv auf die selbstberichtete Arbeitszufriedenheit, -motivation und -beanspruchung der geschulten Pflege- und Betreuungspersonen auswirkt, wurden mittels zweier Fragebögen untersucht. Zum Einsatz kamen das Tätigkeits- und Arbeitsanalyseverfahren (TAA-A; Glaser, Lampert & Weigl, 2008) und das Beanspruchungsscreening bei Humandienstleistungen (BHD; Hacker & Reinhold, 1999).

Das Projekt wurde in Form einer kontrollierten cluster-randomisierten Interventionsstudie mit Pre-Post-Design durchgeführt (Kruse et al., 2010). Insgesamt nahmen 180 Mitarbeitende (84 davon erhielten Schulungen) aus 20 zufällig ausgewählten stationären Altenpflegeeinrichtungen in der Rhein-Neckar-Region sowie dem Raum Stuttgart teil.

Interventionskonzept: Phasen der Anleitung und der selbstständigen Durchführung

Die zehn Einrichtungen der Interventionsgruppe erhielten jeweils zwei ganztägige Schulungseinheiten zum DEMIAN-Konzept. Am ersten Schulungstag wurden die Pflegenden in das Konzept eingeführt und mit der Anamnese positiver Alltagssituationen vertraut gemacht (Stanek et al., 2010). In den 14 Tagen bis zum zweiten Schulungstag sollten die Mitarbeitenden für die vorab ausgewählten Menschen mit Demenz die vorgesehenen Anamneseschritte (Beobachtung und Befragung des Menschen mit Demenz, Gespräch mit Angehörigen sowie Austausch im Team) durchführen. Die Anamneseergebnisse bildeten dann die Übungsbasis für den zweiten Schulungstag, an welchem die Planung von Maßnahmen sowie deren Umsetzung und Evaluation im Fokus standen. In der anschließenden sechswöchigen Umsetzungsphase sollten die Pflegenden die erarbeiteten Maßnahmen in ihren Alltag integrieren, deren Durchführung dokumentieren und die Wirkung evaluieren. Während dieser Zeit erfolgte nach ca. drei Wochen ein Austausch mit den Forschenden in der Einrichtung. Am Ende des Umsetzungszeitraums fand ein Feedbackgespräch zur Evaluation der Umsetzungsphase statt.

Ausgewählte Ergebnisse der zweiten Projektphase

DEMIAN wurde von den Pflege- und Betreuungspersonen sehr gut angenommen und als hilfreich und praktikabel bewertet (Berendonk et al., 2010). Die Integration des Konzepts in die Schritte des Pflegeprozesses wurde als gelungen eingeschätzt. Die Durchführbarkeit der einzelnen Konzeptschritte stellte sich unterschiedlich dar, wie die folgenden Ausführungen zeigen.

Anamnese und Maßnahmenplanung

Es war den Pflegenden durchweg möglich, die *Erfassung* positiver Alltagssituationen selbstständig durchzuführen. In der Maßnahmenplanung, von den Forschenden als angeleiteter Schritt vorgesehen, stellte sich der Unterstützungsbedarf der Pflegenden als heterogen dar. Es gab wenige Einrichtungen, in denen Teilnehmende die individuellen Pläne selbstständig erarbeiteten. Die überwiegende Anzahl der Schulungsgruppen brauchte jedoch aus unterschiedlichen Gründen Hilfestellung durch die Forschenden: *Probleme bei der Generierung von Maßnahmen* – Pflegende konnten aus den gesammelten Informationen nur wenige Interventionen ableiten, ihnen fehlte die Kreativität. Sie brauchten die Unterstützung der Forschenden, um konkrete Maßnahmen zu entwickeln. Dies zeigte sich besonders darin, dass einige Pflegende nicht in der Lage waren, aus biografisch bedeutsamen Themen Maßnahmen abzuleiten, die für bereits schwer eingeschränkte Menschen mit Demenz umsetzbar waren.[1] *Probleme bei der Verschriftlichung* – Pflegende waren zwar in der Lage, im mündlichen Austausch aus den Informationen Maßnahmen abzuleiten. Die Mitarbeitenden hatten gute Ideen, konnten diese jedoch nicht schriftlich festhalten, so dass auch die Kollegen diese verstanden hätten, die nicht an der Schulung teilnahmen. Diese Befunde weisen darauf hin, dass nicht davon ausgegangen werden kann, dass Pflege- und Betreuungspersonen nach erfolgreicher Anamnese von Informationen selbstständig Maßnahmen zur Gestaltung positiver Alltagssituationen ableiten können.

Umsetzung und Dokumentation der umgesetzten Maßnahmen

Die Dokumentation der umgesetzten Maßnahmen in einem für DEMIAN erarbeiteten Formular erfolgte sehr unterschiedlich. Für den Interventionszeitraum von 56 Tagen wurden im Durchschnitt 14 umgesetzte Maßnahmen für die Menschen mit Demenz dokumentiert. Allerdings fanden sich hier große Unterschiede in den einzelnen Einrich-

1 Aufgrund dieses Befundes des DEMIAN-Projekts erfolgte im Rahmen eines Dissertationsprojekt eine Analyse der Biografiearbeitsverständnisse Pflegender (vgl. dazu www.nar.uni-heidelberg.de/juniorforscher/demenz/berendonk.html).

tungen der Interventionsgruppe: Es gab Formulare, die bis zu 38 umgesetzte Maßnahmen aufwiesen, andere enthielten nur sehr wenige bzw. keine Notizen. Hier gilt es zu berücksichtigen, dass Pflege- und Betreuungspersonen sich in ihrem Alltag bereits einem großen Dokumentationsaufwand ausgesetzt sehen, in dem zusätzliche, projektbezogene Dokumente über einen Zeitraum von sechs Wochen möglicherweise nicht immer präsent sind. Es ist deshalb anzunehmen, dass wahrscheinlich nicht alle umgesetzten Maßnahmen dokumentiert wurden. Auch das separate Dokumentationsblatt könnte dazu beigetragen haben, dass dieses je nach Art der Dokumentation (EDV- oder papiergestütztes Pflegedokumentationssystem) über den sechswöchigen Umsetzungszeitraum nicht kontinuierlich bereitgehalten und regelmäßig von den Pflege- und Betreuungspersonen geführt wurde. In einigen Einrichtungen wurde durch DEMIAN eine ressourcenfördernde Pflege und Betreuung angeregt, die sich aber nicht in der Dokumentation der umgesetzten Maßnahmen abbilden ließ, sondern lediglich in Gesprächen mit Mitarbeitenden bzw. Leitenden zurückgemeldet wurde.

Auswirkungen auf die Arbeitszufriedenheit und -belastung der Mitarbeitenden[2]

Angesichts der Berücksichtigung der vielfältigen Einflussfaktoren auf Pflege- und Betreuungspersonen in Pflegeheimen und des zusätzlichen Arbeitsaufwands durch die Teilnahme an einem Interventionsprojekt ist es ein interessanter Befund, dass bei den Pflegenden der Interventionsgruppe ein signifikanter Rückgang in der TAA-A-Subskala der aufgabenbezogenen Stressoren (Bereich des Zeitdrucks) zu verzeichnen gewesen ist.[3]

Alle berichteten Befunde sprechen dafür, dass die Mitarbeitenden DEMIAN als wichtige Unterstützung zur Verbesserung der Pflege und Betreuung von Menschen mit Demenz ansahen: Sowohl zur Steigerung der Lebensqualität der von Demenz betroffenen Bewohner als auch zur Erweiterung der eigenen Handlungsspielräume kann das Pflegekonzept einen wertvollen Beitrag leisten und bereits vorhandene Konzepte im Sinne eines ressourcen- und personenorientierten Zugangs erweitern. Gespräche nach Projektende mit Leitungspersonen der teilnehmenden Einrichtungen der Interventionsgruppe zeigten jedoch, dass alle zehn Pflegeheime nach Ende der Interventionsphase nicht mehr systematisch mit dem Konzept gearbeitet haben. Dieses Fazit wird durch Erkenntnisse anderer Interventionsstudien bestätigt (z. B. Finnema et al., 2005), die zeigen, dass ein gewöhnlich über einen kurzen Zeitraum angelegtes Interventionsprojekt keine langfristige Veränderung im Pflegealltag hervorruft, wenn die Begleitung der Konzeptimplementierung nicht von vorne herein systematisch mit den Einrichtungen geplant wird.

2 Die vollständigen Ergebnisse können dem Endbericht entnommen werden, der auf Anfrage bei den Autoren erhältlich ist.

3 Die Mitarbeitenden der Interventionsgruppe berichteten jedoch im Vergleich zu Teilnehmenden der Kontrollgruppe zu Projektbeginn von einem signifikant höheren Niveau aufgabenbezogener Stressoren. Gruppenvergleiche auf der Subskalenebene (bewohnerbezogene Stressoren, Zeitdruck, Qualitätseinbußen, Zusatzaufwand) zeigten, dass die Interventionsgruppe zum ersten Messzeitpunkt insbesondere unter einem substanziell höheren Zeitdruck litt als die Kontrollgruppe (2,8 ± 0,8 vs. 2,5 ± 0,8 Punkte).

Fazit nach der sechsjährigen Entwicklungsphase des DEMIAN-Pflegekonzepts

Das im DEMIAN-Konzept gewählte Vorgehen zur Erfassung von biografisch und aktuell bedeutsamen Themen und der darauf folgenden Ableitung von potenziell positiven Alltagssituationen war, wie in den beiden Interventionsstudien von 2004 bis 2010 (Böggemann et al., 2008; Berendonk et al., 2010) gezeigt werden konnte, weitestgehend zielführend: Es konnten für alle in das Projekt einbezogenen Menschen mit Demenz individuelle Maßnahmen zur Förderung des subjektiven Wohlbefindens gefunden und von den Pflege- und Betreuungspersonen in den Alltag integriert werden.

17.3 Das DEMIAN-Konzept nachhaltig implementieren

Mit Abschluss der zweiten Phase war die drittmittelgeförderte empirische Forschungsphase des DEMIAN-Konzepts beendet. Eine weitere empirische Phase, in der die Möglichkeiten und Grenzen einer nachhaltigen Implementierung des Konzepts hätten verfolgt werden können, ließ sich innerhalb des Förderrahmens nicht realisieren. Die gewonnenen Befunde legten jedoch die Weiterverfolgung des Projekts in diese Richtung nahe. Eine erste vollständige Implementierung des DEMIAN-Konzepts in einer stationären Einrichtung wurde im Sommer 2014 abgeschlossen. Diese Implementierung erstreckte sich über zwei Jahre und umfasste insgesamt vier Veränderungszyklen. Voraussetzung hierfür war die Entwicklung eines spezifischen Implementierungskonzepts. Dieses wird im Folgenden anhand dreier zentraler Eckpunkte (Konzeption des Implementierungsprozesses, Implementierungszyklen und Strategiegruppe) skizziert.

Konzeption des DEMIAN-Implementierungsprozesses

Die Stadien der DEMIAN-Implementierung orientieren sich am *Model of Effective Implementation* von Grol und Wensing (2013), einem etablierten Phasenmodell des Implementierungsprozesses, das in Kapitel 4 in diesem Buch beschrieben wird. Abbildung 17.1 visualisiert das DEMIAN-Implementierungskonzept.

- In einem ersten Schritt erfolgt zwischen der Einrichtungsleitung und der Prozessbegleiterin eine Zielklärung. Entscheidend ist hier, sicherzustellen, dass das, was für die Einrichtung »das Thema« ist und was sie erreichen möchte, durch die Einführung des DEMIAN-Konzepts sinnvoll abgedeckt werden kann. Aufbauend auf diese Klärung erfolgt eine erste Grobkonzeption des individuellen Implementierungsvorhabens.
- Der zweite Schritt findet mit der zwischenzeitlich gegründeten internen Steuerungsgruppe statt, in der Mitarbeitende aller einbezogenen Wohnbereiche mitwirken. Die Steuerungsgruppe erstellt unter Moderation der Prozessbegleitung eine IST-Analyse der bisherigen Praktiken in der Versorgung von Menschen mit Demenz.
- Die IST-Analyse wird durch eine dezidierte SOLL-Analyse ergänzt. Es geht hier darum, spezifische Outcome-Parameter festzulegen, anhand derer der Erfolg der Implementierung im Verlauf des Prozesses und an dessen Ende überprüft werden kann. Die intern festgesetzten Parameter

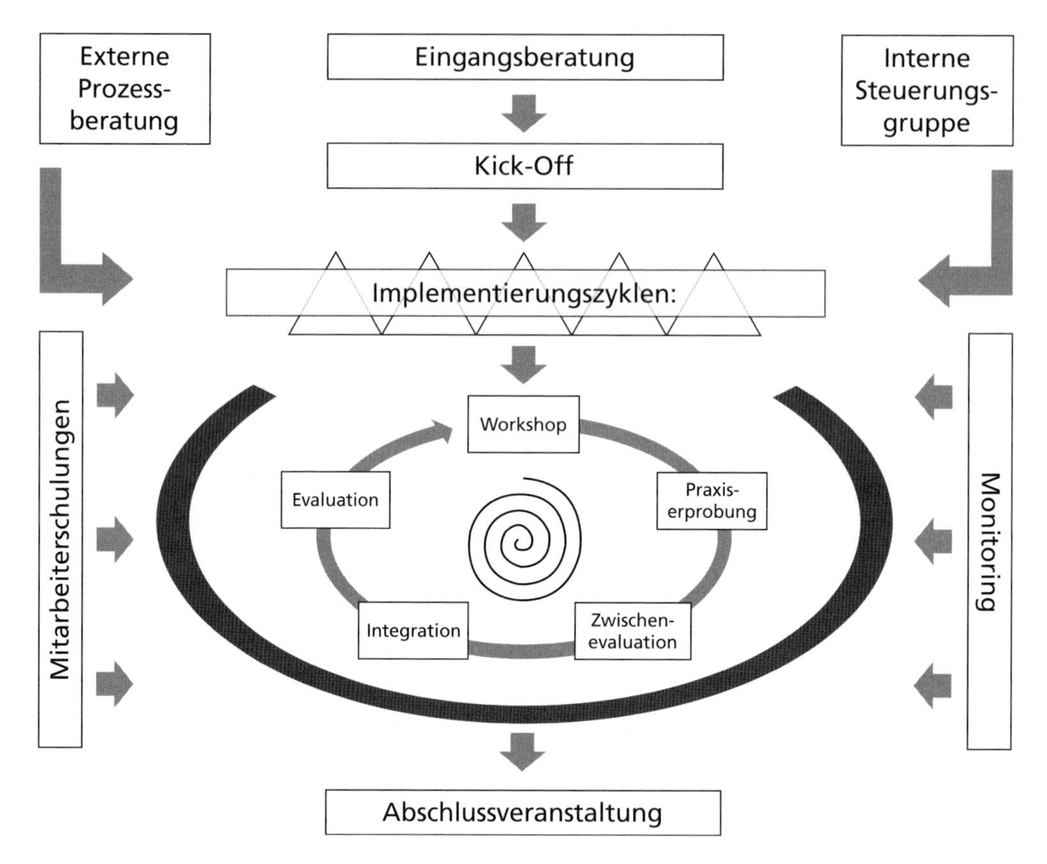

Abb. 17.1: Das DEMIAN-Implementierungskonzept

werden ergänzt durch zwei Prä-Post-Messungen: die Überprüfung der Pflegeplanungspraxis und eine Fragebogenerhebungen bei den Mitarbeitenden, die u. a. Fragen zu deren Wahrnehmung der Ressourcen von Menschen mit Demenz enthalten.

- Aufbauend auf das zuvor Entwickelte wird zusammen mit der Steuerungsgruppe der Implementierungsplan festgelegt.
- Ein kontinuierliches Monitoring des Implementierungsprozesses erfolgt zum einen intern durch die Projektsteuerungsgruppe, die sich mindestens monatlich trifft, zum anderen extern durch die Prozessbegleitung mittels Telefonaten mit der internen Projektleitung und Eingabe von Leitfragen an die Steuerungsgruppe.

Maßgebliche Akteure im Implementierungsprozess sind die Mitglieder der internen Steuerungsgruppe, in der Leitungspersonen vertreten sein müssen bzw. die eine umfassende Ermächtigung von Leitungsseite erhalten muss, um handlungsfähig zu sein. Projektbeginn und -ende werden durch Großgruppenveranstaltungen markiert. Bei der Kick-off-Veranstaltung geht es maßgeblich darum, Mitarbeitende aller Bereiche und Professionen in die Fragestellungen des Konzepts zu involvieren, Denkanstöße zu geben und einen Einblick in die Projektstrukturen zu geben, der Vertrauen schafft und Ängste nimmt. Die Abschlussveranstaltung dient dazu, das Erreichte zu feiern, die Perspektiven der Mitarbeitenden auf die aktuelle Situation einzuholen und damit auf Verstetigung hinzuwirken. Jede interne Veranstaltung wird ergänzt durch eine öffentliche Veranstaltung, bei der die Einrichtung ihr Vorhaben bzw. das abgeschlossene Projekt gegenüber ihren Kunden und weiteren *Stakeholdern* (Angehörige, Medizinischer Dienst, Heimaufsicht, weitere interessierte Personen) vertreten kann.

Das Implementierungskonzept sieht vor, dass die einzelnen Elemente von DEMIAN in mehreren, hintereinander geschalteten Zyklen in die Alltagsabläufe integriert werden. Wie viele Zyklen erforderlich sind, bis die Implementierung abgeschlossen ist, lässt sich nach dem derzeitigen Kenntnisstand nicht abschließend benennen (im Rahmen der ersten vollständigen Implementierung waren vier Zyklen erforderlich). Jeder Zyklus beginnt mit einem Workshop der Projektsteuerungsgruppe und weiteren, für das aktuelle Vorhaben wichtigen Mitarbeitenden. Im Workshop werden das zu implementierende Element eingeführt und Strategien zu dessen Implementierung erarbeitet. Darauf folgt eine Erprobungsphase, in der das neue Element so getreu wie möglich umgesetzt werden soll, um in der anschließenden Zwischenevaluation Anpassungsbedarfe identifizieren und das Element entsprechend der Strukturen vor Ort modifizieren bzw. umgekehrt Strukturen vor Ort anpassen zu können. Ist dies erfolgt, so wird das neue Element über einen gewissen Zeitraum umgesetzt, bis der Eindruck entsteht, dass es zur Routine wird. Hierauf erfolgt die Abschlussevaluation, die zugleich den Inhalt des nächsten Zyklus festlegt. Ein solcher Zyklus ist auf eine Dauer von etwa fünf Monaten angelegt. Erste Erfahrungen zeigen jedoch, dass die tatsächliche Dauer teilweise deutlich abweicht. Dies liegt v. a. daran, dass sich durch die zu implementierenden Elemente auf der strukturellen Ebene Veränderungsbedarfe ergeben können, die vorher nicht absehbar waren. Beispielsweise wurde in jener Einrichtung, die die Implementierung mittlerweile abgeschlossen hat, nach Einführung der Fallbesprechungen deutlich, dass eine Betreuung der demenzkranken Bewohner entsprechend des DEMIAN-Konzepts eine Umstellung des bisherigen dezentralen Betreuungskonzepts hin zu einer wohnbereichsintegrierten Alltagsbetreuung erforderte, in die zukünftig nicht mehr nur die Alltagsbegleiter, sondern auch Pflegende und Mitarbeitende der Hauswirtschaft involviert werden sollten. Die damit verbundenen massiven Veränderungen von Zusammenarbeitsstrukturen und Arbeitsaufgaben verzögerte den Beginn der nächsten Phase erheblich, stellte aber für alle weiteren Schritte eine unverzichtbare Grundlage dar. Flankiert werden die Veränderungszyklen zum einen durch das bereits erwähnte Monitoring, zum anderen durch Schulungen, bei denen alle Mitarbeitende in die Grundlagen des Konzepts eingeführt werden.

Inhaltliche Ausrichtung der Implementierungszyklen

DEMIAN zu implementieren bedeutet, den Pflegeprozess mit Blick auf die Gestaltung positiver Alltagssituationen zu optimieren. Die Implementierungsschritte orientieren sich daher maßgeblich an der Integration der DEMIAN-Elemente in die Pflegeprozesspraxis vor Ort. Dabei ist nur der Schwerpunkt des ersten Implementierungsschritts klar vorgegeben. Die weiteren Schwerpunktsetzungen werden – je nach Situation vor Ort – im Projektverlauf abgestimmt.

Die Intervention, mit der eine DEMIAN-Implementierung ihren Anfang nimmt, ist die Einführung der DEMAN-Fallbesprechung. Dies ist eine wöchentlich in jedem Wohnbereich und möglichst unter Beteiligung aller in der direkten Versorgung tätiger Mitarbeitenden, leitfadengestützt durchgeführte Besprechung, in der die vorliegenden Informationen über positive Alltagssituationen und individuell bedeutsame Andere eines Menschen mit Demenz zusammengetragen und reflektiert werden. Aus den Ergebnissen werden Ressourcen und Maßnahmen formuliert und in der Pflegeplanung festgehalten.

Nach den bisherigen Erfahrungen vermuten die Autoren (eine empirische Prüfung steht noch aus), dass die DEMIAN-Fallbesprechungen das Alltagshandeln der Mitarbeitenden auf mehreren Ebenen positiv zu beeinflussen vermögen. Eine erste ist die der *Wissenszirkulation*: Bereits in den beiden Forschungsphasen hatte sich herausgestellt, dass die Pflegenden aus ihren vielfältigen Interaktionen über viel Wissen zu positiven Alltagssituationen und individuell bedeutsamen Anderen verfügen, das im Pflegeprozess nicht genutzt und innerhalb des Teams kaum weitergegeben wird. Eine zweite Ebene ist die der *Überführung des Wissens in pflegerische Maßnahmen*. Daneben hat diese auf etwa 20–30 Minuten Dauer angelegte Besprechung eine Funktion als *informelles Lernsetting*. Durch den thematischen Fokus setzen sich die Mitarbeitenden mit konkreten Ressourcen und individualitätsbezogenen Aspekten der Bewohner auseinander. Hierdurch soll eine personzentrierte Haltung kontinuierlich eingeübt werden. Eine professionelle Moderation – durchgeführt durch die anwesende Pflegefachperson – ist für das Gelingen dieser Besprechungen essenziell.

Die DEMIAN-Strategiegruppe

Die Ergebnisse der DEMIAN-Teambesprechungen verbleiben aber nicht nur in den Wohnbereichen, sondern müssen auch auf der strategischen Ebene reflektiert werden. Während des Implementierungsprozesses ist dies die Aufgabe der Projektsteuerungsgruppe und nach Abschluss des Implementierungszeitraums die eines dauerhaft tätigen Gremiums, der DEMIAN-Strategiegruppe. Dieser Arbeitsgruppe müssen Leitungspersonen auf Einrichtungsebene sowie Vertreter jedes Wohnbereichs angehören. Fragen, die dort diskutiert werden, sind beispielsweise: Welche Hürden ergeben sich für die Umsetzung der DEMIAN-Maßnahmen vor Ort? Wie können wir durch strategische Veränderungen diesen Herausforderungen begegnen? Themen können hier beispielsweise Verstärkung der Netzwerkarbeit zur Gewinnung ehrenamtlicher Begleiter einzelner Bewohner sein, oder Arbeitszeitveränderungen, um »Leerzeiten« in der Begleitung zu vermeiden, oder auch Maßnahmen, um die professionsübergreifende Zusammenarbeit im Haus zu stärken u. v. m.

17.4 Diskussion

Eine Vielzahl positiver Alltagssituationen, die im Rahmen der Umsetzung des DEMIAN-Konzepts gefunden wurden, belegt nachdrücklich die Lebensperspektiven, die Menschen mit Demenz in allen Stadien der Erkrankung haben. Diese Befunde werden auch von anderen Studien untermauert (Ehret, 2008; Beil, 2012). Deutlich wurde auch, dass das In-Beziehung-Treten bzw. -Sein durch DEMIAN gefördert wird. Dies entspricht Ansätzen wie z. B. dem *Sense-Framework* (Nolan et al., 2004). Mit DEMIAN zu arbeiten heißt, auf diese Potenziale und Bedürfnisse von Menschen mit Demenz in der Pflege zu reagieren und Menschen mit Demenz darin zu unterstützen, bestehende Lebensperspektiven zu verwirklichen.

Seit Entwicklung der Interventionsidee hat das Konzept mehrere Entwicklungsphasen durchlaufen:

- Testung der Wirkung auf der Ebene der Zielpersonen (▶ **Kap. 17.1**)
- Anthropologische und pflegetheoretische Fundierung (Bär, 2010; Berendonk et al., 2010; Stanek et al., 2010)
- Testung der Auswirkungen auf die Arbeitsbelastung der Pflegenden (▶ **Kap. 17.2**)
- Ausdifferenzierung des Konzepts mit Blick auf den Anwendungskontext stationäre Altenhilfe: Pflegeprozess und organisationale Gegebenheiten und Entwicklung eines Implementierungskonzepts (▶ **Kap. 17.3**)

Diese Entwicklungsschritte erfolgten nicht vollständig im Rahmen der drittmittelfinanzierten Forschung. Die anthropologische Fundierung fand beispielsweise im Rahmen eines stipendiengeförderten Dissertationsprojekts statt, die Entwicklung und erste Erprobung des Implementierungskonzepts im Rahmen von Serviceprojekten und prozessbegleitenden Tätigkeiten. Auch nach zehnjähriger Entwicklungszeit ist das DEMIAN-Konzept nicht an einem Endpunkt angelangt. Nachfolgend sollen einige Desiderate benannt werden:

Empirische Prüfung des Implementierungskonzepts

Punktuelle Datenerhebungen mit Prä-Post-Vergleich im Rahmen des ersten Implementierungsprojekts geben ermutigende Hinweise in Richtung einer erfolgreichen Implementierbarkeit von DEMIAN unter Zuhilfenahme der hierfür entwickelten Vorgehensweise: So ergab beispielsweise eine Pflegeplanungsanalyse eine Verdoppelung der Anzahl von Einträgen bei Bewohnern mit Demenz, bei denen sich Einträge zu emotionale Ressourcen sowie Maßnahmen zur Förderung des Wohlbefindens fanden. Auch die Qualität der Einträge hatte sich verbessert (unter anderem sind Maßnahmen konkreter beschrieben und damit für die Pflegenden mehr handlungsleitend). Derartige Befunde haben allerdings keinen sehr hohen Evidenzgrad. Eine solide empirische Prüfung nachhaltiger Implementierbarkeit des DEMIAN-Konzepts in der stationären Altenhilfe setzt eine unabhängige Forschungsförderung voraus. Mögliche Fragestellungen wären hier beispielsweise: Welche organisationalen Kontextfaktoren hemmen oder fördern die Einführung des DEMIAN-Konzepts? Inwieweit sind die gegenwärtig erprobten Strategien in unterschiedlichen Organisationsvarianten wirksam? Inwieweit ist es möglich, dass Altenhilfeorganisationen das Konzept auch ohne externe Prozessbegleitung implementieren?

Auch wenn derartige Fragestellungen zunächst gegenstandsspezifisch sind, ist es denkbar, Erkenntnisse auch für andere Implementierungsvorhaben in stationären Pflegeeinrichtungen nutzbar zu machen.

Erprobung des DEMIAN-Konzepts in weiteren Versorgungssettings

In seiner bisherigen Form ist DEMIAN auf den stationären Langzeitpflegebereich zugeschnitten. Eine ressourcenorientierte Förderung der Lebensqualität ist jedoch in allen Kontexten der Versorgung von Menschen mit Demenz notwendig. Dementsprechend wurde bereits im Entwicklungsprozess, und noch verstärkt nach dessen Abschluss, wiederholt von anderen Versorgungsbereichen Interesse an einer Adaptation des DEMIAN-Konzepts geäußert.

Derzeit existieren Forschungskooperationen mit zwei Praxisinstitutionen, die diese Anpassung zum Ziel haben. Im einen Fall handelt es sich um eine Tagespflegeeinrichtung, im anderen Fall um eine ambulante Beratungsstelle für pflegende Angehörige von Menschen mit Demenz, die mit einem zugehenden Konzept arbeiten. Die bisherigen Erfahrungen und Befunde aus beiden Institutionen weisen auf eine gute Transferierbarkeit des DEMIAN-Konzepts hin.

17.5 Fazit und Ausblick

Die Generierung empirischer Evidenz für komplexe Interventionen in der Versorgung von hochaltrigen Menschen umfasst nicht nur die Wirksamkeitsprüfung auf der Ebene der Zielpersonen, sondern auch auf Ebene der Pflegepersonen sowie der Organisation, in der implementiert wird. Dies ist nicht in einer einzigen Studienphase möglich. Die Gegebenheiten des Versorgungssettings müssen in den Entwicklungsprozess der Intervention einbezogen werden, um deren Implementierbarkeit sicherzustellen. Die Entwicklung eines implementierungsfähigen Konzepts ist damit notwendig und ein aufwendiger, mehrstufiger Prozess. Doch dieser endet nicht mit abgeschlossener Konzeption und nachgewiesener Wirksamkeit. Ohne ein spezifisch angepasstes Implementierungskonzept besteht die Gefahr, dass derartige Interventionen nicht oder nur unzureichend in Praxisbezüge integriert werden. In der Folge ist auch ihr Nutzen suboptimal. Eine solide Prüfung des Implementierungsprozesses ist Teil des Forschungsvorhabens und sollte von Förderseite entsprechend berücksichtigt werden.

DEMIAN hat sich als implementierbar und – nach erfolgter Implementierung – als wirksam erwiesen – auch außerhalb von Studienbedingungen. Eine gezielte Erforschung der Implementierungskomponente wäre für die Zukunft wünschenswert. Auch das Konzept selbst entwickelt sich kontinuierlich weiter. Einige wichtige Punkte wurden in der Diskussion angesprochen. Mit einer Weiterentwicklung dieser Inhalte muss sich auch das Implementierungskonzept verändern.

Literatur

Bär, M. (2010). *Sinn erleben im Angesicht der Alzheimerdemenz: Ein anthropologischer Bezugsrahmen.* Marburg: Tectum.

Bär, M., Böggemann, M., Kaspar, R., Re, S., Berendonk, C., Seidl, U., Kruse, A. & Schroder, J. (2006). Demenzkranke Menschen in individuell bedeutsamen Alltagssituationen: Erste Ergebnisse eines Projekts zur Förderung der Lebensqualität durch Schaffung positiver Anregungsmoglichkeiten. *Z Gerontol Geriatr, 39*(3), 173–182.

Bär, M., Kruse, A. & Re, S. (2003). Emotional bedeutsame Situationen im Alltag demenzkranker Heimbewohner. *Z Gerontol Geriatr, 36*(6), 454–462.

Beil, J. (2012). *»Die Heimat vergisst man nicht«: Eine qualitative empirische Analyse zu subjektiven Bedeutungen von Orten und Gegenständen im Leben von Menschen mit Demenz.* Dissertation, Institut für Gerontologie, Universität Heidelberg.

Benner, P. & Wrubel, J. (1997). *Pflege, Streß und Bewältigung. Gelebte Erfahrung von Gesundheit und Krankheit.* Bern: Huber.

Berendonk, C., Stanek, S., Kaspar, R., Schönit, M., Bär, M. & Kruse, A. (2011). Biographiearbeit in der stationären Langzeitpflege von Menschen mit Demenz – Potentiale des DEMIAN-Pflegekonzepts. *Z Gerontol Geriatr, 44*(1), 13–18.

Berendonk, C. & Stanek, S. (2010). Positive Emotionen von Menschen mit Demenz fördern. In: Kruse, A. (Hrsg.), *Lebensqualität bei Demenz? Zum gesellschaftlichen und individuellen Umgang mit einer Grenzsituation im Alter* (S. 157–176). Heidelberg: Akademische Verlagsgesellschaft.

Berendonk, C., Stanek, S., Kaspar, R., Schönit, M. & Kruse, A. (2010). Emotionales Wohlbefinden von Menschen mit Demenz gezielt fordern: Vom »Bauchgefühl« zum Pflegekonzept. *Pflege Z, 63*(6), 355–358.

Böggemann, M., Kaspar, R., Bär, M., Berendonk, C., Kruse, A. & Re, S. (2008). Positive Erlebnisräume für Menschen mit Demenz: Ein Ansatz zur Förderung von Lebensqualität im Rahmen individuenzentrierter Pflege. In: Schaeffer, D., Behrens, J. & Görres, S. (Hrsg.), *Optimierung und Evidenzbasierung pflegerischen Handelns. Ergebnisse und Herausforderungen der Pflegeforschung.* Weinheim: Juventa.

Bräutigam, C., Bergmann-Tyacke, I., Rustemeier-Holtwick, A., Schönlau, K. & Sieger, M. (2005). Verstehen statt Etikettieren: Ein professioneller Zugang zur Situation von Pflegebedürftigen mit Demenz in kommunikativ schwierigen Situationen. *Pflege & Gesellschaft, 10*(2), 83–89.

Brooker, D. (2008). *Person-zentriert pflegen: Das VIPS-Modell zur Pflege und Betreuung von Menschen mit einer Demenz.* Bern: Huber.

Ehret, S. (2008). *»Ich werde wieder lebendig«: Personale Geschehensordnung und Daseinsthematische Begleitung bei Menschen mit Demenz.* Dissertation, Institut für Gerontologie, Universität Heidelberg.

Estabrooks, C. A. (1999). The conceptual structure of research utilization. *Res Nurs Health, 22*(3), 203–216.

Finnema, E., Dröes, R. M., Ettema, T., Ooms, M., Ader, H., Ribbe, M. & van Tilburg, W. (2005). The effect of integrated emotion-oriented care versus usual care on elderly persons with dementia in the nursing home and on nursing assistants: a randomized clinical trial. *Int J Geriatr Psychiatry, 20*(4), 330–343.

Förstl, H., Lauter, H. & Bickel, H. (2001). Ursachen und Behandlungskonzepte der Demenzen: Entwicklungen, Gegenwart und Zukunft. In: Deutsches Zentrum für Altersfragen (Hrsg.), *Expertisen zum Dritten Altenbericht der Bundesregierung* (S. 10–56), Bonn.

Fuchs-Frohnhofen, P. (Hrsg.) (2012). *Pflegewert: Wertschätzung erkennen – fördern – erleben.* Köln: Kuratorium Deutsche Altershilfe.

Glaser J., Lampert, B. & Weigl, M. (2008). Arbeit in der stationären Altenpflege – Analyse und Förderung von Arbeitsbedingungen, Interaktion, Gesundheit und Qualität. Abschlussbericht zum Forschungsvorhaben F 1977 zur Vorlage an die Bundesanstalt für Arbeitsschutz und Arbeitsmedizin. Geschäftsstelle der Initiative Neue Qualität der Arbeit c/o Bundesanstalt für Arbeitsschutz und Arbeitsmedizin (Hrsg.). Bremerhaven: Wirtschaftsverlag NW – Verlag für neue Wissenschaft.

Grol, R. & Wensing, M. (2013). Effective implementation of change in healthcare: a systematic approach. In: Grol, R., Wensing, M., Eccles, M. & Davis, D. (eds.), *Improving patient care: the implementation of change in clinical practice* (pp. 40–63). Chinchester: Wiley-Blackwell.

Hirsch, R. (Hrsg.) (1994). *Psychotherapie bei Demenzen.* Darmstadt: Steinkopff.

Hoben, M., Bär, M. & Kruse, A. (2009). *Spielräume und Barrieren für gute Pflege: Erfassung subjektiver Theorien Pflegender über individuelle Tätigkeitsspielräume zur Verwirklichung guter Qualität in der Altenpflege. Fachlicher Schlussbericht.* Unveröffentlichter Projektbericht.

Hoberg, R., Klie, T. & Künzel, G. (2013). *Strukturreform Pflege und Teilhabe.* Freiburg: FEL.

Kitwood, T. (2008). *Demenz: der person-zentrierte Ansatz im Umgang mit verwirrten Menschen.* Bern: Huber.

Kruse, A., Berendonk, C., Stanek, S., Schönit, M., Kaspar, R., Bär, M., Ehret, S., Motruk, M. & Böggemann, M. (2010). DEmenzkranke Menschen in Individuell bedeutsamen AlltagssituationeN – Handlungskompetenzen in der Betreuung demenzkranker Menschen fördern. Unveröffentlichter Abschlussbericht des BMBF-Projekts mit dem Förderkennzeichen 01GT0618.

Nolan, M. R., Davies, S., Brown, J., Keady, J. & Nolan, J. (2004). Beyond person-centred care: a new vision for gerontological nursing. *J Clin Nurs, 13*(3a), 45–53.

Palm, R., Köhler, K., Dichter, M. N., Bartholomeyczik, S. & Holle, B. (2013). Entwicklung, Umsetzung und Evaluation pflegerischer Interventionen für Menschen mit Demenz in der stationären Altenhilfe in Deutschland: eine Literaturstudie. *Pflege, 26*(5), 337–355.

Re, S. (2003). *Erleben und Ausdruck von Emotionen bei schwerer Demenz.* Hamburg: Kovac.

Rieckmann, N., Schwarzbach, C., Nocon, M., Roll, S., Vauth, C., Willich, S. N. & Greiner, W. (2009). *Pflegerische Versorgungskonzepte für Personen mit Demenzerkrankungen.* Köln: Deutsches Institut für Medizinische Dokumentation und Information.

Rothgang, H., Iwansky, S., Müller, R., Sauer, S. & Unger, R. (2010). *BARMER GEK Pflegereport 2010: Schwerpunktthema: Demenz und Pflege.* Schwäbisch Gmünd: BARMER GEK.

Schäufele, M., Köhler, L., Teufel, S. & Weyerer, S. (2005). Betreuung von demenziell erkrankten Menschen in Privathaushalten: Potenziale und Grenzen. In: Schneekloth, U. & Wahl, H. W. (Hrsg.), *Möglichkeiten und Grenzen selbständiger Lebensführung in privaten Haushalten (MuG III): Repräsentativbefunde und Vertie-*

fungsstudien zu häuslichen Pflegearrangements, Demenz und professionellen Versorgungsangeboten. Integrierter Abschlussbericht (S. 99–144). Berlin: Bundesministerium für Familie, Senioren, Frauen und Jugend.

Schreiner, A. S., Yamamoto, E. & Shiotani, H. (2005). Positive affect among nursing home residents with Alzheimer's dementia: the effect of recreational activity. *Aging Ment Health, 9*(2), 129–134.

Stanek, S., Berendonk, C., Schönit, M., Kaspar, R. & Kruse, A. (2010). Individuelle Erlebnisräume für Menschen mit Demenz gestalten. *PADUA 5*(4), 42–49.

Strauss, A., Fagerhaugh, S., Suczek, B. & Wiener, C. (1980). Gefühlsarbeit: Ein Beitrag zur Arbeits- und Berufssoziologie. *Köln Z Soziol Sozialpsychol, 32*, 629–651.

Weyerer, S. (2005). *Gesundheitsberichterstattung des Bundes: Altersdemenz.* Heft 28. Berlin, Bonn: Robert Koch-Institut, Statistisches Bundesamt.

Weyerer, S., Schäufele, M. & Hendlmeier, I. (2005). Lebens- und Betreuungsqualität demenzkranker Menschen in der besonderen stationären Betreuung in Hamburg: Segregative und teilsegregative Versorgung im Vergleich. *Pflege & Gesellschaft, 10*(2), 90–96.

18 Die Bedeutung der Kooperation zwischen Wissenschaft und Kommune für die Implementierung nachhaltiger Versorgungskonzepte am Beispiel des »Wiesbadener Netzwerks für geriatrische Rehabilitation – *GeReNet.Wi*«

Petra Schönemann-Gieck und Johannes Weber

Einführung

Mit zunehmendem Alter nehmen gesundheitliche Probleme und damit funktionale Einschränkungen und Hilfebedarfe zu (Menning, 2006). Gleichzeitig sinkt jedoch der Anteil derjenigen Menschen, die auf familiäre Unterstützung im eigenen Haushalt zurückgreifen können (Nowossadeck & Engstler, 2013). Viele ältere Menschen leben aufgrund von selbsthilfebezogenen, sozialen und finanziellen Problemlagen in prekären häuslichen Situationen (Schneekloth & Wahl, 2005).

Somatische, psychische und soziale Lebensbedingungen sind nicht voneinander losgelöst zu betrachten. Biopsychosoziale Gesundheitsmodelle wie z. B. die Internationale Klassifikation der Funktionsfähigkeit, Behinderung und Gesundheit (ICF) (DIMDI, 2005) betonen die gegenseitige Beeinflussung biologischer, psychologischer und sozialer Faktoren im Hinblick auf die Funktionalität, Selbstständigkeit und damit auch Teilhabe eines Menschen.

Das deutsche Gesundheitssystem ist aufgrund seiner hohen Spezialisierung von Diensten und Angeboten und der Untergliederung in Versorgungssektoren sehr stark fragmentiert und für den Nutzer damit oft schwer zu überblicken. Um ein alle Bereiche umfassendes, aufeinander abgestimmtes Hilfearrangement aufbauen zu können, benötigen insbesondere ältere und allein stehende Menschen mit eingeschränktem Selbsthilfepotenzial Unterstützung.

Die Kommune Wiesbaden griff diesen Bedarf im Jahr 2000 im Rahmen des Bundesmodellprogramms »Altenhilfestrukturen der Zukunft« (BMFSFJ, 2004) auf. Seither fördert sie den Aufbau und die Weiterentwicklung von Kooperationen zwischen verschiedenen Professionen, Institutionen und Akteuren im Rahmen des Wiesbadener Netzwerks für Geriatrische Rehabilitation (kurz GeReNet.Wi). Ziel ist eine bessere Abstimmung und Vernetzung von Versorgungsangeboten für ältere Menschen mit Unterstützungsbedarf. Eine Schlüsselrolle kommt dabei den acht kommunalen Beratungsstellen für selbstständiges Leben im Alter zu. Die 20 städtischen Mitarbeiterinnen der Fachbereiche Sozialarbeit/Sozialpädagogik arbeiten stadtteilnah und zugehend daran, Menschen ab 60 Jahren – auch bei demenziellen Erkrankungen – diejenigen Hilfen und Unterstützungsangebote zu erschließen, die sie benötigen. Ziel ist es, die Menschen so weit wie möglich dabei zu unterstützen, zu Hause wohnen bleiben zu können.

18.1 Die gemeinsame Arbeit im Netzwerk

Als übergeordnetes Ziel des Wiesbadener Netzwerks wurde formuliert, »die Situation und Lebensqualität zu Hause lebender Menschen zu verbessern, die funktionelle Selbständigkeit zu fördern und damit nachhaltig die Wohnsituation zu Hause zu sichern, indem vorhandene Angebote und Dienstleitungen systematisiert und auf die individuellen Bedürfnisse und Bedarfe abgestimmt werden« (Haas et al., 2005, 14).

Im Laufe der Jahre wurden unterschiedliche Versorgungsfelder in den Fokus der Netzwerkarbeit genommen:

- Zwischen 2000 und 2003 wurde ein Verfahren zur Identifikation offener therapeutischer/rehabilitativer Versorgungsbedarfe im ambulanten Versorgungssetting entwickelt (Haas et al., 2005).
- Ein weiterer Arbeitsschwerpunkt betraf die Entlastung und Unterstützung pflegender Angehöriger, in dem das Qualifizierungskonzept »Freiwillige Seniorenbegleiter« entwickelt wurde (Haas & Raasch, 2003).
- 2004–2007 wurde eine Ist-Analyse an der Schnittstelle zwischen klinischer und häuslicher Versorgung durchgeführt (Schönemann-Gieck, 2006) und darauf aufbauend Maßnahmen zur Verbesserung der Überleitung entwickelt.
- Seit 2007 werden im Forum Demenz Wiesbaden die Strukturen des GeReNet.Wi genutzt, um die Versorgung von Menschen mit Demenz und ihrer Angehörigen in Wiesbaden zu verbessern. Auch in diesem Versorgungsbereich führte die wissenschaftliche Begleitung zunächst eine Analyse zur Ausgangssituation durch (Schönemann-Gieck & Ehret, 2011).

Ein ausdrückliches Anliegen im Projekt war dabei stets die Verbesserung der Zusammenarbeit zwischen Hausärzten und den kommunalen Beratungsstellen für selbstständiges Leben im Alter.

Im Folgenden werden die wichtigsten Meilensteine der bis heute andauernden Aktivitäten an der Schnittstelle zwischen hausärztlicher Versorgung und kommunaler Altenarbeit dargestellt. Ein besonderes Augenmerk wird dabei auf die Rolle der wissenschaftlichen Begleitung bei der Entwicklung, Implementierung und Verstetigung der Maßnahmen gelegt.

Rahmenbedingungen des GeReNet.Wi

Das Netzwerk befindet sich in *Trägerschaft* der Abteilung Altenarbeit im Amt für Soziale Arbeit der Landeshauptstadt (LH) Wiesbaden. Zunächst als Projektbüro gestartet, fungiert seit 2007 die Geschäftsstelle des GeReNet.Wi als Steuerungs-, Organisations- und Koordinationsstelle. Heute arbeiten dort zwei in Vollzeit beschäftigte Mitarbeiterinnen der Fachbereiche Sozialpädagogik und Diplom-Gerontologie.

Im *Beirat* des GeReNet.Wi sind alle relevanten Berufsgruppen, Zuschussgeber, Institutionen, Einrichtungen und Kostenträger aus Altenhilfe und Gesundheitswesen vertreten. In der Geschäftsordnung des Beirats ist das Aufgabenspektrum der Beiräte folgendermaßen definiert:

> »Der Beirat berät den Träger des GeReNet.Wi in allen Angelegenheiten, die Inhalte, Zielsetzung, Schwerpunkte und Vorgehen betreffen. Die Mitglieder unterstützen und fördern die Arbeit des Projektes, indem sie den Informationsfluss über den Projektverlauf und die zentralen Ergebnisse in ihre Verantwortungsbereiche hinein sicherstellen, Anregungen und Stellungnahmen aus ihren Verantwortungsbereichen in den Projektbeirat einbringen, die Ergebnisse der Projektphasen für ihren Verantwortungsbereich auswerten und an der

Entwicklung abgestimmter Kooperationen mitwirken« (§ 2 der Geschäftsordnung für den Beirat des GeReNet.Wi und Forum Demenz Wiesbaden, 2–3).

Dreimal jährlich finden im Wiesbadener Rathaus Sitzungen des Beirats statt.

Die *Finanzierung* des GeReNet.Wi erfolgte in mehreren Phasen: Zwischen 2000 und 2003 erfolgte die Förderung im Rahmen des Bundesmodellprogramms »Altenhilfestrukturen der Zukunft« des Bundesministeriums für Familie, Senioren, Frauen und Jugend (BMFSFJ) und wurde zusätzlich durch Mittel des hessischen Sozialministeriums und der Kommune Wiesbaden unterstützt. 2004–2007 wurde das Netzwerk im Rahmen des Nachfolgeprojekts »Nachsorge-, Überleitungs- und Zugangsmanagement an der Schnittstelle von Akutversorgung und geriatrischer Rehabilitation« durch Mittel des Europäischen Sozialfonds (ESF), den Bund (BMFSFJ) und die LH Wiesbaden gefördert.

In beiden Projektphasen wurden die Kosten einer wissenschaftlichen Begleitung mitfinanziert. Seit der Verstetigung des Netzwerks 2007 besteht ein unbefristeter Kooperationsvertrag zwischen dem Wiesbadener Amt für Soziale Arbeit und dem Institut für Gerontologie der Universität Heidelberg.

Die wissenschaftliche Begleitung und ihre Aufgaben

Im Rahmen der ersten Förderphase wurde das GeReNet.Wi als eines von 20 Modellprojekten durch das Wissenschaftliche Institut der Ärzte Deutschlands gem. e. V. (WIAD) extern begleitet. Zusätzlich implementierte die Stadt Wiesbaden von Anfang an eine projekteigene wissenschaftliche Begleitung, die zunächst an das Deutsche Zentrum für Alternsforschung an der Universität Heidelberg (DZFA) vergeben und 2004 an das Institut für Gerontologie der Universität Heidelberg (IfG) übertragen wurde. Die Durchführung der wissenschaftlichen Begleitung umfasste eine halbe Mitarbeiterstelle und lag kontinuierlich in der Hand einer Diplom-Gerontologin. Bei aufwendigeren Forschungsarbeiten wurde die Wissenschaftlerin durch Mitglieder des Projektteams, Hilfskräfte und Studentinnen unterstützt.

Die *Aufgaben* der wissenschaftlichen Begleitforschung wurden im Rahmen einer Arbeitsplatzbeschreibung festgelegt. Neben typischen Tätigkeiten der Begleitforschung (Durchführung von Ist- und Verlaufsanalysen, Evaluation von Handlungsprogrammen, Entwicklung von Vorlagen und Instrumenten, Berichtstellung und Austausch mit der Fachöffentlichkeit) wurden von Anfang an auch die Teilnahme an projektinternen Sitzungen und die Mitwirkung an der konzeptuellen Ausgestaltung von Maßnahmen und der gesamten Projektentwicklung als Aufgabe der wissenschaftlichen Begleitung definiert.

Von Beginn war es ein besonderes Anliegen der Arbeit im GeReNet.Wi, die professionsübergreifenden Kooperationen der kommunalen Beratungsstellen für selbstständiges Leben im Alter auszubauen. Die Vernetzungsarbeit mit den Akteuren des Gesundheitswesens (Hausärzte, Klinikgeriater) stellte einen Schwerpunkt der wissenschaftlichen Begleitung dar und wird im Folgenden dargestellt.

Entwicklung der Maßnahmen

Zunächst wurde ein multiprofessionelles Verfahren entwickelt, um zu Hause lebende ältere Menschen mit einem geriatrischen Interventionsbedarf frühzeitig identifizieren und effektiv versorgen zu können (Haas et al., 2005). Dieses Vorgehen (► **Abb. 18.1**) wurde mit den Vertretern im Beirat diskutiert und abgestimmt. Der Zugang zu den Personen sollte dabei über die kommunalen Beratungsstellen und die mobilen Pflegedienste erfolgen.

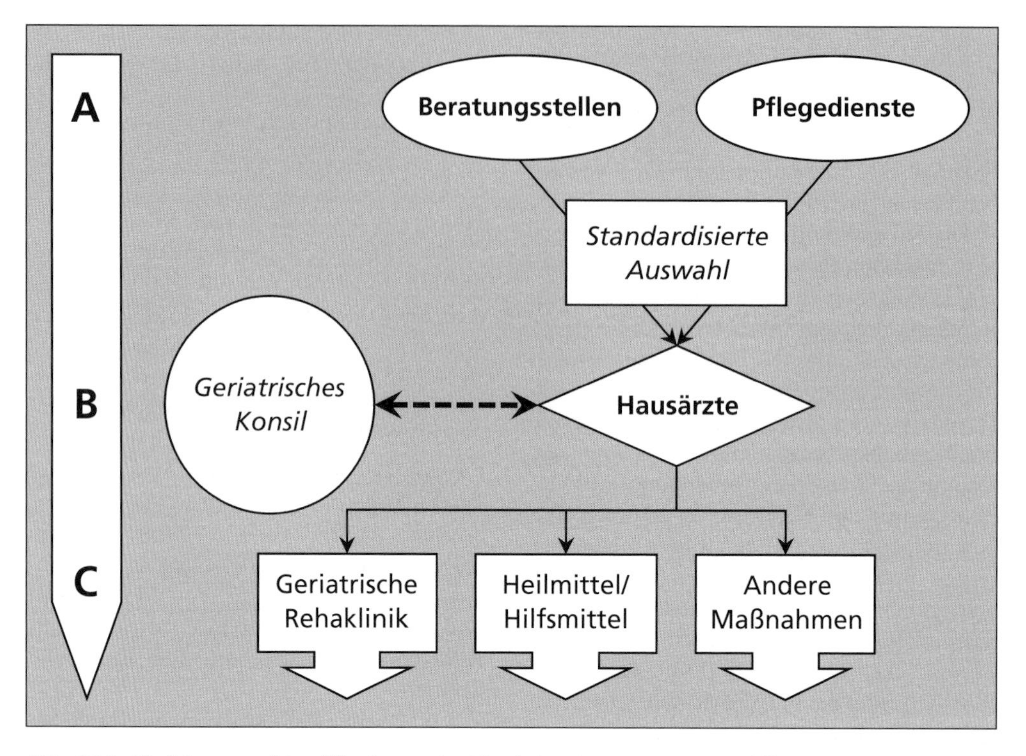

Abb. 18.1: Verfahren zur Identifikation und geriatrischen Versorgung von Risikopersonen

Das dreistufige Verfahren wurde wie folgt festgelegt:

A. Identifizierung von Risikopersonen durch die Beratungsstellen und die ambulanten Pflegedienste anhand definierter Zielgruppenmerkmale und Weiterleitung des ausgefüllten Screeninginstruments »Standardisierte Auswahl« an den Hausarzt der teilnehmenden Person,
B. Planung der Interventionsmaßnahme durch den Hausarzt mit der Option eines geriatrischen Konsils und
C. Einleitung der Therapie bzw. Maßnahme durch den Hausarzt.

Aufgabe der wissenschaftlichen Begleitung war es dann, ein Instrument zu entwickeln, mit dessen Hilfe die Sozialarbeiterinnen der Beratungsstellen relevante Informationen zur Lebenssituation ihrer betreffenden Klienten erfassen und an die Hausärzte weiterleiten konnten.

Das Verfahren wurde auf unterschiedlichen Wegen den Professionellen näher gebracht. So wurden Informationsveranstaltungen für Pflegedienste und Beratungsstellen für selbstständiges Leben im Alter durchgeführt.

Da das geriatrische Konsil ein bereits bestehendes Versorgungselement darstellte, musste es nicht bei den durchführenden Klinikgeriatern erläutert werden. Die Entscheidung über die Implementierung dieses Elements in das Gesamtverfahren wurde von den Chefärzten der beiden geriatrischen Fachkliniken, die beide Mitglieder des Beirats waren, getragen.

Für die Hausärzte erfolgten die Information und Aufklärung über das geplante Verfahren über das offizielle Organ der Kassenärztlichen Vereinigung (KV) Hessen »info.doc«. In der Januar/Februar-Ausgabe 2002

(Zimmermann, 2002, 33) wurden sie als »originäre Versorger dieser Klientel« aufgefordert, »an diesem Projekt mitzuwirken und die eigene geriatrische Kompetenz zu stärken«. Nach Absprache mit der KV Hessen wurden die im Rahmen des Verfahrens eingeleiteten Maßnahmen vom Budget der Hausärzte ausgenommen. Im Dezember 2001 wurde das Verfahren eingeführt und die ersten Teilnehmerinnen rekrutiert.

18.2 Die wissenschaftliche Begleitung des Verfahrens

Der wissenschaftlichen Begleitung oblag die Bewertung der Wirksamkeit des Verfahrens »Standardisierte Auswahl« (Evaluation). Bereits während der Projektlaufzeit wurden im Rahmen der formativen Evaluation kontinuierlich quantitative Auswertungen zur Teilnehmerstruktur, dem Verordnungsverhalten der Hausärzte, den Gründen für Verfahrensabbrüche etc. vorgenommen und die Resultate in unterschiedlichsten Gremien vorgestellt und diskutiert. Die summative Evaluation des Verfahrens erfolgte auf unterschiedlichen Ebenen:

1. Analyse der Kooperationsbedingungen zwischen den beteiligten Einrichtungen und Berufsgruppen (struktureller Ansatz),
2. Wirkungsanalyse der eingeleiteten Maßnahmen, insbesondere der Rehabilitationsverläufe (personenorientierter Ansatz),
3. Evaluation des Verfahrens und des Instruments »Standardisierte Auswahl« (methodischer Ansatz).

Grundlage der Evaluation waren zwei Erhebungen der beteiligten Akteure vor und ca. 18 Monate nach Einführung des Verfahrens und die Auswertung der teilnehmerbezogenen Daten unterschiedlicher Messzeitpunkte.

Analyse der Kooperationsbedingungen (struktureller Ansatz)

Schon zu Beginn des Projekts führte die wissenschaftliche Begleitung im Rahmen einer Ist-Analyse eine schriftlich-postalische Befragung der relevanten Akteure in der häuslichen Versorgung durch. Der Rücklauf der Erhebung blieb jedoch insbesondere bei den Hausärzten deutlich hinter den Erwartungen zurück, so dass hier keine Aussagen zur Bewertung des Kooperationsverhaltens von Hausärzten vor Einführung des Verfahrens getroffen werden können. Die extrem geringe Teilnahmequote der Hausärzte (Rücklauf: lediglich vier Fragebögen) zeigte deutlich die außergewöhnlichen Schwierigkeiten bei der Einbindung Niedergelassener in wissenschaftliche Erhebungen (Barclay et al., 2002; Key et al., 2002).

Die Bewertung der Kooperationsbeziehungen durch die Sozialarbeiterinnen der Beratungsstellen wies jedoch zumindest aus deren Sicht auf einen deutlichen Handlungsbedarf hin. Denn obwohl vielfache Abstimmungsbedarfe bei gemeinsamen Patientinnen/Klientinnen zwischen den Berufsgruppen bestehen, gaben alle 17 befragten Mitarbeiterinnen an, dass gar kein oder ein nur unzureichender Kontakt zu den Hausärzten ihrer Klientinnen bestehen würde.

Die Nachbefragung der beiden Berufsgruppen wurde ein gutes Jahr nach Einführung der Verfahren im Rahmen einer soziologischen Qualifikationsarbeit realisiert (Dudenhöffer, 2003). Hier berichteten alle 20 Mitarbeiterinnen der Beratungsstellen positive Veränderungen hinsichtlich der Zusammenarbeit mit den Hausärzten seit Einführung des Verfahrens. 81 % konstatierten eine Verbesserung des Kenntnisstandes der Hausärzte über die Beratungsstellen für selbstständiges Leben im Alter und 70 % bemerkten eine häufigere Kontaktaufnahme durch die Hausärzte.

In der zu Projektbeginn durchgeführten Befragung zur Ausgangssituation war der Qualifizierungsbedarf im Bereich geriatrischer Rehabilitation als ein dringendes Anliegen der Sozialarbeiterinnen angesprochen worden. Auch diesbezüglich nahmen die Sozialarbeiterinnen positive Veränderungen wahr, denn neun von zehn Mitarbeiterinnen der Beratungsstellen gaben einen deutlichen Kenntniszuwachs bezüglich des Themas Geriatrie an.

Von den 54 am Verfahren beteiligten Hausärzten konnten 28 im Rahmen eines Leitfaden gestützten Telefoninterviews befragt werden. Auch seitens der Mediziner wurde die Zusammenarbeit mit den Beratungsstellen durchgehend positiv bewertet und deren Arbeit als Entlastung erlebt. Die Hausärzte schätzten an der Zusammenarbeit mit den Beratungsstellen den zusätzlichen Informationsgewinn, die bessere Gewährleistung einer guten Versorgung, die Möglichkeit einer zeitnahen Organisation der Versorgung sowie die eigene Entlastung durch die Zusammenarbeit. Zwei Drittel der befragten Hausärzte schilderten verschiedene Aspekte der Überforderung in der Gewährleistung adäquater Versorgung ihrer »geriatrischen Patienten«[1]. Die durch das Verfahren »Standardisierte Auswahl« ermöglichte Vorabidentifikation eines möglichen Therapiebedarfs ihrer Patienten durch die Beratungsstellen empfanden 73 % der befragten Hausärzte als hilfreich, da die Beratungsstellen oft einen besseren Einblick in die aktuelle häusliche Lebenslage und Bedürfnisse des Patienten hätten als sie selbst. Zudem besteht zumeist ein nur unregelmäßiger Kontakt zu den Patienten, der durch zusätzlichen Kontakt zu den Beratungsstellen kompensiert werden könne (Dudenhöffer, 2003).

Zusammenfassend konnte konstatiert werden, dass sowohl die Mitarbeiterinnen der Beratungsstellen für selbstständiges Leben im Alter als auch die niedergelassenen Hausärzte zu einer überwiegend positiven Bewertung des Verfahrens und der daraus entstehenden patientenbezogenen Kontakte kommen.

Wirkungsanalyse der eingeleiteten Maßnahmen (personenorientierter Ansatz)

Ziel der Projektmaßnahmen war es, durch eine Verbesserung der Kooperationsbedingungen zwischen Altenhilfe und Hausärzten zu einer besseren Versorgung geriatrischer Patienten beizutragen. Durch frühzeitig eingeleitete geriatrische Interventionsmaßnahmen sollte eine Steigerung der funktionellen Selbstständigkeit erreicht und damit eine drohende Übersiedlung in ein Alten-/Pflegeheim verhindert bzw. verzögert werden. Die Evaluation der Maßnahmenwirkung bezog sich auf personenbezogene Daten der zwischen November 2001 und April 2003 eingeleiteten Verfahren (▸ **Abb. 18.2**).

1 Der Begriff des »geriatrischen Patienten« wurde der Einfachheit halber als Synonym für ältere, multimorbide Patienten mit multimodalen Problemlagen gewählt, ohne deren Versorgung lediglich auf geriatrische Einrichtungen beschränkt zu sehen bzw. zu intendieren.

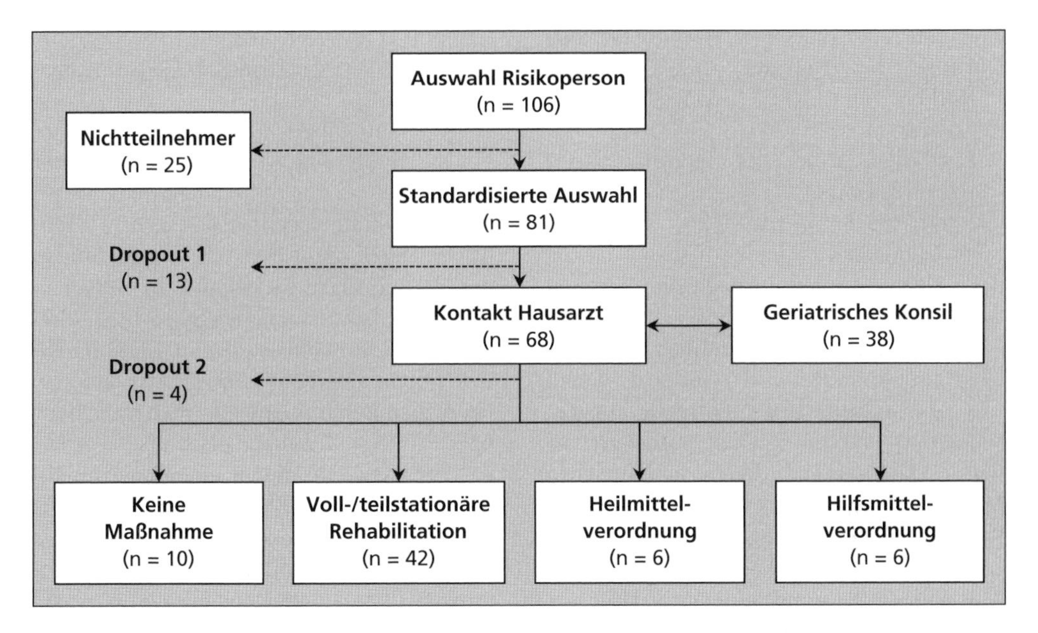

Abb. 18.2: Stichprobenentwicklung

Innerhalb der Projektlaufzeit wurde bei 106 Personen von den Beratungsstellen für selbstständiges Leben im Alter bzw. den ambulanten Pflegediensten ein bestehender Rehabilitations- bzw. Interventionsbedarf identifiziert. Der Zugang über die ambulanten Pflegedienste stellte sich als nicht effektiv heraus – nur drei Verfahren wurden nicht über eine Beratungsstelle initiiert. 25 Personen lehnten eine Teilnahme an dem Projekt und damit eine Intervention ab.

Die Daten der teilnehmenden 81 Personen wurden in Form der »Standardisierten Auswahl« an den jeweiligen Hausarzt weitergegeben. 13 Verfahren wurden unterbrochen – entweder, weil die Teilnehmer das Verfahren abbrachen oder aufgrund eines gesundheitlichen Akutereignisses –, so dass insgesamt in 68 Fällen der Hausarzt zunächst ein geriatrisches Konsil einleitete oder direkt eine Intervention veranlasste. Im überwiegenden Teil wurde in eine teil- oder vollstationäre geriatrische Behandlung und Rehabilitation eingewiesen. Lediglich zehn Personen erhielten keine weiteren Maßnahmen im Sinne des Projekts, da hier vom zuständigen Hausarzt entweder kein Bedarf oder kein Potenzial gesehen wurde. Durch eine Auswertung der »Standardisierten Auswahl«-Bögen konnten die Ausgangssituation der Teilnehmer und deren tatsächlicher Interventionsbedarf analysiert werden.

Ausgangssituation der Teilnehmer

Bei den teilnehmenden Personen handelte es sich um 66 Frauen und 15 Männer mit einem Altersdurchschnitt von 81,6 Jahren. Die älteste Teilnehmerin war 94 Jahre. 80 % der Teilnehmenden waren alleinstehend, wobei dieser Anteil unter den Frauen erwartungsgemäß sehr viel höher war als bei den Männern (95,5 % zu 8,6 %). Nur 10 Teilnehmerinnen (12 %) lebten mit einem rüstigen Partner oder Mitbewohner zusammen und konnten so auf Hilfe und Unterstützung durch diese Person zurückgreifen.

Die rekrutierten Personen zeichneten sich sowohl objektiv als auch subjektiv durch einen überaus schlechten Gesundheitszustand aus. So bewertete der Großteil die eigene körperliche Situation mit »mangelhaft« oder »ungenügend«.

Fast zwei Drittel der Teilnehmerinnen waren in den drei vorangegangenen Monaten gestürzt, 84 % gaben an, regelmäßig unter Schmerzen zu leiden. Gut ein Drittel der Teilnehmerinnen litt nach Einschätzung der Beratungsstellenmitarbeiterinnen unter einer depressiven Verstimmtheit, die vor allem auf Einsamkeit und Isolation aufgrund von gesundheitlichen Einschränkungen, Schmerzen und Immobilität zurückgeführt wurde. Die Motivation zu einer geriatrischen Maßnahme wurde in den meisten Fällen als »mittel« bis »hoch« eingeschätzt.

Zusammenfassend kann konstatiert werden, dass die Beratungsstellen mit Hilfe der »Standardisierten Auswahl« die Personen mit einem hohen Risikopotenzial für einen baldigen Selbstständigkeitsverlust und damit hohen Rehabilitationsbedarf identifizieren konnten: Sowohl physisch als auch hinsichtlich ihrer sozialen Situation befanden sich die kontaktierten Personen in einer prekären Lage und wiesen einen dringenden Interventionsbedarf auf. Dieser war den allermeisten Teilnehmerinnen auch bewusst und sie zeigten sich motiviert, stabilisierende Maßnahmen zu ergreifen.

Interventionserfolge: Analyse der Rehabilitationsdaten

Zur Untersuchung der Rehabilitationserfolge konnten die in Hessen routinemäßig bei Aufnahme in die geriatrische Fachklinik und bei der Entlassung erhobenen Daten des Eingangs- und Ausgangsassessments (**G**eriatrisches **M**inimum **D**ata **S**et der Bundesarbeitsgemeinschaft Klinisch-Geriatrischer Einrichtungen e. V.) ausgewertet werden. Ergebnisse einer an den beiden Wiesbadener Geriatrien durchgeführten Studie »Geriatrische Rehabilitation und Altenhilfe« (Ostermann et al., 2000) konnten als Referenzdaten bzw. Vergleichsstichprobe herangezogen werden.

Insgesamt wurden 42 Personen durch ihre Hausärzte in eine geriatrische Fachklinik eingewiesen – von 40 Patientinnen liegen die Rehabilitationsverlaufsdaten vor. 19 Teilnehmerinnen besuchten die Tageskliniken der geriatrischen Fachklinik, 21 Personen waren vollstationär untergebracht – drei davon mit anschließendem teilstationärem Aufenthalt. Die Behandlung erstreckte sich bei beiden Rehabilitationsformen im Schnitt über 27 Tage. Zwei Personen übersiedelten nach der Rehabilitation in eine Pflegeeinrichtung, zwei weitere Personen mussten in ein Akutkrankenhaus eingewiesen werden. Alle anderen Rehabilitanden konnten zurück in ihre häusliche Umgebung entlassen werden.

Als Maße für den Rehabilitationserfolg im funktionellen Bereich wurden u. a. die Aktivitäten des täglichen Lebens (ADL, Mahoney & Barthel, 1965) herangezogen. Nach der Intervention zeigten sich hier signifikante Verbesserungen um im Schnitt mehr als zehn Punkte. Verglichen mit der Referenzpopulation profitierten die Teilnehmerinnen etwas deutlicher.

Erwartungsgemäß profitierten die Patientinnen in vollstationärer Rehabilitation mit einem Anstieg von durchschnittlich 15 Punkten signifikant mehr ($t = 2{,}4$; $p < 0{,}02$) als die Patienten in der Tagesklinik (Zuwachs von 9,2 ADL-Punkten). Zumindest z. T. war dieser Unterschied auf ein signifikant niedrigeres Ausgangsniveau der vollstationären Gruppe zurückzuführen (55,5 Punkte bei den Patienten mit vollstationärer Rehabilitation vs. 74,7 Punkte bei der teilstationären Gruppe, $t = -3{,}1$; $p < 0{,}003$). Die überwiegend aufgrund massiver Mobilitätsprobleme in voll- bzw. teilstationäre geriatrische Behandlung und Rehabilitation eingewiesenen Patientinnen konnten sich demnach in einem üblichen Maß in den Selbstständigkeitswerten verbessern. In über 80 % der Fälle konnten die Erwartungen an die Rehabilitation in den Augen der behandelnden Geriater aber auch der Patientinnen selbst erfüllt und das Behandlungsziel erreicht oder übertroffen werden.

Analysen zur Nachhaltigkeit der Rehabilitationseffekte

Im Rahmen einer fachlichen Stellungnahme aus dem Hessischen Sozialministerium wurden diese Ergebnisse kommentiert und die Frage aufgeworfen, auf welche Weise die erzielten Rehabilitationsergebnisse im häuslichen Umfeld längerfristig erhalten werden können (Schardt, 2005). Diese Frage griff die wissenschaftliche Begleitung auf und befragte alle Patientinnen drei Monate nach Beendigung der geriatrischen oder therapeutischen Maßnahme bzw. nach Erhalt des verordneten Hilfsmittels erneut. Während die kurzfristigen Erfolge der geriatrischen Rehabilitation deutlich erkennbar gewesen waren, stellte sich die Situation ein Vierteljahr nach Interventionsende differenzierter dar. In einigen Fällen überlagerten zwischenzeitlich eingetretene Akutereignisse die Interventionserfolge im gesundheitlichen Bereich. In anderen bezogen sich von Patienten wahrgenommene Rehabilitationseffekte auf eine Stabilisierung der psychosozialen Situation und nicht auf funktionelle Verbesserungen.

In einem Extremgruppenvergleich ging die wissenschaftliche Begleitung der Frage nach, welche Faktoren für die Nachhaltigkeit einer geriatrischen Intervention verantwortlich sind. Hierfür wurden die Personen, die sich hinsichtlich ihres subjektiven Gesundheitszustands im Vergleich zur Ausgangssituation auch drei Monate nach Ende der Intervention noch besser einschätzten (»Gewinner«) denen gegenübergestellt, die ihre Gesundheit im Vergleich zum Projektbeginn schlechter einschätzten (▶ **Tab. 18.1**).

Tab. 18.1: Extremgruppenvergleich zwischen Personen mit gesundheitlichen Gewinnen vs. Verlusten

		Gewinne (n = 13)	Verluste (n = 11)	Sign.[1] (p)
Alter	M ± SD	82,3 ± 6,8	84,6 ± 6,8	0,42
Wohnsituation	• Alleine • Mit hilfebedürftigem Partner/Mitbewohner • Mit rüstigem Partner/Mitbewohner	46 % 39 % 15 %	91 % 0 % 9 %	**0,01**
Hilfen im Haushalt	Summenwert (M ± SD)	3,7 ± 1,4	3,2 ± 1,4	0,42
Chronische Schmerzen		100 %	82 %	0,12
Subjektive Gesundheit	• Sehr gut/gut • Befriedigend/ausreichend • Mangelhaft/ungenügend	0 % 62 % 39 %	18 % 46 % 36 %	0,18
Verhaltensstörung/depressive Verstimmung		15,4 %	45,5 %	0,11
Rehamotivation	hoch	76,9 %	100 %	0,09

[1] Student t-Tests (zweiseitig) für kontinuierliche Variablen und X^2-Tests für ordinale Variablen

M = Mittelwert, SD = Standardabweichung

Hier zeigte sich überraschend, dass weder das Alter des Patienten noch dessen gesundheitlicher oder kognitiver Zustand vor der Maßnahme signifikanten Einfluss auf seine Gesundheitswahrnehmung drei Monate nach Ende der geriatrischen Behandlungsmaßnahmen hatte. Als einziger signifikant mit langfristigen gesundheitlichen Gewinnen assoziierter Faktor stellte sich die Situation in den Haushalten der Teilnehmer heraus. Zentrales Ergebnis war also, dass bei älteren, multimorbiden Menschen insbesondere soziale Faktoren einen Einfluss auf die Nachhaltigkeit medizinischer Behandlungserfolge haben. Dieses Ergebnis führte im GeReNet. Wi zum Entschluss, die Vernetzungsarbeit an der Schnittstelle zwischen Klinik und Häuslichkeit weiterzuführen (Schönemann-Gieck, 2006).

18.3 Evaluation des Verfahrens »Standardisierte Auswahl« (methodischer Ansatz)

Da ein weiteres Ziel des Projekts in der Verstetigung der Vernetzung lag, wurde in einem nächsten Schritt das Instrumentarium evaluiert. Ein Teil der Evaluationsbefragung der Beratungsstellen für selbstständiges Leben im Alter und der niedergelassenen Ärzte enthielt daher auch Fragen zur Bewertung der Praktikabilität in der Anwendung und des Nutzens des Instruments. Grundsätzlich bewertete der überwiegende Teil beider Berufsgruppen ein standardisiertes Instrument als sinnvolles Element ihrer Kooperation. Allerdings verwiesen die Rückmeldungen der Anwender auf die hohe zeitliche Beanspruchung beim Ausfüllen des Instruments (fünf Seiten, Ausfülldauer im Schnitt 68 Min.).

Im Hinblick auf eine Ökonomisierung des Instruments wurden beide Berufsgruppen gebeten, die einzelnen Variablenbereiche der »Standardisierten Auswahl« hinsichtlich ihrer Relevanz für die eigene Arbeit zu bewerten. Die Ergebnisse wurden im Beirat des Projekts diskutiert und das Vorgehen bei der Kürzung des Instruments besprochen. So wurden diejenigen Items, die von den Hausärzten als weniger wichtig bezeichnet wurden, aus dem Instrument genommen und der Erhebungsbogen so von ursprünglich fünf auf zwei Seiten gekürzt. Im Mai 2003 wurde dem Projektbeirat ein auf diesen Grundlagen überarbeitetes Instrument »Infobrief Geriatrische Prävention« vorgelegt, das die »Standardisierte Auswahl« ab August 2003 ablöste.

Die Ökonomisierung des Instruments war eine Maßnahme im Hinblick auf die Verstetigung des Verfahrens über das Ende der Projektlaufzeit hinaus. Zudem änderte das Projektteam vor Ort das ursprüngliche Verfahren so ab, dass es ohne die Koordination über ein Projektbüro funktionieren konnte.

Einführung der dokumentierten Maßnahmen

Im Laufe der Projektlaufzeit gab es einzelne Fälle, in denen die Sozialarbeiterin die Absprachen mit dem Hausarzt telefonisch traf, ohne vorher ein Exemplar der »Standardisierten Auswahl« auszufüllen. Um diese Fälle trotzdem zu dokumentieren, wurde zunächst eine gekürzte Version des Instrumentes zur Dokumentation der Kooperationen eingesetzt. Im Projektverlauf stieg der Einsatz dieser Kurzversionen kontinuierlich an, d. h. die Absprachen zwischen Hausärzten und Beratungsstellen für selbstständiges Leben im Alter wurden immer häufiger mündlich getroffen. In einer Stellungnahme des Hessischen Sozialministeriums wird diese »stillschweigende Verfahrensänderung« als Zeichen »für ein gewachsenes gegenseitiges Vertrauen und eine reibungslose Kommunikation« gewertet (Schardt, 2005, 57). Aus diesem Grund beschloss das Projektteam in Absprache mit dem Beirat, auch telefonisch von den Beratungsstellen initiierte Verordnungen der Hausärzte schriftlich zu dokumentieren und hierbei den Grund anzugeben, warum in dem vorliegenden Fall der »Infobrief Geriatrische Prävention« nicht verwendet wurde. Somit existierte ab 2004 eine standardisierte Dokumentation der Kooperation zwischen Beratungsstellen und Hausärzten in Form des »Infobrief Geriatrische Prävention« und eine informelle Form, die jedoch trotzdem dokumentiert wurde (»Dokumentierte Maßnahmen«).

Fortlaufendes Monitoring der Kooperationsverfahren im Netzwerk

Obwohl sich der Fokus der Arbeit im GeReNet.Wi nach Abschluss dieser Projektphase änderte, wurden die Verfahren an der Schnittstelle zwischen Beratungsstellen und Hausärzten weiter dokumentiert und regelmäßig im Beirat zur Sprache gebracht. Eine Evaluation der Verfahren im März 2004 verdeutlichte, dass die Häufigkeit, in der die Beratungsstellen den Hausarzt mit Hilfe eines standardisierten Verfahrens kontaktierten, deutlich abgenommen hatte – von im Mittel 4,5 Kontakten/Monat (»Standardisierte Auswahl«) auf 0,6 Kontakte/Monat (Infobrief). Die Häufigkeit, mit der Mitarbeiterinnen der Beratungsstellen Hausärzte aufgrund einer therapeutischen Maßnahme in irgendeiner Form kontaktieren (telefonisch, über Angehörige oder mit dem Infobrief), war jedoch gleich geblieben und hatte sich bei insgesamt etwa 4,5 Kontakte im Monat eingependelt. In einer späteren Punktevaluation Anfang 2006 zeigte sich neben dieser Tendenz eine weitere Auffälligkeit: eine große Heterogenität des Kooperationsverhaltens der verschiedenen Mitarbeiterinnen der Beratungsstellen. Die Unterschiede bezogen sich sowohl auf die Häufigkeit als auch die Art der Kontaktaufnahme zu den Hausärzten.

Monitoring-Gespräche

Diese Ergebnisse führten dazu, dass die Mitarbeiterinnen der Geschäftsstelle des GeReNet.Wi und die Sachgebietsleitung der Beratungsstellen im April/Mai 2006 in allen acht Beratungsstellen sog. Monitorings durchführten. Die Gespräche orientierten sich an einem Leitfaden, der die von der wissenschaftlichen Begleitung aufgeworfenen Fragen aufgriff. Ziel war es, die aktuelle Kooperationspraxis genauer zu beleuchten, um Hinweise für die gravierenden Unterschiede zwischen einzelnen Beratungsstellen bzw. Mitarbeiterinnen zu erhalten.

In den Monitorings bestätigten alle Mitarbeiterinnen, Rehabilitationsbedarfe ihrer Klienten nach wie vor routinemäßig zu prüfen. Gleichwohl wurden unterschiedliche Gründe genannt, die einer Einleitung von Maßnahmen, deren Dokumentation sowie einer standardisierten Einleitung durch den Infobrief im Wege stehen könnten. So bestünden teilweise seitens der Klientinnen Bedenken und Widerstände gegenüber einer Therapie oder geriatrischen Behandlung. Der hohe administrative Aufwand und dessen fehlende Vergütung stelle eine Barriere auf Ärzteseite dar. Daher erfolgten Absprachen mit Hausärzten oder Angehörigen inzwischen meist informell (mündlich/telefonisch) und wurden aufgrund des zusätzlichen Aufwandes nicht regelmäßig dokumentiert.

Die deutlichen Unterschiede zwischen den Beratungsstellen wurden auf unterschiedliche Gründe wie z. B. die Nähe zu einer geriatrischen Fachklinik, unterschiedliche Bezirksgrößen und Fallzahlen sowie weitere regionale Besonderheiten zurückgeführt. Auch sei der Kontakt zu Ärzten und Praxismitarbeiterinnen in den Vororten meist intensiver als im Innenstadtbereich.

Hinsichtlich der Frage nach dem optimalen, kooperationsförderlichen Umgang mit Ärzten wurde von Seiten der Beratungsstellenmitarbeiterinnen betont, es sei vor allem wichtig, immer wieder Präsenz zu zeigen, beispielsweise indem Besuche in den Praxen durchgeführt würden, um die Arbeit der Beratungsstellen und die Mitarbeiterinnen in der Praxis vorzustellen und Informationsmaterial in den Praxen zu platzieren. Grundsätzlich müsse man als kompetenter und verlässlicher Ansprechpartner wahrgenommen werden und durch zuverlässige Arbeit und regelmäßige Rückmeldung das Vertrauen der Ärzte gewinnen. Prinzipiell müssten das hohe Patientenaufkommen und die geringen zeitlichen Ressourcen von Ärzten im Kooperationsverfahren Berücksichtigung finden.

Insgesamt konnte festgestellt werden, dass die Beratungsstellen nach wie vor eine hohe Bedeutung bei der Aufdeckung unerkannter Interventionsbedarfe haben. Dies erfolgt zwar zunehmend in unstandardisierter Form, mündet jedoch auch zunehmend in Maßnahmen und wird seltener abgebrochen. Obwohl betont wurde, die Kooperationen müssten so einfach und mit so wenig administrativem Aufwand wie möglich gestaltet werden, sprach sich ein Teil der Mitarbeiterinnen dafür aus, das Instrument »Infobrief« beizubehalten. Durch seine Ausführlichkeit sei eine höhere Fachlichkeit gewährleistet.

2009 legte die wissenschaftliche Begleitung erneut Zahlen zur aktuellen Entwicklung der beiden Verfahren vor. Es zeigte sich, dass diese kaum mehr angewandt worden waren. Eine Auswertung der Gründe gegen den Einsatz eines Infobriefs (der bei jeder Maßnahmendokumentation mit aufgeführt werden sollte) zeigte folgende Barrieren in absteigender Nennungshäufigkeit (n = 94) auf: In 57 % der Fälle war die Absprache mit dem Hausarzt telefonisch möglich und das Ausfüllen und Weiterleiten des Infobriefs nicht notwendig, in etwa jedem vierten Fall (26 %) war es Wunsch der Angehörigen, sich nach der erfolgten ausführlichen Beratung selbst um die weiteren Schritte zu kümmern. In 16 % der Fälle wurden »sonstige« Gründe angeführt, wie bspw. dass der Klient, der Pflegedienst, der MDK oder das Sanitätshaus selbst Kontakt mit dem Hausarzt aufnehmen. Nur in einem einzigen Fall lehnte der Hausarzt einen Infobrief explizit ab.

Im November 2013 wurde erneut eine Kurzerhebung zur Lage der Zusammenarbeit zwischen Hausärzten und Beratungsstellen durchgeführt. Hierfür wurden alle Beratungsstellen (n = 16) per E-Mail um Einschätzungen zur Häufigkeit, Form und Inhalten der Kontakte befragt (▸ **Abb. 18.3**).

Die Auswertung zeigt, dass nach wie vor Kontakte zwischen den Akteuren bestehen. Die Beratungsstellen nehmen im Schnitt knapp 22-mal im Jahr Kontakt zu einem Hausarzt eines Klienten auf. Erstmalig konnte ein neues Phänomen quantifiziert werden: Offensichtlich konnten die vielfältigen Maßnahmen zur Förderung der Kooperationen an der Schnittstelle zwischen hausärztlicher Versorgung und kommunaler Altenhilfe dazu beitragen, dass eine gegenseitige Wertschätzung aufgebaut und damit eine Reziprozität im Kooperationsverhalten erreicht werden konnte. Denn es zeigte sich deutlich, dass inzwischen die Kontakte zunehmend von den Hausärzten initiiert werden. So liegt die Anzahl der von den Hausärzten angeregten Kontakte bei durchschnittlich 27-mal jährlich – insgesamt also knapp 500 Anfragen von Hausärzten in den kommunalen Beratungsstellen. Die Hausärzte schätzen die Sozialarbeiter zunehmend bei der Beratung über

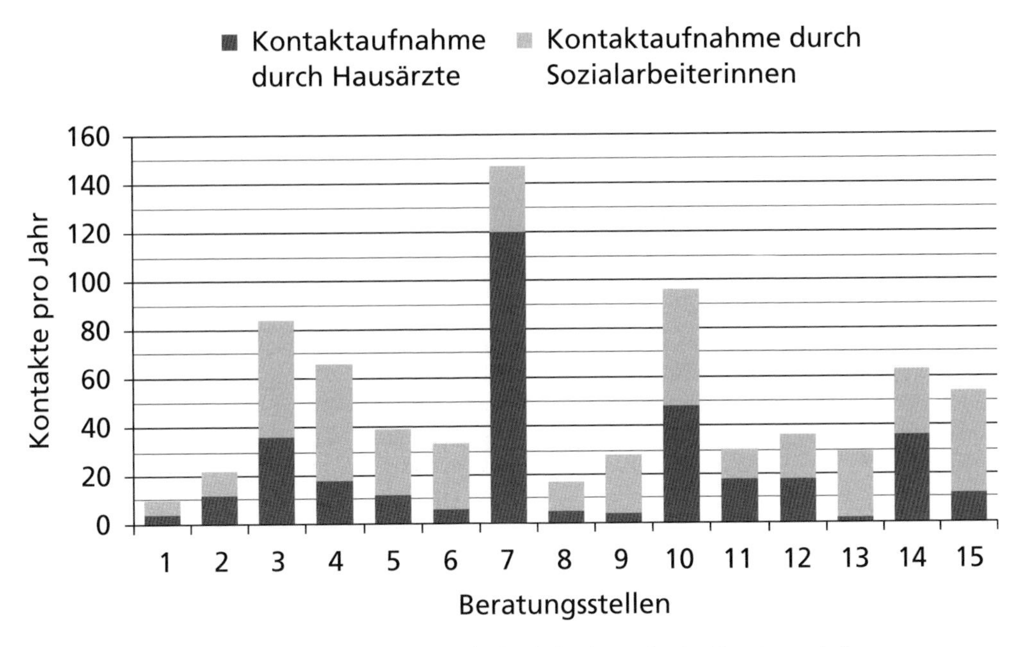

Abb. 18.3: Kontakte zwischen Hausärzten und Mitarbeiterinnen in den Beratungsstellen

und Organisation von Hilfen und deren Finanzierung, sie regen aber auch Hausbesuche durch die Sozialarbeiterinnen bei Patienten an, die sich aus unterschiedlichen Gründen (z. B. bei Verwahrlosung, Demenz oder Vereinsamung) in instabilen Lebenssituationen befinden.

Eine aktuelle Auswertung von Knaup (2013) zeigt, dass inzwischen sogar zahlreiche Erstkontakte zwischen Beratungsstellen und Klienten durch Hausärzte initiiert werden, d. h. Hausärzte als Zuweiser der kommunalen Beratungsstellen fungieren.

18.4 Diskussion

Das »Wiesbadener Netzwerk für geriatrische Rehabilitation – GeReNet.Wi« stellt eine gelungene Initiative einer Kommune dar, die Kooperationen zwischen Altenhilfe und Gesundheitswesen nachhaltig zu verbessern. Die Bundesregierung bewertete das GeReNet.Wi als ein Beispiel für »nachhaltige Netzwerkarbeit […] unter Regie der kommunalen Altenhilfe« und sieht die Initiative als wichtigen Beitrag auf dem »Weg zu einer integrativen Versorgung« (BMFSFJ, 2005, 33). Insbesondere der erfolgreiche Aufbau von Kooperationsstrukturen an der Schnittstelle zwischen hausärztlicher Versorgung und kommunaler Altenarbeit sowie deren Überführung in die Regelversorgung wird als zentraler Erfolg der Netzwerkarbeit im GeReNet.Wi gesehen (Schardt et al., 2009).

Eine Besonderheit des GeReNet.Wi stellt die Implementierung einer eigenen wissenschaftlichen Begleitung durch das Institut für Gerontologie der Universität Heidelberg dar. Die seit dem Jahr 2000 bestehende Kooperation wurde 2007 im Rahmen eines unbefristeten Kooperationsvertrags in die Regelversorgung des Kommunalhaushalts überführt. In dem Artikel wurde bislang auf die strukturellen Bedingungen des Netzwerks eingegangen und anhand eines Beispiels die Arbeitsweisen zwischen Kommune und Wissenschaft erläutert. Abschließend werden nun übergeordnete Motive von Kommune und Wissenschaft geklärt und eine gemeinsame Bewertung der Kooperation vorgenommen.

Kommunale Perspektive

Aus kommunaler Sicht führten vier Faktoren zum Aufbau des geriatrischen Netzwerks. Zunächst definierten gesetzliche und politische Handlungsaufträge im Rahmen der kommunalen Daseinsvorsorge und der Rolle der Kommune als Sozialhilfeträger die Motivlage des Projektträgers.

Nach dem Artikel 28 des GG haben Gemeinden das Recht, »alle Angelegenheiten der örtlichen Gemeinschaft im Rahmen der Gesetze in eigener Verantwortung zu regeln«. Aus diesem Selbstverwaltungsrecht lässt sich erstens der politische *Auftrag zur Daseinsvorsorge* ableiten. Demgemäß muss die Kommune dafür Sorge tragen, dass den Menschen vor Ort die Güter und Leistungen zur Verfügung stehen, die für ihre Existenz benötigt werden. Dabei geht es auch um die Frage, wie diese Dienste und Einrichtungen auszugestalten sind, damit sie allen Bürgern tatsächlich zur Verfügung stehen und in Anspruch genommen werden (können). Im Kontext der Altenarbeit betrifft dieser Auftrag Dienste und Einrichtungen, die der sozialen *und* der gesundheitlichen Versorgung dienen.

Die Grundlage der Altenarbeit im Amt für Soziale Arbeit bildet zweitens das *Sozialhilfegesetz (SGB XII)*. Darin wird in § 71 die Ausgestaltung der Altenhilfe festgelegt. Neben der Beratung und Unterstützung werden auch Verpflichtungen formuliert, die sich auf bedarfsgerechten Wohnraum, Möglichkeiten zur gesellschaftlichen Teilhabe und zum ehrenamtlichen Engagement beziehen. Ausdrücklich wird darauf verwiesen, dass die Leistungen der Altenhilfe »ohne Rücksicht auf vorhandenes Einkommen oder Vermögen« zu gewähren sind. Dabei sind ambulante gegenüber stationären (§ 13 SGB XII) und präventive/rehabilitative gegenüber Pflegeleistungen vorrangig zu gewähren (§ 14 SGB XII).

Die *kommunale Altenhilfeplanung* im Amt für Soziale Arbeit hat sich drittens als geeignetes Instrument erwiesen, die Ausgestaltung der Altenarbeit fachlich zu fundieren. So analysierte und bewertete die Abteilung Grundsatz und Planung von Anfang an das Leistungsspektrum und die Inanspruchnahme kommunaler Angebote und lieferte so unter anderem auch die Grundlage für die konzeptionelle Weiterentwicklung der kommunalen Beratungsstellen (Knaup & Weber, 1999). In enger Abstimmung mit der Fachabteilung Altenarbeit werden zudem regelmäßig Datenanalysen durchgeführt und Prognosen für die zukünftige Entwicklung des Hilfs- und Pflegebedarfs alter Menschen erstellt. Dabei werden auch Kontextfaktoren mit einbezogen, die sich auf die Unterstützungsbedarfe auswirken (Knaup & Weber, 1998).

Neben dem übergeordneten normativen Rahmen sind viertens konkrete Erfahrungen und Wahrnehmungen in den kommunalen *Beratungsstellen für selbstständiges Leben im Alter* als Planungsgrundlage des GeReNet.Wi zu nennen. Die Mitarbeiterinnen nahmen in ihrem Arbeitsalltag immer wieder den hohen Stellenwert der medizinisch-therapeutischen Versorgung für den gesamten Unterstützungsprozess wahr – es bestanden aber keine ausreichenden Strukturen und Abstimmungen, um diese Unterstützungsformen zu erschließen und aus den Beratungsstellen entsprechende Zugänge – z. B. zu einer geriatrischen Behandlung – zu eröffnen.

Der Impuls zum Aufgreifen des Themas kam somit letztendlich direkt aus der Praxis der kommunalen Beratungsstellen für selbstständiges Leben im Alter. Ebenso erfolgten die Entwicklung und Ausgestaltung des Kooperationsverfahrens im Anwendungskontext. Der kommunalen Projektleitung oblag die Moderation dieses Aushandlungsprozesses. Die Diskussionen fanden im Beirat des GeReNet.Wi statt, in welchem Praktiker, politische Vertreter unterschiedlicher Ebenen, Kassen und die Leistungserbringer vor Ort und auch die Wissenschaft ihre Perspektive mit einbringen. Die Maßnahmen konnten so bereits vor ihrer Implementierung vor dem Hintergrund rechtlicher, politischer und professionsspezifischer Rahmenbedingungen diskutiert und bei Bedarf modifiziert werden.

Durch die Orientierung an lokalen Bedarfen sowie die Berücksichtigung der spezifischen Logiken von Professionen und Versorgungssystemen konnte eine hohe Akzeptanz bei der Umsetzung der Maßnahmen erreicht werden. Potenzielle Umsetzungsbarrieren wurden von vornherein in die Maßnahmenentwicklung mit einbezogen und erhöhen damit den Implementierungserfolg. Eine bedeutende Hürde bei der Implementierung von Innovationen, nämlich der Widerstand der Praxis, von Routinen abzugehen und Arbeitsabläufe neu zu gestalten, wurde durch den Einbezug von Praktikern in die Maßnahmenentwicklung minimiert. Es wurde deutlich, dass es zur Herstellung nachhaltiger Kooperationsbeziehungen notwendig ist, dass alle beteiligten Partner einen Sinn in der Zusammenarbeit erkennen. Im Beirat herrschte eine große Offenheit, so dass die verschiedenen Perspektiven deutlich gemacht und der Weg zur Aushandlung von »Win-Win-Situationen« geebnet wurde. Das Herausarbeiten und Verdeutlichen unterschiedlicher Perspektiven, Barrieren und Interessen führte insgesamt zu einem erhöhten interprofessionellen Verständnis. Die Offenheit im Beirat lässt sich sicherlich zum Teil auf die trägerübergreifende und weitgehend unabhängige Verortung der Netzwerkleitung und -koordination bei der Kommune zurückführen.

Bei der Transformation eines Projekts in die Regelversorgung wird neben der Geschäftsstelle und dem Beirat der wissenschaftlichen Begleitung eine hohe Bedeutung beigemessen. Schardt et al. (2009, 5) bezeichnen die drei Elemente als »notwendige Overheadstrukturen« eines Netzwerks. Die wissenschaftliche Begleitung war von Anfang an Bestandteil des GeReNet.Wi und somit auch im Projekt- und Finanzierungsplan festgeschrieben. Damit war deren Fortführung auch bei den politischen Beschlüssen um die Überführung in das Regelangebot unumstritten.

Die Erwartungen der Kommune an die Begleitforschung bestätigten sich in mehreren Bereichen. So liefert die Wissenschaft mit den im Rahmen von Ist-Analysen vor Ort gesammelten Daten Hinweise auf bestehende Handlungsbedarfe und -optionen. Regelmäßig bringt sie aktuelle wissenschaftliche Erkenntnisse in die Aushandlungsprozesse im Projektbeirat ein und gibt kontinuierlich Rückmeldungen zur Wirksamkeit der im Projekt gewählten Vorgehensweisen. Alle Berichte der wissenschaftlichen Begleitung werden im Beirat diskutiert und dienen der Kommune als Argumentationsgrundlage im Magistrat und gegenüber Förderern. Die kontinuierliche wissenschaftliche Begleitung schafft »nachvollziehbare« Fakten (Evidenzbasierung) und ist damit für den Projektträger auch als Argumentationsgrundlage für eine Weiterförderung hilfreich. Schardt et al. (2009, 5) bezeichnen die wissenschaftliche Begleitung als »versachlichendes und stabilisierendes Element in jeder Netzwerkentwicklung« sowohl in der Pilot- oder Aufbauphase, wo sie »aus legitimatorischen Gründen in der Regel installiert« wird, als auch in der weiteren Entwicklung eines Netzwerks.

Neben den intendierten Effekten durch die wissenschaftliche Begleitung sind weitere allgemeine Punkte herauszuheben, die rückblickend auch auf die Kooperation mit dem Institut für Gerontologie zurückzuführen sind: Besonders bei den akademischen Berufen (insb. Ärzte) erhöhte die wissenschaftliche Begleitforschung die Akzeptanz und ermöglichte einen besseren Zugang. Die Tatsache der »freiwilligen« Kontrolle durch ein renommiertes Institut fand im gesamten Projektverlauf hohe Beachtung – insbesondere in politischen Kreisen. Durch die regelmäßige Darstellung der Ergebnisse der Begleitforschung auf wissenschaftlichen Kongressen und Fachveranstaltungen wurden kommunalpolitische Themen in wissenschaftliche Diskurse überführt. Die Darstellung der Netzwerkarbeit und deren Wirkung durch die Wissenschaft können ebenso als Öffentlichkeitsarbeit gewertet werden, die über regionale Veranstaltungen des Netzwerks für Interessierte oder die Fachöffentlichkeit vor Ort hinausgeht.

Reflexion der wissenschaftlichen Begleitung

Das Selbstverständnis eines Wissenschaftlers in der Begleitforschung unterscheidet sich in einigen Bereichen von dem in der Grundlagenforschung tätigen Wissenschaftler. So sind die Freiheit und Unabhängigkeit der Wissenschaft in der Begleitforschung stark eingeschränkt. Die Forschungsfragen werden nicht durch den Wissenschaftler auf der Grundlage aktuellen Forschungswissens formuliert, sondern die Fragestellungen werden vielmehr von Praktikern geliefert bzw. gemeinsam mit dem Auftraggeber entwickelt. Die Kommune als Träger des Netzwerks ist Auftraggeber, die Wissenschaft ist Auftragnehmer. Die wissenschaftliche Begleitung oktroyiert eben nicht theoretische Erkenntnisse in den Praxiskontext, sondern sie arbeitet gewissermaßen dienend. Dabei muss sie gleichwohl auf ihre inhaltliche Unabhängigkeit achten und die Grundsätze guter wissenschaftlicher Arbeit (DFG, 2013) wahren.

Die Entwicklung der Maßnahmen obliegt der Praxis und wird seitens der Wissenschaft fachlich kommentiert. Schardt et al. (2009, 5) bezeichnen es daher als wichtige Voraussetzung für eine erfolgreiche Kooperation zwischen Kommune und Wissenschaft, dass die »Forschungsfragen netz- und praxisbezogen sind und nicht auf allgemeinere wissenschaftliche Aussagen abzielen«. Die methodische Umsetzung der Evaluation steht im alleinigen Verantwortungsbereich der Wissenschaft und wird vom Auftraggeber lediglich fragend begleitet.

Wichtig für die Akzeptanz der Begleitforschung ist, dass sich der Forscher an der Praxis und sein Erkenntnisinteresse sich an der praktischen Verwertbarkeit orientieren. Gleichwohl werden auch grundlegende wissenschaftliche Erkenntnisse (z. B. zu Rehabilitationspotenzialen im Alter oder epidemiologischen Daten) in die Diskussionen eingebracht. Dies geschah im GeReNet.Wi zumeist implizit, über bestimmte Meinungen und Haltungen in Diskussionsprozessen und Strategiebesprechungen des Beirats und des Projektteams.

Begleitforschung kann sich nicht frei ihrer Methodik bedienen. Sie hat sich (im Gegensatz zu aus der Wissenschaft initiierten Forschungsprojekten) an bestehenden Strukturen und lokalen Besonderheiten zu orientieren. Beim Nachweis der Effektivität eingeleiteter Maßnahmen muss die Evaluation an die Zielgruppe und Erhebungssettings angepasst werden. Aufwendige Studiendesigns wie z. B. Kontrollgruppendesigns können meist nicht realisiert werden und die oft geringen Stichprobengrößen erlauben keine diffizilen statistischen Verfahren.

Die hohe regionale Spezifität der entwickelten Maßnahmen ermöglicht ein optimales Funktionieren in dem gegebenen Setting, reduziert jedoch zwangsläufig auch die

Übertragbarkeit erfolgreicher Initiativen auf andere Regionen (Transfer). Die Wissenschaft muss daher auf ihren postulierten Anspruch auf die Übertragung ihrer Befunde weitgehend verzichten. Gleichwohl wurde versucht, die Erfolgsfaktoren des GeReNet. Wi zu erfassen und für die Verstetigung anderer Projekte zugänglich zu machen (Schardt et al., 2009).

Der Nachweis der Wirksamkeit implementierter Verfahren erfolgt in der Regel im Rahmen der »summativen Evaluation«. Der Effektivitätsnachweis wird durch die Installation einer wissenschaftlichen Begleitung intendiert und ermöglicht eine Legitimierung der Netzwerkarbeit, auch bei Geldgebern. Im genannten Beispiel konnte die Wirksamkeit der Vernetzungsaktivitäten auf der strukturellen, professionellen Ebene ebenso nachgewiesen werden wie auf der individuell-personenbezogenen Ebene. Zudem konnten Einflussfaktoren der Nachhaltigkeit der Effekte auf Teilnehmerebene analysiert werden. Diese Erkenntnisse wurden in einem Nachfolgeprojekt weiter genutzt (Haas et al., 2007).

Weitere Effekte können im Rahmen der sog. »formativen Evaluation« beschrieben werden. So ermöglicht die Außensicht der Wissenschaft eine andere Perspektive und Fundierung. Betriebsblindheit kann so nicht entstehen, da die Wissenschaftlerin aufgrund des räumlichen und zeitlichen Abstands nicht zu sehr in das Alltagsgeschehen verstrickt ist und so eher in der Lage war, größere Entwicklungen und Prozesse zu erkennen. Die Auslagerung der wissenschaftlichen Begleitung an ein externes Institut, wie dies im GeReNet.Wi realisiert wurde, bietet jedoch auch dahingehend für die Kommune einen Vorteil, als die Wissenschaftlerin auf die Expertise und die Ausstattung im Institut zurückgreifen konnte.

Die Zusammenarbeit zwischen dem Projektteam in Wiesbaden und der wissenschaftlichen Begleitung in Heidelberg ist geprägt von gegenseitigem Interesse und Vertrauen. Gleichwohl die Kommunikation zwischen den Verantwortlichen eng ist, muss dennoch die Bedeutung einer gewissen Grenzziehung betont werden, die durch die räumliche Distanz erleichtert wird.

Letztendlich profitiert auch die Wissenschaft auf unterschiedliche Art und Weise von der Kooperation mit der Kommune. So erhält die wissenschaftliche Begleitung

- interessante *Einblicke in die Praxis* kommunalen Handelns und die Arbeitsweisen unterschiedlicher Akteure in Altenhilfe und Gesundheitswesen,
- eine *Erweiterung wissenschaftlicher Diskurse* durch praktische Problemstellungen und Anwendungsbezüge,
- die Möglichkeit der *Anwendung der generierten Erkenntnisse* in der Praxis, z. B. bei der Umsetzung von Handlungsempfehlungen der Wissenschaft,
- umfangreiches *empirisches Material*, auf dessen Grundlage bislang zwei Diplom- und eine Doktorarbeit erstellt werden konnten.

Zweifelsohne stellt auch das unbefristete Arbeitsverhältnis der wissenschaftlichen Begleitung eine Besonderheit dar. Das kontinuierliche Arbeiten von Praxis und Wissenschaft – auch über Jahre hinweg an einem Thema – ermöglicht, dass auch dem Aspekt der nachhaltigen Sicherung von Interventionserfolge gemeinsam Rechnung getragen werden kann.

18.5 Fazit

Kommunen obliegt eine hohe Verantwortung in der Versorgung ihrer Bürger – auch angesichts demografisch bedingter Veränderungsprozesse. Das Beispiel des Wiesbadener Netzwerks für geriatrische Rehabilitation zeigt, wie eine Kommune durch die Implementierung eines multidisziplinären Kooperationskonzepts zu einer verbesserten Versorgung ihrer älteren und hilfebedürftigen Bürger beitragen kann.

Durch das außergewöhnliche Engagement der Abteilung Altenarbeit im Amt für Soziale Arbeit Wiesbadens und den hohen Stellenwert der Kommune als trägerübergreifende Instanz konnte das Wiesbadener Netzwerk als einziges der kommunal initiierten Modelle im Bundesmodellprogramm »Altenhilfestrukturen der Zukunft« systematische und nachhaltige Kooperationen mit niedergelassenen Hausärzten aufbauen. Deren Einbindung in Netzwerke gilt allgemein als schwierig.

Eine zentrale Rolle bei der Implementierung und Verstetigung dieser Netzwerkstrukturen oblag dabei der wissenschaftlichen Begleitung durch das Institut für Gerontologie der Universität Heidelberg.

Insgesamt bereichert eine Kooperation zwischen Kommune und Wissenschaft – wie sie im GeReNet.Wi aufgebaut und verstetigt wurde – beide Bereiche und leistet einen nachhaltigen Beitrag zur Überbrückung der Schnittstelle zwischen Theorie und Praxis.

Literatur

Barclay, S., Todd, C., Finlay, I., Grande, G. & Wyatt, P. (2002). Not another questionnaire! Maximizing the response rate, predicting non-response and assessing non-response bias in postal questionnaire studies of GPs. *Fam Pract, 19*(1), 105–111.

BMFSFJ – Bundesministerium für Familie, Senioren, Frauen und Jugend (Hrsg.) (2005). *Fünfter Bericht zur Lage der älteren Generation in der Bundesrepublik Deutschland: Potenziale des Alters in Wirtschaft und Gesellschaft. Der Beitrag älterer Menschen zum Zusammenhalt der Generationen.* Berlin.

BMFSFJ – Bundesministerium für Familie, Senioren, Frauen und Jugend (Hrsg.) (2004). *Altenhilfestrukturen der Zukunft: Abschlussbericht der wissenschaftlichen Begleitforschung zum Bundesmodellprogramm.* Lage: Jacobs.

DFG – Deutsche Forschungsgemeinschaft (2013). *Vorschläge zur Sicherung guter wissenschaftlicher Praxis: Empfehlungen der Kommission »Selbstkontrolle in der Wissenschaft«.* Weinheim: Wiley.

DIMDI – Deutsches Institut für Medizinische Dokumentation und Information (Hrsg.) (2005). *ICF: Internationale Klassifikation der Funktionsfähigkeit, Behinderung und Gesundheit.* Neu-Isenburg: Medizinische Medien Informations GmbH.

Dudenhöffer, B. (2003). *Netzwerkbildung als Strategie zur Überwindung von Kooperationsbarrieren in der Altenhilfe: Eine Fallstudie.* Unveröffentlichte Diplomarbeit im Fach Soziologie an der Universität Heidelberg.

Haas, B., Schönemann-Gieck, P. & Weber, J. (2007). *Kompetenz durch Kooperation und Vernetzung ...: 7 Jahre Wiesbadener Netzwerk für geriatrische Rehabilitation.* Abschlussbericht der Projektphasen.

Haas, B., Weber, J. & Schönemann-Gieck, P. (2005). Endbericht des Modellprojektes GeReNet.Wi. In: Amt für Soziale Arbeit (Hrsg.), *Beiträge zur Sozialplanung Nr. 26.* Wiesbaden.

Haas, B. & Raasch, C. (2003). *Qualifikation zum/zur freiwilligen Seniorenbegleiter/in: Handbuch für die Praxis.* Köln: KDA.

Key, C., Layton, D. & Shakir, S. A. (2002). Results of a postal survey of the reasons for non-response by doctors in a Prescription Event Monitoring study of drug safety. *Pharmacoepidemiol Drug Saf, 11*(2), 143–148. doi: 10.1002/pds.690.

Knaup, K. (2013). Daten und Fakten der Sozialplanung. In: Amt für Soziale Arbeit (Hrsg.), *30 Jahre Beratungsstellen für selbständiges Leben im Alter: Festschrift* (S. 30–33). Wiesbaden: Wurm.

Knaup, K. & Weber, J. (1998). Planung und Steuerung der Altenhilfe in Wiesbaden. In: Reis, C. & Schuhe-Böing, M. (Hrsg.), *Planung und Produktion sozialer Dienstleistungen: Die Herausforderung »neuer Steuerungsmodelle«* (S. 187–202). Berlin: Sigma.

Mahoney, F. I. & Barthel, D. W. (1965). Functional evaluation: the Barthel Index. *Md State Med J, 14*, 61–65.

Menning, S. (2006). *Gesundheitszustand und gesundheitsrelevantes Verhalten Älterer: Gero Stat Report Altersdaten 02/2006*. Berlin: Deutsches Zentrum für Altersfragen. www.dza.de/gerostat/gerostat-aktuelle.htm [letzter Zugriff: 01.04.2014].

Nowossadeck, S. & Engstler, H. (2013). Familie und Partnerschaft im Alter. In: Deutsches Zentrum für Altersfragen (Hrsg.), *Report Altersdaten 3/2013*. Berlin.

Ostermann, K., Kretschmann, R. & Sprung-Ostermann, B. (2000). *Therapie und Rehabilitation in der Geriatrie: Geriatrische Rehabilitation und Altenhilfe*. Kassel: Verein zur Förderung der Angewandten Gerontologie.

Schardt, T. (2005). Fachliche Stellungnahme zum Projekt GeReNet aus dem Hessischen Sozialministerium. In: Haas, B., Weber, B. & Schönemann-Gieck, P. (Hrsg.), *Endbericht des Modellprojektes GeReNet.Wi* (S. 49–66). Wiesbaden.

Schardt, T., Weber, J. & Schönemann-Gieck, P. (2009). Vom Projekt zur Regeleinrichtung: Das Wiesbadener Netzwerk für geriatrische Rehabilitation GeReNet.Wi. *Informationsdienst Altersfragen, 4*(36), 2–7.

Schneekloth, U. & Wahl, H.-W. (2005). *Möglichkeiten und Grenzen selbständiger Lebensführung in privaten Haushalten (MUG III): Repräsentativbefunde und Vertiefungsstudien zu häuslichen Pflegearrangements, Demenz und professionellen Versorgungsangeboten. Integrierter Abschlussbericht*. München.

Schönemann-Gieck, P. (2006). Untersuchung zur Versorgung älterer Menschen nach Klinikaufenthalt in Wiesbaden: Endbericht. In: Amt für Soziale Arbeit (Hrsg.). Wiesbaden.

Schönemann-Gieck, P. & Ehret, S. (2011). Untersuchung zu nichtpharmakologischen Hilfe- und Unterstützungsleistungen bei Demenz. Abschlussbericht. In: Amt für Soziale Arbeit (Hrsg.). Wiesbaden.

Zimmermann, G. W. (2002). Wiesbadener GeReNet sucht Hausärzte. *info.doc*(1/2), 33.

19 Überwindung institutioneller Barrieren beim Freiwilligenengagement

Fred Karl

Einführung

Seit den 1990er Jahren wurden auch im Bereich der Altenpolitik verstärkt Anstrengungen unternommen, damit ältere Menschen eine aktive Rolle in der Gesellschaft und im Gemeinwesen einnehmen. Im von 1995 bis 1998 durchgeführten Modellprogramm »Seniorenbüros« (Braun & Becker, 1998) wurden Einrichtungen geschaffen, in denen ältere Menschen selbst informieren, beraten und Gleichaltrige aktivieren. Besonders anspruchsvoll war das EFI-Projekt (»Erfahrungswissen für Initiativen – *senior*Trainer*innen*«[1]), das vom BMFSFJ in den Jahren 2002 bis 2006 als Bundesmodellprogramm in zehn Bundesländern implementiert wurde und bis 2008 in den neuen Bundesländern eine weitere Finanzierung durch die Robert Bosch Stiftung erfuhr (Bischoff, 2007a). Die Bundesländer Nordrhein-Westfalen, Rheinland-Pfalz und Mecklenburg-Vorpommern fördern den EFI-Ansatz weiterhin. Die Bundesarbeitsgemeinschaft der *senior*Trainer*innen* bilanziert nach zehn Jahren die Existenz von 3.800 solcher Aktiven, die in 135 Kommunen mehrere tausend Projekte angestoßen haben (BAG, 2012). An einigen Standorten gelang die Selbstorganisation in Form von »*Senior*kompetenzteams«. Insgesamt sind die *senior*Trainer*innen* überdurchschnittlich gebildete Ältere, 59 % haben Abitur oder Fachabitur und 51 % verfügen über einen Fachhochschul- oder Universitätsabschluss. Die Hälfte der *senior*Trainer*innen* ist zum Zeitpunkt des Modellprogramms zwischen 60 und 65 Jahre alt, ein Viertel im Alter von über 65 Jahren. Frauen sind leicht überrepräsentiert. 38 % der Frauen und 31 % der Männer geben »Führungs-, Leitungs- und Lehrerfahrung« an. 70 % der Teilnehmer waren bereits vorher ehrenamtlich tätig (Karl, 2009).

Innovative Merkmale profilieren das EFI-Programm gegenüber herkömmlichen Freiwilligendiensten. Zum einen wird das Erfahrungswissen älterer Menschen besonders gewürdigt, zum anderen werden Bildungsprozesse in Gang gesetzt, damit Wissen und Fähigkeiten älterer Menschen strukturiert eingebracht werden können.

Das mit der Unterstützung von zehn Bundesländern aufgelegte Modellprogramm in 35 Städten und Kreisen wurde mit Hilfe von örtlichen Freiwilligenagenturen und überörtlichen Bildungseinrichtungen implementiert. Die Freiwilligenagenturen betrieben Öffentlichkeitsarbeit zum Modellprogramm und wählten die Interessenten aus. Die EFI-Weiterbildung diente auf Basis des EFI-Rahmencurriculums (Knopf, 2002) der Reflexion des Erfahrungswissens der Teilnehmer und der Rollenfindung als *senior*Trainer*in*.

Das Rollenkonzept *senior*Trainer*in* zielt ausdrücklich auf neue Formen der gesellschaftlichen Mitgestaltung. Es »basiert auf

1 Die Schreibweise *senior*Trainer*in* wurde im Modellprogramm als Logo und »Marke« eingeführt.

der Annahme, dass ältere Bürgerinnen und Bürger im Laufe ihres Lebens ein breites Spektrum an Wissen und Kompetenzen erworben haben, von dem andere profitieren können« (Braun et al., 2004, 66). Trainer sollen mit dem Projekt EFI ermutigt werden, Projektideen zu entwickeln, d. h. Initiativen zu starten und umzusetzen. Der etwas missverständliche Trainer-Begriff hebt darauf ab, dass die *senior*Trainer auf Basis ihres Erfahrungswissens andere Mitstreiter dazu befähigen, an Projektinitiativen mitzuarbeiten und diese weiterzuentwickeln. Dies bedeutet die Entwicklung neuer Rollen wie etwa der von Initiatoren, Projektentwicklern und Netzwerkern, deren Ausgestaltung im jeweiligen Praxisfeld zu konkretisieren und mit Leben zu erfüllen ist.

Das Modellprogramm wurde in zwei Evaluationsberichten (Braun et al., 2004; Engels et al., 2007) ausführlich dokumentiert und das Rahmencurriculum wurde fortgeschrieben (Burmeister et al., 2007). Zusätzlich wurde vom BMFSFJ eine mikroanalytische Studie zu institutionellen Barrieren in Auftrag gegeben. In dieser wurden die Interaktionen zwischen Freiwilligen und Institutionen untersucht, um Schwierigkeiten in der Passung von Bedarf und Freiwilligenangebot im Projektverlauf zu analysieren. Dabei sind Erkenntnisse gewonnen worden, die über dieses Modellprogramm hinaus von Bedeutung sind. Sie mündeten in einem Praxisbuch zur kooperativen Entwicklung von Projekten (Karl et al., 2008).

Die Erfahrungen aus dem EFI-Modellprogramm tragen dazu bei, Implementierung als einen partizipativen Prozess zu verstehen. Aufgrund der unterschiedlichen Handlungsvoraussetzungen der beteiligten Akteure sind im Zusammenspiel von interessierten Freiwilligen und Einrichtungen auch schwierige Kooperationen enthalten. Diese werden nachfolgend beschrieben.

19.1 Schwierige Kooperationen

Im EFI-Modellversuch fanden fünf zentrale Fachtagungen statt, damit sich möglichst viele *senior*Trainer*innen* im Programmverlauf austauschen konnten. Auf diesen Treffen wurden viele gelungene und beispielhafte Projekte präsentiert, es wurde jedoch auch von einer spürbaren Zurückhaltung etablierter Institutionen gegenüber dem Einbezug aktiver älterer Menschen berichtet. Dies führte im Modellprogramm zu einem Forschungsauftrag an die Universität Kassel, Schwierigkeiten in der Interaktion zwischen den Freiwilligen und den Einrichtungen zu untersuchen. Dieses Forschungsprojekt nutzte zunächst die Ergebnisse der quantifizierenden Befragungen der Begleitforschung im Modellprogramm (Braun et al., 2004; Engels et al., 2007). Dort wurde festgestellt, dass nur bei jedem Fünften der über 1.000 stattgefundenen Projekte die Initiative von nachfragenden Einrichtungen ausging. Bei 30 % der Kooperationen vermittelte die Freiwilligenagentur den Kontakt, in der Hälfte aller Projekte waren es die seniorTrainer*innen*, die nach Kooperationspartner suchten und diese ansprachen. Die Begleitforschung im Modellprogramm lieferte außerdem auch aggregierte Auswertungen, wie die Beteiligten ihre Zusammenarbeit einschätzten. Diese Daten bildeten die Grundlage für vertiefende Untersuchungen.

Da es sich bei dem Anspruch des EFI-Modellprogramms »Erfahrungswissens für Initiativen« um Neuland handelte, waren für die Begleitforschung nicht alle möglichen Bruchstellen in der Übersetzung von Programm in Handlungspraxis von vornherein antizipierbar (und fanden somit auch nicht Eingang in ihre standardisierten Fragebögen). Probleme und Schwierigkeiten traten erst in der Kontaktaufnahme zwischen Freiwilligen und Institution und in der laufenden Interaktion dieser Akteure auf. Diese Interaktionen angemessen zu untersuchen, erforderte deshalb im Kasseler Forschungsprojekt ein qualitatives Vorgehen mit Hilfe von leitfadengestützten, problemzentrierten Interviews. Bei der Auswahl der Interviewpartner wurde darauf geachtet, dass die Vielfalt der Handlungsfelder im Freiwilligensektor, die unterschiedlichen Organisationsformen der Kooperationspartner und die Verteilung auf ländliche Gebiete, mittelgroße Städte und Großstädte in den alten und in den neuen Bundesländern angemessen abgedeckt sind.

Insgesamt wurde in der *ersten Phase* des Forschungsprojekts mit Hilfe von 44 Interviews eine Vielzahl von Projektverläufen dokumentiert. Die Inhalte der Interviews bezogen sich darauf, wie die jeweiligen Akteure Zugang in das EFI-Modellprogramm fanden, wie die Kontakte untereinander und die Projekte zustande kamen und wie die Qualität der Kooperationen aus der Sicht des befragten Akteurs eingeschätzt wurde. Die 44 Interviews erfolgten zu gleichen Anteilen mit allen drei Akteursgruppen, d. h. den *senior*Trainer*innen*, Vertretern von Kooperationspartnern und Vertretern von Freiwilligenagenturen. Die transkribierten Interviews dienten dazu, die empirische Basis für die inhaltsanalytische Kategorisierung von Hemmnissen und Schwierigkeiten zu liefern.

In der *zweiten Phase* des qualitativen Forschungsprojekts wurde mit dem Gruppendiskussionsverfahren mit Repräsentanten aller Akteursgruppen im Rahmen mehrerer Workshops das Ziel verfolgt, die jeweiligen Sichten auf kritische Momente in der Kontaktaufnahme und in der anschließenden Kooperation zu verdeutlichen und gemeinsam Lösungswege zur Überwindung der Schwierigkeiten aufzuzeigen.

Im Folgenden soll ein Eindruck in das Spektrum schwieriger Kooperationen und Engagementverläufe mit Institutionen gegeben werden. Ausgewählt wurden Kontaktaufnahmen von *senior*Trainer*innen* mit Einrichtungen, die einige der im Modellprogramm stark vertretenen Einsatzbereiche repräsentieren: Schule/Kindergarten (Karl, 2005) sowie Wohnberatung und häusliche Unterstützung nach einem Krankenhausaufenthalt. Die vier (fiktiven) Projektbeispiele wurden auf der Grundlage mehrerer Fallschilderungen aus den Interviews rekonstruiert, wobei sich die Kurzdarstellungen auf die Projektidee, auf die Kontaktaufnahme mit den Institutionen und auf das vorläufige Resultat der angestrebten Kooperation konzentrieren.

Beispiel 1: Freiwilligenprojekt und kommunale Gremien

Projektidee: Eine *senior*Trainer*in* beobachtet, dass ältere Menschen mit einem Umzug ins Altenheim konfrontiert sind, weil ihre Altbauwohnungen nicht altengerecht sind. In der EFI-Weiterbildung entwickelt sie Angebote und Maßnahmen zur Wohnberatung und Wohnungsanpassung, um einen Verbleib in der Häuslichkeit der eigenen Wohnung zu ermöglichen.

Kontakt mit Institutionen: Sie spricht einen Ortsbeiratsbeigeordneten nach Möglichkeiten der Umsetzung in der eigenen Kommune an. Dieser bittet um Ausarbeitung eines Konzepts. Die *senior*Trainer*in* legt daraufhin ein solches vor, das der Beigeordnete für einen Antrag seiner Partei im Kommunalparlament verwendet.

Vorläufiges Ergebnis: Die *senior*Trainer*in* muss in der Folge feststellen, dass ein ihr auch bekannter Stadtrat mit anderer Parteizugehörigkeit sich nun distanziert verhält. Für die Zukunft will sie deshalb darauf achten, dass sie nicht als Interessensvertreterin einer politischen Partei wahrgenommen wird und verhält sich im kommunalpolitischen Raum erkennbar vorsichtiger.

Beispiel 2: Freiwilligenprojekt und Institution Schule

Projektidee: Ein *senior*Trainer möchte Realschülern vor dem Schulabgang konkrete Einblicke in die Arbeitsabläufe im Berufsalltag geben und sie für eine Hospitation in Betrieben motivieren.

Kontakt mit Institutionen: Er gewinnt als ehemaliger Handwerksmeister einige Firmen für das Projekt. An einer Realschule kennt er eine interessierte Lehrerin. Schwierig wird es mit der Schulleitung, die auf einen Brief zunächst nicht reagiert. Nach einiger Zeit werden Gespräche geführt, möglich wird ein Probelauf aber erst in den Schulferien. Die Hospitation in den Betrieben kommt bei den Schülern gut an. Andere Schulklassen möchten auch teilnehmen. Die Lehrerschaft ist gespalten, ein Teil sieht die Umsetzung des Unterrichtsstoffs und andere Aufgaben (z. B. Probleme mit Schulverweigerern) als wichtiger an. Drei weitere Lehrer investieren Zeit in das Projekt zum Übergang von Schule in den Beruf, jedoch genehmigt die Schulleitung ihnen keinen Ausgleich in der Unterrichtsbelastung.

Vorläufiges Ergebnis: Das Projekt etabliert sich zwar, der Freiwillige stößt jedoch immer wieder an Grenzen der Institution, muss selbst einen hohen Arbeitseinsatz investieren und eine hohe Frustrationstoleranz wegen mangelnder Anerkennung aufbringen.

Beispiel 3: Freiwilligenprojekt und Institution Kindertagesstätte

Projektidee: Eine *senior*Trainer*in* hat in der EFI-Weiterbildung ein Konzept entworfen, um die Beziehung zwischen den Generationen zu verbessern. Sie will in Kindertagesstätten Lesestunden und andere gemeinsame Aktionen mit den Kindern initiieren und weitere Ehrenamtliche gewinnen, damit das Angebot personell abgesichert ist. Sie sieht in diesem Projekt auch eine Entlastung der Hauptamtlichen.

Kontakt mit Institutionen: Sie schreibt mehrere Einrichtungen an, um ihr Konzept vorzustellen, erhält aber ablehnende Antworten mit der Begründung, man sehe zu große Schwierigkeiten darin, von außen kommende Personen in das pädagogische Konzept und den Arbeitsalltag einzubinden.

Vorläufiges Ergebnis: Sie gibt dieses Vorhaben im Kita-Bereich auf und überlegt mit der Freiwilligenagentur Initiativen in anderen Feldern der Generationenbegegnung.

Beispiel 4: Freiwilligenprojekt und Institution Krankenhaus

Projektidee: Während ihrer Weiterbildung im EFI-Programm entwickelt eine bisher in einem Besuchsdienst im Krankenhaus ehrenamtlich Tätige ein Konzept zur psychosozialen und praktischen Unterstützung nach einem Krankenhausaufenthalt. Das Vorhaben umfasst die Einsatzkoordinierung, die Gewinnung von Freiwilligen für den häuslichen Besuchsdienst und die Qualifizierungskurse für die Ehrenamtlichen.

Kontakt mit Institutionen: Auf Interesse stößt die Projektidee bei einem sozialen Servicezentrum, das zu einem großen Krankenhaus gehört. Die *senior*Trainer*in* wendet sich an den Geschäftsführer dieses übergeordneten Trägers, dabei sieht sich der Leiter des Servicezentrums übergangen. Erst nach mehreren Gesprächen werden Missverständnisse ausgeräumt und eine konstruktive Arbeitsatmosphäre hergestellt. Weiterhin gelingt es in Kooperation mit dem Landessozialministerium, mit Krankenkassen und mit dem örtlichen Sozialhilfeträger eine Finanzierungsgrundlage für die Qualifizierungskurse zu schaffen.

Vorläufiges Ergebnis: Das Projekt etabliert sich und weitet sich aus.

Wie die Projektbeispiele zeigen, gelang es in manchen Kontaktaufnahmen nicht sofort, in der Interaktion wechselseitige Erwartungen zu klären und Ziel- und Umsetzungsvorstellungen aufeinander abzustimmen. Klärungsbedürftige Fragen bildeten sich erst in diesen Verständigungen heraus.

Dass die Passung von institutionellen Strukturen mit der Partizipationsbereitschaft unabhängiger Engagierter eine anspruchsvolle Aufgabe ist und sich nicht von selbst einstellt, liegt an den unterschiedlichen Handlungslogiken dieser Akteure (Bischoff, 2007b). Bei dem Anspruch auf Selbstbestimmung selbstbewusster Freiwilliger hinsichtlich Inhalt und Dauer des Engagements einerseits und bei der Verwaltungslogik und Effizienzorientierung etablierter Institutionen andererseits handelt es sich um nicht kongruente Welten. Institutionen sind auf Effizienz und Produktorientierung ausgerichtet, während bei den von außen kommenden *senior*Trainer*innen* eher Prozessorientierung und ein Anspruch auf Unabhängigkeit und Selbststeuerung vorherrscht. Die Welt der angestellten Arbeitnehmer, also der Hauptamtlichen, ist geprägt durch vielerlei Zwänge und Drucksituationen, durch Personalabbau und verstärkte Konkurrenz untereinander. Dabei wird die Unterstützung der neuen Engagierten von außen möglicherweise als zusätzliche Belastung empfunden, vor allem dann, wenn sich ein Gewinn für den eigenen Arbeitsbereich, z. B. in Gestalt der Verbesserung des Kontakts zu den Klienten und des Aufbaus neuer Angebote, daraus nicht unmittelbar erschließt. Im Forschungsprojekt wurde deshalb auch herausgearbeitet, welche Abstimmungserfordernisse beachtet werden müssen, damit Kooperationen gelingen.

Das nächste Kapitel geht darauf ein, welche Interaktionsanforderungen sich aus den Erkenntnissen ergeben und welche Reichweite den Ergebnissen der qualitativen Studie zukommt.

19.2 Diskussion: Interaktionsanforderungen zwischen Freiwilligen und Institutionen

In diesem Kapitel werden Ergebnisse der zweiten Phase des Forschungsprojekts diskutiert. Aufgrund der in der Untersuchung gewählten methodischen Vorgehensweise können die analysierten Problemkonstellationen eine Geltung beanspruchen, die nicht nur in der konkreten Situation einzelner berichteter Engagements auftreten, sondern über die Einzelfälle hinaus aussagekräftig sind. Zunächst wurden »Schwierigkeiten« aus solchen Aussagen der Befragten abgeleitet, in denen diese selbst eine allgemeine Geltung des Sachverhalts unterstellen. Das konnte unter anderem in einem Hinweis auf Kenntnisse über andere Regionen (z. B. »das ist ja nicht nur hier so«) oder im Ausdruck einer kollektiven Sichtweise (z. B. unter Verwendung von »man« oder »wir«) deutlich werden. Sodann wurden die Ergebnisse und die Lösungsansätze einer kommunikativen Validierung unterzogen, d. h. sie wurden in mehreren Gruppendiskussionen mit Repräsentanten der befragten Akteursgruppen auf ihre Einzelfall übergreifende Bedeutung geprüft (Karl et al., 2007).

Nach Auswertung der Interviews und Gruppendiskussionen ließ sich feststellen: Als hemmende Merkmale bei den Institutionen wurden durchgängig Zugangsprobleme angesprochen. Häufig gab es Schwierigkeiten, (1) die richtigen Ansprechpartner zu finden. Freiwillige mit neuen Ideen erfuhren Einrichtungen (2) von außen als wenig transparent. Je nachdem, wie komplex die Organisationsstruktur einer Einrichtung war, in der sie tätig werden wollten, (3) erschwerten Zuständigkeiten in der Hierarchie der Organisation den Kontaktaufbau. Die Freiwilligen spürten (4) zu geringe Unterstützung in den für sie neuen Handlungsfeldern. Sie hatten das Gefühl, (5) laufend für ihr Projektvorhaben und die Umsetzung kämpfen zu müssen.

Aus der Perspektive der befragten Einrichtungen wurde die noch nicht gelingende Passung auf eine (1) unzureichende Kenntnis der Arbeits- und Organisationsbedingungen seitens der Freiwilligen zurückgeführt. Vertreter der Organisationen kritisierten (2) ein manchmal ungeduldiges Festhalten der *senior*Trainer*innen* an der eigenen Projektidee und wiesen in diesem Zusammenhang auf (3) die unterschiedlichen Zeitressourcen der Beteiligten hin. Von den Freiwilligen wurde deshalb (4) »Kontextsensibilität« verlangt: Sie sollen die Arbeitsvoraussetzungen der Hauptamtlichen besser berücksichtigen und mit dem sozialen Milieu des Klientels der Einrichtung umgehen können.

Institutionenvertreter gaben in den Interviews zu bedenken, dass den Mitarbeitern in Organisationen einiges abverlangt wird, wenn diese sich auf solche Kooperationen einlassen. Freiwillige sehen oft nicht, dass (5) ggf. aufwendige Umstellungen in der Organisation notwendig sind, damit ihr Anliegen nach Einbezug in die Informationsprozesse und nach kontinuierlicher Absprache erfüllt werden kann. Ein Ergebnis der Gruppendiskussionen in den Workshops war deshalb die Empfehlung, dass die Institutionen Engagementbeauftragte aufbieten, die auf die Motivation und die Aktionsbereitschaft des Freiwilligen eingehen und zur Perspektivenübernahme fähig sind. Diese Aufgabe darf aber nicht einfach an eine einzelne Person in der Organisation delegiert werden. Die Öffnung für Engagement von außen muss von allen Mitarbeitern und auf allen Entscheidungsebenen unterstützt werden. Unabhängig davon, ob die Einrichtung bereits konkrete Vorstellungen hat, für welche Maßnahmen sie engagierte Mitstreiter sucht, kann es für sie anregend sein, sich mit den Ideen und Engagementvorhaben der Interessenten auseinanderzusetzen und mit ihnen Abstimmungen herzustellen. Wie sich im EFI-Modellprogramm gezeigt hat, konnten Einrichtungen mit den Projektideen der *senior*Trainer*innen* neue Zielgruppen erschließen und damit ihr Angebotsspektrum diversifizieren (wie z. B. mit einer systematischen Angehörigenarbeit in der stationären Altenpflege).

Die Ergebnisse der qualitativen Studie führten zur Ausarbeitung eines Praxisbuchs für die kooperative Entwicklung von Projekten, wobei die Notwendigkeit einer neuen Engagementkultur (Karl et al., 2008) hervorgehoben wurde. Das Praxisbuch unterscheidet zwischen gelungenen, abgebrochenen und gar nicht zustande gekommenen Engagements und arbeitet aus den Projekterkenntnissen einen »idealtypischen Engagementverlauf« heraus. Deutlich wird dabei, dass es sich insgesamt um einen wechselseitigen Prozess der Annäherung und Verständigung handelt, in dem es darum geht,

- sich in die Handlungsbedingungen des jeweils anderen hineinzudenken,
- die jeweiligen Motive, Ziele und Interessen zu klären,
- die unterschiedlichen Handlungsspielräume aufeinander abzustimmen.

Wichtige Schritte, um beide Seiten – Freiwillige und Institutionen — aneinander heranzuführen, wurden in einer weiteren Ausarbeitung (Karl, 2009) in einer Matrix mit den zentralen Achsen *Implementation* und *Passung der jeweiligen Interessen* aufbereitet. Ausgehend von der *Implementation* sieht diese Handlungsanleitung im Kern die Arbeitsschritte »Zugänge schaffen« und »Aufbau von Kooperationen« vor. Die *Passung der jeweiligen Interessen* erfordert im Wesentlichen die Arbeitsschritte »Entwicklung konkreter Projekte« und »Verständigung über Ziele«. Jedes Engagementvorhaben muss dabei die strukturellen Gegebenheiten bei den Akteuren (insbesondere der Kooperationspartner und der Kommune) berücksichtigen. Es braucht hierfür neutrale vermittelnde Instanzen, die beide Seiten in Kontakt miteinander bringen, z. B. Freiwilligenagenturen, Runde Tische, Zukunftswerkstätten. Wie sich im EFI-Modellprogramm gezeigt hat, sind die Freiwilligenagenturen jedoch personell nicht in der Lage, jede entstehende Kooperation zu moderieren. Deshalb ist es förderlich, wenn die Personen, die von diesen Agenturen miteinander in Kontakt gebracht werden, grundsätzlich Fähigkeiten mitbringen, sich in die Erwartungen und Interessen der jeweils anderen Seite hineinzuversetzen. Begleitende Bildungs- und Reflexionsangebote haben dabei einen großen Nutzen für alle Beteiligten.

19.3 Fazit und Ausblick

In den Förderprogrammen der letzten Jahre ging es vorrangig um die Gewinnung und Motivierung weiterer Engagierter angesichts eines von der empirischen Forschung (z. B. den Freiwilligensurveys) aufgezeigten Potenzials an engagementbereiten Personen, besonders bei den älteren Menschen und hier vor allem jenen Jahrgängen, die sich bereits in ihrer Jugendzeit engagierten, Wandel anstießen und nun auch in der nachberuflichen und nachfamiliären Lebensphase Akzente setzen wollen. Dieser Personenkreis ist wenig geneigt, sich vorformulierten Einsatzaufgaben im Rahmen eines »Dienstes« unterzuordnen und sich als Lückenbüßer instrumentalisieren zu lassen (Aner et al., 2007). Diese »neuen Alten« ziehen es vielmehr vor, eigene Ideen und Gestaltungsvorstellungen einzubringen. Da es jedoch wenig Sinn macht, die Umsetzung von Projektideen als Einzelkämpfer umzusetzen, müssen sich die Freiwilligen in bestehende Organisationsfelder hinein bewegen, sich dort anbieten und von den in der Institution beruflich Agierenden als hilfreiche Partner gesehen und anerkannt werden. Das verstehende Aufeinanderzugehen der Akteure (Karl, 2012) ist dabei entscheidend für den Erfolg von Freiwilligeninitiativen in der Zusammenarbeit mit Einrichtungen. Die Aufnahme solcher kreativer Engagementbereitschaften durch etablierte Einrichtungen wird jedoch gehemmt, wenn dort weiterhin traditionelle Vorstellungen von Hauptamtlichen und Ehrenamtlichen mit ihren Über- und Unterordnungen einen großen Einfluss ausüben und wenn wenig Bereitschaft besteht, sich auf Abstimmungsprozesse einzulassen.

Grundsätzlich ist es von großer Bedeutung, wenn aus dem Gemeinwesen heraus konkrete Bedürfnisse artikuliert werden und Bürger eigene Engagementvorhaben entwickeln. Bisher wurde zu wenig für die von der Enquete-Kommission »Zukunft des bürgerschaftlichen Engagements« (2002) geforderte Engagementfreundlichkeit von Organisationen und Einrichtungen getan. Nötig sind Gelegenheitsstrukturen und Aufschließungsprozesse für Personen, die an die Einrichtung herantreten und in ihr bzw. mit ihrer organisatorischen Unterstützung wirksam werden wollen. Dies bedeutet sowohl innere Öffnung der Organisation, d. h. vermehrte Mitsprachemöglichkeiten für Mitarbeiter und Nutzer, als auch äußere Öffnung für den Einbezug des sozialen Umfeldes dieser Einrichtung.

Der Handlungsbedarf zur Verringerung von institutionellen Hemmnissen im Freiwilligenengagement kristallisiert sich im Wechselbezug von Person und Umfeld. Dabei reicht es nicht, vorrangig an der Aktivierung von einzelnen Freiwilligen anzusetzen. Damit auch Verbände, Vereine und Institutionen daran gehen, sich noch stärker für das Bürgerengagement zu öffnen, sind weitergehende Bildungsaktivitäten erforderlich. Die Sinnhaftigkeit »einer gezielten Qualifizierung und Weiterbildung [...] bezieht sich also nicht nur auf die freiwillig Engagierten selbst, sondern ebenso auf ihre Kooperationspartner in den Institutionen und Organisationen« (Zeman, 2008, 5). Diese Kompetenzerweiterung von Einrichtungen ist deshalb so bedeutsam, weil ihnen im kommunalen Raum basal eine fördernde Bedeutung zukommt, damit das Engagement selbstbewusster, unabhängiger Bürger einen Anlaufpunkt findet, vernetzt und verstetigt werden kann.

Literatur

Aner, K., Karl, F. & Rosenmayr, L. (2007). »Die neuen Alten – Retter des Sozialen?« Anlass und Wandel gesellschaftlicher und gerontologischer Diskurse. In: Aner, K., Karl, F. & Rosenmayr, L. (Hrsg.), *Die neuen Alten – Retter des Sozialen?* (S. 13–35). Wiesbaden: Verlag für Sozialwissenschaften.

BAG – Bundesarbeitsgemeinschaft SeniorTrainerin (Hrsg.) (2012). *Zukunft braucht Erfahrung: SeniorTrainerinnen übernehmen (Mit-)Verantwortung. Blick zurück nach vorn – Bilanz einer 10-jährigen Erfolgsgeschichte und Perspektiven.* Köln: Selbstverlag.

Bischoff, S. (2007a). *Den demographischen Wandel in Kommunen gestalten: Erfahrungswissen der Älteren nutzen: Tagungsdokumentation.* Köln: ISAB. www.isab-institut.de [letzter Zugriff: 18.03.2014].

Bischoff, S. (2007b). Einführung: Verwaltungslogik versus Handlungslogik bürgerschaftlich Engagierter. In: Institut für Sozialarbeit und Sozialpädagogik (Hrsg.), *Öffnung von Institutionen für das bürgerschaftliche Engagement älterer Menschen* (S. 9–20). Frankfurt/Main: ISS.

Braun, J., Burmeister, J. & Engels, D. (Hrsg.) (2004). *SeniorTrainerin: Neue Verantwortungsrollen und Engagement in Kommunen. Bundesmodellprogramm »Erfahrungswissen für Initiativen«.* Bericht zur ersten Programmphase. Köln: ISAB.

Braun, J. & Becker, I. (Hrsg.) (1998). *Engagementförderung als neuer Weg der kommunalen Altenpolitik: Tagungsdokumentation.* Stuttgart: Kohlhammer.

Burmeister, J., Heller, A. & Stehr, I. (2007). *Weiterbildung älterer Menschen für bürgerschaftliches Engagement als seniorTrainerin: Ein Kurskonzept für lokale Netzwerke.* Köln: ISAB.

Engels, D., Braun, J. & Burmeister, J. (Hrsg.) (2007). *SeniorTrainerinnen und seniorKompetenzteams: Erfahrungswissen und Engagement älterer Menschen in einer neuen Verantwortungsrolle.* Köln: ISAB.

Enquête-Kommission »Zukunft des bürgerschaftlichen Engagements« (2002). *Bürgerschaftliches Engagement: Auf dem Weg in eine zukunftsfähige Bürgergesellschaft.* Opladen: Leske & Budrich.

Karl, F. (2012). Zugehende Altenarbeit. In: Wahl, H.-W., Tesch-Römer, C. & Ziegelmann, J. P. (Hrsg.), *Angewandte Gerontologie: Interventionen für ein gutes Altern in 100 Schlüsselbegriffen* (S. 523–528). 2. Aufl. Stuttgart: Kohlhammer.

Karl, F. (2009). *Einführung in die Generationen- und Altenarbeit.* Opladen & Farmington Hills: Budrich.

Karl, F. (2005). Generationenübergreifende Arbeit: Schwerpunkt Schule/Kindergarten. In: Braun, J., Kubisch, S. & Zeman, P. (Hrsg.), *Erfahrungswissen und Verantwortung: Zur Rolle von seniorTrainerinnen in ausgewählten Engagementbereichen* (S. 27–75). Köln: ISAB.

Karl, F., Aner, K., Bettmer, F. & Olbermann, E. (2008). *Perspektiven einer neuen Engagement-Kultur: Praxisbuch zur kooperativen Entwicklung von Projekten.* Wiesbaden: Verlag für Sozialwissenschaften.

Karl, F., Aner, K., Bettmer, F. & Olbermann, E. (2007). *Abschlussbericht zum Forschungsprojekt »Konkrete Hindernisse für den Einsatz von seniorTrainerinnen in verschiedenen Handlungsfeldern bürgerschaftlichen Engagements«.* Kassel: Institut für Soziologie und Sozialpädagogik der Lebensalter (unveröffentlichtes Manuskript).

Knopf, D. (2002). Rahmencurriculum für das Modellprogramm »Erfahrungswissen für Initiativen«. Berlin: unveröffentlichtes Manuskript.

Zeman, P. (2008). Rahmenbedingungen für das Engagement der Älteren. *Informationsdienst Alternsfragen, 35*(3), 2–5.

20 Wissenschaftliche Politikberatung

Andreas Kruse

Einführung

Wissenschaftliche Politikberatung beschreibt die Vorbereitung, den Prozess und die Evaluation der wissenschaftlichen Beratung, gegebenenfalls auch der längerfristigen Begleitung politischer und administrativer Institutionen und politischer Entscheidungsträger durch Wissenschaftler, wobei diese ihre Beratungstätigkeit auf dem Wege der Mitarbeit in Kommissionen oder des unmittelbaren Gesprächs mit politischen Entscheidungsträgern und Vertretern politischer sowie administrativer Institutionen leisten können. Die wissenschaftliche Politikberatung weist enge Bezüge zur Implementierungswissenschaft auf. Zum einen stellt sie selbst bereits einen Weg dar, auf dem die Implementierung wissenschaftlicher Befunde in die Praxis – hier in die politische und in die Verwaltungspraxis – vorgenommen wird, wobei die Evaluation politischen und administrativen Handelns Hinweise darauf gibt, a) inwieweit die Beratung zu den von den Wissenschaftlern gewünschten Effekten geführt hat, b) wo die wissenschaftliche Politikberatung an Grenzen stößt und welche institutionellen wie auch persönlichen Faktoren als Barrieren der Umsetzung wissenschaftlicher Politikberatung in die politische und administrative Praxis gewirkt haben. Zum anderen kann die wissenschaftliche Politikberatung politische und administrative Entscheidungs- und Handlungsprozesse in Gang setzen, von der die Praxis unmittelbar oder mittelbar profitiert, so dass sich die Translation wissenschaftlicher Befunde in die Praxis über politische Entscheidungs- und Handlungsprozesse vollzieht. Als Beispiel sind Gesetze zu nennen, die Leistungsansprüche rechtfertigen, die ihrerseits ein wissenschaftlich nachgewiesenes Fundament besitzen. Der Anspruch älterer Menschen auf Rehabilitationsleistungen mit dem Ziel, Pflegebedürftigkeit zu vermeiden, zu lindern oder zu überwinden, bildet ein derartiges Beispiel. Ein weiteres ist die Erarbeitung und Verabschiedung von Gesetzen zur Stärkung der Flexibilität beim Übergang von der beruflichen in die nachberufliche Lebensphase. Auch hier zeigen wissenschaftliche Befunde, dass eine derartige Flexibilität in aller Regel mit einem Zuwachs an subjektiv perzipierten Selbstgestaltungsmöglichkeiten des Individuums und – und darüber vermittelt – mit einem Zuwachs an Lebensqualität verbunden ist. Wichtige Felder der Politikberatung bilden Experten- und Enquete-Kommissionen, weiterhin das kontinuierlich oder wenige Male geführte Gespräch zwischen Vertretern wissenschaftlicher Institutionen einerseits und politischer bzw. administrativer Institutionen andererseits. Auch die Anhörung beruflicher Fachverbände in politischen Ausschüssen oder in der ministeriellen Administration bildet eine Form der wissenschaftlichen Politikberatung, sofern in diese Anhörung ausdrücklich wissenschaftliche Befunde eingehen. Politikberatung ist nicht nur in ihren Möglichkeiten, sondern auch in ihren potenziellen Grenzen zu thematisieren. Manche Empfehlungen, die Wissenschaftler vor dem

Hintergrund ihrer Erkenntnisse formulieren, lassen sich politisch nicht oder nur in Teilen umsetzen, da der politische Widerstand zu groß ist und auch weitere gesellschaftliche Akteure – die für die Umsetzung wissenschaftlich basierter Empfehlungen in praktisches Handeln gewonnen werden müssen – sich gegen die Umsetzung der Empfehlungen sperren. Ein Beispiel bildet die Präventionsgesetzgebung, in der die wissenschaftlichen Erkenntnisse zu den potenziellen Gewinnen der Prävention in einem bemerkenswerten Missverhältnis zu Umfang und Qualität faktisch umgesetzter Empfehlungen stehen. Derartige Grenzen müssen bei der Vorbereitung der Politikberatung wie im Prozess der Politikberatung immer antizipiert oder zumindest mitgedacht werden.

20.1 Eine grundlegende Überlegung: Politikberatung im Kontext des Werturteilsstreits

Mit dem hier behandelten Thema wird in historischer Perspektive eine intensiv geführte Diskussion berührt, die unter dem Begriff »Werturteilsstreit« in die Wissenschaftsgeschichte eingegangen ist. In der Zeit vor dem Ersten Weltkrieg wurde im *Verein für Socialpolitik* eine intensive Debatte darüber geführt, in welchem Verhältnis Wissenschaft und Politik stehen sollten: Darf und kann Wissenschaft ihrem Selbstverständnis nach *normative* Aussagen treffen, die Grundlage politischer Entscheidungen bilden? Kann die Wissenschaft ihrem Wesen nach Werturteile treffen, die der Politik Orientierung vermitteln? Oder muss sich Wissenschaft grundsätzlich jeglicher Werturteile enthalten? In dem *Verein für Socialpolitik* waren es vor allem Max Weber und Werner Sombardt, die die Überzeugung vertraten, dass Wissenschaft grundsätzlich *werturteilsfrei* zu argumentieren und sich ganz auf die empirischen Erkenntnisse zu beziehen habe. Den Gegenpart bildeten Wissenschaftler, die gerade mit Blick auf *soziale Gerechtigkeitsfragen* eine bedeutende Aufgabe der Wissenschaft darin sahen, sich zu gesellschaftlichen Fragen zu äußern und dabei auch normative Aussagen zu treffen. Denn vor dem Hintergrund der sozialen Ungleichheit könne und dürfe eine Wissenschaft, die gesellschaftliche Fragen adressiere, *nicht wertneutral* sein. Zudem sei eine Gesellschaft zur Lösung sozialer Probleme auf wissenschaftliche Disziplinen angewiesen, die das Potenzial zur Mitwirkung an der Lösung ebendieser Probleme besäßen (grundlegend dazu Weber, 1917/1994; 1919/1994).

Die Aussage, wonach Wissenschaft ihrem Selbstverständnis nach keine normativen Aussagen oder Werturteile treffen könne, wurde häufig fehlinterpretiert – und zwar in dem Sinne, dass der Wertekorpus sich grundsätzlich einer systematischen wissenschaftlichen Auseinandersetzung entziehe. Folgen wir Max Weber, so bilden Werte zwar *nicht das Resultat* empirischer Forschung, doch kann und soll sich diese Forschung systematisch mit der Frage beschäftigen, unter welchen Einflüssen sich Werte ausbilden und verändern, vor allem mit der Frage, welche Wege einzuschlagen sind, um Werte und die mit ihnen verbundenen Ziele zu verwirklichen. Und es werden weitere Aufgaben empirischer Forschung genannt, die sich gerade in diesem Kontext stellen: so die Beurteilung der *Angemessenheit* von Werten und Zielen in der aktuell gegebenen Situation (erscheinen diese überhaupt als realistisch, lassen sich diese überhaupt verwirklichen?) sowie die Antwort auf die Frage, inwieweit bestehende Werte bzw. Ziele *miteinander vereinbar oder aber unvereinbar* sind und inwieweit die zum Ausdruck gebrachten Werte *auf noch grundlegendere Werte rückführbar* sind, die jedoch im öffentlichen Diskurs nicht artikuliert, nicht offengelegt werden. Zudem darf nicht übersehen werden, dass sich auch in der Entscheidung für einen bestimmten Forschungsgegenstand Werte verwirklichen: die in der Wissenschaftstheorie vorgenommene Unterscheidung zwischen Entdeckungs- und Begründungszusammenhang setzt an ebendiesem Punkt an. Das Interesse an einer bestimmten Fragestellung (»Entdeckungszusammenhang«) kann durchaus mit den Werten eines Menschen verbunden sein; dabei hat aber die empirische Analyse dieser Fragestellung (»Begründungszusammenhang«) frei von Werten zu erfolgen.

Befunde empirischer Forschung sind für politische Zielsetzungen essenziell. Dabei haben sich allerdings Wissenschaftler in Zurückhaltung zu üben, wenn es darum geht, *wie ihre Befunde in der Politik genutzt* werden. Ganz ähnlich wie im ethischen Diskurs ist es notwendig, zwischen *Sein* und *Sollen* zu unterscheiden: Während empirische Forschung auf die Formulierung von Seins-Aussagen gerichtet ist, zielt die Politik – ganz ähnlich wie die Ethik – auf Sollens-Aussagen. Wie *sollte* die soziale Welt beschaffen sein? Was ist unter einem *guten Leben* aus gesellschaftlicher Sicht zu verstehen? Solche Fragen sind nicht aus der empirischen Forschung ableitbar. Wie die soziale Welt sein *soll*: Dies ist im eigentlichen Sinne keine empirisch zu beantwortende Frage.

Damit aber geraten Wissenschaftler in einen *potenziellen Konflikt*, dessen sie sich immer bewusst sein sollten: Sie sind ja nicht nur Wissenschaftler, sondern sie sind zugleich Staatsbürger; sie leben nicht nur im *wissenschaftlichen* Raum, sondern auch im *öffentlichen* Raum, der auch ein *politischer* Raum ist. Der Konflikt wird vor allem dann verschärft, wenn wissenschaftliche Befunde *instrumentalisiert*, das heißt für politische Zieldefinitionen verwendet werden. Hier ist eine klare Grenze zu ziehen zwischen Forschungszielen und Forschungsaussagen einerseits sowie politischen Zielen und politischen Aussagen andererseits.

Wenn nun diese Grenzen so klar betont werden: Ist es dann überhaupt noch möglich, eine »Politikberatung« zu betreiben – vor allem dann, wenn diese dazu dienen soll, politische Entscheidungsträger sowie Mitarbeiter der Administration bei der Gestaltung des *öffentlichen Raumes* zu unterstützen? Hier sei, auch vor dem Hintergrund des zu Beginn kurz skizzierten Werturteilsstreits, ausdrücklich eine *positive* Antwort gegeben. Inwiefern?

20.2 Welche Funktionen nimmt wissenschaftliche Politikberatung wahr?

Zunächst hat die Politikberatung eine *aufklärerische* Funktion: Sie soll dem politischen Entscheidungsträger ebenso wie der Administration darlegen, wie sich ein bestimmtes – für die Gestaltung des öffentlichen Raumes und damit für politisches Handeln bedeutsames – Phänomen faktisch darstellt (Seins-Aussage). Hier ist zu bedenken, und eine derartige Aussage gilt übrigens auch mit Blick auf ethische Fragen, dass sich Sollens-

Aussagen nicht beliebig weit von Seins-Aussagen entfernen dürfen: Denn dann ist die Vorstellung, wie die soziale Welt sein soll, unrealistisch, dann lässt sich auch politisches Handeln eher von Illusionen denn von umsetzbaren Zielen leiten. Diese aufklärerische Funktion kann dazu dienen, *realistische* Zielsetzungen zu definieren. Dies heißt nun nicht, dass die wissenschaftlichen (also die Seins-)Aussagen eher, primär oder ausschließlich *Grenzen* politischer Handlungsziele betonten. Nein, wissenschaftliche Aussagen können auch *Potenziale* politischen Handelns deutlich machen, indem sie nämlich aufzeigen, wie sich ein soziales Phänomen darstellen *könnte*, wenn es in seinen Potenzialen erkannt und in der Umsetzung dieser Potenziale durch die Gestaltung des öffentlichen Raumes gefördert würde. Um hier ein altersbezogenes Beispiel zu geben: Die körperliche, kognitive, emotionale und soziale Plastizität des Alters – in dem Sinne, dass eine signifikante Gestaltungsmöglichkeit der körperlichen, kognitiven, emotionalen und der sozialen Entwicklung im Alter gegeben ist – stößt auch dann an Grenzen, wenn die entsprechenden Gelegenheitsstrukturen zur Potenzialentfaltung – also zur Verwirklichung der körperlichen, kognitiven, emotionalen und sozialen Plastizität – erst gar nicht gegeben sind, so zum Beispiel, weil entsprechende Bildungs- und Engagementmöglichkeiten politisch nicht »gewollt« sind oder politisch nicht geschaffen werden bzw. weil der Abbau der sozialen Ungleichheit in *allen* Altersgruppen nicht als ein wirkliches politisches Ziel definiert oder für die Verwirklichung dieses Ziels nicht genügend getan wird bzw. nur unzureichende Maßnahmen ergriffen werden. Mit anderen Worten: Die Möglichkeiten und Grenzen der Plastizität sind immer *auch* durch die Gestaltung des öffentlichen Raumes und damit politisch vermittelt.

Neben dieser aufklärerischen Funktion hat die Politikberatung eine *kritische*, weil *empirisch überprüfende und freilegende* Funktion. Dies gilt zum Beispiel dann, wenn dem Anspruch nach empirische (also Seins-) Aussagen daraufhin befragt werden, inwieweit es sich bei diesen um normative Aussagen, also Werturteile handelt. Als ein altersbezogenes Beispiel lässt sich die grundlegende Infragestellung möglicher Effekte medizinisch-rehabilitativer oder psychotherapeutischer Maßnahmen im Alter nennen, weil ältere Menschen – vor allem hochbetagte Menschen – *angeblich* nicht mehr über die für derartige Effekte notwendige körperliche, kognitive und emotionale Plastizität verfügen. Wissenschaftliche Expertise kann und soll auch dazu dienen, eine derartige Aussage als das zu entlarven, was sie ist: ein Werturteil, also eine durch »verdeckte« Ziele, wie zum Beispiel altersbezogene Rationierung, motivierte oder eine auf genereller Abwertung (Diskriminierung) des Alters beruhende Aussage. Indem wissenschaftliche Expertise genutzt wird, Gegenbefunde zu dieser Aussage vorzulegen, erfüllt sie eine *kritische* Funktion und schafft damit auch die Grundlage für eine deutliche Erweiterung des politischen Planungs-, Entscheidungs- und Handlungsspektrums.

Diese kritische Funktion von Politikberatung kommt auch dann ins Spiel, wenn der Frage nachgegangen wird, ob bestimmte politische Ziele *realistisch* sind oder nicht bzw. ob diese Ziele in einem *Widerspruch* stehen oder nicht. Auch hier seien altersbezogene Beispiele genannt: Wenn zum Beispiel das Ziel vorgegeben wird, dass das gesetzlich definierte Renteneintrittsalter auf 70 Jahre angehoben oder sogar ganz abgeschafft wird, dann stellt sich die *empirisch zu überprüfende Frage*, ob eine derartige Zielsetzung überhaupt realistisch ist. Nicht selten wird mit dem Hinweis auf die Ressourcen, Potenziale und Kompetenzen im hohen Alter so getan, als könnten *alle* Menschen bis zu diesem Alter ihrer Berufstätigkeit nachgehen. Die empirische Forschung rät hier – auch mit Hinweis auf die *Heterogenität* des Alters und das Paradigma der *differentiellen Gerontologie* – zur Vorsicht.

Die (gegebene oder fehlende) Widerspruchsfreiheit der Ziele stellt dann ein bedeutendes Thema dar, wenn auf der einen Seite die intergenerationelle Solidarität – mit einer Berücksichtigung der Bedürfnisse aller Generationen – als politisches Ziel umschrieben, zugleich aber – unter Hinweis auf das Freiheitsgebot – die Erörterung der Frage abgewehrt wird, inwieweit durch eine stärkere gesellschaftliche Verpflichtung jener älteren Menschen, die über entsprechende Ressourcen verfügen (Stichwort: längere Berufstätigkeit, Umverteilung von finanziellen Ressourcen innerhalb der älteren Generation), die sozialen Sicherungssysteme in einem Maße entlastet werden können, dass deren Nachhaltigkeit eher gesichert werden kann.

Mit diesen Aufgaben der Politikberatung sind bereits wichtige Potenziale dieser Beratung genannt. Nur: Wenn es um die gesellschaftliche Gestaltung des Alters geht: Sind dann Wissenschaftler (auch) *immer frei von Werturteilen*? Können sie sich solcher Urteile überhaupt entziehen, sind sie doch selbst – heute oder in Zukunft – älter oder alt, geht doch in alle Überlegungen zur Gestaltung des Alters die Frage mit ein, welche Einstellung man selbst gegenüber Altern und Alter besitzt, von welchen Vorstellungen eines guten Alters man sich selbst leiten lässt (grundlegend dazu Kruse & Wahl, 2010).

Dieser schon angesprochene, potenzielle Konflikt wird in Überlegungen zur Politikberatung nicht selten ausgeklammert, was insofern ein Fehler ist, als man sich möglicherweise nicht der Tatsache bewusst ist, wie sehr in die Beratungstätigkeit – die ihrem Wesen nach eine wissenschaftlich begründete sein soll – persönliche Wertvorstellungen eingehen, die möglicherweise sogar als empirische Ergebnisse dargestellt und vermittelt werden. Gerade mit Blick auf das Alter ist dies nicht selten der Fall.

Welche Möglichkeiten der Konfliktidentifikation und Konfliktlösung bieten sich hier an? Zu nennen ist hier zunächst die *kritische Selbstreflexion* des Wissenschaftlers, ist hier die Bewusstwerdung der Tatsache, dass bei einer Betrachtung des Alters notwendigerweise auch bestimmte persönliche Vorstellungen von einem »gelingenden«, »guten« Leben im Alter eingehen. Der Gefahr einer – subjektiv vielleicht gar nicht bemerkten – Vermischung von Seins- und Sollens-Aussage kann dadurch begegnet werden, dass sich Wissenschaftler (zum Beispiel in einer Kommission) bewusst mit der Frage auseinandersetzen, wie sie sich – auch vor dem Hintergrund des empirischen Korpus zu Möglichkeiten und Grenzen der individuellen und gesellschaftlich-kulturellen Gestaltung des Alters – ein individuell und gesellschaftlich gelingendes Alter vorstellen. In der *Fünften* und *Sechsten Altenberichtskommission der Bundesregierung* haben sich die Kommissionen von Beginn ihrer Kommissionstätigkeit an mit dieser Frage beschäftigt und in den Altenberichten auch sehr klar zum Ausdruck gebracht, wie sich aus ihrer Perspektive das individuell, vor allem aber das gesellschaftlich gelingende Alter darstellen könnte. Dabei darf allerdings keine Beratung bei der Konstatierung persönlicher Vorstellungen vom gelingenden Alter stehenbleiben. Solche Vorstellungen dürfen auch nicht losgelöst vom empirischen Korpus zum Thema Alter artikuliert werden – denn dann handelte es sich nicht um mehr als eine Sammlung persönlicher Meinungen. Wenn also persönliche Vorstellungen vom gelungenen Alter im thematischen Kontext empirisch fundierter Aussagen über Möglichkeiten und Grenzen der Gestaltung von Alter wie auch der notwendigen Rahmenbedingungen expliziert werden, dann wird zum einen ein Beitrag zur kritischen Selbstreflexion der Experten geleistet, zum anderen wird eine die Adressaten persönlich ansprechende Einführung in den wissenschaftlich zu behandelnden Gegenstand gegeben.

Danach aber tritt die theoretisch und empirisch exakte Analyse dieses Gegenstandes ganz in das Zentrum. Hier nun ist es notwendig, *streng wissenschaftlich* zu argumentieren, und dies heißt vor allem: Alle verfügbaren Befunde gegeneinander abzuwägen, keine – widersprechenden – Befunde zu übersehen, zu vernachlässigen oder sogar zu unterdrücken.

Damit übrigens kann die mit dem Ziel der Politikberatung vorgenommene Darstellung der Befunde auch Grundlage für einen eigenen Wissenszuwachs bilden: Indem man nämlich die zu einer aufgegebenen Fragestellung gesammelten Befunde systematisch auswertet und gewichtet, trägt man in aller Regel zur *weiteren Differenzierung eigener Wissenssysteme* bei – vor allem, wenn man sich in einer multidisziplinär angeordneten Kommission befindet.

Politikberatung endet allerdings in der Regel nicht mit der Zusammenstellung von Befunden. Politische Entscheidungsträger erwarten, dass ein Expertenbericht *in Empfehlungen mit Blick auf politische Handlungsansätze mündet.* Damit wird ein kompliziertes Themenfeld angesprochen, zum einen, weil diese Handlungsempfehlungen Kenntnisse über politische, rechtliche, administrative und institutionelle Kontexte erfordern, zum anderen, weil hier fließende Übergänge zwischen Seins- und Sollens-Aussagen geschaffen werden, die auch im Kontext persönlicher Vorstellungen von einem guten Leben im Alter angesiedelt sind. Auch hier ist die klare Differenzierung zwischen wissenschaftlich gebotenen und begründeten Empfehlungen einerseits und persönlichen Wertvorstellungen mit Blick auf ein gutes Leben im Alter andererseits unerlässlich.

20.3 »Politikberatung durch Vorverständnis«: Grundlegende Sichtweisen der Wissenschaftler

Bislang wurde die Unterscheidung zwischen Seins- und Sollens-Aussagen nicht problematisiert. Stattdessen wurde angenommen, dass der Wissenschaftler durch die alleinige Konzentration auf Seins-Aussagen (gegebenenfalls mit einer Anfügung der *als solche ausgewiesenen* Sollens-Aussagen) völlig objektiv und im Hinblick auf Werturteile neutral sei – sind doch die Seins-Aussagen streng empirische Aussagen. Hier nun kommen Aspekte ins Spiel, die mit Blick auf die angenommene Objektivität und Neutralität eine kritischere Sicht anregen: a) das Vorverständnis des in Rede stehenden Gegenstands und b) die Auswahl der Wissenschaftler als Experten und der durch diese repräsentierten Disziplinen.

Beginnen wir mit dem *Vorverständnis* des in Rede stehenden Gegenstands: Wissenschaftler können sich – speziell im Falle eines gesellschaftspolitisch relevanten Themas – nie ganz frei von ihrem Vorverständnis machen, das sich aus der »Geschichte« ihres Umgangs mit dem Thema herleitet. Welche wissenschaftlichen Zugänge zu dem Untersuchungsgegenstand wurden in dieser Geschichte versucht oder eben nicht versucht? Welche potenziellen Einflüsse auf den Untersuchungsgegenstand wurden berücksichtigt bzw. nicht berücksichtigt? Wie umfassend und tiefgreifend wurde dieser Untersuchungsgegenstand wissenschaftlich betrachtet und dargelegt? Welche Ergebnisse wurden in den wissenschaftlichen Analyseschritten erzielt und wie wirkten sich diese auf weitere Differenzierungen oder Veränderungen in der Repräsentation ebendieses Untersuchungsgegenstands aus? Von einem derartigen

Vorverständnis des Gegenstands können sich Wissenschaftler (oder Experten aus anderen Arbeitsgebieten) nicht ganz freimachen. Oder um es noch pointierter darzustellen: Schon der *spezifische disziplinäre Zugang* zu einem Untersuchungsgegenstand bedingt ein bestimmtes Vorverständnis – die Unterschiede in diesem Vorverständnis tragen häufig dazu bei, dass ein fundierter Austausch zwischen Vertretern verschiedener Disziplinen nicht stattfindet, dass diesen bestimmte Analyseschritte, Deutungen, Schlussfolgerungen als inkommensurabel erscheinen. Seins-Aussagen in der idealiter angenommenen Objektivität und – mit Blick auf Werturteile – Neutralität treffen zu wollen, erweist sich als ungleich schwieriger, als dies gemeinhin angenommen wird. Das intensive wissenschaftliche Literaturstudium – das sich immer auch von dem Vorsatz leiten lässt, alle verfügbaren Quellen offen und vorurteilsfrei zu rezipieren – bildet einen ersten Weg, das eigene Vorverständnis einer systematischen (auch kritischen) Reflexion zu unterziehen. In dieses intensive wissenschaftliche Literaturstudium müssen auch Schriften aus anderen Disziplinen einbezogen werden, die theoretisch und methodisch immer auch als potenzielles *Korrektiv* verstanden werden können – und zwar in der Hinsicht, als sie zu einer Differenzierung, Erweiterung und Vertiefung der eigenen Perspektive beitragen. Und schließlich ist die enge Zusammenarbeit mit Vertretern anderer Disziplinen in einer Kommission von großem Wert, wenn es darum geht, zu einer möglichst umfassenden und differenzierten Sicht des Themas bzw. Untersuchungsgegenstands zu gelangen und damit auch das eigene Vorverständnis immer wieder neu auf den Prüfstand zu stellen.

Setzen wir mit der *Auswahl der Wissenschaftler und der durch sie repräsentierten Disziplinen* fort: Zunächst können wir bei Wissenschaftlern aus ein und derselben Disziplin sehr unterschiedliche Zugänge zu dem Thema finden, die ihrerseits bedingt sind durch sehr unterschiedliche theoretisch-konzeptionelle Entwürfe des Untersuchungsgegenstands wie auch durch sehr unterschiedliche Analysemethoden. Mit Blick auf die psychologische Forschung sei zum Beispiel das Konstrukt der *Persönlichkeit* genannt, das in der Psychologie in sehr verschiedenartiger Weise definiert und operationalisiert wird. Einer stärker eigenschaftstheoretischen Sichtweise, die von einer Konstanz ebendieser Eigenschaften ausgeht, steht zum Beispiel eine prozesstheoretische Sichtweise gegenüber, die gerade die Annahme der Konstanz problematisiert und sich vor allem mit dem Wechselspiel von Kontinuität und Diskontinuität im Lebenslauf, auch mit den Merkmalen beschäftigt, die Kontinuität oder aber Diskontinuität fördern. Auch mit Blick auf die kognitive Leistungsfähigkeit oder die Kreativität finden sich in der psychologischen Forschung große Unterschiede, was deren operationale Definition betrifft: Entsprechend sind auch die Ableitungen im Hinblick auf kognitive Gewinne und Verluste im Alter wie auch im Hinblick auf die Grade und Formen kreativen Handelns in dieser Lebensphase sehr unterschiedlich. Es gibt Autoren, die mit Kreativität vor allem oder ausschließlich die Generierung neuartiger Lösungen assoziieren und diese Kompetenz als eine Domäne des Jugend- und des frühen Erwachsenenalters betrachten. Andere Autoren hingegen sehen Kreativität auch dann gegeben, wenn es Menschen gelingt, einen Gegenstand – übrigens auch ihr eigenes Werk, übrigens auch ihren eigenen handlungsbezogenen Lebensentwurf – weiter zu vervollständigen, weiter zu vervollkommnen. Auch hier sind also die Konklusionen mit Blick auf ein produktives, schöpferisches Alter durchaus unterschiedlich – übrigens auch die Konklusionen mit Blick auf die Schaffung von inspirierenden, anregenden, motivierenden Umwelten und deren Potenzial zur Erhaltung und Förderung von Kreativität im höheren Lebensalter. Mit der Auswahl von Wissenschaftlern kann somit implizit auch die Akzentuierung bestimmter theoretisch-konzeptioneller und methodischer Zugänge zu dem aufgegebenen Thema oder Untersuchungsgegenstand verbunden sein, die Auswirkungen auf die Konklusionen – so im Hinblick auf die Gestaltbarkeit und Gestaltungsnotwendigkeit – und damit auf den »politischen Handlungsauftrag« haben: Besteht nach Meinung der Experten überhaupt ein politischer Handlungsauftrag, wenn diese konstatieren, dass Gestaltbarkeit und Gestaltungsmöglichkeit gering oder gar nicht gegeben sind? Über die Analyse des theoretischen und methodischen Zugangs des einzelnen Wissenschaftlers hinaus ist die Vertretung der einzelnen *Disziplinen* in einer Expertenkommission angesprochen: Mit der Auswahl der Disziplinen wird in beträchtlichem Umfang mit darüber entschieden, *in welchen Aspekten* das aufgegebene Thema untersucht, diskutiert und auf politische Gestaltungsaufgaben und -möglichkeiten hin befragt wird. Um auch hier ein Beispiel zu geben: Untersucht man das Thema der Entwicklungsmöglichkeiten im Alter und der daraus erwachsenden Anforderungen an die Politik zum Beispiel primär aus einer psychologischen und bildungswissenschaftlichen Perspektive, so ist es durchaus möglich, dass die speziell in soziologischen Theorien behandelte soziale Ungleichheit – die immer auch Bildungsungleichheit ist – vernachlässigt oder zumindest nicht in das Zentrum der Analyse gerückt wird. Es würde auch von fachfremden Vertretern auf die großen Schichtunterschiede im Hinblick auf Bildungschancen im Lebenslauf hingewiesen; doch müsste eine derartige Analyse unvollständig bleiben, da sie nicht umfassend und tiefgehend genug die Folgen sozialer Ungleichheit für die Lebenslage und den Handlungshorizont des Individuums wie auch für dessen Selbstgestaltung (im Sinne der Potenzialverwirklichung im Lebenslauf), Teilhabe, Gesundheit, Selbstständigkeit, Morbidität und Mortalität betrachtete. Ähnlich unvollständig müssten Sachverständigenberichte über Gesundheit im Alter bleiben, die primär eine medizinische und pflegewissenschaftliche Perspektive einnähmen, hingegen psychologische, soziologische, bildungswissenschaftliche und ethnologische Expertise ausklammerten. Aus diesen Aussagen folgt, dass Entscheidungsträger in Politik und Administration *durch die Auswahl von Experten* großen Einfluss darauf ausüben, wie letztlich die vorgelegten politischen Empfehlungen beschaffen sein werden. Anders ausgedrückt: Der politische Beratungsprozess beginnt schon mit der Zusammenstellung einer Kommission. Dies ist eigentlich jedem, der sich mit diesem Thema beschäftigt, bewusst. Nur wird darüber selten in aller Offenheit und Deutlichkeit gesprochen.

20.4 Auswahl, Definition und Explikation der Themenstellung

Von besonderem Gewicht sind auch *Auswahl, Definition und Explikation der ausgewählten Themenstellung* durch die Entscheidungsträger in Politik und Administration. Der Kommissionsauftrag beinhaltet grundsätzlich eine präzise Themenstellung; zudem wird mit der Themenstellung auch der thematische Kontext abgesteckt, den die Entscheidungsträger als bedeutsam und somit relevant für die Themenstellung erachten. Mit der Themenstellung wird bereits ein gewisses Vorverständnis des Untersuchungsgegenstands ausgedrückt: Wenn zum Beispiel die Untersuchung der Potenziale des Alters aufgegeben wird, dann heißt dies, dass ausdrücklich von Entwicklungsmöglichkeiten im Alter ausgegangen wird. Zudem werden deren Beeinflussung durch gesellschaftliche und individuelle Rahmenbedingungen wie auch deren positiver Einfluss auf Gesellschaft und Individuum angenommen. Schon mit einer derartigen Themenstellung wird eine gewisse Botschaft an die Kommission, aber auch in den öffentlichen Raum vermittelt. Diese Botschaft lautet in etwa: »Das Alter ist auch in seinen Ressourcen, ist auch in seinen Gewinnen für Gesellschaft und Individuum zu sehen – es kommt jetzt darauf an, was man aus dem Alter macht!« Mit einer derartigen Themenstellung, die durch die im Kommissionsauftrag vorgenommene Definition und Explikation noch einmal präzisiert wird, kann man durchaus Kritik ernten, die in etwa lauten könnte: »Wird mit dem Potenzialdiskurs nicht nur eine vergleichsweise kleine Gruppe älterer Menschen angesprochen – und zwar jene, die in allen Phasen des Lebenslaufs mit einer ausreichenden Anzahl an materiellen und ideellen Gütern ausgestattet war; werden hier nicht Menschen aus den unteren sozialen und Bildungsschichten, werden hier nicht Menschen mit gesundheitlichen und funktionellen Einbußen systematisch aus dem Diskurs ausgeschlossen?« Oder: »Inwiefern soll es gewinnbringend sein, jetzt auch das Alter aus einer Potenzialperspektive zu betrachten? Wird hier nicht unbemerkt ein Forderungs- und Pflichtenkatalog für die ältere Generation formuliert? Wird hier nicht ein übertrieben positives Bild des Alters und der Lebenslagen älterer Menschen entworfen?« Der *Fünfte Altenbericht der Bundesregierung* mit dem Thema: *Potentiale im Alter – der Beitrag der älteren Menschen zum Zusammenhalt der Generationen* (BMFSFJ, 2006) löste in der politischen, vor allem aber in der Fachöffentlichkeit eine derartige Debatte aus. Auf der einen Seite fanden sich viele Personen, die dem Auftraggeber aus Politik und Administration dazu gratulierten, ein derartiges Thema aufgesetzt und schon allein mit diesem »Politik gemacht«, ja, »Geschichte geschrieben zu haben« – dieser Altenbericht sollte entsprechend den Potenzialdiskurs in zahlreichen Institutionen, in den Medien sowie in der gesamten Gesellschaft erheblich beflügeln. Auf der anderen Seite fanden sich ebenso viele Personen, die sich eher kritisch – und zwar in der oben angeführten Weise – äußerten: Es wurde von einer »Überfrachtung älterer Menschen mit gesellschaftlichen Erwartungen« gesprochen, von einer »Ausblendung sozialer Ungleichheit«, von einem »Mittel- und Oberschichten-Bias in der Analyse des Alters«. Manche sahen in diesem Thema sogar so etwas wie den Beginn einer »Ausnutzung« oder »Ausbeutung der älteren Menschen« bei einer gleichzeitig bestehenden Tendenz des Staates, sich aus zentralen Aufgaben der Daseinsvorsorge zurückzuziehen: Der Potenzialdiskurs diene vor allem dazu, das bürgerschaftliche Engagement im Alter »salonfähig« zu machen und damit den Staat mehr und mehr aus der Pflicht zu entlasten. Schon diese Gegensätzlichkeit in der Interpretation des Themas macht deutlich, wie verschiedenartig »Alter« und »alte Menschen« wahrgenommen werden – worin sich die Bedeutung von »Altersbildern« für den gesellschaftlichen Diskurs über Alter widerspiegelt. Diese Gegensätzlichkeit weist weiterhin darauf hin, wie sehr schon mit der Auswahl eines Themas Diskussionen im öffentlichen Raum angestoßen werden und mit diesen »Politik gemacht wird«. Während mit dem *Fünften Altenbericht der Bundesregierung* ein Paradigmenwechsel auch in der gesellschaftspolitischen Bewertung des Alters und der Entwicklung politischer Handlungskonzepte zur Förderung von Teilhabe im Alter bewirkt wurde, nahm der *Vierte Altenbericht der Bundesregierung* mit dem Thema: *Risiken, Lebensqualität und Versorgung Hochaltriger – unter besonderer Berücksichtigung demenzieller Erkrankungen* (BMFSFJ, 2002) gewollt oder ungewollt eine etwas geartete Funktion wahr: Er rüttelte auf, er wies die Politik wie auch die Administration auf die großen

Herausforderungen hin, die mit der Verletzlichkeit des Menschen im hohen und höchsten Alter verbunden sind: Herausforderungen, die nicht nur die Versorgungssysteme, die nicht nur das Individuum selbst unmittelbar berühren, sondern die auch unsere Gesellschaft als Ganzes betreffen – vor allem mit Blick auf den Diskurs über Alters- und Menschenbilder sowie über die Menschenwürde in den späten Lebensjahren und am Ende des Lebens. Auch hier hat schon die Themenwahl eine intensive Auseinandersetzung mit den gesellschaftlichen Anforderungen des hohen und sehr hohen Alters angestoßen – die noch einmal aufgrund von Bevölkerungsszenarien, die für die kommenden Jahrzehnte vor allem eine steigende Anzahl hochbetagter Menschen voraussagen, an Intensität gewann. Doch spielten in diesen Auseinandersetzungen nicht nur versorgungsbezogene Fragestellungen eine sehr wichtige Rolle, verbunden mit der Frage nach der Finanzierung der »Risiken« des hohen und höchsten Alters. Nein, auch hier wurde eine Debatte darüber geführt, ob ein Altenbericht mit einer derartigen Themenstellung »überhaupt zeitgemäß« sei, trage er doch zu einer Perpetuierung »überkommener«, weil einseitig defizitorientierter Altersbilder bei. Andererseits fanden sich viele Stimmen, die betonten, dass gerade durch einen solchen Altenbericht die Gesellschaft wachgerüttelt und für die zunehmende Belastung der Versorgungssysteme durch körperlich und psychisch erkrankte, hochbetagte Menschen sensibilisiert werde. Und es lässt sich in der Tat konstatieren, dass der öffentliche Diskurs über eine fachlich wie ethisch fundierte medizinische, medizinisch-rehabilitative und pflegerische Versorgung durch den *Vierten Altenbericht* nachhaltig befruchtet und gefördert wurde. Natürlich spielte hier nicht allein das Thema dieses Altenberichts eine Rolle, wie auch nicht allein das Thema des *Fünften Altenberichts* für die Stärkung und Differenzierung des Potenzialdiskurses verantwortlich gemacht werden konnte. In beiden Altenberichten finden sich vorzügliche wissenschaftliche und anwendungsbezogene Analysen, in beiden Altenberichten wird ein umfassender Korpus von Handlungsempfehlungen entwickelt und begründet, wobei auch die Tatsache hervorzuheben ist, dass diese Empfehlungen verschiedene politische Ebenen und darüber hinaus Versorgungseinrichtungen, Verwaltungen, Wirtschaft und Kultur ansprechen. Doch darf schon die schiere Tatsache, dass sich ein Altenbericht der Bundesregierung prominent mit der Verletzlichkeit im hohen und höchsten Alter beschäftigt und der nachfolgende Bericht mit den Ressourcen und Stärken im Alter, in ihrem Einfluss auf die Veränderung – vor allem die Differenzierung – kollektiver Altersbilder sowie des politischen, gesellschaftlichen und kulturellen Diskurses keinesfalls unterschätzt werden. Das heißt auch: Politik und Verwaltung – als die für die Auswahl von Themen, die einer Sachverständigenkommission aufgegeben werden, verantwortlichen Akteure – machen letzten Endes schon durch diese Auswahl »Politik«. Und dieser Einfluss wird noch einmal dadurch verstärkt, dass Politik und Verwaltung auch über die Zusammensetzung der Sachverständigenkommission entscheiden.

20.5 Grundlegendes: Max Webers »Politik als Beruf«

Ordnen wir nun die wissenschaftliche Politikberatung in einen theoretischen Kontext ein, der die notwendigen fachlichen und ethischen Qualitäten politischer Entscheidungsträger genauer betrachtet und dabei auch der Frage nachgeht, inwieweit politische Entscheidungsträger auf umfassende Informationen angewiesen sind und diese suchen sowie als Grundlage für ihre Entscheidungen nutzen sollten. Wir stehen hier noch einmal vor dem grundlegenden Werk von Max Weber mit dem Titel *Politik als Beruf* (1919), in dem auch diese Aspekte politischen Entscheidens und Handelns ausdrücklich aufgegriffen und thematisiert werden. Zunächst: Politik wird von Max Weber als »Konkurrenz um die Leitung oder um die Beeinflussung der Leitung eines politischen Verbandes« (Weber, 1994, S. 38) definiert – und mit dem Terminus »Beeinflussung der Leitung« ist im Kern auch die wissenschaftliche Beratung der politischen Entscheidungsträger angesprochen. Dabei sei noch einmal hervorgehoben, dass Wissenschaftler im Beratungsprozess ausdrücklich zu unterscheiden haben, was – in den Worten von Max Weber – »rein logisch erschlossen oder rein empirische Tatsachenfeststellung« und was »praktische Wertung ist« (Weber, 1994, S. 5). Auch wenn diese Trennung, wie dargelegt, nicht immer in dieser reinen Form vorzunehmen und durchzuhalten ist, so sei doch hervorgehoben, dass Wissenschaftler schon durch die Aufbereitung und Diskussion »empirischer Tatsachen« einen wesentlichen Beitrag zur Politikberatung leisten. Dieser Beitrag ähnelt – auf einer formalen Ebene – zumindest in Teilen jenem Beitrag, den die – wie es Max Weber nennt – »Fachbeamten« leisten, sofern es sich hier nicht um politische Beamte handelt, die eher für eine Integration der empirischen Tatsachen und ihrer politischen Wertung Verantwortung tragen, weswegen hier in unserem heutigen politischen System von »politischen Beamten« gesprochen wird: Zu nennen sind hier vor allem die in der ministeriellen Hierarchie direkt unter den Staatssekretären stehenden Abteilungsleiter, für deren Portfolio die Integration von empirischen Tatsachen und politischer Wertung konstitutiv ist. Aber zurück zu den Wissenschaftlern selbst: Die Bereitstellung und Diskussion von Faktenwissen soll politische Entscheidungsträger – aber auch die Administration, also die »Fachbeamten« – in die Lage versetzen, zu einer umfassenderen und differenzierteren Einschätzung des in Rede stehenden Gegenstands zu gelangen und damit *eine* bedeutende Grundlage für ihre politischen Entscheidungen – bzw. für deren Vorbereitung durch die Administration – zu schaffen.

Was aber ist in der Terminologie Max Webers der »Fachbeamte«? In welcher Hinsicht unterscheidet er sich vom »Berufspolitiker«? Der Fachbeamte, so Max Weber, halte die »Maschine des modernen Staats für fremde Verantwortung« (Weber, 1994, S. 56) bereit, was heißen soll: Der Fachbeamte im Ministerium und in den nachgeordneten Behörden stellt sein Wissen, stellt seine Erkenntnisse dem Berufspolitiker, mithin der Leitung des Ministeriums zur Verfügung, um diese wiederum in die Lage zu versetzen, auf einer ausreichend fundierten gesetzlichen und empirischen Basis politische Initiativen, Strategien und Konzepte zu entwickeln, die diesem als notwendig und sinnvoll erscheinen. Doch nicht nur in den Ministerien und nachgeordneten Behörden, sondern auch in den Parlamenten selbst sind »Fachbeamte« tätig, die diese Aufgabe der Aufarbeitung und Bereitstellung von Wissen und Erkenntnissen wahrnehmen. Schließlich sind Fachbeamte für die Entwicklung und Ausformulierung von Entwürfen für Gesetze und Verordnungen zuständig, wobei sich diese Entwürfe auch an politischen Vorgaben orientieren, die von der Leitung des Ministeriums bzw. von Parlamentariern artikuliert werden. In seiner Schrift *Politik als Beruf* wendet sich Max Weber ausführlich der Frage zu, was unter einem »Berufspolitiker« zu verstehen sei. Dieser, so Max Weber, müsse in sich »Leidenschaft, Verantwortlichkeit und Augenmaß« vereinen. Dabei genüge nicht allein eine »Gesinnungsethik«, das heißt der Glaube an unbedingte Werte und das engagierte Eintreten für diese. Es müsse eine »Verantwortungsethik« hinzutreten, die sich der Folgen und Nebenfolgen politischen Handelns bewusst sei und diese intensiv reflektiere. Wenn sich Politiker nur als »Gesinnungspolitiker« verstehen und erweisen, dann besteht die Gefahr blinden politischen Handelns, das nicht bedenkt, mit welchen potenziellen Risiken das eigene Handeln verbunden sein kann. Verantwortung für die Gesellschaft und ihre verschiedenen Teilbereiche zu übernehmen, heißt, dass das eigene politische Handeln immer auch abgewogen wird a) vor der gesamten Gesellschaft und b) vor den verschiedenen Gliederungen der Gesellschaft, um damit ungerechtfertigte Bevorzugungen und Benachteiligungen zu vermeiden.

20.6 Ein konkreter Blick in die Politikberatung – Beispiele eigenen Handelns

Die Bereitstellung von Faktenwissen erscheint gerade mit Blick auf Fragen des Alters als sehr bedeutsam. Der demografische Wandel – und hier vor allem die deutliche Zunahme in der Anzahl alter und sehr alter Menschen – stellt für die Politik und die politischen Entscheidungsträger einen politischen Gestaltungs- und Handlungsauftrag dar. Zugleich war noch vor einigen Jahren unter vielen (keinesfalls unter allen!) politischen Entscheidungsträgern das Wissen über Altern und Alter relativ gering ausgeprägt. Damit fehlte eine bedeutende, zuverlässige Grundlage für politische Entscheidungen. Und gerade mit Blick auf die mangelnden Kenntnisse über den Alternsprozess wie auch über die Möglichkeiten und Grenzen der Gestaltung des Alternsprozesses darf nicht der große Einfluss unterschätzt werden, den Wissenschaftler auf die Politik ausüben. Denn mit der Darlegung empirisch fundierter Aussagen definieren sie im Kern den *politischen Entscheidungs- und Handlungshorizont* mit: Inwieweit erscheinen bestimmte politische Entscheidungen und Handlungen als realistisch und notwendig, inwieweit nicht? Die von Wissenschaftlern vorgenommene Auswahl wissenschaftlicher Befunde muss auch aus diesem Grund sehr überlegt und ausgewogen erfolgen. Der Verfasser dieses Beitrags hat die große Verantwortung, die auf den Schultern von wissenschaftlichen Experten liegt, in Gesprächen mit vielen Fachministern, mit Bundeskanzler Schröder und Bundeskanzlerin Merkel, vor allem aber in Anhörungen der Bundestagsausschüsse, in denen zum Teil mehrstündige Befragungen stattgefunden haben, erlebt. Denn in diesen Gesprächen ging es um die Frage, welche politischen Entscheidungen und Handlungen mit Blick auf das Alter als vordringlich anzusehen seien, wo besonderer politischer Handlungsbedarf gesehen werde, wie einzelne politische Entscheidungen und Handlungen, die gerade vorbereitet wurden, bewertet würden.

Stärkung von Prävention, Rehabilitation und Pflege im Versorgungskontext

Besonders im Gedächtnis geblieben sind dem Verfasser Unterredungen mit der ehemaligen Bundesministerin für Gesundheit und soziale Sicherung, Ulla Schmidt, zu Fragen der Prävention, Rehabilitation und Pflege im hohen

Alter in den Jahren 2001 bis 2005: In einer Folge von Gesprächen stellte der Autor – unterstützt von mehreren Referatsleitern – wissenschaftliche Befunde und politische Handlungskonzepte systematisch einander gegenüber. Diese Gespräche berührten Fragen der körperlichen und kognitiven Plastizität, der Resilienz, der fachlichen und ethischen Grundlagen der Pflege, der körperlichen, psychischen und sozialen Belastungen pflegender Angehöriger, schließlich der Bedürfnisse sterbender Menschen. Befunde der Präventions-, Rehabilitations- und Pflegeforschung wurden intensiv diskutiert, bestehende Referentenentwürfe wurden vor dem Hintergrund der Befundlage bewertet. Neben der objektiven Befundlage war für die politische Planung ein Punkt besonders wichtig: der Vorsatz der Bundesministerin, die Prävention und Rehabilitation auch im Hinblick auf alte und sehr alte Menschen systematisch auszubauen wie auch die Pflege und Palliativpflege deutlich zu stärken. Ohne diesen Vorsatz der Bundesministerin wäre die Integration der wissenschaftlichen Befunde in die Politik nicht in dem Maße möglich gewesen, wie geschehen. Im Auftrag der Bundesministerin hat der Verfasser dieses Beitrags die dankbare Aufgabe übernommen, einen Überblick über die gerontologische Präventionsforschung zu geben und Handlungsempfehlungen mit Blick auf die Prävention abzuleiten (Kruse, 2002). Allerdings wurden im Kontext dieser Politikberatung auch die *Grenzen* einer derartigen Beratung deutlich: Die von der Bundesministerin angestrebte und mit hohem Engagement verfolgte Einführung eines *Präventionsgesetzes* ließ sich nicht verwirklichen, da die Bundesministerin auf breiten Widerstand in der Politik, aber auch bei den Krankenkassen und in der Ärzteschaft stieß. Bis heute ist es nicht gelungen, ein Präventionsgesetz einzuführen, in dem Leistungen zur Gesundheitsförderung und Prävention über den gesamten Lebenslauf geregelt sind. Hier gehen die auf empirisch begründeten Empfehlungen der Wissenschaft und die politischen Initiativen zur Verabschiedung eines entsprechenden Gesetzes weit auseinander.

Sensibilisierung für Demenz

Besonders im Gedächtnis geblieben sind dem Verfasser weiterhin Unterredungen mit Frau Dr. Ursula von der Leyen, und zwar in ihren Ämtern als Bundesministerin für Familie, Senioren, Frauen und Jugend und als Bundesministerin für Arbeit und Soziales. Die ersten Gespräche zentrierten sich – und zwar in der Amtszeit von Frau Dr. von der Leyen als Bundesfamilienministerin – um das Gebiet der Demenz. Die Ministerin lud den Verfasser häufiger zu einer Unterredung in das Ministerium ein und bat ihn jeweils um eine ausführliche Darstellung der wissenschaftlichen Befundlage zu den verschiedenen Formen der Demenz ebenso wie zu den Potenzialen und Grenzen der Intervention bei Menschen mit Demenz unterschiedlicher Ätiopathogenese. Das große Interesse der Bundesministerin erklärte sich auch aus der Tatsache, dass ihr Vater an einer Demenz erkrankt ist und von seinen Angehörigen – unterstützt durch professionelle Pflegedienste – gepflegt wird. In diesen Gesprächen galt die Aufmerksamkeit mehr und mehr der *Daseinsthematischen Methode* in der Rehabilitation und Pflege von demenzkranken Menschen: Inwieweit wirken Daseinsthemen, die sich im Laufe der Biografie ausgebildet haben, auch in der Demenz, ja selbst in späten Phasen der Demenz fort? Welche Bedeutung hat diese Methode für die Verwirklichung des Konzepts der *Inseln (Reste) des Selbst* im Kontext von Rehabilitation und Pflege? Aus diesem Gespräch ist zum einen ein gemeinsam verfasster Artikel über Demenz in der Wochenzeitung *Die Zeit* hervorgegangen, zum anderen hat Frau Dr. von der Leyen das Konzept der *Daseinsthematischen Methode* in der Öffentlichkeit vertreten und dabei deutlich gemacht, dass Menschen mit einer Demenzerkrankung auch von einer Ressourcenperspektive aus zu betrachten sind. Vor allem hat das Bundesministerium für Familie die bereits bestehenden Initiativen und Programme zur Stärkung der Lebensqualitäts-, Ressourcen- und Biografieorientierung in der Pflege und Betreuung demenzkranker Menschen weiter ausgebaut. Die Verwandtschaft zwischen »Fachbeamtentum« und Wissenschaft zeigte sich in den Gesprächen mit der Bundesministerin vor allem darin, dass die für die Demenzförderung verantwortliche Referatsleiterin und der Verfasser dieses Beitrags mehrfach gemeinsam bei der Bundesministerin vorsprachen und ihr Erkenntnisse aus den aufgelegten Programmen (Fachbeamte) bzw. aus der Grundlagenforschung zur Demenz (Wissenschaftler) berichteten: Berichte, die dann Grundlage der Differenzierung politischer Strategien und Konzepte bildeten.

Stärkung der Potenzialperspektive des Alters in der Arbeitswelt

Im Jahre 2010 bot sich die Möglichkeit, Bundesministerin von der Leyen und ihr Ministerium für Arbeit und Soziales bei der Vorbereitung des in jeder Legislaturperiode vorzulegenden Evaluationsberichts zum *Rentenversicherungs-Altersgrenzenanpassungsgesetz* vom März des Jahres 2007 zu beraten – einem Gesetz, in dem von 2012 bis 2029 der kontinuierliche Anstieg des gesetzlichen Rentenalters auf 67 Jahre über die Geburtsjahrgänge 1947 (65 Jahre + 1 Monat) bis 1964 (67 Jahre) geregelt ist. Das Bundesministerium musste im Jahre 2010 zum ersten Mal einen entsprechenden Evaluationsbericht vorlegen, in dem auch Vorschläge zur Schaffung von Rahmenbedingungen für die Umsetzung dieses Gesetzes benannt werden sollten. Auch hier erwies sich die Bereitstellung gerontologischen Wissens zu den Möglichkeiten und Grenzen der körperlichen und kognitiven Plastizität älterer Mitarbeiter, zu deren beruflichen Stärken und Schwächen, zur Heterogenität dieser Personengruppe mit Blick auf körperliche, kognitive, kompetenzbezogene und emotional-motivationale Parameter, zur Notwendigkeit und Sinnhaftigkeit der Fort- und Weiterbildung über den gesamten Zeitraum der Berufstätigkeit sowie zu einer lebenszyklusorientierten Personalpolitik als essenziell. Auf das gerontologische Wissen konnte, so wurde von vielen Vertretern dieses Ministeriums hervorgehoben, bei der Benennung und Explikation von (gesetzlichen und betrieblichen) Rahmenbedingungen einer kontinuierlichen Anhebung des Renteneintrittsalters nicht verzichtet werden; zudem war es nach Aussagen des Ministeriums wichtig, in dem Evaluationsbericht differenziert auf die Erfolge der Fort- und Weiterbildung wie auch der Prävention und Rehabilitation bei älteren Arbeitnehmern einzugehen.

Sensibilisierung für die Verletzlichkeit und Fragen der Menschenwürde in Grenzsituationen

Es seien noch zwei weitere Beispiele für die Politikberatung angeführt. Das erste Beispiel betrifft den von Bundeskanzlerin Dr. Angela Merkel im Jahre 2011 eingeführten *Zukunftsdialog* (Expertinnen und Experten des Zukunftsdialogs der Bundeskanzlerin, 2012), innerhalb dessen der Verfasser dieses Beitrags die Aufgabe hatte, die Expertengruppe *Demografischer Wandel und Generationenbeziehungen* zu koordinieren, die Sitzungen dieser Gruppe zu leiten und der Bundeskanzlerin die Ergebnisse dieser Gruppe vorzutragen und mit ihr zu diskutieren. In den Diskussionen mit der Bundeskanzlerin standen zum einen Fragen des *Alters, der Arbeitswelt und des bürgerschaftlichen En-*

gagements im Vordergrund, zum anderen Fragen der *Verletzlichkeit und der Menschenwürde in den Grenzsituationen des Alters*. Gerade die Gespräche zum zweiten Thema sind noch in besonderer Erinnerung. Der Verfasser dieses Beitrags hob in diesen Gesprächen zunächst hervor, dass durch das im April 2009 gegründete *Deutsche Zentrum für Neurodegenerative Erkrankungen (DZNE)* – dessen Einrichtung auf einen im Rahmen der Klausurtagung der Bundesregierung im Jahre 2007 gefassten Beschluss zurückgeht – richtungsweisende Befunde zur Grundlagenforschung generiert worden seien und auch in Zukunft generiert würden. Doch über diese Grundlagenforschungsergebnisse und deren Konsequenzen für die Behandlung und Pflege hinaus sei ein gesamtgesellschaftlicher Diskurs zu Fragen der *Menschenwürde in der Verletzlichkeit und Endlichkeit des Lebens* notwendig, der auch von der Politik – und hier von der Bundeskanzlerin selbst – angestoßen werden müsse. Ein solcher Diskurs sei nicht nur mit Blick auf die Hebung des ethischen Potenzials in unserem Lande notwendig, sondern er sei auch geeignet, den Menschen daran zu erinnern, dass die Menschenwürde nicht mit einer bestimmten Erkrankung verringert oder sogar erloschen sei, sondern dass sich im Falle schwerer Erkrankungen – und hier eben auch der Demenz – besondere Anforderungen an Staat und Gesellschaft ergäben, kranke oder sterbende Menschen und deren Angehörige darin zu unterstützen, die *Menschenwürde zu leben*, auch in den Grenzen des Lebens das *Humane zu verwirklichen*. Die Bedeutung der öffentlichen Verlautbarungen der Bundeskanzlerin für die Verwirklichung dieses Ziels könnten dabei nicht hoch genug bewertet werden. Die Bundeskanzlerin antwortete sinngemäß, dass sie dieser Argumentation unbedingt folgen wolle und darin übereinstimme, dass die Politik auch für das Leben in gesundheitlichen Grenzsituationen und für die erhöhte ethische Sensibilität gegenüber Menschen in diesen Grenzsituationen einzutreten habe – und schon wenige Tage nach diesen Gesprächen ließen sich entsprechende Verlautbarungen der Bundeskanzlerin vernehmen.

Mitarbeit an der Entwicklung einer Gesetzesnovelle (Conterganstiftungsgesetz)

Das abschließende Beispiel soll aufzeigen, wie sich Wissenschaftler darum bemühen, trotz enger Kooperation mit Menschen, deren Bedarfe wissenschaftlich untermauert werden sollen, und hoher persönlicher Betroffenheit durch das Schicksal dieser Menschen im politischen Beratungsprozess die gebotene wissenschaftliche Distanz zu wahren. Dem Institut für Gerontologie der Universität wurde nach erfolgreicher Bewerbung auf eine Projektausschreibung durch die *Conterganstiftung für behinderte Menschen* die Aufgabe übertragen, die Lebenssituation und die Versorgungs- und Unterstützungsbedarfe contergangeschädigter Frauen und Männer in der Bundesrepublik Deutschland differenziert zu erfassen und aus den Ergebnissen dieser Analyse Empfehlungen zur gesetzlichen Regelung dieser Bedarfe abzuleiten. Dieses dreijährige Projekt stellte das Institut zum einen vor die Aufgabe, ein hochkomplexes, multimethodales Forschungsdesign zu entwickeln und umzusetzen, intensive Unterredungen mit der Conterganstiftung zu führen (Projektpräsentation, Begründung der Ableitung von Empfehlungen), in Ausschusssitzungen des Deutschen Bundestages ausführlich auf Ergebnisse und Empfehlungen einzugehen und dabei dafür zu werben, die Empfehlungen auf eine gesetzliche Grundlage zu stellen. Das am 26. Juni 2013 verabschiedete und am 1. August 2013 in Kraft getretene *Dritte Gesetz zur Änderung des Conterganstiftungsgesetzes* greift die vom Institut für Gerontologie ausgesprochenen und ausführlich begründeten Empfehlungen auf; dabei wurde in den

Lesungen im Deutschen Bundestag ausdrücklich und umfassend auf die Projektergebnisse und -empfehlungen des Instituts für Gerontologie Bezug genommen; das Projekt wurde dabei sehr positiv bewertet (Conterganstiftung für behinderte Menschen, 2013). In den Ausschusssitzungen wurde deutlich, wie wichtig die präzise Darstellung wissenschaftlicher Befunde zur Lebenssituation und den Bedarfen contergangeschädigter Frauen und Männer für die politischen Entscheidungsträger war, um zu einer ausgewogenen, auch von den Contergangeschädigten ausdrücklich akzeptierten und anerkannten Gesetzesänderung zu gelangen. Ohne den intensiven Austausch zwischen Wissenschaft und Politik, umfassend unterstützt durch die Conterganstiftung wie auch durch viele Gruppierungen contergangeschädigter Frauen und Männer, wäre diese Gesetzesänderung in dieser Form nicht zustande gekommen.

20.7 Fazit und Ausblick

Homo est naturaliter politicus, id es, socialis (übersetzt: Der Mensch ist von Natur politisch, das heißt gesellschaftlich): Diese auf Thomas von Aquin (1225–1274) gründende Aussage beschreibt ein Bündnis zwischen Menschen, das diese schließen, um gemeinsam Handlungen auszuführen, wobei sich in der gemeinsamen Ausführung von Handlungen die Fähigkeit des Menschen zur Solidarität wie auch dessen Verlangen nach Solidarität ausdrückt. Der Verfasser dieses Beitrags hat dieses Solidaritätsmotiv als Kern einer *coram*-Struktur der Verantwortung gewählt, wobei diese *coram*-Struktur drei Verantwortungskomponenten umfasst: die Verantwortung des Menschen für sich selbst (»Selbstverantwortung«), die Verantwortung des Menschen für andere Menschen oder die Gemeinschaft (»Mitverantwortung«) und schließlich die Verantwortung des Menschen für nachfolgende Generationen und für die Schöpfung (»Nachhaltigkeitsverantwortung«) (ausführlich in Kruse, 2010, 2013). Warum erfolgt ein Hinweis auf den Verantwortungsdiskurs an dieser Stelle?

Dieser Hinweis erfolgt deswegen, weil die wissenschaftliche Politikberatung auch als Ausdruck der erlebten und praktizierten Mitverantwortung von Wissenschaftlern zu deuten ist. Die Arbeit in Kommissionen der Bundesregierung[1] oder einer Landesregierung erfolgt in aller Regel ehrenamtlich; es wird eine Unkostenpauschale bezahlt, jedoch kein darüber hinausgehendes Honorar. Dies ist insofern ausdrücklich zu begrüßen, als damit noch einmal die Unabhängigkeit der Kommissionsmitglieder von dem Auftraggeber unterstrichen wird. Die erlebte und praktizierte Mitverantwortung lässt sich dabei in den Augen des Verfassers dieses Beitrags in vierfacher Hinsicht deuten:

1 Der Verfasser dieses Beitrags gehört – mit einer Ausnahme – seit 1989 den Altenberichtskommissionen der Bundesregierung an. Von 1998 bis 2000 und seit 2003 leitete bzw. leitet er die Altenberichtskommissionen. Zudem war er Mitglied der Achten Familienberichts- (2010–2012) und der Behindertenberichtskommission der Bundesregierung (2011–2013) sowie des Zukunftsdialogs der Bundeskanzlerin (2011–2012), in dem er als Koordinator tätig war. Weiterhin wirkte er in der vom Generalsekretär der Vereinten Nationen berufenen Kommission zur Erstellung des *International Plan of Action on Ageing* (1999–2002) mit, der im Jahre 2002 von der UNO-Vollversammlung angenommen wurde.

1. zum einen als Ausdruck eines grundlegenden Interesses an der Mitgestaltung des öffentlichen Raumes, wobei dieses Interesse – wie dies Hannah Arendt (1960) in ihrer Schrift *Vita activa oder vom tätigen Leben* ausdrückt – immer auch ein *politisches* ist und als ein persönlicher Beitrag zur Demokratie verstanden werden darf, lebt doch eine Demokratie von der Teilhabe der Bürgerinnen und Bürger; 2. zum anderen Ausdruck der Hoffnung, einen Beitrag zu einer tiefgreifend veränderten politischen, gesellschaftlichen und kulturellen Sicht des in Rede stehenden Phänomens, so zum Beispiel der Potenziale, aber auch der Verletzlichkeit im Alter, zu leisten und damit einen gewandelten Umgang mit diesem Phänomen im öffentlichen Raum anzustoßen: so zum Beispiel eine Veränderung der kollektiven Altersbilder wie auch des gesellschaftlichen Umgangs mit Alter und älteren Menschen; 3. als Ausdruck der erlebten Verantwortung als Wissenschaftler, der mit seinem Wissenskorpus dazu beitragen kann, dass politische Entscheidungsträger ihre Entscheidungen vermehrt auf der Grundlage empirischer Befunde treffen; 4. schließlich als Ausdruck der Überzeugung, durch die politische Beratungstätigkeit in der Tat Effekte erzielen zu können. Diese Motive spiegeln die von Ernst Bloch in seiner Schrift *Das Prinzip Hoffnung* (1959) getroffene Aussage wider, dass der »Ansatzpunkt jeglichen menschlichen Hoffens die Erfahrung des Noch nicht« (Bloch, 1959, S. 16) sei, dass sich das Hoffen also nicht mit »bloßem Sehnen« oder »abstrakten Uminterpretationen der Wirklichkeit« begnügen dürfe. Vielmehr, so Ernst Bloch, müssten im Sinne der *docta spes*, also der »gelehrten Hoffnung« Strategien und Konzepte entwickelt werden, mit Hilfe derer soziale und politische Wirklichkeit verändert und zum Guten gewendet werden könne. Die aktive und engagierte Mitarbeit bei der Politikberatung – so zum Beispiel in Expertenkommissionen – gründet auch auf dieser Hoffnung. Ein schönes aktuelles Beispiel für diese *docta spes* bildet das jüngst von Thomas Klie publizierte Buch *Wen kümmern die Alten?* (2014), in dem die Perspektive einer neuen »Sorgekultur« entwickelt wird, in der die älteren Menschen sowohl Gebende als auch Empfangende sind. Hier handelt es sich insofern um ein Beispiel für die *docta spes*, weil nicht nur ganz neue Perspektiven – nämlich einer auf Menschlichkeit, Solidarität, gegenseitigem Austausch, unbedingtem Respekt gründenden Sorgekultur – entwickelt werden, sondern weil diese auch mit durchdachten, sehr fundierten Schritten zur Veränderung der rechtlichen, institutionellen und gesellschaftlichen Praxis ausgefüllt werden.

Das *Engagementmotiv* von Wissenschaftlern in der Politikberatung lässt sich auch in den Worten des französischen Philosophen Baron de Montesquieu (1689–1755) ausdrücken – und zwar in den Worten des im Jahre 1748 veröffentlichten Buches *L'esprit de lois* (Vom Geist der Gesetze) (de Montesquieu, 1748/1998), das auch als staatsphilosophische Fundierung der Demokratie interpretiert werden darf. Montesquieu argumentiert in diesem Buch, dass die Demokratie in besonderer Weise an *Tugenden* gebunden sei. Als zentrale Tugend nennt er dabei die »Liebe zur Gleichheit«, die den Ehrgeiz auf den Wunsch und das Glück begrenze, dem »Vaterland« Dienste zu leisten, die über jene Dienste hinausgehen, die andere Bürger leisten. Als zentralen Dienst deutet er dabei den Beitrag des Menschen zur »Menschlichkeit«, mithin zur Demokratie, da Menschlichkeit ein Konstituens der Demokratie bilde. Mit der wissenschaftlichen Politikberatung wird, sofern sie diese Grundsätze berücksichtigt, ein Beitrag zur Demokratie geleistet. In ihr zeigt sich auch das Motiv, dem gesellschaftlichen Wohl zu dienen.

Literatur

Arendt, H. (1960). *Vita activa oder vom tätigen Leben*. Stuttgart: Kohlhammer.

Bloch, E. (1959). *Das Prinzip Hoffnung*. Frankfurt: Suhrkamp.

BMFSFJ – Bundesministerium für Familie, Senioren, Frauen und Jugend (2006). *Fünfter Bericht zu Lage der älteren Generation: Potenziale des Alters in Wirtschaft und Gesellschaft. Der Beitrag älterer Menschen zum Zusammenhalt der Generationen*. Berlin: Deutscher Bundestag.

BMFSFJ – Bundesministerium für Familie, Senioren, Frauen und Jugend (2002). *Vierter Bericht zur Lage der älteren Generation: Risiken, Lebensqualität und Versorgung Hochaltriger – unter besonderer Berücksichtigung demenzieller Erkrankungen*. Berlin: Deutscher Bundestag.

Conterganstiftung für behinderte Menschen (2013). *»Wiederholt durchzuführende Befragungen zu Problemen, speziellen Bedarfen und Versorgungsdefiziten in Deutschland lebender contergangeschädigter Menschen« des Instituts für Gerontologie der Universität Heidelberg*. Köln: Conterganstiftung.

de Montesquieu, C. (1748/1998). *Vom Geist der Gesetze*. Stuttgart: Reclam.

Expertinnen und Experten des Zukunftsdialogs der Bundeskanzlerin (2012). *Dialog über Deutschlands Zukunft: Ergebnisbericht des Expertendialogs der Bundeskanzlerin 2011/2012*. Berlin.

Klie, T. (2014). *Wen kümmern die Alten? Auf dem Weg in eine sorgende Gesellschaft*. Freiburg: Patloch.

Kruse, A. (2013). *Alternde Gesellschaft – eine Bedrohung? Ein Gegenentwurf*. Freiburg: Lambertus.

Kruse, A. (2010). Der Respekt vor der Würde des Menschen am Ende seines Lebens. In: Fuchs, T., Kruse, A. & Schwarzkopf, G. (Hrsg.), *Menschenwürde am Lebensende* (S. 18–39). Heidelberg: Winter.

Kruse, A. (2002). *Prävention im Alter: Stand der Präventionsforschung und Entwicklung ergänzender Präventionsstrategien*. Tübingen: Nomos.

Kruse, A. & Wahl, H.-W. (2010). *Zukunft Altern: Individuelle und gesellschaftliche Weichenstellungen*. Heidelberg: Spektrum.

Weber, M. (1919/1994). Politik als Beruf. In: Mommsen, W. J., Schluchter, W. & Morgenbrod, B. (Hrsg.), *Wissenschaft als Beruf 1917/1919, Politik als Beruf 1919: Studienausgabe* (S. 35–88). Tübingen: Mohr Siebeck.

Weber, M. (1917/1994). Wissenschaft als Beruf. In: Mommsen, W. J., Schluchter, W. & Morgenbrod, B. (Hrsg.), *Wissenschaft als Beruf 1917/1919, Politik als Beruf 1919: Studienausgabe* (S. 1–34). Tübingen: Mohr.

V Sektionsstatements

21 Implementierungswissenschaft in Deutschland: Ein Statement der DGGG

Deutsche Gesellschaft für Gerontologie und Geriatrie e. V. (Präsidium: Andreas Simm, Manfred Gogol, Rüdiger Thiesemann, Astrid Hedtke-Becker); Koordination: Astrid Hedtke-Becker; Judith Haendeler, Philip Czypiorski und Joachim Altschmied (Statement Sektion I); Rüdiger Thiesemann und Walter Swoboda (Statement Sektion II); Daniel Zimprich (Statement Sektion III); Kirsten Aner und Cornelia Kricheldorff (Statement Sektion IV)

Einführung

Die Deutsche Gesellschaft für Gerontologie und Geriatrie mit Sitz in Berlin widmet sich der Förderung von Forschung und Lehre über das Altern in den dafür maßgeblichen Fachdisziplinen und dient darüber hinaus der Verbreitung von Erkenntnissen auf gerontologischem und geriatrischem Gebiet. Sie fördert die Aus- und Weiterbildung von Personen, die in der Gerontologie tätig sind, und vertritt in internationalen Gesellschaften und Vereinigungen die deutsche Gerontologie. Im Rahmen ihrer Möglichkeiten nimmt sie beratende Aufgaben bei der Anwendung gerontologischer und geriatrischer Erkenntnisse wahr. Die DGGG kann auf eine 75-jährige Geschichte zurückblicken, in der sich – unter wechselnden Namen und in stetiger Fortentwicklung – Alternsforscher in Deutschland organisiert haben. Sie ist die einzige multidisziplinäre Gesellschaft innerhalb der Gerontologie und hat ca. 1.300 Mitglieder. Zurzeit ist die Gesellschaft in vier Sektionen untergliedert:

Sektion I Experimentelle Gerontologie

Die Mitglieder der Sektion befassen sich mit Grundvorgängen des biologischen Alterns auf molekularer und zellulärer Ebene in theoretischer und experimenteller Hinsicht und kommen aus unterschiedlichen Fachgebieten in der klinischen Medizin, der klinischen Chemie, Biochemie, Physiologie, Anatomie, Biologie, Biophysik, Immunologie, Molekularbiologie, Genetik u. a. Im theoretischen Bereich werden z. B. mathematische Modelle zum Vitalitätskonzept des Alterns erstellt, wobei davon ausgegangen wird, dass das Altern eines Organismus aus der dynamischen Wechselwirkung zwischen systemstabilisierenden und systemlabilisierenden Prozessen resultiert.

Sektion II Geriatrische Medizin

Die Sektion befasst sich mit den medizinisch-klinischen Fragen und Problemen älterer Menschen im Rahmen einer ganzheitlichen Betreuung. Die medizinisch-therapeutische Versorgung, Fragen der Aus-, Fort- und Weiterbildung und anwendungsbezogene Forschungsthemen stehen im Vordergrund. Vordringlich sind Weiterentwicklung und praktische Umsetzung neuer Behandlungskonzepte, die den engen Wechselwirkungen zwischen somatischen, psychischen und sozialen Faktoren in Diagnostik, Therapie und Rehabilitation im stationären, teilstationären und ambulanten Bereich der Versorgung älterer Menschen Rechnung tragen.

Sektion III Sozial- und verhaltenswissenschaftliche Gerontologie

Forschungsschwerpunkte der Sektion liegen z. B. in der Analyse der vielfältigen Altersformen und ihrer Einflussfaktoren. Weitere Schwerpunkte sind Untersuchungen zur Kontinuität und Diskontinuität des Verhaltens und Erlebens sowie der Fähigkeiten und Funktionen im Lebenslauf. Alter wird als Teil einer lebenslangen Entwicklung verstanden, wobei Person- und Kontextfaktoren, die Kontinuität oder Veränderung fördern, bestimmt werden. Dazu gehören auch Lebensstile und Erfahrungen im Lebenslauf, unter den Kontextmerkmalen sind die räumliche und soziale Umwelt, materielle Ressourcen sowie das gesellschaftliche Altersbild zu nennen.

Sektion IV Soziale Gerontologie und Altenarbeit

Die Sektion verfolgt und fördert Lehre, Forschung und Entwicklung von Gerontologie und Sozialer Altenarbeit insbesondere durch die Vielfalt der wissenschaftlichen und handlungsorientierten Perspektiven. Schwerpunkte der Arbeit sind Soziale Gerontologie, Alterssozialpolitik, Bildung und Weiterbildung, Versorgungs- und Praxisforschung sowie Fragen sozialer Ungleichheit und zivilgesellschaftlicher Entwicklung. Das Spezifikum ist das Zusammenwirken unterschiedlichster Disziplinen und Berufsgruppen. Anliegen sind die Weiterentwicklung von Theorie und Praxis der Sozialen Arbeit mit Älteren und eine sozialgerontologisch fundierte Altenpolitik, auch im Interesse von weniger privilegierten alten Menschen.

(Nähere Informationen zur Gesellschaft und ihren Sektionen finden sich unter www.dggg-online.de.)

Dabei stellt sich die Frage, wie gerontologische Forschung und Implementationen nachhaltig zu gestalten sind und welche Rolle einer Implementierungswissenschaft in der Gerontologie zugemessen werden kann.

Das Präsidium der DGGG hat sich für ein mehrgliedriges, den jeweiligen Sektionen zugeordnetes Statement entschieden, um der Bandbreite der Diskussion zum Thema Implementierungswissenschaft Ausdruck zu verleihen. Die einzelnen Statements wurden von den jeweiligen Sektionsvorsitzenden, teils mit Unterstützung von (Vorstands-)Mitgliedern der Sektion, verfasst. Sie zeigen deutlich, dass Diskussionsstand und Umgang mit dem Thema Implementierungswissenschaft sehr unterschiedlich sind. Wird im Beitrag der Sektion I insbesondere die Bedeutung der Implementation von Forschungsergebnissen der Experimentellen Gerontologie selbst betont, so liegt der Schwerpunkt des Beitrags der Sektion II darin, die Geriatrie im Kontext anderer gerontologischer Wissenschaften stärker multidisziplinär zu verorten und in diesem Sinne Implementierungsforschung voranzutreiben. Im Beitrag der Sektion III wird die aktuelle Diskussion zur Implementierungswissenschaft in Abgrenzung z. B. zur Interventionsforschung und angewandter Forschung nachgezeichnet und eine komplexe Theorieentwicklung kritisch diskutiert. Im Beitrag der Sektion IV wird dies unter Darstellung der entstehenden Ambivalenzen in den Kontexten von Praxis und Forschung expliziert.

21.1 Sektion I: Experimentelle Gerontologie – wie kann sie zur Implementierungswissenschaft beitragen

Die demografische Entwicklung der letzten Jahrzehnte in den Industrienationen der westlichen Welt zeigt einen deutlichen Trend hin zu einer immer älter werdenden Bevölkerungsstruktur und damit zu einer deutlichen Alterung der Gesellschaft. Diese setzt sich dabei aus drei Grundbausteinen zusammen: der Sterblichkeit, der Geburtenrate und der Migration. Für den Baustein »Sterblichkeit« lässt sich ein komplexes Zusammenspiel verschiedener Faktoren konstatieren, die in ihrem Zusammenwirken diese Entwicklung historisch begünstigt haben. Zu nennen sind hier vor allem der steigende Wohlstand, eine insgesamt gesündere Ernährung, humanere Arbeitsbedingungen im Sinne eines geringeren körperlichen Verschleißes, verbesserte hygienische Zustände, die soziale Fürsorge und nicht zuletzt die verbesserte medizinische Versorgung hinsichtlich Diagnose, Therapie und Prävention. Die veränderte Altersstruktur der Bevölkerung stellt allerdings auch eine enorme Herausforderung für die sozialen Sicherungssysteme und Gesundheitssysteme künftiger Generationen dar.

Das Ziel der Experimentellen Gerontologie ist es, Wege zu finden, ein gesünderes Altern mit mehr Selbstständigkeit für den Einzelnen zu ermöglichen. Dafür ist es unerlässlich, die zell- und biochemischen Grundlagen der im Alter abnehmenden Organfunktionen zu verstehen, welche bekanntermaßen im fortgeschrittenen Alter zu alternsassoziierten Erkrankungen bzw. zum Tod führen.

Hier sind als »Organe« im Besonderen das Herz-Kreislaufsystem und das Gehirn zu nennen. Auf zellulärer Ebene scheinen unter anderem die Integrität und Funktionalität des Organells Mitochondrium wesentlich zu sein. Mitochondrien sind aus Lehrbüchern als »Kraftwerke der Zelle« bekannt, da sie den größten Teil der zentralen energiereichen Verbindung Adenosin-Triphosphat (ATP), die für fast alle Stoffwechselprozesse benötigt wird, produzieren. Früher wurde angenommen, dass die einzige Rolle der Mitochondrien die Produktion dieses Energiebausteins ist. Über die letzten Jahre haben biologische und biochemische Untersuchungen ergeben, dass in den Mitochondrien weit mehr Proteine vorhanden sind, als für die Bereitstellung von ATP benötigt werden, was weitere Funktionen impliziert. Es zeigte sich, dass dieses Organell auch als Signalgeber fungieren kann und durch seine ausgesendeten Signale die Funktionen von Zellen, Zellverbänden und damit von ganzen Organen mitbestimmt. Zudem wurde ein Funktionsverlust von Mitochondrien in alternsassoziierten Erkrankungen des Gehirns und des Herz-Kreislaufsystems gezeigt (Wallace, 2005). Da Alterung beim Menschen als ein fortschreitender Funktionsverlust von lebenswichtigen Organen definiert ist (Lakatta, 2002), liegt somit die Vermutung nahe, dass der Mitochondrien-Funktionsverlust eine wichtige Rolle hierbei spielt. Daher könnte ein besseres Verständnis der Mitochondrien Ansätze zur Entwicklung neuer Therapien oder Präventionsstrategien bieten, mit Hilfe derer sich dieser Funktionsverlust möglicherweise aufhalten ließe, was dann zu einem gesünderen und nicht so pflegeintensiven Altern beitragen könnte. Selbst wenn es der Experimentellen Gerontologie gelingen sollte, durch die »Verbesserung« der Mitochondrien die Funktionalität von Organen länger aufrecht zu erhalten, kann dies genauso bedeuten, dass die pflegeintensive Zeit nur später beginnt, die menschliche Lebensspanne verlängert wird und damit die Pflegezeit möglicherweise dieselbe ist. Nichtsdestotrotz ist ein besseres Verständnis dieses Organells und der veränderten Signaltransduktion in Zellen und Organen älterer Menschen unabdingbar, um gezieltere Therapien für alternsassoziierte Krankheiten oder bestenfalls Möglichkeiten der Prävention entwickeln zu können, weil ein »gesünderes Altern« direkten Einfluss auf den Pflegesektor haben wird. Hierbei kann es sich z. B. um andere Behandlungen oder Verordnungen handeln, die weniger dem Lebenserhalt sondern vor allem der Verlängerung der »gesunden Lebensspanne« dienen.

Neben der schon angesprochenen Problematik des zurzeit begrenzten Wissens um die biologischen Ursachen des Alterns sind wir heutzutage auch mit einem therapierelevanten Problem konfrontiert, das direkt die ständig älter werdende Bevölkerung betrifft. Die derzeit eingesetzten Medikamente sind in vielen Fällen nicht auf ihre Wirksamkeit bei Menschen über 65 Jahre getestet. Aus Untersuchungen der Experimentellen Gerontologie an primären Zellen und Nagern wissen wir, dass bestimmte Medikationen bei älteren Menschen teilweise nicht mehr wirksam oder sogar kontraindiziert sind. Daher sollten Studien gefördert und auch von der Industrie unterstützt werden, die sich dieser Problematik annehmen, damit die so gewonnenen Erkenntnisse in die tägliche medizinische Behandlung älterer Patienten einfließen können. Auch auf diesem Wege ließe sich der Pflegeaufwand, der durch nicht effektive oder sogar für die Gesundheit älterer Patienten möglicherweise abträgliche Behandlung entsteht, verringern. Allerdings sind derart gezielte Studien zur Medikamentenverträglichkeit und -wirksamkeit heute noch nicht umfassend auf den Weg gebracht.

Fazit: Die Experimentelle Gerontologie hilft mit ihren Untersuchungen, den Alterungsprozess des Menschen zu verstehen. Inwieweit daraus entwickelte Medikamente oder Anpassungen des Lebensstils die Intensität der Pflege älterer Menschen reduzieren kann und inwieweit die einzelnen Mitglieder unserer immer älter werdende Gesellschaft damit länger selbstständig leben können, bleibt abzuwarten. Die Übertragbarkeit von Wissen aus der Experimentellen Gerontologie, z. B. in die geriatrische Routineversorgung, bleibt aber immer noch ein großes Problem. Hierbei könnte die Implementierungswissenschaft einen großen Beitrag leisten, Methoden zu finden, die diesen Umsetzungsprozess wesentlich beschleunigen könnten. Der Weg von der experimentell gerontologischen Grundlagenforschung hin zu einer gezielten Prävention alternsassoziierter Krankheiten, deren verbesserter Therapie und den damit verbundenen Veränderungen in der Pflege kann sicherlich nur in einem interdisziplinären Ansatz Erfolg haben. Solch ein Ansatz muss alle Ebenen vom Forschungslabor über klinische Entwicklung und Prüfung bis hin zum klinisch tätigen Geriater und dem Pflegepersonal einbeziehen, um daraus einen individuellen Nutzen für den alternden Menschen und damit auch einen volkswirtschaftlichen Nutzen durch gezielten Einsatz der verfügbaren Ressourcen ziehen zu können.

21.2 Sektion II: Implementierungsforschung aus der Sicht der Geriatrischen Medizin

Die Sektion II (Geriatrische Medizin) der Deutschen Gesellschaft für Gerontologie und Geriatrie repräsentiert die Ärzte, die sich der Interdisziplinärität im wissenschaftlichen Handeln mit/für betagte Menschen besonders widmen. Der irische Arzt Desmond O'Neill hat auf der DGGG-Jahrestagung 2012 *Geriater* als »Medizinische Gerontologen« bezeichnet und damit zum Ausdruck bringen wollen, dass die Abgrenzung von Medizinern von Pflegenden, Psychologen, Sozialwissenschaftlern und Pädagogen (u. a.) im Kontext des Umgangs mit älteren Menschen *selbst* ein Hemmnis zur Weiterentwicklung der Gerontologie sei.

Die Medizin im Kontext der Implementierungswissenschaft (im Handlungsfeld der Gerontologie) hält aufgrund des raschen Wissensumsatzes in der biomedizinischen und interdisziplinären Forschung besondere Herausforderungen bereit (Wissensflut[1]).

Über die biomedizinischen Aspekte hinaus ist Medizin immer auch eine »sociale Wissenschaft«[2], wie es der Pionier der Zellular-Pathologie Rudolf Virchow am 06. Oktober 1848 bezeichnet hat, und es bedarf darüber hinaus im dyadischen Kontakt mit dem gegenübersitzenden Individuum des Patienten einer humanen Grundhaltung (Dörner, 2003). Die Wissensinhalte, die sich zwischen den Achsen eines »biopsychosozialen« Gesundheitsmodells (gemäß ICF) befinden, bedürfen der Verbreitung, Aktualisierung, der Pflege der Inhalte und des Diskurses insbesondere an den Kontaktbereichen und Grenzen dieser Achsen. Praktisch heißt dies im gerontologisch-geriatrischen Behandlungsdienst, eine gemeinsame Sprache im Alltag und im methodischen Vorgehen (insbesondere dem geriatrischen Assessment) zu finden – genauer gesagt: zwischen ärztlichen, pflegerischen, ergotherapeutischen, physiotherapeutischen, logopädischen, seelsorgerischen, psychotherapeutischen, geragogischen, ernährungstherapeutischen, soziotherapeutischen und grundlagenforschenden Mitarbeitern einerseits, den Patienten und ihren Angehörigen andererseits.

Diese gemeinsame Sprache und ihre Inhalte sollen im Idealfall auch über Generationsgrenzen, über die Grenzen ethnischer Herkunft und Migrationen und über die Grenzen der sektoralen Trennung im Gesundheitswesen und sozialer Schicht-Zugehörigkeit transportiert werden. Dabei sollen die Informationen so strukturiert und effizient sein, dass ein alltagpraktisches Handeln für alle Beteiligten möglich ist.

»*Wissen*« im Kontext dieser Publikation wird als »wissenschaftlicher Erkenntnisstand« bezeichnet. Der Vollständigkeit halber sei auf die enzyklopädische Unschärfe des Begriffs verwiesen.

> Es besteht in der Philosophie keine Einigkeit über die korrekte Bestimmung des Wissensbegriffs. Zumeist wird davon ausgegangen, dass wahre, gerechtfertigte Meinung nicht ausreichend für Wissen ist. Zudem hat sich ein alternativer Sprachgebrauch etabliert, in dem Wissen als vernetzte Information verstanden wird. Entsprechend dieser Definition werden aus Informationen Wissensinhalte, wenn sie in einem Kontext stehen, der eine angemessene Informationsnutzung möglich macht (Lehnert, 2010).

Hieraus kann man ableiten, dass die *Vernetzung* und *verständliche Verbreitung* medizinischer Informationen einen wesentlichen Punkt der Implementierungswissenschaft darstellt. Über den Primat/das Junktim der Nutzbarkeit von Informationen (und des Missbrauchs von Zugangsbeschränkungen zu diesen[3]) kann an dieser Stelle nicht referiert werden.

Alle gerontologischen Berufsgruppen haben ein besonderes implizites Wissen. Mediziner verfügen über implizites ärztliches Wissen, welches ermöglicht, mit großer Zuverlässigkeit Diagnosen zu stellen und Experi-

1 Vom 01.01.2012 bis 01.01.2013 wurden in der PubMed-Bibliothek (*US National Library of Medicine National Institutes of Health*) 921.610 neue Artikel als eingegangen registriert. Abfrage vom 22.11.2013, 13:10 Uhr.

2 Unter besonderer Würdigung von Arbeit, Bildung, Hygiene, Gemeinwesenorientierung.

3 Zunehmende Merkantilisierungen von Bibliotheken, Magazinen und Zeitschriften.

mente zu analysieren. Auch Experten »wissen mehr, als sie zu sagen vermögen, ihre herausragenden Entscheidungen und Handlungen können sie oft nicht in Regeln fassen« (Kienle, 2008).

Es ist anerkanntes Ziel, innerhalb und außerhalb der Ärzteschaft mit großer Transparenz und Genauigkeit diese Regeln des wissenschaftlichen Erkenntnisgewinns verfügbar und vergleichbar zu machen. Hierzu werden die Methoden der evidenzbasierten Medizin (EBM) vermehrt angewendet. »Um mit der aktuellen Wissensflut Schritt zu halten«, sei ein »Wissensmanagement in die klinische Praxis« (Fletcher & Fletcher, 2011, 306) zu überführen. Diese klinischen Epidemiologen propagieren »einen radikalen Bruch mit der Vergangenheit« (des ärztlichen Wissenserwerbs und der nach ihrer Meinung nicht mehr ausreichenden Lektüren in gedruckten Lehrbüchern, einigen medizinischer Zeitschriften, der ärztlichen Fort- und Weiterbildung und des Ratssuchens bei Kollegen; Fletcher & Fletcher, 2011, 306). Ob eine Verbesserung des Wissenserwerbs mittels EBM in der Zukunft gelingt, ist noch nicht ausreichend erkennbar, denn hier steht die enorme Beschleunigung der Wissensverarbeitung (Zeitbedarf der Analyse) im Gegensatz zu den praktisch verfügbaren Zeitressourcen am Arbeitsplatz von Ärzten.

Für die Implementierungswissenschaften in der Medizinischen Gerontologie wird es unabdingbar sein – über die oben genannte Vernetzung (von Informationen) und den »radikalen Bruch« des Wissenserwerbs hinaus – auch das patienten- und angehörigenseitige implizite Wissen über deren Lebens- und Krankheitssituation mit in den Fokus der Forschung zu nehmen. Idealerweise entscheiden die Betroffenen selbst in einem Zustand der informierten Selbstbestimmung, wer was mit ihnen bzw. für sie gesundheitlich regelt/diagnostiziert/forscht/verhandelt/bereitstellt. Ein ethischer Diskurs über die Rahmenbedingungen des gerontologischen Forschens/Wissenstandes ist für die Implementierungswissenschaft unabdingbar (► **Kap. 21.4**, Statement der Sektion IV).

Aktuell wird Patienten und Angehörigen (und auch den Gesundheitsprofessionellen) häufig genug die partizipative Entscheidung über Gesundheitsmaßnahmen verwehrt oder mit der Begründung erschwert, dass die ökonomischen[4] Mittel hierfür nicht ausreichten. Die wirtschaftlichen Rahmendaten werden aber dabei häufig nicht benannt und werden nicht ausreichend transparent gemacht. Dass die wissenschaftliche Erkenntnisdecke für den ökonomischen Primat sehr dünn ist, ist dabei i. d. R. nicht allgemein bekannt und muss insbesondere auch ethisch verstärkt diskutiert werden (Deutscher Ethikrat, 2012).

Eine medizin-ethische Betrachtung zur Forschung mit älteren Patienten und eine Diskussion über die Verwendung von Forschungsmitteln könnten durch die konkreten Ergebnisse der Implementierungswissenschaft das Konzept der Interdisziplinarität wiederbeleben und dieses nicht nur als Worthülse im Raum medizinischer Tagungen stehen lassen.

Letztlich leben *Interdisziplinarität* in der medizinischen Gerontologie (Geriatrie) und die Implementierung von gemeinsamem Team-Wissen (hin zum Patienten) nur, wenn folgende Faktoren gegeben sind:

a) Eine ausreichende Teambesetzung mit genügend Personal, das mit ausreichender Methoden- und sozialer Kompetenz in räumlicher Nähe arbeiten kann und trotz der Heterogenität im Wissen eine weitgehende Homogenität im Status aufweist.
b) Menschen, die sich in ihrer Teamführung mittels ausreichender Information, Zielvereinbarungen, Feedback, zu gemeinsa-

4 Betriebswirtschaftlich, kassenrechtlich oder volkswirtschaftlich.

men autarken Entscheidungen finden und ihre Selbstorganisation fördern.

Nur wenn a) und b) gegeben sind, ist auf der Alltagsebene der Arbeit ein ausreichender Zusammenhalt, eine respektvolle Kommunikation und eine Koordination in dem Sinne möglich, dass effiziente und effektive Arbeitsergebnisse im Team erbracht werden und sich zudem noch Arbeitszufriedenheit, Lernerfolg und Fortschritte im Karriereweg einstellen. Diese gilt sowohl für Forschergruppen in der Gerontologie als auch für praktisch tätige Teams.

Die Implementierung wissenschaftlich geriatrischer Erkenntnisse in die Praxis und in geriatrische Versorgungskonzepte ist in besonderer Weise von der Kostenträgerstruktur abhängig, die durch einen Druck zur Kosteneinsparung gekennzeichnet ist. Die Geriatrie als relativ junger Wissenschaftszweig hilft, eine Vielzahl neuer Versorgungsstrukturen zu entwickeln, um die Versorgung älterer Menschen zu verbessern. Die in Deutschland praktizierte Sektorentrennung und die Trennung von gesetzlicher Krankenkasse und Pflegeversicherung behindern dabei substantiell die Implementierung interdisziplinär/übergreifend angelegter geriatrischer und gerontologischer Forschungsergebnisse.

Die Implementierung evidenzbasierter geriatrischer Erkenntnisse wird auch durch das gesellschaftliche Altersbild beeinflusst, das derzeit immer noch negativ besetzt ist. Da die Altersdiskriminierung noch ein weit verbreitetes Phänomen ist, muss man davon ausgehen, dass dies implizit ein wichtiger Einflussfaktor für die Implementierung wissenschaftlich geriatrischer Erkenntnisse und insbesondere in der Ressourcenverteilung für die Forschungsförderung geriatrischer Projekte ist.

Die unzureichende Verwendung von geriatrischen Leitlinien und geriatrischen Aus- und Weiterbildungsinhalten für Medizinstudenten, Ärzte in Klinik und Praxis oder z. B. auch für medizinische Fachangestellte sind weitere Faktoren, die die Implementierung wissenschaftlich geriatrischer Erkenntnisse in die Praxis und die Versorgung älterer Menschen verhindern. Aktuelle Befragungen von Medizinstudierenden (Püllen, 2013) bezüglich ihrer Einstellung »zum Altern und zur Geriatrie« zeigen, dass es Handlungsbedarf im »Themenfeld Ageism« gibt: Circa 20 % der befragten Kohorte des ersten klinischen Semesters stimmen eher *FÜR* eine altersabhängige Begrenzung medizinischer Leistungen, obwohl sie eine »durchweg positive Einstellung zu älteren Menschen« (ebenda) zu haben scheinen. Ein geriatrisches Curriculum verändert diese Einstellung nicht dauerhaft: Nach einem universitären geriatrischen Praktikum[5] sind signifikant mehr Studierende von der Effektivität geriatrischer Behandlungen überzeugt und sehen signifikant positiver auf die Komplexität geriatrischer Patienten. Diese positive Einschätzung in beiden Bereichen ist allerdings vor dem praktischen Jahr (d. h. dem letzten Studienjahr vor dem Abschlussexamen) nicht mehr nachweisbar. Die Gründe hierfür sind offen, sollten aber Gerontologen aller Disziplinen dringlich zum Nachdenken anregen.

Zusammenfassend ist festzustellen, dass im Bereich der Geriatrie noch weiterer Forschungsbedarf bezüglich der Faktoren einer erfolgreichen Implementierung geriatrischen und gerontologischen Wissens besteht.

5 Diese geriatrischen Praktika werden im Querschnittsfach Q7 nur in einigen wenigen der deutschen Medizinischen Fakultäten regelmäßig unter der Führung von Geriatern durchgeführt.

21.3 Sektion III: Implementierungswissenschaft aus der Sicht der sozial- und verhaltenswissenschaftlichen Gerontologie

Gerontologische Interventionen in die Praxis umzusetzen und zu evaluieren, stellt eine der Herausforderungen für Entscheidungsträger in Gesundheitswesen und Politik dar. Aus wissenschaftlicher Perspektive werden die damit verbundenen Forschungsaktivitäten in jüngerer Zeit unter dem Begriff »Implementierungswissenschaft« oder »Implementationsforschung« zusammengefasst (May, 2013). Noch handelt es sich dabei um ein vergleichsweise heterogenes Feld, dessen Grenzen zu Interventionsforschung und angewandter Forschung fließend sind, doch im Vergleich zu diesen bereits etablierten Wissenschaftszweigen liegt der Fokus vor allem auf der Frage, wie der Prozess der Umsetzung oder Implementierung von wissenschaftlichen Erkenntnissen in der Praxis besser verstanden bzw. erfolgreich beeinflusst werden kann. Im Mittelpunkt steht somit nicht oder nicht nur der Inhalt einer Intervention, sondern der Prozess ihrer Umsetzung in der Praxis – mit einem besonderen Augenmerk auf den Faktoren, die eine erfolgreiche Umsetzung begünstigen oder hemmen können.

Mögliche und immer wieder genannte Gründe für eine eigenständige Implementierungsforschung sind, dass die Vermittlung von Forschungsergebnissen in die Praxis zu lange dauert, dass Forschungsergebnisse zu wenig auf praktische Probleme abgestimmt sind, dass die Unterstützung bei der Umsetzung von Forschungsergebnissen in der Praxis mangelhaft sei und dass die Planung der Umsetzung von Forschungsergebnissen nicht ausreiche. Natürlich spielen diese Überlegungen nicht nur in der Gerontologie eine Rolle, sondern auch in anderen Wissenschaften, z. B. Pädagogik, Psychologie und Medizin. Die bisher am häufigsten als Untersuchungsgegenstand einer Implementierungswissenschaft gewählten Bereiche sind Politik und Bildung. Inzwischen liegen zahlreiche Publikation zu Ansätzen, Modellen und Ergebnissen einer Implementierungswissenschaft vor, zum Teil in Form von Metaanalysen (Durlak & DuPre, 2008).

Es liegt auf der Hand, dass eine Implementierungswissenschaft das zu Implementierende in der einen oder anderen Form bereits voraussetzt. Mit anderen Worten: Die Implementierungswissenschaft stützt oder beruft sich auf grundlagenwissenschaftliche Ergebnisse bzw. auf Ergebnisse der Interventionsforschung und untersucht Einflüsse auf ihre Umsetzung in der Praxis. Damit kommt der Implementierungswissenschaft eine Sonderstellung zu. Einem (vereinfachten) Modell des Verhältnisses zwischen Grundlagen- und Anwendungsforschung zufolge hat die Grundlagenforschung die Aufgabe, Hypothesen unter idealisierten Modellen der Realität zu prüfen (etwa: Konstanthaltung von Störvariablen, Isolierung von Einflüssen etc.), während die so gewonnenen Erkenntnisse in der Anwendungsforschung in Alltags- oder Realsituationen Verwendung finden sollen (Bunge, 1967). Derartige Realsituationen sind allerdings dadurch gekennzeichnet, dass viele Situationsparameter vernachlässigt bzw. ignoriert werden (müssen). Dies allein kann schon Grund dafür sein, dass aus gut überprüften und bewährten grundlagenwissenschaftlichen Hypothesen praktische Anwendungen oder Interventionen generiert werden, die ineffektiv sind.

Eine Aufgabe der Implementierungswissenschaft könnte nun eben darin bestehen, die die Realsituationen kennzeichnenden Situationsparameter eingehender zu untersuchen. Diese Parameter können mit der speziellen, gerade untersuchten Anwendung oder Intervention zusammenhängen und fallen damit womöglich eher in den Bereich der Interventionsforschung. Diese Parameter können aber auch unabhängig von einer speziellen Anwendung oder Intervention sein und somit eher dem Gegenstandsbereich der Implementierungswissenschaft zugerechnet werden. Ein hypothetisches Beispiel mag diese Unterscheidung im Ansatz verdeutlichen: Die Einführung eines die Selbstständigkeit von älteren Personen fördernden Pflegekonzepts (z. B. Baltes et al., 1994) zeigt nicht die gewünschten oder nur geringere als die erwarteten Effekte, da es womöglich dem Selbstbild von Pflegekräften widerspricht, die helfen wollen. Ein anderes Pflegekonzept, das keinen solchen Widerspruch zum Selbstbild der Pflegekräfte aufweist, ist von diesem Situationsparameter nicht betroffen. Die Umsetzung beider Pflegekonzepte wird jedoch möglicherweise von einer generellen Abneigung oder umgekehrt Begeisterung von Pflegekräften in Bezug auf Neuerungen (des Pflegekonzepts) beeinflusst – und damit unabhängig vom jeweiligen Pflegekonzept. Die Grenzziehung zwischen spezifischen und übergreifenden Einflüssen ist, wie dieses einfache Beispiel veranschaulicht, sicher nicht eindeutig und keinesfalls unproblematisch für den Gegenstandsbereich einer Implementierungswissenschaft in Pflege und Gerontologie.

Man könnte nun meinen, die Erfolgsgarantie der Umsetzung grundlagenwissenschaftlicher Erkenntnisse ließe sich durch komplexere Theorien, die entsprechende Situationsparameter etwa im Rahmen einer implementierungswissenschaftlichen Erweiterung berücksichtigen, erhöhen (z. B. die Einführung eines Pflegekonzepts x ist dann erfolgreich, wenn die Pflegekräfte Neuerungen positiv gegenüberstehen). Immerhin würde dann die Schwierigkeit, viele Situationsparameter in der Umsetzung zu vernachlässigen oder zu ignorieren, geringer. Dem ist jedoch entgegen zu halten, dass aus wissenschaftstheoretischer Perspektive eine komplexere Theorie nicht in jedem Fall die bessere ist – unter anderem deshalb, weil sie schlechter zu überprüfen ist. Dazu kommt, dass der Versuch, die Alltagsrealität und Theorien anhand eines Komplexitätsmaßstabs zu vergleichen, dem Fehler des *Quaternio terminorum* (Herrmann, 1979) unterliegt: Um die Repräsentanz einer komplexen Theorie im Hinblick auf die Alltagsrealität abschätzen zu können, müsste man eine Theorie von eben dieser Alltagsrealität haben. Eine solche Theorie, die es nicht gibt, müsste selbst modellhaft reduziert sein und würde damit nicht mehr komplett und einfach der Alltagsrealität entsprechen.

Doch selbst wenn man diese wissenschaftstheoretischen Einwände außer Acht lässt, so ergibt sich das Problem, dass durch komplexere Theorien schwerer erkennbar wird, ob in einer konkreten Situation der Anwendung oder Umsetzung grundlagenwissenschaftlicher Erkenntnisse die in der (zumal komplexen) Theorie genannten Randbedingungen überhaupt noch eingehalten sind. Anders gesagt: Komplexere Theorien haben nicht notwendigerweise einen größeren, sondern häufig einen kleineren Anwendungsbereich – weswegen sie längerfristig vielfach durch neue, weniger komplexere Theorien ersetzt werden (Herrmann, 1976). Das bedeutet, dass der mit einer Implementierungswissenschaft verbundende Komplexitätszuwachs von Theorien (etwa durch Angabe von situationalen Bedingungen) das Anwenden oder Umsetzen von grundlagenwissenschaftlichen Erkenntnissen nicht zwangsläufig oder automatisch optimiert.

Als Alternative zu komplexeren Theorien können aus der Implementierungswissenschaft technisch-praktische Handlungsregeln entstehen, die auf Basis grundlagenwissenschaftlicher Erkenntnisse rational begründet werden (Bunge, 1967). Diese Regeln müssen allerdings nicht mehr nur einer Theorie entstammen, sondern werden auch durch empirische Generalisierungen, Analogiebildung, durch die Schaffung neuer Gesichtspunkte, Bildung von Hintergrundwissen etc. zustande kommen. Da wohl nicht zu erwarten ist, dass technisch-praktisches Handeln jemals vollständig durch Theorien determiniert werden kann (oder sollte), so stellen diese Handlungsregeln womöglich das dar, was zur Rationalitätssteigerung und zur Erhöhung der Erfolgswahrscheinlichkeit von Anwendungen oder Interventionen realistischerweise geleistet werden kann.

Mit einer gewissen Vereinfachung stellt sich ein womöglich entscheidendes Problem der Implementierungswissenschaft somit wie folgt dar: Während in der Laborforschung auf wenige, ggf. kontrollierbare Variablen fokussiert wird, die zumal in ihrer Wirkung möglichst isoliert werden, ist dies in der Interventionsforschung durch die Übertragung in den Alltag kaum mehr möglich. Das führt dazu, dass das Verhältnis aus Signal (erwünschter Interventionseffekt) und Rauschen (störende Einflüsse, die den Interventionseffekt überlagern) im Alltag, d. h. der Interventionsforschung, ungünstiger ausfällt. Für die Implementierungswissenschaft ist dieses Verhältnis womöglich nochmals ungünstiger, schließlich steht hier nicht nur die konkrete Intervention im Mittelpunkt, sondern möglichst allgemeine Bedingungen oder begünstigende Faktoren für die erfolgreiche Umsetzung von (beliebigen) Interventionen. Insofern ist die Implementierungswissenschaft im gewissen Sinne als »Meta«-Wissenschaft zu begreifen, die unter Umständen daran »krankt«, dass die Anzahl der zu berücksichtigenden Variablen sehr schnell ansteigt, während die jeweiligen Netto-Effekte der berücksichtigten Variablen immer kleiner werden und ggf. unentdeckt bleiben. So berichten etwa Durlak und DuPre (2008), dass ihre Metaanalyse von Einzelstudien zur Implementierung unterschiedlichster Maßnahmen insgesamt 23 mögliche Einflussfaktoren ergeben habe. Dies mag noch überschaubar wirken, bei genauerer Betrachtung ergeben sich jedoch zahlreiche Unschärfen. So fassen die Autoren z. B. unter der Einflussvariable »Führung« wie folgt zusammen: »Leadership is important in many respects, for example, in terms of setting priorities, establishing consensus, offering incentives, and managing the overall process of implementation« (Durlak & DuPre, 2008, 337). Damit bleibt sowohl für den Implementierungswissenschaftler als auch für den Anwender die praktische Aufgabe bestehen, im Einzelfall und unter umschriebenen Randbedingungen festzulegen, was mit »Führung« hier und jetzt gemeint ist.

Der mögliche Status einer Implementierungswissenschaft als »Meta«-Wissenschaft birgt schließlich eine aus Perspektive der grundlagenwissenschaftlichen Gerontologie ernst zu nehmende Gefahr: Wird die Frage nach der erfolgreichen Implementierung von Anwendungen und Maßnahmen zur Maxime erhoben, dann könnte dies negative Auswirkungen auf die grundlagenwissenschaftliche Gerontologie haben. Ihre Inhalte, ihre Legitimation und ihr Fortschritt würden dann möglicherweise daran gemessen, ob und inwieweit sie den Bewertungskriterien einer Implementierungswissenschaft für eine erfolgreiche Umsetzung entsprechen.

21.4 Sektion IV: Implementierungsforschung aus der Sicht Sozialer Altenarbeit

Gegenstandsbestimmung

Aus der Perspektive der Nutzer Sozialer Altenarbeit und der Fachkräfte, die in den so umrissenen Arbeitsfeldern tätig werden, sind die Inhalte, die der Begriff »Implementierungswissenschaft« fokussiert, grundsätzlich zu begrüßen. Ihre Gegenstandsbestimmung ist nachzuvollziehen, vor allem vor dem Hintergrund einer vielfältigen und jahrelangen Praxis der Modellförderung, die zwar zu immer neuen *Best-Practice*-Beispielen führt, aber nur vereinzelt zu deren nachhaltiger Implementierung in der Fachpraxis. Gleichwohl bleiben Unschärfen hinsichtlich der Abgrenzungen und Überschneidungen der »neuen« Wissenschaft der Implementierung – die offensichtlich als solche zuerst in den USA (Estabrooks et al., 2008) und im Zuge der Akademisierung von Pflege auch in Deutschland aktiv konstruiert wurde (Buscher et al., 2012) – zu Forschungsfeldern und -methoden, die in der Sozialen Arbeit eine lange Tradition haben: Praxisforschung, wissenssoziologisch inspirierte Verwertungsforschung, Elemente der Evaluationsforschung und des Case Managements.

Die Konstruktion einer »(Implementierungs-)Wissenschaft« kann als notwendige und durchaus chancenreiche Antwort auf die in diesem Band beschriebenen speziellen Herausforderungen des Wissenstransfers gelesen werden. Sie lässt sich auch als Antwort auf die Logik der monetären Förderung von Forschung und Lehre im internationalen und deutschen Wissenschaftssystem lesen und begründet möglicherweise Ansprüche auf Ressourcen, seien es die Forschungsgelder staatlicher und privater Organisationen, seien es Lehrstühle, Publikationsorte oder auch »nur« öffentliche Aufmerksamkeit. Die gegenstandsbezogene Konstruktion einer neuen Wissenschaft leistet im besten Fall einen Beitrag zur interdisziplinären Zusammenarbeit der Disziplinen und Professionen im Feld.

All dies ist begrüßenswert, jedoch sollten die Widersprüche und möglichen Fallstricke dieses Prozesses nicht übersehen werden. Bei aller berechtigten Kritik an den Lücken unseres bisherigen Wissens über Prozesse der Implementierung wissenschaftlicher Erkenntnisse und auch oder gerade weil das, was wir wissen, auf Probleme bei diesem Prozess hindeutet, ist es wichtig zu berücksichtigen, dass jegliche Möglichkeit der Implementierung eingebettet ist in eng miteinander verwobene ökonomische und gesetzliche Rahmenbedingungen – der Praxis und der Forschung.

Ambivalenzen im Kontext »Praxis«

Für Fragen nach der Implementierung im kommunalen Kontext gilt, dass hier zwar die Bedarfe unübersehbar wachsen, so dass dieser Teil des Sozialsektors weiterhin eher auf Kontinuität oder gar Ausbau hoffen kann. Jedoch konnte der insbesondere über § 71 SGB XII gerahmte Bereich von den finanziellen Einsparungen der Kommunen bei der Hilfe zur Pflege nach Einführung der Pflegeversicherung nicht profitieren und leidet unter ungesicherter kommunaler Finanzierung. Die hier ausgesprochen offen formulierten rechtlichen Vorgaben bieten den Kommunen im Rahmen ihrer öffentlichen Daseinsvorsorge einen großen Interpretationsspielraum hinsichtlich der Bestimmung dessen, was sie über ihre Pflichtaufgabe hinaus als freiwillige soziale Leistungen übernehmen. Dies hängt wesentlich von der

Aufmerksamkeit, Bedeutung, Schwerpunktsetzung, dem Engagement usw. ab, die kommunale Politik und Verwaltung dem Bereich Altenhilfe zumessen und v. a. von den jeweiligen finanziellen Spielräumen. Damit wird die Praxis Sozialer Altenarbeit auch zum Spielball politischer Machtkämpfe und Interessen. Aktivitäten lassen sich vornehmlich dort feststellen, wo sich Bedürfnisse älterer Menschen mit kommunalen Interessen überschneiden, etwa bzgl. Hilfe- und Stützangeboten, die es älteren Menschen ermöglichen sollen, möglichst lange in ihren Wohnungen zu verbleiben. Fiskalisch sind solche Altenhilfemaßnahmen für die Kommunen insofern interessant, als sie die Inanspruchnahme der Sozialhilfe zur Restfinanzierung für die regelmäßig teure Heimunterbringung vermeiden bzw. hinauszögern können. Ansonsten ist festzustellen, dass Altenhilfe meist keine hohe Priorität auf den kommunalpolitischen Agenden einnimmt (detailliert vgl. Aner, 2010). Innerhalb der auf die Älteren bezogenen Segmente des Sozialsektors ist aktuell außerdem zu beobachten, dass medizinische und pflegerische Dienste in einer unter Effektivitätsgesichtspunkten geführten Diskussion die bessere Performanz aufweisen. Und dies, obwohl die Soziale Arbeit für die Initiierung und Begleitung von Implementierungsprozessen nachweislich auf besondere Kompetenzen verweisen kann (Kricheldorff, 2008).

Auch das SGB XI bietet schwierige Rahmenbedingungen für Implementierungsprozesse. Es ist charakterisiert durch Rationalisierung und Rationierung der Leistungserbringung (Stichwort Fallpauschalen, DRGs), den Zuschusscharakter der Versicherung als Ausdruck einer einnahmeorientierten Ausgabenpolitik und die Gleichstellung privatgewerblicher mit freigemeinnützigen Anbietern, die auf einem organisierten (Quasi-) Markt miteinander konkurrieren sollen. Insgesamt ist für die Pflegegesetzgebung wie auch für das Betreuungsrecht zu konstatieren, dass die finanzielle und personelle Ausstattung der gesetzlich verankerten sozialen Dienstleistungen unzureichend ist, während Selbsthilfe- und Ehrenamtspotenziale vor dem Hintergrund knapper Kassen zu hoch veranschlagt werden (Aner, 2010). Zersplitterte rechtliche Grundlagen statt eines gesetzlichen einheitlichen Rahmens für Prävention, Rehabilitation und Inklusion mit Blick auf Beeinträchtigungen und Behinderungen von Menschen aller Altersgruppen erschweren systematisch die nachhaltige Implementierung insbesondere solcher Erkenntnisse, die mehrere Regelungsbereiche und Berufsgruppen betreffen (Welti, 2013).

Die fortschreitende Europäisierung der Sozialpolitik wirkt zweischneidig. Einerseits ist sie auf Wirtschaftlichkeit der sozialen Dienstleistungen angelegt und stärkt hierüber die Ausrichtung auf die messbaren und monetär zu beziffernden gesundheitlich-pflegerischen Leistungen. Andererseits verpflichtet sie die Staaten zumindest verbal auf die Leitziele »Autonomie« und »Selbstbestimmung« im Alter. Diese Leitziele benötigen in der Umsetzung allerdings mehr als nur punktuelle und immer wieder neue EU-, Bundes- und Landesmodellprogramme, die derzeit jedoch das Geschehen dominieren. Ihre nachhaltige Umsetzung würde gut ausgebildetes Personal in ausreichender Anzahl und professioneller Vielfalt verlangen, das angemessen bezahlt und (weiter-)qualifiziert wird und auf die gesellschaftliche Wertschätzung seiner Arbeit zählen kann.

Ambivalenzen im Kontext »Forschung«

Problematiken aus Sicht der Forschung ergeben sich auf verschiedenen Ebenen. Sie gründen zum einen in den sog. *policy driven factors* sowie den *research driven factors*:

Forschung zur Implementierung benötigt Ressourcen. Diese können weder aus dem laufenden Betrieb der potenziellen Forschungseinrichtungen noch der Praxis bereitgestellt werden. Die Finanzierung erfolgt deshalb überwiegend aus sog. Drittmitteln, die Forschung und/oder Praxis – manchmal auch gemeinsam – einwerben. Die Drittmittelforschung lässt sich mithin als zentrale Rahmenbedingung für die Erforschung praxisrelevanter Fragen betrachten. Die inhaltlichen Konsequenzen dieser forschungspolitischen Konstellation für die Forschung liegen auf drei Ebenen, die nur analytisch zu trennen sind – bei den Fragestellungen, bei den Methoden und nicht zuletzt auf der Ebene der Interpretation und Verwertung der Ergebnisse.

Was an Fragestellungen erfolgversprechend ist, wird politisch und/oder ökonomisch definiert und in Förderlinien konkretisiert. Ausschreibungen formatieren Fragestellungen, und es sind in den meisten Förderprogrammen die gesellschaftliche Relevanz der Frage, die zu erwartenden Ergebnisse, wenn nicht gar der ökonomische Ertrag schon vorab zu benennen. Das schränkt die Möglichkeiten des Lernens aus Situationen des Scheiterns und die Identifikation hemmender Bedingungen bei der Implementierung von innovativen Ansätzen weitgehend ein. Und das gilt bei weitem nicht nur für Forschung, die von Ministerien finanziert wird. Auch Stiftungen geben vor zu wissen, welches die Probleme der Gegenwart und sogar welches die der Zukunft sind und auf welche Weise diese sinnvoll beantwortet werden können. Damit einher geht eine Exklusion von Fragen, die aktuell im öffentlichen Bewusstsein nicht auf der Agenda stehen. Es griffe jedoch zu kurz, die Exklusion bestimmter Fragestellungen einzig den potenziellen Drittmittelgebern anzulasten. Im Kontext einer Gesellschaft, die das Soziale zur Last für den Wirtschaftsstandort erklärt hat, geraten die Träger solcher Leistungen unter Rechtfertigungszwang, der ihr Denken und Handeln ökonomischem Kalkül unterwirft und Interesse an einer unvoreingenommenen Auseinandersetzung mit dem eigenen Wirken deutlich schmälert. Einige der tatsächlich drängenden Fragen der (Implementierungs-)Praxis passen wohl derzeit in kaum ein Förderprogramm und werden aus demselben Grund auch von der Praxis oft nicht aktiv verfolgt. Was die Beschäftigten und Adressaten täglich erleben und vielleicht gern erforscht hätten, wollen manchmal auch die Träger nicht so genau analysieren, so etwa die Wirkungen des Outsourcings von Aufgaben bei den Wohlfahrtsverbänden.

Auch das Methodenspektrum ist von der Rahmung »Drittmittelforschung« berührt. Dass es qualitative Projekte schwerer haben, außerhalb der Wissenschaft akzeptiert zu werden, ist ein altbekanntes Phänomen, das von den Förderbedingungen eher verschärft wird. Die potenziellen Geldgeber finanzieren, was sie verstehen und ihrerseits überzeugend kommunizieren können, was eher auf positivistische hypothesenprüfende Verfahren zutrifft. Partizipative Ansätze mit ihren Unwägbarkeiten methodischer und zeitlicher Art trifft es noch härter als andere qualitative Vorhaben. Umwege, Konflikte, die sich ergeben, wenn Wissenschaft mit Praxis und Nutzern bzw. Patienten kooperiert, passen in der Regel nicht in das enge personelle und zeitliche Korsett der im Forschungsantrag bestimmten »Mile-Stones«.

Interpretation und Verwertung der Ergebnisse leiden oft ebenso unter der Rahmung durch Drittmittel. Schon aus zeitlichen Gründen kann die Kommunikation der Ergebnisse oft ebenso wenig prozessorientiert ablaufen wie Kommunikation aller Beteiligten im Prozess der Forschung. Außerdem sind selbst partizipativ erzeugte Daten, die einen bestimmten Handlungsbedarf eindeutig nachweisen, kein Garant für positive Änderungen der Praxis. Auch wenn womöglich Adressaten, Beschäftigte und Träger Änderungen befürworten, am Ende entscheidet die Finanzlage über die weitere Bereitstellung von Mitteln oder die dauerhafte Implementierung einer als sinnvoll erachteten Intervention. Je nach Geldgeber gibt es zudem zahlreiche Restriktionen der Kommunikation nach außen: Insbesondere die öffentliche Hand behält in der Regel den Zugriff auf alle

Rechte und sichert dies vertraglich ab. Veröffentlicht wird oftmals nur, was politisch opportun ist. Diese Haltung nimmt nicht selten auch die Praxis ein. Unerwünschte oder auch nur unerwartet mehrdeutige Ergebnisse werden zu selten als Anlass genutzt für das, worauf anwendungsorientierte Forschung doch zielen sollte: eine nachhaltige Verbesserung der Praxis.

Die vielschichtig ambivalenten *research driven factors* können hier nur knapp angedeutet werden. Sie sind verschränkt mit den eben skizzierten Rahmenbedingungen der Drittmittelforschung, gehen aber insbesondere von den eigenen, disziplinär notwendig beschränkten, ggf. normativen Annahmen und Problemkonstruktionen sowie vom eigenen Involviert-Sein in den Forschungsprozess aus. Zwischen Forschenden und Teilnehmern eines Forschungsprojekts besteht eine Machtbeziehung mit Gefälle. Es sind die Forschenden, evtl. auch noch die Akteure der Praxis, die über einen deutlichen Wissensvorsprung verfügen. Auch bei bestmöglicher Erläuterung weist ihr Wissen über Hintergründe, Chancen, Restriktion und Gefahren von Zielen und Methoden eine andere Qualität auf. Eine Zuspitzung erfährt diese Problematik in Projekten, in die Menschen mit einem anderen sprachlich-kulturellen Hintergrund oder kognitiven Einschränkungen eingebunden sind, wie dies in der medizinisch-pflegerisch tradierten Implementierungsforschung häufig der Fall ist. Immer stellt sich die Frage, ob und wie die subjektiven Perspektiven der Untersuchungsteilnehmer angemessen zur Geltung kommen. Nicht zu vergessen ist die naheliegende Gefahr, dass angesichts des Erfolgsdrucks der Forschungs- und Best-Practice-Projekte diese nur dort stattfinden, wo Erfolg wahrscheinlich ist, so dass eher schwierig bewertete Gruppen von Untersuchungsteilnehmern, besonders belastete Einrichtungen, Regionen etc. systematisch aus dem Fokus der Aufmerksamkeit gedrängt werden.

Verwoben mit diesen beiden Problemclustern und den Rahmenbedingungen der Praxis, in der die Implementierung stattfinden und untersucht werden soll, sind ethische Fragen. Deutlich sichtbar ist zunächst das Dilemma, das entsteht, wenn Forschung und *Best Practice* im Kontext befristeter Modellprogramme stattfinden und eine Regelfinanzierung von Infrastruktur und Personal in gleicher Höhe nach Ablauf der Modellphase alles andere als selbstverständlich ist. Es stellen sich Fragen nach der Redlichkeit der Forscher, dies und die Begrenztheit der eigenen Unterstützungspotenziale für die Verstetigung offen zu legen, Fragen nach dem Desillusionierungs- und Beschämungspotenzial für die Teilnehmer der Projekte, insbesondere dann, wenn diese partizipativ angelegt sind. Weniger deutlich zeigen sich Ambivalenzen, die einer wissenschaftstheoretischen und philosophischen Diskussion bedürften. So wäre zu diskutieren, welches Modell von Forschung hinter der Idee einer Implementierungswissenschaft steht und wie es um seine Offenheit bestellt ist. Erfahrungsgesättigt stellt sich aus Sicht der Sektion IV die Frage, nach der Definitionsmacht über das, was implementiert und über das, was gemessen werden soll, sowie die Frage, welches evtl. eher naturwissenschaftliche, mehr an der Logik als an einer aufklärerischen Vernunft orientierte Verständnis bereits hinter dem Begriff »Implementierung« verborgen sein könnte. Mit anderen Worten: Es wäre fortlaufend zu reflektieren, ob oder inwieweit Forscher sich daran beteiligen, eventuelles Scheitern zu subjektivieren und/oder grundlegende ungleichheitsbedingte Probleme einer technisch-administrativen anstelle einer grundlegenden solidarischen Lösung zuzuführen.

Wissenschaftliche Reflexivität sei ein »kollektives Unternehmen und nichts was dem Wissenschaftler individuell aufzubürden wäre«, stellt Loïc Wacquant (1996, 63) fest. In diesem Sinne ist der Initiative zu einer Implementierungswissenschaft im deutschsprachigen Raum und dem hier vorliegenden Herausgeberband Erfolg zu wünschen.

21.5 Fazit und Ausblick

Wie können Ergebnisse der experimentellen Gerontologie/biomedizinischen Grundlagenforschung besser genutzt werden und Eingang finden in die klinische Praxis? Dies bewegt die Forschenden dieses Bereichs ganz besonders, sind doch viele Therapien bei Menschen über 65 nicht oder anders wirksam, als an Modellsystemen mit primären Zellen und Nagetieren bereits vorhergesagt wurde. Nur in interdisziplinären Ansätzen, in denen es nicht nur um Wirkstoffentwicklung, sondern auch um ganzheitliche Therapiekonzepte und Anpassungen des Lebensstils geht, ist die Weiterentwicklung im Sinne von Implementierung experimenteller Grundlagenforschung zu erwarten. Interdisziplinarität als biopsychosozialer Wissenserwerb und ebensolche Umsetzung unter Einbeziehung des Wissens von Patienten und Angehörigen bewegt auch die Geriatrie und ist Voraussetzung für Implementierungsforschung unter ethischen Gesichtspunkten. Ebenso hat die Diskussion um Versorgungs- und Kostenträgerstrukturen Einfluss auf Forschungsstrukturen und Drittmittelvergabe im Sinne von *policy driven factors*, wobei die Rahmenbedingungen beispielsweise des SGB XI besonders schwierig sind für Implementierungsprozesse, erscheinen doch hier Vorgaben im Sinne von Rationalisierung und Rationierung der Leistungserbringung besonders einengend. Insbesondere anwendungsorientierte Forschung, wie sie im Kontext neuerer Förderlinien bevorzugt finanziert wird, leidet darunter, dass Forschung zur und über Implementierung eigene Ressourcen benötigt. So wird dieser aufwendige Prozess oft abgekürzt durch eine geforderte enggeführte Implementation, die bereits bei der Antragstellung genauestens durchgeplant werden muss, ohne dass im späteren Verlauf eine weitere Prozessreflexion erfolgen könnte, verbunden mit der Gefahr, dass nur veröffentlicht wird, was politisch opportun ist.

Eine Anforderung ist darin zu sehen, dass eine Implementierungswissenschaft mit dem möglichen Status einer »Meta«-Wissenschaft sich nicht mit Definitionsmacht ausstatten darf, sondern permanent und in höchstem Maße selbstreflexiv zu sein hat. Das zu Implementierende, in welcher Form auch immer, kann nicht einfach vorausgesetzt werden. Dies erscheint insbesondere für die Grundlagenforschung, die sich – vereinfacht ausgedrückt – damit befasst, Hypothesen unter idealisierten Modellen der Realität zu prüfen, als Gefahr, wenn die Frage nach der erfolgreichen Implementierung von Anwendungen und Maßnahmen zur Maxime erhoben wird.

Für die DGGG mit ihren verschiedenen Sektionen, die sich in allen Forschungsbereichen und Forschungsebenen wiederfinden, wird eine kritisch-würdigende Begleitung der Entwicklung der Implementierungswissenschaft in der Gerontologie und einem steten Drängen auf die notwendige Interdisziplinarität von daher unumgänglich sein.

Literatur

Aner, K. (2010). Soziale Altenhilfe als Aufgabe Sozialer Arbeit. In: Aner, K. & Karl, U. (Hrsg.), *Handbuch Soziale Arbeit und Alter* (S. 33–50). Wiesbaden: Verlag für Sozialwissenschaften.

Baltes, M. M., Neumann, E. M. & Zank, S. (1994). Maintenance and rehabilitation of independence in old age: an intervention program for staff. *Psychol Aging, 9*(2), 179–188.

Bunge, M. (1967). *Scientific research II: the search for truth*. Berlin: Springer.

Buscher, I., Roes, M., Hoben, M., Wulff, I., Quasdorf, T., Riesner, C., Frommelt, M. & de Jong, A. (2012). *Antrag auf Gründung der Sektion Disseminations- und Implementierungswissenschaft (DIW) in der Deutschen Gesellschaft für Pflegewissenschaft e. V.: Kurzfassung für die Mitgliederversammlung am 24.02.2012.* http://www.dg-pflegewissenschaft.de/dgp/wp-content/uploads/2012/01/Antrag_Sektionsgruendung_DIW_Kurzfassung.pdf [letzter Zugriff: 30.09.2013].

Deutscher Ethikrat (Hrsg.) (2012). *Nutzen und Kosten im Gesundheitswesen – Zur normativen Funktion ihrer Bewertung: Stellungnahme.* Berlin.

Dörner, K. (2003). *Der gute Arzt: Lehrbuch der ärztlichen Grundhaltung.* Stuttgart: Schattauer.

Durlak, J. A. & DuPre, E. P. (2008). Implementation matters: a review of research on the influence of implementation on program outcomes and the factors affecting implementation. *Am J Community Psychol, 41*(3–4), 327–350.

Estabrooks, C. A., Derksen, L., Winther, C., Lavis, J. N., Scott, S. D., Wallin, L. & Profetto-McGrath, J. (2008). The intellectual structure and substance of the knowledge utilization field: a longitudinal author co-citation analysis, 1945 to 2004. *Implement Sci, 3*(1), 49.

Fletcher, R. H. & Fletcher, S. W. (2011). *Klinische Epidemiologie: Grundlagen und Anwendung.* Nachdr. d. 2. deutschspr. Ausg. Bern: Huber.

Herrmann, T. (1979). *Psychologie als Problem.* Stuttgart: Klett-Cotta.

Herrmann, T. (1976). *Die Psychologie und ihre Forschungsprogramme.* Göttingen: Hogrefe.

Kienle, G. S. (2008). Evidenzbasierte Medizin und ärztliche Therapiefreiheit: Vom Durchschnitt zum Individuum. *Dtsch Ärztebl,* 105(25): A-1381 / B-1193 / C-1161.

Kricheldorff, C. (2008). Auf der Suche nach einem Profil: Soziale Arbeit im Handlungsfeld Pflege. *Blätter der Wohlfahrtspflege, 155*(5), 185–188.

Lakatta, E. G. (2002). Age-associated cardiovascular changes in health: impact on cardiovascular disease in older persons. *Heart Fail Rev, 7* (1), 29–49.

Lehnert, T. (2010). Wissensmanagement. Impulsreferat zur Auftaktveranstaltung »Wissensmanagement in technologiegetriebenen Unternehmen«; Forum Technologie und Gesellschaft, 07.12.2010 in der Humboldt-Viadrina School of Governance, Berlin. http://www.forum46.eu/fileadmin/DOKUMENTE/Technologie_Gesellschaft/Dokumente/01_T_G-01_Wissensmanagement.pdf [letzter Zugriff 14.12.2014].

May, C. (2013). Towards a general theory of implementation. *Implement Sci, 8*(1), 18. doi: 10.1186/1748-5908-8-18.

Püllen, R. (2013). Einstellung von Medizinstudenten zum Altern und zur Geriatrie – Einfluss durch Geriatrie-Praktikum? Vortrag auf der Jahrestagung der Deutschen Gesellschaft für Geriatrie, Hof, 13. September 2013.

Wacquant, L. (1996). Auf dem Weg zu einer Sozialpraxeologie: Struktur und Logik der Soziologie Pierre Bourdieus. In: Bourdieu, P. & Wacquant, L. (Hrsg.), *Reflexive Anthropologie* (S. 17–93). Frankfurt a. M.: Suhrkamp.

Wallace, D. C. (2005). A mitochondrial paradigm of metabolic and degenerative diseases, aging, and cancer: a dawn for evolutionary medicine. *Annu Rev Genet, 39*, 359–407.

Welti, F. (2013). Altenhilfe, Pflege und altersgerechte Infrastruktur. In: Becker, U. & Roth, M. (Hrsg.), *Recht der Älteren* (S. 427–454). Berlin: de Gruyter.

22 Gegenstandsbereiche der pflegewissenschaftlichen Auseinandersetzung mit Disseminations- und Implementierungsprozessen[1] in Deutschland: Konzeptionelle Formung der Sektion Dissemination und Implementierung (SDI) in der Deutschen Gesellschaft für Pflegewissenschaft (DGP)

Ines Buscher, Martina Roes und Matthias Hoben

Einführung

Mit dem Ziel, die Versorgung von Menschen mit Betreuungs- und Pflegebedarf und ihren Angehörigen zu verbessern, hat die Pflegewissenschaft in Deutschland in den letzten zwei Jahrzehnten eine Vielzahl an Interventionen und Innovationen hervorgebracht. Zahlreiche Pflegeforschungsaktivitäten konzentrieren sich darauf, die Wirkung dieser Interventionen teils erfolgreich nachzuweisen (Interventionsforschung). Mit dem Ziel, den Transfer dieser Interventionen in die Versorgungspraxis zu erleichtern, wird international und national zunehmend das generierte Wissen in Form von Expertenstandards oder Leitlinien für den Versorgungskontext übersetzt und gebündelt. Dennoch: Wenig von dem, was wissenschaftlich als belegt gilt, wird auch tatsächlich in der pflegerischen Versorgungspraxis umgesetzt. Implementierungsbemühungen dauern oft bis zu zwanzig Jahre (Rogers, 2003) und verlaufen bisweilen unsystematisch. Die Folgen werden seit Jahren als Fehl-, Über- oder Unterversorgung konstatiert (SVR, 2001; MDS, 2007). Charakteristisch für diese unzureichende Umsetzung sind Lücken zwischen den an der Implementierung beteiligten Akteursebenen Wissenschaft, Versorgungspraxis und Gesundheitspolitik (► **Abb. 22.2**, Gap-Trias) (Roes et al., 2013a). Anders als lange angenommen, sind Forschung und Praxis nicht sehr routiniert darin, Wissen gegenseitig auszutauschen (Kitson, 2009). Eine erfolgreiche Einführung einer neuen Intervention in die Handlungsroutinen einer Organisation erfordert stattdessen Anpassung und Veränderung – sowohl der Organisationsstrukturen und -prozesse als auch der Intervention. Die notwendige Unterstützung der Versorgungspraxis für die Gestaltung dieser Veränderungsprozesse bleibt – sowohl von Seiten der Wissenschaft, als auch von Seiten der Politik – weitgehend unberücksichtigt (Kitson, 2009). Hinzu kommt eine Vielzahl an unterschiedlichen Faktoren, wie beispielsweise die Haltung der Pflegedienstleitung, das Wissen der Mitarbeiter, die Eigenschaften der Intervention oder politische Strömungen, die diese Prozesse teils in gegensätzliche Richtungen beeinflussen (Greenhalgh et al., 2005; Damschroder et al., 2009). Die für eine Steuerung

---

1 Wie in Kapitel 1 dargelegt, sprechen die Herausgeber dieses Buchs übergreifend von Implementierungswissenschaft, auch wenn zwischen den Phänomenen »Diffusion«, »Dissemination« und »Implementierung« inhaltliche Unterschiede bestehen. Die SDI hat sich entschieden, die wichtige Unterscheidung zwischen »Dissemination« und »Implementierung« bei der Benennung des Gegenstandsbereichs zu berücksichtigen. Diese sektionsinterne Konvention wird in diesem Kapitel beibehalten.

der Prozesse erforderliche Vorhersage, ob ein Faktor die Implementierung einer neuen Intervention in einer bestimmten Organisation fördert oder behindert, ist meist schwierig zu treffen und oft davon abhängig, wie sich die unterschiedlichen Faktoren gegenseitig bedingen und beeinflussen. Zudem bleibt oft unklar, was überhaupt Ergebnis der Implementierung sein soll und ist (Proctor & Brownson, 2012; Chaudoir et al., 2013).

Vor diesem Hintergrund entwickelt sich seit den 1990er Jahren international die Disseminations- und Implementierungswissenschaft (i. F. DIW). Ihr Forschungsschwerpunkt liegt dabei auf der Analyse von Implementierungs- und Veränderungsprozessen sowie auf der Entwicklung und Untersuchung von Strategien und Methoden, die diese Prozesse positiv beeinflussen (Roes et al., 2013b). Sie ist als solches als integrativer Bestandteil der Pflegewissenschaft zu begreifen. In Deutschland konzentrieren sich Pflegeforschungsaktivitäten jedoch bis heute überwiegend auf die zu implementierende Intervention. Die Implementierung – mit ihren Theorien, Strategien und Methoden – wird als solche hingegen kaum als eigenständige Intervention zum Gegenstand pflegewissenschaftlicher Fragestellungen und Forschung.

In Deutschland setzt sich die 1989 gegründete Deutsche Gesellschaft für Pflegewissenschaft e. V. (DGP) für die Förderung und Weiterentwicklung der Pflegewissenschaft ein. Aus Sicht der Pflegedisziplin entwickelt sie Positionspapiere und Stellungnahmen zu bedeutenden Fragen der Wissenschafts-, Pflege-, Pflegebildungs- und Gesundheitspolitik. Unterschiedliche Sektionen leisten dabei einen wesentlichen Teil der inhaltlichen Arbeit zu verschiedenen Themen. Ein zentrales Anliegen der DGP ist die Verbreitung und der Transfer pflegewissenschaftlicher Erkenntnisse (DGP, 2013). Hierzu sind, wie ausgeführt, disseminations- und implementierungswissenschaftliche Erkenntnisse unerlässlich. Bisher bearbeitet keine Arbeitsgruppe in Deutschland diese Fragestellung aus der pflegerischen Perspektive. Vor diesem Hintergrund beantragten auf der Mitgliederversammlung 2012 insgesamt acht DGP-Mitglieder die Gründung der Sektion Dissemination und Implementierung (SDI). Im Folgenden werden theoretische Hintergründe und Ziele der SDI vorgestellt.

22.1 Gegenstandbereiche der Disseminations- und Implementierungswissenschaft

Ausgangspunkt für die theoretischen Überlegungen der SDI sind die Begriffsdefinitionen für Dissemination und Implementierung nach Greenhalgh et al.(2005). Unter Dissemination werden hier aktive und geplante Bemühungen verstanden, die darauf ausgerichtet sind, Zielgruppen davon zu überzeugen, eine Innovation anzuwenden. Implementierungen sind aktive und geplante Bemühungen, mit dem Ziel eine Innovation innerhalb einer Organisation zu etablieren. Die DIW bezieht sich dabei auf sechs Gegenstandsbereiche (▸ **Abb. 22.1**; ▸ **Kap. 1**[2]), die im Folgenden näher erläutert werden (Fixsen et al., 2005; Greenhalgh et al., 2005).

2 Die sektionsinterne Systematik unterscheidet sich geringfügig von derjenigen, für die sich die Herausgeber dieses Buchs entschieden haben. Dies ist sektionsinternen Diskussionen geschuldet.

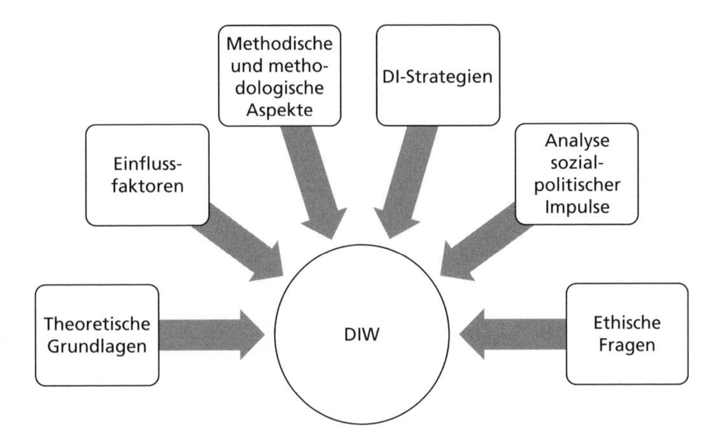

Abb. 22.1: Gegenstandsbereiche der Disseminations- und Implementierungswissenschaft (DIW)

Theoretische Grundlagen der DIW

Ein zentraler Gegenstandsbereich der DIW sind die Entwicklung, Erprobung und Evaluation von Theorien und Modellen, die das komplexe Zusammenspiel der multiplen Faktoren in Disseminations- und Implementierungsprozessen bzw. deren Verläufe zu erklären versuchen. Deskriptiv-analytische Theorien beschreiben dabei Hypothesen und Annahmen darüber, wie eine bestimmte Intervention den Veränderungsprozess fördert sowie Ursachen, Effekte und Faktoren, die den Erfolg (oder auch das Ausbleiben von Erfolgen) im Sinne einer verbesserten Versorgungsqualität bestimmen (Grol et al., 2007). Prozesstheorien beziehen sich hingegen auf die Disseminations- und Implementierungsaktivitäten: Wie sollten sie geplant und organisiert werden, um wirksam zu sein? Wie können die Zielpersonen einbezogen und durch die Aktivitäten beeinflusst werden? Wie verlaufen Implementierungsprozesse typischer Weise (z. B. phasenhaft oder organisch fließend oder gar eher diskontinuierlich, von Brüchen und einem Hin und Her zwischen verschiedenen Stadien geprägt) (Kitson, 2009)?

International wurde eine Vielzahl unterschiedlicher Theorien (▸ **Kap. 4**) entwickelt und teilweise überprüft. In Deutschland gibt es bisher keine Studien und keine Literatur, die theoretische Grundlagen zur Dissemination und Implementierung im Rahmen der Pflegewissenschaft liefern (Roes et al., 2013b).

Einflussfaktoren in DI-Prozessen

Ein zweiter Gegenstandbereich der DIW ist die Identifikation und Analyse von Einflussfaktoren, die die Dissemination und Implementierung von Innovationen in die Versorgungspraxis fördern oder hemmen. National wird der Untersuchung dieser Fragestellung zunehmend Aufmerksamkeit geschenkt. International kann bereits auf einen breiten Fundus von Studien, Übersichtsarbeiten, Metaanalysen sowie Metasynthesen zurückgegriffen werden. Basierend auf der Metasynthese von Damschroder et al. (2009) und der Metaanalyse von Durlak & DuPre (2008) entwickelten Chaudoir et al. (2013) ein theoretisches Modell zur Einteilung der Einflussfaktoren. Dieses Modell unterscheidet zwischen Faktoren auf der Ebene der Pflegebedürftigen, der Pflegenden, der Innovation, der Organisation und der Struktur (s. hierzu Quasdorf et al., 2013). Chaudoir et al. (2013) fassen in ihrem Review eine Vielzahl von Messinstrumenten zusammen, mit denen sich diese Faktoren abbilden lassen. Bisher liegen lediglich zwei dieser Instrumente in deutscher Übersetzung vor.[3]

Methodische und methodologische Aspekte der DIW

Im Rahmen von methodischen und methodologischen Fragestellungen stellt sich die Herausforderung, der Komplexität in Implementierungsprozessen gerecht zu werden. Hierzu sind verschiedene alternative forschungsmethodische Ansätze, wie Mixed Methods und Aktionsforschung, im Verhältnis zu klassischen randomisiert kontrollierten Studien mit umfassender Prozessevaluation zu diskutieren und zu erproben (im Detail ▸ **Kap. 12**). Mit Blick auf die Frage, was Ergebnis der Implementierung ist, ist die Identifikation von geeigneten Ergebnismaßen sowie die Entwicklung und Untersuchung entsprechender Methoden und Messinstrumente für deren Erfassung zu klären (▸ **Kap. 11**). Die »Wirksamkeit« erfasst dabei die Auswirkung einer ausreichend implementierten Intervention. Der »Umsetzungserfolg« misst hingegen, ob eine Intervention ausreichend implementiert wurde (Quasdorf et al., 2013). Implementierungsergebnisse können Akzeptanz/Übernahme/Nutzen, Implementierungssteuerung/-erfolg, Implementierungskosten, Durchdringungsgrad und Verstetigung/Nachhaltigkeit sein (Proctor & Brownson, 2012).

DI-Strategien

Im Hinblick auf eine effektive Gestaltung von Disseminations- und Implementierungsprozessen sind die Entwicklung, Untersuchung und Evaluation von Implementierungsstrategien und -methoden ein Bereich, mit dem sich die DIW befasst. International wurden bereits einige Strategien und Methoden entwickelt und auf ihre Wirksamkeit hin untersucht. Beispielsweise werden in der Implementierungsstrategie von Grol et al. (2005) die Phasen Dissemination, Implementierung und Verstetigung empfohlen. In jeder Phase sollten unterschiedliche Interventionen oder Methoden angewendet werden. Studien belegen, dass einzelne Interventionen, wie z. B. Schulungen oder Informationsmaterialien, meist wenig erfolgreich sind, während sich mit kombinierten Interventionen oft gute Effekte erzielen lassen (Grol et al., 2005).

Analyse sozialpolitischer Impulse

Vor dem Hintergrund, dass neue Interventionen oft über politische Entscheidungen ihren Weg in die Versorgungspraxis finden (Roes et al., 2013a), ist ein letzter und bisher im Bereich der DIW wenig berücksichtigter Themenkomplex die Analyse von sozialpolitischen Impulsen und Entscheidungen, insbesondere hinsichtlich ihres Einflusses auf Disseminations- und Implementierungsprozesse. Unter der Analyse von sozialpolitischen Impulsen verstehen O'Connor und Netting (2011) die systematische Untersuchung der gewählten Handlungsoptionen innerhalb eines bestimmten Kontextes, mit den Zielen, soziale Probleme zu verhindern oder zu bekämpfen. Üblicherweise werden

---

3 Hierbei handelt es sich um die *Barriersto Research UtilizationScale (BARRIERS)*(Funk et al., 1991)– eine Skala zur Erfassung von Barrieren, die aus Sicht Pflegender die Anwendung von Forschungswissen erschweren oder verhindern – sowie um das *Alberta Context Tool (ACT)*(Squires et al., 2013) – ein Instrument zur Erfassung verschiedener Merkmale des organisationalen Kontexts, die die Anwendung von Forschungswissen beeinflussen. Die BARRIERS wurde von Saxer (2002), das ACT von Hoben et al. (2013) ins Deutsche übertragen.

vier Aspekte fokussiert: a) Definition, d. h. die politische Intention oder Ziele; b) das Produkt, d. h. das politische Instrument (z. B. Richtlinie im Bundesanzeiger wie zukünftig für die Expertenstandards); c) Implementierung, d. h. die politische Aktion (z. B. externe Überprüfung der Qualität, um zu prüfen, ob die Richtlinie auch umgesetzt wird) und d) die Wirksamkeit bzw. die Auswirkungen des Produkts (z. B. die festgestellte Qualität oder unerwartete Nebenwirkungen).

Ethische Aspekte der DIW

Neben der reinen Erfassung von Wirksamkeiten und Ergebnissen sind im Rahmen von Disseminations- und Implementierungsprozessen auch ethische Fragestellungen zu klären. Beispielsweise gilt es nicht nur zu untersuchen, was die erwarteten und erwünschten (Aus-)Wirkungen von Implementierungsprozessen sind, sondern auch die Analyse von unerwarteten und unerwünschten Ereignissen ist notwendig. Hierzu ist es auch erforderlich, festzustellen, auf wen und auf was sich Implementierungsprozesse positiv wie negativ auswirken. Auch die Implementierung von Interventionen mit zweifelhafter Wirksamkeit, erwiesener Unwirksamkeit oder gar Schädlichkeit sowie die fehlende Implementierung erwiesenermaßen wirksamer Interventionen sind hier kritisch zu diskutieren (Fixsen et al., 2005) (► **Kap. 9**). In diesem Kontext erscheint es notwendig, geeignete Kriterien und Verfahren zu entwickeln, anhand derer vor der Implementierung eingeschätzt werden kann, was sinnvollerweise implementiert werden sollte und was nicht. Insbesondere ist aber in einer normativen Perspektive zu diskutieren, worin diese Kriterien bestehen, wie sie ggf. gegeneinander abzuwägen sind (etwa im Falle eines potenziellen Nutzens für Pflegebedürftige, wenn eine wirksame Intervention angewendet wird, dem ein potenzieller Schaden seitens der Pflegenden gegenübersteht – z. B. Überforderung, Frustration, Stress, Burnout... durch die Implementierung). Hieraus ergibt sich dann die Frage danach, wie und nach welchen Prinzipien Implementierungsprozesse zu gestalten sind – bzw. welche Ressourcen zur Verfügung gestellt werden müssen –, um zu gewährleisten, dass der Schaden für die involvierten Akteure minimiert und der Nutzen maximiert werden. Unter ethischen Aspekten bleibt somit gesellschaftspolitisch zu entscheiden, welche »Nebenwirkungen« (z. B. erhöhte Arbeitsbelastung der Pflegenden) zugunsten einer – auf lange Sicht – besseren Pflege in Kauf genommen werden sollen und können.

22.2 Pflegewissenschaftliche Perspektive auf disseminations- und implementierungswissenschaftliche Fragestellungen

Im Kontext der Pflegewissenschaft, wo die Verbesserung der Versorgungspraxis ein entscheidendes Ziel ist, sind Disseminations- und Implementierungsprozesse von zentraler Bedeutung. Im Sinne von *evidence-based-nursing* (EbN) ist somit das Ziel, die »derzeit besten wissenschaftlichen Belege [...] unter Einbezug theoretischen Wissens und der Erfahrungen der Pflegenden, der Vorstellungen des Patienten und der vorhandenen Ressourcen« in die tägliche Pflegepraxis zu integrieren (Behrens & Langer, 2010, 19). Aktuelle Debatten gehen zu dem Begriff der *evidence-informedpractice* (EiP) über (Grypdonck, 2004; Nevo & Slonim-Nevo, 2011). Dieses Konzept lässt mehr Raum für das konstruktive Urteilsvermögen und das Wissen von Praktikern und Klienten, indem die Versorgungspraxis zwar über *evidence* informiert ist, aber nicht ausschließlich auf *evidence* basiert.

Gap-Trias

Beide Perspektiven, sowohl EbN wie auch EiP, lassen erkennen, dass eine Kluft zwischen dem, was »wissenschaftlich als belegt gilt« (Wissenschaft) und dem, was »praktisch realisiert wird« (Praxis), besteht (Theorie-Praxis-Gap). Und Vertreter beider Perspektiven unternehmen Anstrengungen, diese Kluft zu schmälern. Neben den bereits seit den 1990er Jahren vermehrt diskutierten Akteursebenen Wissenschaft und Versorgungspraxis ist die Politik eine weitere Ebene, die Disseminations- und Implementierungsprozesse beeinflusst. Eine Analyse zeigte, dass zwischen allen drei Akteursebenen teilweise kontroverse Interessen bestehen, die den Aufbau von notwendigen Strukturen für die Implementierung von wissenschaftlichem Wissen behindern und damit auch verzögern (Roes et al., 2013a). Neben dem Theorie-Praxis-Gap kommen noch zwei weitere Gaps hinzu: das Politik-Praxis-Gap und das Theorie-Politik-Gap (▸ **Abb. 22.2**). Die Folgen der Gaps sind weitverbreitete Fehl-, Über- oder Unterversorgung, wie Roes et al. (2013a) aufzeigen und begründen.

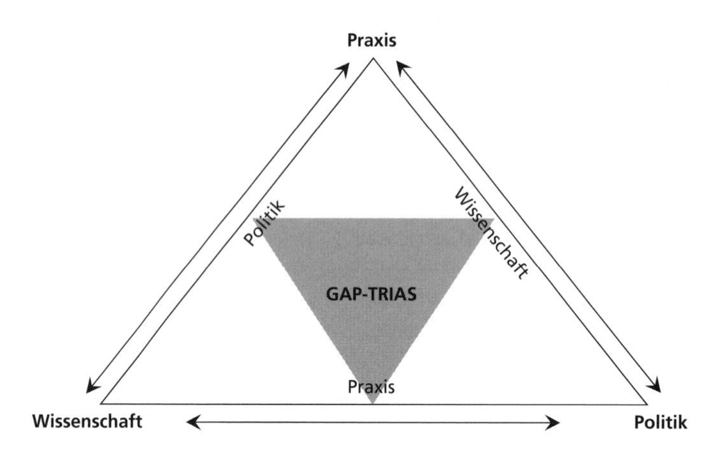

Abb. 22.2: Gap-Trias (modifiziert nach Roes et al., 2013a)

Gap 1: Wissenschafts-Praxis-Diskrepanz

Die Überführung wissenschaftlichen Wissens (Innovation) in die pflegerische Versorgungspraxis ist ein komplexer Prozess, der nicht auf Routinen und adäquate Strukturen trifft, sondern der Unterstützung bedarf (Roes et al., 2013a). Auf Seiten der Wissenschaft kann der Prozess unterstützt werden, indem beispielsweise die Praxis bereits in die Entwicklung einer Innovation einbezogen wird sowie Studienergebnisse entsprechend praxisnah veröffentlicht und in Form von Leitlinien und Expertenstandards gebündelt werden. Zudem entwickelt die DIW Modelle, die beschreiben, wie Praktiker eine Innovation in ihren Versorgungskontext einführen können (exemplarisch Rycroft-Malone, 2004). Als

Herausforderung können sich gesundheitspolitische Vorgaben auswirken, die beispielsweise die Finanzierung pflegewissenschaftlicher Konzepte nicht vorsehen.

Gap 2: Politik-Praxis-Diskrepanz

Bei der Gesundheitspolitik und der Versorgungspraxis handelt es sich, der »two-community-thesis« von Innvaer et al. (2002) folgend, um zwei Fraktionen, die die Perspektive des jeweils anderen nicht einnehmen können. Während Politik weitgehend pragmatisch und aktionsorientiert entscheidet, nimmt sich die Versorgungspraxis ohne Möglichkeiten zur Einflussnahme als Rezipient dieser Entscheidung wahr (Roes et al., 2013a). Nicht selten kollidieren politische Entscheidungen und Vorgaben mit den tatsächlichen Rahmenbedingungen in der Versorgungspraxis und beinhalten keine nähere Umsetzungserläuterung. Auf die Spitze getrieben werden diese Herausforderungen, wenn politische Entscheidungen und Vorgaben nicht dem aktuellen wissenschaftlichen Stand entsprechen oder sogar im Widerspruch zu diesem stehen.

Gap 3: Wissenschafts-Politik-Diskrepanz

Politische Entscheidungen werden nicht systematisch auf der Basis wissenschaftlicher Erkenntnisse getroffen, sondern sind von vielen, meist intransparenten Faktoren beeinflusst. Hinzu kommt, dass politische Entscheidungen meist nicht wissenschaftlich evaluiert werden und ihre Auswirkungen auf die Versorgungsqualität damit unklar bleiben. Die strukturierte Implementierung von wissenschaftlichen Erkenntnissen in die Versorgungspraxis wird hingegen gesundheitspolitisch kaum gefördert. Gleichwohl – und hierdurch entsteht ein Dilemma – ist die Praxis gesetzlich dazu verpflichtet, die Pflege nach aktuellen wissenschaftlichen Erkenntnissen durchzuführen. Gesetzliche Strukturen, aber auch wissenschaftliche Empfehlungen fördern diese Umsetzung jedoch nicht und begrenzte Ressourcen und Realbedingungen der Versorgungspraxis werden ausgeblendet (Roes et al., 2013a).

Herausforderungen im Kontext der deutschen Pflegewissenschaft

Mit Blick auf die Gap-Trias konnte herausgearbeitet werden, dass die pflegerische Versorgungspraxis vor der Herausforderung steht, die teilweise widersprüchlichen Vorgaben von Pflegewissenschaft und Gesundheitspolitik mit begrenzten Ressourcen in die Versorgungspraxis einzuführen. Vor diesem Hintergrund lautet eine wichtige Forderung, Pflegewissenschaft, Gesundheitspolitik und Versorgungspraxis besser zu vernetzen sowie – darüber hinausgehend – die Versorgungspraxis bei der Implementierung von Innovationen systematisch zu unterstützen. Bei der Entwicklung solcher Unterstützungsmodelle sind generelle und spezielle Bedingungen für Deutschland zu beachteten, die nachfolgend angerissen werden.

Pflegerische Institutionen können generell als »komplexe Serviceorganisationen« bezeichnet werden (Greenhalgh et al., 2005), in denen eine Vielfalt an Faktoren die Veränderungen von Handlungsroutinen beeinflussen (Greenhalgh et al., 2005; Grol et al., 2005; Damschroder et al., 2009). In komplexen Serviceorganisationen wirken die vielen unterschiedlichen Faktoren immer auf mehreren Hierarchien und Organisationsebenen (z. B. Management, Verwaltung, Pflegende, Bewohner). Dadurch werden die gezielte Steuerung und Planung von Disseminations- und Implementierungsprozessen in pflegerischen Einrichtungen zu einem komplexen Prozess.

Hinzu kommt, dass wissenschaftlich fundierte Disseminations- und Implementierungsstrategien und -methoden für den deutschen Sektor in unzureichendem Maße zu Verfügung stehen. Die für die Planung und Überprüfung von Implementierungsprozessen notwendigen theoretischen Modelle und Messinstrumente sind kaum ins Deutsche übersetzt und nicht für Deutschland überprüft. Eine finanzielle Förderung von implementierungs- und disseminationswissenschaftlichen Projekten zur Schließung der Forschungslücke fehlt weitgehend (Roes et al., 2013a). Erschwerend kommt hinzu, dass Kompetenzen, Haltungen und Einstellungen zur Entwicklung, Nutzung und Umsetzung von Gesundheitsinnovationen in Deutschland erst seit wenigen Jahren in der pflegerischen Grundausbildung gefördert werden (Hodges et al., 2001; Henderson et al., 2006; Kaduszkiewicz et al., 2009). In der Versorgungspraxis erweist sich der Zugang zu und die Verfügbarkeit von wissenschaftlichem Wissen immer noch als schwierig.

22.3 Die Sektion Dissemination und Implementierung (SDI)

Um disseminations- und implementierungswissenschaftliche Perspektiven und Aktivitäten im Rahmen der deutschen Pflegewissenschaft zu etablieren, sind spezifische Herausforderungen zu bewältigen. Diese betreffen vor allem die Ausbildung eines Bewusstseins dafür, dass es notwendig und relevant ist, DIW zu betreiben und die verfügbaren internationalen Befunde zur Kenntnis zu nehmen. Aber auch die Formulierung und Bearbeitung spezifischer DIW-Fragestellungen in der deutschsprachigen Pflegewissenschaft, bis hin zur Auseinandersetzung mit den bisher wenig förderlichen strukturellen Rahmenbedingungen hierzulande (z. B. Forschungsförderung, die DIW-Fragestellungen nahezu komplett ausblendet), sind hier zu nennen. Die Sektion Dissemination- und Implementierung (SDI) hat zum Ziel, diese Herausforderungen aufzudecken und ihnen vermehrt Rechnung zu tragen.

Ziele und Arbeitsschwerpunkte der Sektion

Aufbauend auf den dargestellten Hintergründen möchte die Sektion zum wissenschaftlichen Diskurs über Möglichkeiten und Rahmenbedingungen zur Verbesserung von Disseminations- und Implementierungsprozessen im Kontext der deutschen Pflege anregen. Die Frage, wie Disseminations- und Implementierungsprozesse in pflegerelevanten Settings sinnvoll untersucht werden können und welche Forschungslücken und -bedarfe bestehen, stehen dabei ebenso auf der Agenda, wie strukturelle Voraussetzungen für die Umsetzung erfolgreicher Implementierungsprozesse. Im Rahmen der Sektionsarbeit leisten die Mitglieder der SDI einen Beitrag zur Etablierung des disseminations- und implementierungswissenschaftlichen Kanons im Bereich der Pflege, indem der Diskurs sowohl innerhalb der wissenschaftlichen Community als auch zwischen der pflegerischen Versorgungspraxis und der Gesundheitspolitik weiter angestoßen wird. Zeitschriftenpublikationen (Quasdorf et al., 2013; Roes et al., 2013a; Roes et al., 2013b), Vorträge und Fachtagungen (s. hierzu SDI, 2013) tragen dazu bei, internationale disseminations- und implementierungswissenschaftliche Erkenntnisse im Kontext der deutschen Pflegewissenschaft zu verbreiten. Nationale und internationale Kooperationen mit z. B. Einrichtungen des Gesundheitswesens, Forschungsinstituten, Fachgesellschaften und Verbänden sind beabsichtigt und in Planung (Buscher et al., 2012). Angedacht ist weiterhin die Zusammenarbeit mit anderen DGP-Sektionen, die angrenzende Fragestellungen bearbeiten. Insbesondere weil Disseminations- und Implementierungsprozesse in pflegerelevanten Settings so gut wie nie monoprofessionell verlaufen, sind mittelfristig Kooperationen mit Gesellschaften anderer Professionen (z. B. Medizin, Psychologie, Therapieberufe etc.) geplant. Mit Blick auf den schon weit ausgebauten Wissenskanon zur Dissemination und Implementierung werden langfristig auch internationale Kooperationen aufgebaut.

Erste Aufgaben nach Gründung der Sektion

Zunächst ist es das Ziel, das Konzeptpapier der Sektion und die eigene inhaltliche Arbeit weiter zu konkretisieren. Hierzu werden Gegenstandsbereiche der DIW und Ziele der SDI reflektiert. Der Konzeptarbeit soll eine Präzisierung zu folgenden Punkten vorangestellt werden:

- Definitionen konzeptionell zentraler Begriffe und Erstellung eines Glossars
- Darstellung des Qualitätsdiskurses im Rahmen von DIW
- Definition und Abgrenzung der Konzepte evidenzbasierte Pflege, evidenzbasierte Praxis, evidenzinformierte Praxis etc.
- Übersicht über den DIW-Fokus von Disziplinen, die sich neben der Pflege auch wissenschaftlich mit Disseminations- und Implementierungsprozessen auseinandersetzen
- Erste Übersicht zur Literatur über politische Entscheidungsprozesse

Aufbau, Organisation und Mitglieder

Die SDI wurde am 22.02.2012 auf Antrag von acht DGP-Mitgliedern[4] per Mitgliederentscheid auf der DGP-Mitgliederversammlung gegründet. Für die Antragstellung reichten die Gründungsmitglieder ein umfassendes Sektionskonzept zum thematischen Schwerpunkt sowie den Aufgaben und Zielen der Sektion beim DGP-Vorstand ein, welches als Grundlage für diesen Buchbeitrag diente. Aktuell zählt die SDI 15 aktive Mitglieder, die sich an der inhaltlichen Arbeit beteiligen. Die Arbeit zu den unterschiedlichen Themen findet primär in Kleingruppen von 2 bis 5 Personen statt. Regelmäßig (ca. alle zwei Monate) findet ein Austausch des Arbeitsstandes in der Gesamtgruppe über Telefonkonferenzen statt. Zweimal im Jahr treffen sich die SDI-Mitglieder zu einer ganztägigen Klausurtagung an wechselnden Orten in Deutschland. Aktuelle Informationen und Kontakte werden auf der SDI-Homepage regelmäßig veröffentlicht (SDI, 2013).

4 Gründungsmitglieder der Sektion sind: Ines Buscher (Sprecherin), Diplom-Pflegewissenschaftlerin (FH); Prof. Dr. Martina Roes (stellv. Sprecherin); Anneke de Jong, MScN; Mona Frommelt; Matthias Hoben, Diplom-Pflegewirt (FH); M.Sc. Gesundheits- & Pflegewissenschaften; Tina Quasdorf, MScN; Dr. Christine Riesner, Dr. rer. cur. Ines Wulff.

22.4 Fazit und Ausblick

Disseminations- und implementierungswissenschaftliche Fragestellungen sind originäre Fragestellungen der Pflegewissenschaft. Mit der SDI konnte erstmalig für Deutschland ein Organ gegründet werden, das sich explizit mit den Fragestellungen der Verbreitung und des Transfers pflegewissenschaftlicher Erkenntnisse in die Versorgungspraxis und Versorgungsforschung beschäftig. Mit der Sektion wurde ein Dach geschaffen, unter dem sich Experten für Disseminations- und Implementierungsforschung innerhalb der deutschen Pflegewissenschaft vernetzen, Expertisen bündeln und Synergien nutzen können, so dass die Pflege als wissenschaftliche Disziplin in Deutschland weiter untermauert und gestärkt werden kann.

Literatur

Behrens, J. & Langer, G. (2010). *Evidence-based Nursing and Caring: Methoden und Ethik der Pflegepraxis und Versorgungsforschung.* 3. Aufl. Bern: Huber.

Buscher, I., Roes, M., de Jong, A., Frommelt, M., Hoben, M., Quasdorf, T., Riesner, C. & Wulff, I. (2012). *Deutsche Gesellschaft für Pflegewissenschaft: Konzept der Sektion Dissemination und Implementierung – Kurzfassung.* http://www.dg-pflegewissenschaft.de/2011DGP/wp-content/uploads/2012/02/SDI_Konzept_kurz.pdf [letzter Zugriff: 29.04.2014].

Chaudoir, S., Dugan, A. & Barr, C. H. (2013). Measuring factors affecting implementation of health innovations: a systematic review of structural, organizational, provider, patient, and innovation level measures. *Implement Sci*, 8(1), 22.

Damschroder, L. J., Aron, D. C., Keith, R. E., Kirsh, S. R., Alexander, J. A. & Lowery, J. C. (2009). Fostering implementation of health services research findings into practice: a consolidated framework for advancing implementation science. *Implement Sci*, 4(1), 50.

DGP – Deutsche Gesellschaft für Pflegewissenschaft e. V. (2013). *Die DGP – Deutsche Gesellschaft für Pflegewissenschaft e. V. (DGP).* http://www.dg-pflegewissenschaft.de/2011DGP/ [letzter Zugriff: 10.04.2013].

Durlak, J. & DuPre, E. (2008). Implementation matters: a review of research on the influence of implementation on program outcomes and the factors affecting implementation. *Am J Community Psychol*, 41(3-4), 327–350.

Fixsen, D. L., Naoom, S. F., Blase, K. A., Friedman, R. M. & Wallace, F. (2005). *Implementation research: a synthesis of the literature.* Tampa: University of South Florida, Louis de la Parte Florida Mental Health Institute, The National Implementation Research Network.

Funk, S. G., Champagne, M. T., Wiese, R. A. & Tornquist, E. M. (1991). BARRIERS: The Barriers to Research Utilization Scale. *Appl Nurs Res*, 4(1), 39–45.

Greenhalgh, T., Robert, G., Bate, P., Macfarlane, F. & Kyriakidou, O. (2005). *Diffusion of innovations in health service organisations: a systematic literature review.* Massachusetts: Blackwell.

Grol, R., Bosch, M. C., Hulscher, M. E., Eccles, M. P. & Wensing, M. (2007). Planning and studying improvement in patient care: the use of theoretical perspectives. *Milbank Qarterly*, 85(1), 93–138.

Grol, R., Wensing, M. & Eccles, M. (eds.) (2005). *Improving patient care: the implementation of change in clinical practice.* Edinburgh: Elsevier.

Grypdonck, M. (2004). Eine kritische Bewertung von Forschungsmethoden zur Herstellung von Evidenz in der Pflege. *Pflege & Gesellschaft*, 9 (2), 35–41.

Henderson, A. J., Davies, J. & Willet, M. R. (2006). The experience of Australian project leaders in encouraging practitioners to adopt research evidence in their clinical practice. *Aust Health Rev*, 30(4), 474–484.

Hoben, M., Mahler, C., Bär, M., Berger, S., Squires, J. E., Estabrooks, C. A. & Behrens, J. (2013). German translation of the Alberta context tool and two measures of research use: methods, challenges and lessons learned. *BMC Health Serv Res*, 13(1), 478.

Hodges, B., Inch, C. & Silver, I. (2001). Improving the psychiatric knowledge, skills, and attitudes of primary care physicians, 1950–2000: a review. *Am J Psychiatry*, 158(10), 1579–1586.

Innvaer, S., Vist, G., Trommald, M. & Oxmann, A. (2002). Health policy makers' perception of their use of evidence: a systematic review. *J Health Serv Res Policy*, 7(4), 239–244.

Kaduszkiewicz, H., Röntgen, I., Mossakowski, K. & van den Bussche, H. (2009). Tabu und Stigma in der Versorgung von Patienten mit Demenz. *Z Gerontol Geriatr*, 42(2), 155–162.

Kitson, A. L. (2009). The need for systems change: Rreflections on knowledge translation and organizational change. *J Adv Nurs*, 65(1), 217–228.

MDS – Medizinischer Dienst der Spitzenverbände der Krankenkassen (2007). *2. Bericht des MDS nach § 118 Abs. 4 SGB XI: Qualität in der ambulanten und stationären Pflege.* http://www.mds-ev.de/media/pdf/Zweiter_Bericht_des_MDS.pdf [letzter Zugriff: 29.04.2014].

Nevo, I. & Slonim-Nevo, V. (2011). The myth of evidence-based practice: towards evidence-informed practice. *British Journal of Social Work*, 41(6), 1176–1197.

O'Connor, M. K. & Netting, F. E. (2011). *Analyzing social policy: multiple perspectives for critically understanding and evaluating policy*. Hoboken: Wiley.

Proctor, E. K. & Brownson, R. C. (2012). Measurement issues in dissemination and implementation research. In: Brownson, R., Colditz, G. & Proctor, E. (eds.), *Dissemination and implementation research in health: translating science to practice* (pp. 261–280). New York: Oxford University Press.

Quasdorf, T., Hoben, M., Riesner, C., Dichter, M. N. & Halek, M. (2013). Einflussfaktoren in Disseminations- und Implementierungsprozessen. *Pflege & Gesellschaft*, 18(3), 235–252.

Roes, M., Buscher, I. & Riesner, C. (2013a). Implementierungs- und Disseminationswissenschaft: Konzeptionelle Analyse von Gaps zwischen Wissenschaft, Politik und Praxis [Implementation and Dissemination Science]. *Pflege & Gesellschaft*, 18(3), 213–234.

Roes, M., de Jong, A. & Wulff, I. (2013b). Implementierungs- und Disseminationsforschung: ein notwendiger Diskurs. *Pflege & Gesellschaft*, 18(3), 197–212.

Rogers, E. M. (2003). *Diffusion of innovations*. 5. ed. New York: Free Press.

Rycroft-Malone, J. (2004). The PARIHS framework: a framework for guiding the implementation of evidence-based practice. *J Nurs Care Qual*, 19(4), 297-304.

Saxer, S. (2002). Transfer von Forschungsergebnissen in die Praxis: Hemmende und fördernde Faktoren. *Printernet*, 4(4), 17–23.

SDI (2013). *Sektion Dissemination und Implementierung*. http://www.dg-pflegewissenschaft.de/2011DGP/sektionen/pflege-und-gesellschaft/disseminations-und-implementierungswissenschaft-diw [letzter Zugriff: 29.04.2014].

Squires, J. E., Hayduk, L., Hutchinson, A. M., Cranley, L. A., Gierl, M., Cummings, G. G., Norton, P. G. & Estabrooks, C. A. (2013). A protocol for advanced psychometric assessment of surveys. *Nurs Res Pract*, 2013(1), Article ID: 156782.

SVR – Sachverständigenrat zur Begutachtung der Entwicklung im Gesundheitswesen (2001). *Gutachten 2000/2001 des Sachverständigenrates für die Konzertierte Aktion im Gesundheitswesen: Bedarfsgerechtigkeit und Wirtschaftlichkeit, Band III: Über-, Unter- und Fehlversorgung.* Drucksache 14/6871. Deutscher Bundestag.

Resümee: Auf dem Wege zu einer Implementierungswissenschaft im deutschsprachigen Raum

Mathias Hoben, Marion Bär und Hans-Werner Wahl

Es ist das Anliegen dieses Buchs, das international vorliegende Wissen der jungen Disziplin der Implementierungswissenschaft für den deutschen Sprachraum aufzubereiten und zugänglich zu machen. Wir haben in diesem Buch versucht, alle zentralen Themen der Implementierungswissenschaft anzusprechen, die international relevant sind, mit speziellem Fokus darauf, was im deutschsprachigen Raum besonders dringlich ist. Auch war es uns wichtig, möglichst viele der hierzulande im diesem Feld führend tätigen Wissenschaftler mit Beiträgen einzubeziehen.

Dass Implementierungsanstrengungen professionell zu erfolgen haben, um neue Erkenntnisse auf effektive Weise in die Versorgungspraxis zu bringen, ist ein fachlich, ökonomisch wie ethisch dringendes Gebot, das im gegenwärtigen Diskurs sicher niemand mehr in Abrede stellen wird. Das hierzu erforderliche Handwerkszeug ist einerseits begrenzt, wie im Verlauf des Buchs immer wieder gesagt werden musste. Auf der anderen Seite existiert allerdings zwischenzeitlich auch ein breites Spektrum entsprechender theoretischer Überlegungen, Methoden und empirischer Erfahrungen, das leider im deutschen Sprachraum weithin unbekannt ist. Dass zumindest das, was verfügbar ist, nun auch im deutschen Sprachraum vermehrt Aufmerksamkeit und Anwendung findet, und dass die bestehenden Desiderate beschrieben werden, um sie angehen zu können, dazu wollen wir als Herausgeber dieses Buchs einen Beitrag leisten. Das heißt zugleich, neben der Wissensvermittlung auch die Bewusstseinsbildung zu fördern. Was sind dazu die aus unserer Sicht wichtigsten Botschaften – zunächst an den wissenschaftlichen Sektor?

1. *Implementierung ist ein selbstverständliches Teilgebiet angewandter Wissenschaft*: Selbst im klassischen Feld der Interventionsforschung kommt kein Studiendesign ohne Implementierung aus. Um die Wirksamkeit einer Innovation zu untersuchen, muss diese zunächst ausreichend implementiert sein. Zur Gestaltung des Implementierungsprozesses sollte die verfügbare implementierungswissenschaftliche Evidenz möglichst weitgehend berücksichtigt werden (z. B. Einflussfaktoren und effektive Implementierungsstrategien).
2. *Wirksamkeitsabschätzung braucht Implementierung*: Die Wirksamkeit einer Intervention auf Ebene der Adressaten (pflegebedürftige oder alte Menschen) kann nur dann ausreichend interpretiert und eingeschätzt werden, wenn klar ist, ob und in welchem Ausmaß die Intervention umgesetzt wurde. Insofern muss auch der Implementierungsprozess – die Umsetzungstreue – mitevaluiert werden. Insofern muss Interventionsforschung immer auch einen Implementierungsforschungsfokus haben, ja, ein solcher sollte zunehmend auch zu einem Forschungsförderkriterium werden.
3. *Implementierungswissenschaft braucht eine eigene Rolle*: Unabhängig von der Entwicklung und Evaluation pflegerischer und gerontologischer Interventionen sollten implementierungswissenschaftliche Forschungsfragen auch zuneh-

mend als Gegenstände mit eigenem Recht beforscht werden (z. B. typische Verläufe von Implementierungsprozessen und deren Auswirkungen auf die involvierten Individuen und Institutionen). Nur auf diese Weise kann eine Fortentwicklung der Implementierungswissenschaft und damit auch deren flexible Anpassung an die sich andauernd ändernden Gegebenheiten in Praxis und Gesellschaft sichergestellt werden.

4. *Pflegewissenschaftler und Gerontologen sind implementierungswissenschaftlich gefordert*: Oft sind Wissenschaftler in pflegewissenschaftlichen und gerontologischen Kontexten in Rollen tätig, in denen sie Praxisakteure in Implementierungsprozessen unterstützen und/oder beraten. Auch als Basis für diese Aktivitäten sind implementierungswissenschaftliche Erkenntnisse wichtig. Insbesondere sind Wissenschaftler in diesen Rollen gefordert, implementierungswissenschaftliche Evidenz für die Praxiskontexte nutzbar, so zu sagen »praxistauglich« zu machen bzw. von vorneherein bei ihren implementierungswissenschaftlichen Forschungen »praxistaugliche« Evidenz zu generieren.

Implementierungswissenschaft muss in die Praxis. Gleichzeitig ist auch für Implementierungsprozesse in Praxiskontexten und von Praxisakteuren zu fordern, dass implementierungswissenschaftliche Evidenz bei deren Planung und Gestaltung genutzt wird. Es gilt, Risiken/Nebenwirkungen zu minimieren, Ressourcen möglichst effizient einzusetzen und die Implementierungsprozesse so effektiv wie möglich zu gestalten. Ein Weg dazu ist, bereits Studierende, die später in entscheidenden Rollen tätig sein werden, für diese Themen zu sensibilisieren. Aber auch Praxisakteure und Berater, die bereits in entsprechenden Rollen tätig sind, so unsere Hoffnung, erhalten mit diesem Buch eine Handreichung, um Implementierungsprozesse effektiver zu gestalten bzw. Anregungen zum Weiterlesen. Gefordert sind in diesem Bereich ergänzende Weiterbildungsangebote, die u. W. im deutschsprachigen Raum bislang überhaupt nicht existieren.

Neben den mit Implementierungsprozessen direkt befassten Personen und Institutionen ist es von enormer Wichtigkeit, die Bewusstseinsbildung auf jenen Ebenen voranzutreiben, die durch die Bereitstellung entsprechender Förderprogramme und -gelder die Basis legen, sowohl für die Weiterentwicklung der Implementierungswissenschaft als auch für die Berücksichtigung implementierungsbezogener Aspekte in der angewandten Forschung.

International (z. B. in Kanada, den USA oder Großbritannien) existieren zwischenzeitlich ausdifferenzierte Implementierungsforschungsagenden und -förderprogramme. Diese stellen nicht nur umfangreiche Budgets für implementierungswissenschaftliche Aktivitäten zur Verfügung; sie reichen sogar so weit, dass jedes Forschungsvorhaben, das neu beantragt wird, daraufhin geprüft wird, inwieweit es die Translation des produzierten Wissens und entsprechende Implementierungsaspekte bereits von Beginn an und konsequent mitfokussiert(vgl. z. B. CIHR, 2014 für Kanada, MRC, 2014 für das vereinigte Königreich und NIH, 2014 für die USA). Natürlich birgt eine solche Ausrichtung auch immer die Gefahr einer Instrumentalisierung der Wissenschaft und Beschneidung ihrer Freiheit. Daher ist dieser Implementierungsfokus, wie wir meinen, auf handlungswissenschaftliche Kontexte zu beschränken, die explizit und per Definitionem darauf zielen, die fokussierte Praxis und die Situation der Adressaten zu verbessern. In diesen Kontexten sind solche Forderungen und entsprechende Budgets zu deren Umsetzung nicht nur legitim, sondern geboten. Daher ist auch für den deutschen Kontext zu fordern, dass derartige Forschungsgelder künftig zur Verfügung gestellt werden – und zwar nicht nur für vereinzelte, isolierte Projekte, sondern für interdisziplinäre, auf lange Zeiträume und mehrstufig und -perspektivisch angelegte Forschungsprogramme. Auch hier kann dies Buch – so hoffen wir – einen Anstoß geben.

Ein entscheidender Schritt, damit Implementierungswissenschaft Eingang in die deutsche Forschungs- und Praxislandschaft findet, ist ihre Verankerung in Hochschulcurricula. Studierende der Pflege- oder Alternswissenschaft werden in Berufsfelder einmünden, in denen sie entweder praktisch und/oder wissenschaftlich mit Implementierungsprozessen befasst sein werden. Aus diesem Grunde fordern wir vor dem Hintergrund dieses Buches, Implementierungswissenschaft in allen pflegewissenschaftlichen und gerontologischen Studiengängen systematisch in den entsprechenden Curriucla zu verankern. Besonderer Wert sollte auf die Vermittlung von implementierungswissenschaftlichen Theorien und Methoden gelegt werden. Auch sollten angeleitete praxisbezogene Projekte Bestandteil derartiger curricularer Elemente sein. Allerdings setzt dies natürlich entsprechende Expertise auf Seiten der Dozenten voraus – und diese ist wahrscheinlich zu einem bedeutsamen Teil erst noch zu etablieren.

Die Implementierungswissenschaft ist eine junge Disziplin, ein Feld, das noch wenig bereitet ist, und Wissenschaftlern damit ein großes Spektrum an Tätigkeitsmöglichkeiten bietet. Einige davon wurden im Verlauf des Buchs an mehreren Stellen ausführlich behandelt, beispielsweise die Theorie- und Instrumentenentwicklung. Auch ethische Aspekte (Nebenwirkungen bzw. nicht erwartete/intendierte Auswirkungen; Ressourcenfragen; Machtaspekte in Implementierungsprozessen; Rolle der wissenschaftlichen Evidenz in Relation zu anderen Evidenzformen) sind zu berücksichtigen, entsprechende Diskussionen und »Aushandlungen« zu führen und akzeptable Lösungswege zu erarbeiten.

Der Implementierungswissenschaft im deutschsprachigen Raum muss es über kurz oder lang gelingen, Anschluss an den internationalen Stand zu bekommen. Sie muss sich so schnell wie möglich selbst implementieren, um dann entsprechende Wirkungen zu entfalten. Wir wagen die Prognose, dass die entsprechende Forschungs- und Praxislandschaft auch im deutschsprachigen Raum in zehn Jahren anders (besser) als heute aussieht. Und dass dies auch zunehmend positive Auswirkungen im Hinblick auf die möglichst effiziente Nutzung wissenschaftlicher Evidenz etwa in Bezug auf hilfe- und pflegebedürftigen Menschen, ihre Angehörigen und entsprechend involvierte Professionelle zeigt.

Literatur

CIHR – Canadian Institutes of Health Research (2014). *More about knowledge translation at CIHR.* http://www.cihr-irsc.gc.ca/e/39033.html#Ethically-sound [letzter Zugriff: 28.06.2014].

MRC – Medical Research Council (2014). *Research changes lifes: MRC strategic plan 2014-2019.* Swindon & London. http://www.mrc.ac.uk/research/strategy/ [letzter Zugriff: 28.06.2014].

NIH – National Institutes of Health (2014). *Dissemination and Implementation Research in Health (R01).* http://grants.nih.gov/grants/guide/pa-files/PAR-10-038.html [letzter Zugriff: 28.06.2014].

Stichwortverzeichnis

F

G

H

I

K

L

M

Autorinnen und Autoren

Altschmied, Joachim, PD Dr. rer. nat., Core Unit Leiter S2-Labor IUF Leibniz-Institut für Umwelt-medizinische Forschung, Auf'm Hennekamp 50, 40225 Düsseldorf, joachim.altschmied@uni-duesseldorf.de

Aner, Kirsten, Prof. Dr., Professorin für Lebenslagen und Altern am Institut für Sozialwesen der Universität Kassel, Arnold-Bode-Str. 10, 34125 Kassel, aner@uni-kassel.de

Balzer, Katrin, Dipl.-Pflegepädagogin, wissenschaftliche Mitarbeiterin in der Sektion für Forschung und Lehre in der Pflege im Institut für Sozialmedizin und Epidemiologie der Universität zu Lübeck, Universitätsklinikum Schleswig-Holstein, Ratzeburger Allee Nr.160 (Haus 50), 23538 Lübeck, katrin.balzer@uksh.de

Bär, Marion, Dr. phil., Prozessberatung, Bildung und Evaluation für Altenhilfe und Gesundheitswesen, Erbprinzenstraße 6, 69126 Heidelberg, marion.baer@gero.uni-heidelberg.de

Becker, Clemens, Prof. Dr. med., Chefarzt der Klinik für Geriatrische Rehabilitation des Robert-Bosch-Krankenhauses Stuttgart, Auerbachstraße 110, 70376 Stuttgart, clemens.becker@rbk.de

Behrens, Johann, Prof. Dr. phil. (habil.), Professor der Medizinischen Fakultät Halle-Wittenberg, Institut für Gesundheits- und Pflegewissenschaft, Forschungsprofessor des Deutschen Instituts für Wirtschaftsforschung (DIW), Berlin, und Vorstand des ISIS-Instituts für Supervision, Institutionsanalyse und Sozialforschung, Frankfurt am Main, Martin-Luther-Universität Halle-Wittenberg, Magdeburger Straße 8, 06097 Halle (Saale), johann.behrens@medizin.uni-halle.de

Berendonk, Charlotte, Dipl.-Pflegewirtin (FH), Stipendiatin im Graduiertenkolleg Demenz des Netzwerk AlternsfoRschung an der Ruprecht-Karls-Universität Heidelberg, Bergheimer Str. 20, 69115 Heidelberg, berendonk@nar.uni-heidelberg.de

Berg, Almuth, Dr. rer. medic., wissenschaftliche Mitarbeiterin am Institut für Gesundheits- und Pflegewissenschaft der Martin-Luther-Universität Halle-Wittenberg, Magdeburger Straße 8, 06112 Halle (Saale), almuth.berg@medizin.uni-halle.de

Brandenburg, Hermann, Prof. Dr. phil., Professor für Gerontologische Pflege an der Pflegewissenschaftlichen Fakultät der Philosophisch-Theologische Hochschule Vallendar (PTHV), Pallottistr. 3, 56179 Vallendar, hbrandenburg@pthv.de

Breimaier, Helga E., MScN, BScN, Universitätsassistentin am Institut für Pflegewissenschaft der Medizinischen Universität Graz, Billrothgasse 6, A-8010 Graz, helga.breimaier@medunigraz.at

Buscher, Ines, Dipl.-Pflegewissenschaftlerin (FH), RN, wissenschaftliche Mitarbeiterin in der Arbeitsgruppe Implementierungs- und Disseminationsforschung, Deutsches Zentrum für Neurodegenerative Erkrankungen e. V. (DZNE), Standort Witten, Stockumer Str. 12, 58453 Witten, Ines.buscher@dzne.de

Czypiorski, Philip, Medizinstudent, IUF Leibniz-Institut für umwelt-medizinische Forschung, Auf'm Hennekamp 50, 40225 Düsseldorf, philip.czypiorski@uni-duesseldorf.de

Diehl, Manfred K., PhD, Professor of Human Development and Family Studies, Colorado State University, 1570 Campus Delivery, Fort Collins, CO 80523-1570, manfred.diehl@colostate.edu

Eicher, Stefanie, Dr. phil., Universität Zürich, Zentrum für Gerontologie, Leitung Grundlagen und partizipative Alternsforschung, Universitärer Forschungsschwerpunkt UFSP »Dynamik Gesunden Alterns«, Leitung Partizipatives Forschungslabor, Sumatrastrasse 30, CH-8006 Zürich, stefanie.eicher@zfg.uzh.ch

Fleischer, Steffen, Dr. rer. medic., wissenschaftlicher Mitarbeiter am Institut für Gesundheits- und Pflegewissenschaft der Martin-Luther-Universität Halle-Wittenberg, Magdeburger Straße 8, 06112 Halle (Saale), steffen.fleischer@medizin.uni-halle.de

Frommelt, Mona, Ärztin, Direktorin der Hans Weinberger Akademie der AWO e. V., München, Industriestraße 31, 81245 München, m.frommelt@hwa-online.de

Gogol, Manfred, Dr. med., Chefarzt der Klinik für Geriatrie des Krankenhauses Lindenbrunn, Coppenbrügge, Lindenbrunn 1, 31863 Coppenbrügge, gogol@krankenhaus-lindenbrunn.de

Haendeler, Judith, Univ.-Prof. Dr. rer. nat., Heisenbergprofessorin Klinische Chemie und Laboratoriumsdiagnostik, Medizinische Fakultät Universität Düsseldorf und IUF Leibniz-Institut für Umweltmedizinische Forschung, Auf'm Hennekamp 50, 40225 Düsseldorf, judith.haendeler@uni-duesseldorf.de

Hedtke-Becker, Astrid, Prof. Dr. phil., Professorin für Altenarbeit und Gesundheitswesen an der Fakultät für Sozialwesen der Hochschule Mannheim, Paul-Wittsack-Str. 10, 68163 Mannheim, a.hedtke-becker@hs-mannheim.de

Hendlmeier, Ingrid, Dipl.-Sozialarbeiterin, Dipl.-Gerontologin, wissenschaftliche Mitarbeiterin an der Fakultät für Sozialwesen der Hochschule Mannheim, Paul-Wittsack-Str. 10, 68163 Mannheim, i.hendlmeier@hs-mannheim.de

Heislbetz, Claus, Dr., Bereichsleitung Fort-, Weiterbildung und Beratung, Hochschulen der Hans-Weinberger-Akademie der AWO e. V., Industriestraße 31, 81245 München, c.heislbetz@hwa-online.de

Hoell, Andreas, Dipl.-Sportwissenschaftler, Dipl.-Gerontologe, Arbeitsgruppe Versorgungsforschung, Zentralinstitut für Seelische Gesundheit Mannheim, J 5, 68159 Mannheim, andreas.hoell@zi-mannheim.de

Hoben, Matthias, Dr. rer. medic., Postdoctoral Fellow, Knowledge Utilization Studies Program (KUSP), Faculty of Nursing, University of Alberta, 11405 - 87 Avenue, NW, 5-182, Edmonton, Clinic Health Academy, Edmonton, AB, T6G 1C9, mhoben@ualberta.ca

Karl, Fred, Prof. Dr. rer. pol., Professor emeritus für Soziale Gerontologie am Fachbereich Humanwissenschaften an der Universität Kassel, privat: Schillerstr. 49, 10627 Berlin, ab 01.9.2015: Wilmersdorferstr. 28, 10585 Berlin, fred.karl@gmx.net

Klein, Diana, M.A., Gerontologin, wissenschaftliche Mitarbeiterin in der Klinik für Geriatrische Rehabilitation des Robert-

Bosch-Krankenhauses Stuttgart, Auerbachstraße 110, 70376 Stuttgart, diana.klein@rbk.de

Klie, Thomas, Prof. Dr. jur., Professor für öffentliches Recht und Verwaltungswissenschaft an der Evangelischen Hochschule Freiburg, Bugginger Straße 38, 79114 Freiburg, Privatdozent an der Alpen Adrea Universität Klagenfurt/Wien, klie@eh-freiburg.de

Köpke, Sascha, Prof. Dr. phil., Sektionsleitung der Sektion für Forschung und Lehre in der Pflege im Institut für Sozialmedizin und Epidemiologie der Universität zu Lübeck, Universitätsklinikum Schleswig-Holstein, Ratzeburger Allee Nr. 160 (Haus 50), 23538 Lübeck, sascha.koepke@uksh.de

Kricheldorff, Cornelia, Prof. Dr. phil., Professorin für Soziale Gerontologie und Prorektorin für Forschung an der Katholischen Hochschule Freiburg, Koordinatorin des Forschungsschwerpunkts »Versorgungsforschung in Gerontologie, Pflege und Gesundheitswesen«, Karlstr. 63, 79104 Freiburg, cornelia.kricheldorff@kh-freiburg.de

Kruse, Andreas, Prof. Dr. phil. Dr. h. c., Professor für Gerontologie und Direktor des Instituts für Gerontologie an der Ruprecht-Karls-Universität Heidelberg, Bergheimer Straße 20, 69115 Heidelberg, andreas.kruse@gero.uni-heidelberg.de

Langer, Gero, PD Dr. rer. medic., wissenschaftlicher Mitarbeiter am Institut für Gesundheits- und Pflegewissenschaft der Martin-Luther-Universität Halle/Wittenberg, Magdeburger Straße 8, 06112 Halle (Saale), gero.langer@medizin.uni-halle.de

Martin, Mike, Prof. Dr., Ordinarius für Gerontologie und Gerontopsychologie, Universität Zürich, Zentrum für Gerontologie und Universitärer Forschungsschwerpunkt UFSP »Dynamik Gesunden Alterns«, Binzmühlestrasse 14/24, CH-8050 Zürich, m.martin@psychologie.uzh.ch

Meyer, Gabriele, Prof. Dr. phil., Professorin für Gesundheits- und Pflegewissenschaft und Direktorin des Instituts für Gesundheits- und Pflegewissenschaft der Martin-Luther-Universität Halle-Wittenberg, Magdeburger Straße 8, 06112 Halle (Saale), gabriele.meyer@medizin.uni-halle.de

Moor, Caroline, Dr. phil., bis 2013 wissenschaftliche Mitarbeiterin und Leitung des Bereichs Grundlagen am Zentrum für Gerontologie der Universität Zürich, Sumatrastrasse 30, CH-8006 Zürich, c.moor@zfg.uzh.ch

Oswald, Frank, Prof. Dr. phil., Professor für Interdisziplinäre Alternswissenschaft am Fachbereich Erziehungswissenschaften der Goethe-Universität Frankfurt/Main, Grüneburgplatz 1, 60323 Frankfurt am Main, oswald@em.uni-frankfurt.de

Quasdorf, Tina, MScN, RN, wissenschaftliche Mitarbeiterin in der Arbeitsgruppe Implementierungs- und Disseminationsforschung, Deutsches Zentrum für Neurodegenerative Erkrankungen e. V. (DZNE), Standort Witten, Stockumer Straße 12, 42283 Witten, tina.quasdorf@dzne.de

Rapp, Kilian, PD Dr. med., MPH, Oberarzt in der Klinik für Geriatrische Rehabilitation des Robert-Bosch-Krankenhauses Stuttgart, Auerbachstraße 110, 70376 Stuttgart, kilian.rapp@rbk.de

Riese, Florian, Dr. med., Oberarzt Psychiatrische Universitätsklinik Zürich, Abteilung für psychiatrische Forschung und Klinik für Alterspsychiatrie, Lenggstrasse 31, CH-8032 Zürich, florian.riese@bli.uzh.ch

Riesner, Christine, Dr. rer. medic., Leiterin des Referates »Grundsatzfragen Pflegewissenschaft und -pädagogik/Modellstudiengänge«, Ministerium für Gesundheit, Emanzipation, Pflege und Alter des Landes Nordrhein-Westfalen, Horionplatz 1, 40213 Düsseldorf, christine.riesner@mgepa.nrw.de

Roes, Martina, Prof. Dr., Sprecherin am DZNE/Witten sowie Leitung der AG »Implementierungs- und Disseminationsforschung« sowie »Methoden in der Versorgungsforschung«, Professorin für Nursing Science and Health Care Research am Department für Pflegewissenschaft der Universität Witten/Herdecke, Stockumer Str. 12, 58453 Witten, martina.roes@dzne.de

Schäufele, Martina, Prof. Dr. sc. hum., Professorin für Gerontologie an der Fakultät für Sozialwesen, Hochschule Mannheim, Paul-Wittsack-Str. 10, 68163 Mannheim, m.schaeufele@hs-mannheim.de

Schneekloth, Ulrich, Senior Director und Forschungsbereichsleiter bei TNS Infratest Sozialforschung, Landsberger Straße 284, 80687 München,
ulrich.schneekloth@tns-infratest.com

Schönemann-Gieck, Petra, Dr. phil., wissenschaftliche Mitarbeiterin am Institut für Gerontologie der Ruprecht-Karls-Universität Heidelberg, Bergheimer Str. 20, 69115 Heidelberg,
petra.schoenemann@gero.uni-heidelberg.de

Simm, Andreas, Prof. Dr. rer. nat. Dr. med. habil., Professor für Molekulare Herz- und Thoraxchirurgie an der Martin-Luther-Universität Halle-Wittenberg, Ernst-Grube-Str. 40, 06120 Halle/Saale,
andreas.simm@medizin.uni-halle.de

Swoboda, Walter, Dr. med., Chefarzt Innere Medizin-Geriatrie, Klinikum Main-Spessart, Baumhofstraße 91–95, 97828 Marktheidenfeld, dr.swoboda@web.de

Thiesemann, Rüdiger, Dr. med. MSc, Facharzt für Innere Medizin, Geriatrie, Spezielle Schmerztherapie, Staatl. gepr. Krankenpfleger, Lehrstuhl für Geriatrie der Privaten Universität Witten/Herdecke, Chefarzt der Klinik für Geriatrie HELIOS Seehospital Sahlenburg/Helios Klinik Cuxhaven GmbH, Nordheimstraße 201, 27476 Cuxhaven, rthiesemann@web.de

Wahl, Hans-Werner, Prof. Dr. phil., Professor für Psychologische Alternsforschung und Leiter der Abteilung für Psychologische Alternsforschung am Psychologischen Institut der Universität Heidelberg, Hauptstr. 47–51, 69117 Heidelberg,
h.w.wahl@psychologie.uni-heidelberg.de

Weber, Johannes, Dipl.-Soz. Arb. (FH), Leiter der Abteilung Altenarbeit und der Koordinationsstelle Behindertenarbeit im Amt für Soziale Arbeit der Stadt Wiesbaden, Konradinerallee 11, 65189 Wiesbaden, johannes.weber@wiesbaden.de

Wilborn, Doris, Prof. Dr. rer. cur., Professorin für Pflegewissenschaft an der Fakultät Wirtschaft & Soziales, Department Pflege und Management, Hochschule für Angewandte Wissenschaften in Hamburg, Alexanderstraße 1, 20099 Hamburg, doris.wilborn@haw-hamburg.de

Zimprich, Daniel, Prof. Dr. phil., Abteilung Entwicklungspsychologie, Institut für Psychologie und Pädagogik, Universität Ulm, Albert-Einstein-Allee 47, 89081 Ulm, daniel.zimprich@uni-ulm.de